*Physical Examination of the Nervous System*

# ベッドサイドの神経の診かた 改訂18版

北里大学名誉教授　田崎義昭　著
元けいゆう病院副院長　斎藤佳雄

元北里大学教授　坂井文彦　改訂

元北里大学教授　濱田潤一
北里大学診療教授　飯塚高浩　改訂協力

南山堂

# Physical Examination of the Nervous System

## 18th Edition

**Yoshiaki Tazaki, M.D.**

Professor Emeritus,
Kitasato University

**Yoshio Saito, M.D.**

Former Deputy Director,
Keiyu General Hospital

Authors and Editors
of the original edition

**Fumihiko Sakai, M.D.**

Former Professor,
Department of Neurology
Kitasato University
Editor of the 18th edition

**Junichi Hamada, M.D.**

Former Professor,
Department of Neurology
Kitasato University
Associate Editor of the 18th edition

**Takahiro Iizuka, M.D.**

Professor, Department of Neurology
Kitasato University
Associate Editor of the 18th edition

NANZANDO COMPANY, LIMITED
Tokyo

# 第18版改訂に際して

「ベッドサイドの神経の診かた」は，神経学専門の医師だけでなく，医療に携わる多くの人々に神経学を知っていただくための本です．とかく，神経学および神経学的診察法は難解で，神経専門医にしかわからないものと思われていました．しかし，神経学が発展するためには「誰にでもわかる神経学」の本が必須であるとの考えで「ベッドサイドの神経の診かた」が書かれました．多くの読者に新風を吹き込んだ結果，約50年間にわたり本書は多くの医学生，一般医，メディカルスタッフにとり神経学入門のゴールドスタンダードであり続けてきました．田崎義昭先生の噛んで含んだように具体的で実践的な説明，それが本書の特徴です．

改訂18版「ベッドサイドの神経の診かた」は初心者にさらに読みやすいように改訂しました．医師，メディカルスタッフが現場で接するのは，患者さんであり，また患者さんの様々な症状です．脳・神経の病気は，症状の診かたを知らずに治療，看護，リハビリテイション，介護が出来ません．バイタルサインのさらに奥の症状を診ることが必要です．神経病の治療に携わる人にとって，神経学はベッドサイドから学び，発見すべきことがいかに多いかがわかります．

本書には，脳・神経の病気によりどんな症状が出るか？その症状をどのように観察し，診察すれば良いか？どのような症状を見つければ，脳・神経系のどこに，どんな病気があるかがわかるのか？といったことを知る極意が凝縮されています．神経学では症状，画像，分子生物学などが結びついて初めて，病気の治療が可能になります．患者さんの症状を共有することが，チーム医療のすべてのスタッフに必須なのです．CT 画像やMR 画像は我々に多くの情報を提供してくれます．しかし，それらの情報を神経学の臨床に生かすには，神経症状の把握と理解が必須です．神経学を学ぶためにはベッドサイドラーニングが最も近道とした田崎先生の考えは，現在も脈々と受け継がれており，特に初学者がしっかりと理解すべきです．

改訂は，私と北里大学神経内科学の飯塚高浩准教授とが分担して行いました．本書の基本的構成を大きく変えない改訂としましたが，内容的には脳神経，眼球運動，頭痛，意識障害などを中心に，正確さを追求した改訂を行いました．田崎先生が神経学入門書として1966年に初版を上梓して以来版を重ねた「ベッドサイドの神経の診かた」の，今回6年ぶりに改訂第18版が世に出ることは大きな喜びです．医師をはじめメディカルスタッフの方々にお読み頂き，臨床の現場で神経学をより身近に感じて頂くことを切に希望します．

なお，共著者の斎藤佳雄先生，また改訂協力者の濱田潤一教授は本改訂中にお亡くなりになりました．お二人とも，本書に多大な貢献をされました．大変残念なことです．ご冥福をお祈りいたします．

2015 年 12 月

坂井文彦

# まえがき

　臨床医学のめざましい進歩ととともに，ベッドサイドの診察だけで診断を下しうる疾患は次第に少なくなりつつあるが，神経疾患はベッドサイドの診察のみで，その殆んどが診断されると言っても過言ではない．

　臨床検査に頼り，患者をよく診ることを忘れがちな現代の医師にとって，最近の臨床神経学の台頭は，患者を診ることの楽しみを医師に再び教えてくれる福音ともいえる．

　現在第一線で活躍している実地医家の多くは，内科学の一部として神経病の診断を学んだに過ぎず，神経疾患と聞いただけで，"キラ星"の如く輝く幾多の症候群に目のくらむ思いがし，Nerven Status の複雑さに困惑して，いつしかこれを敬遠するようになっておられることと思う．

　神経疾患は，このように一般臨床医の苦手とするところであるが，日常の診療では多い疾患であり，その診断，治療に苦慮せざるをえないというのが現状であろう．

　著者らも神経学については全く同じような思いをしながら，数年前米国に留学し，神経専門医のベッドサイドにおける徹底した診断法に驚かされたものである．

　臨床神経学の第一歩は，教科書に記載してある症候群を記憶することではなく，正確な神経学的検査法を身につけ，その所見をもとに，どこにどんな病変があるかを推定することである．すなわち神経学的診かたさえ会得すれば，神経疾患の診断は，きわめて興味深いものに一変するであろう．

　欧米には，神経学的検査法に関する幾多の著書があるにもかかわらず，わが国においては初学者のためのこの種の本はまだ少ない．浅学菲才を顧みず，著者らがあえて筆をとったのは，むしろ初学者の立場に同調して神経学への入門を解説することができるように考えたからである．

　本書の第1章から第19章までは，問診から始めてベッドサイドにおける診察法の図説，カルテの記載法，診断のすすめかたを述べてある．一応通読して神経学的診かたの大要を把握していただくため，各章の配列は必ずしも診察の順序と一致していない．第20章以下は，日常遭遇することの多い症候について，その診断法を重点において記述したもので，このような症候を示す患者に接したとき，参照していただきたいと思っている．

　本書は神経学の教科書でもなければ，診断学のテキストでもないが，神経疾患の診断に悩まされておられる実地医家，学生諸君の手引として多少とも神益するところがあれば幸いと思っている．

　終りに，序文をお書き下された恩師　慶大　相沢豊三教授に心からお礼を申し上げると共に，種々御助言をいただいた，久留米大　和田　敬講師に心から感謝いたします．またいろいろ御協力をいただいた上嶋権兵衛，沢田　徹　両学士に深い謝意を表します．

　　1966年盛夏

田崎義昭<br>斎藤佳雄

# 凡例

1) 人名のカタカナ表記は神経学用語集改訂第2版で初めて採用されたので，用語集に掲載されているものは本書に用いることにした．しかしカタカナ表記のある人名冠詞（eponym）でも反復して用いる場合には，原語のままの方がわかりやすいこともあるので，すべてをカタカナ表記にはしていない．この点不統一になっていることをお許し願いたい．

2)「症」の使い方は，用語集では原則として症を付す場合は疾患名や病態名または概念を指し，付さない場合は症候や所見などを具体的に指すものとしている．例えば運動失調症は運動失調を呈する病態または疾患を指し，運動失調は症候を指す．

3) 記号の説明（用語集による）
 A)〈　〉：英語以外の欧語を表す．
  〈L〉→ラテン語，〈F〉→フランス語，〈G〉→ドイツ語
 B)（　）：見出し語については前置の文字を（　）内の文字に置き換えうることを示す．
  例：acrocephaly（-lia）→ acrocephaly, acrocephalia
 C)〔　〕：〔　〕の文字を用いても，用いなくてもよい．
  例：abductor〔muscle〕→ abductor muscle または abductor
 D)「　」：一つの欧語に対して，日本語で「　」内の文字を用いるときと，用いないときで意義が異なる．
  例：ataxia 運動失調「症」→運動失調と運動失調症は意義が異なる．

4) 人名詞所有格（〜's）については，用語集に従いすべて省略した．

# 目 次

## ① 病歴のとりかた ... 1

1. 病歴で診断がつく ... 1
2. 病歴をとるにあたって ... 1
3. 問診の順序 ... 2
4. 病歴聴取は診断の第一歩 ... 3
   1. 既往歴および社会歴 ... 3
   2. 家族歴 ... 4
5. 主要症候(症状と徴候)問診の要点 ... 4
   1. 頭痛 ... 5
   2. めまい ... 5
   3. 疼痛および感覚障害 ... 6
   4. 歩行障害 ... 7

## ② 診察の順序,記録のしかた ... 9

1. 神経学的診察に必要な器具 ... 9
2. 日常行う神経学的診察法 ... 12
3. 診察所見の記録 ... 19

## ③ 運動機能の診かた ... 31

1. 問診 ... 31
2. 診察の順序 ... 31
3. 姿勢 ... 31
4. 四肢の観察 ... 32
5. 筋肉の診かた ... 32
   1. 筋萎縮の有無 ... 33
   2. 筋肉の自発的収縮の診かた ... 34
   3. 筋肉の触診と打診 ... 35
6. 不随意運動 ... 35
7. 筋緊張の診かた ... 35
   1. 筋緊張亢進 ... 35
   2. 筋緊張低下 ... 38
8. 項部筋緊張の診かた ... 38
   1. 項部硬直 ... 38
   2. 頭落下試験 ... 38
9. 逆説性収縮の診かた ... 39
   1. 下肢について ... 39
   2. 上肢について ... 39
10. 筋力の診かた ... 40
    1. 検査法 ... 40
    2. 筋力の記録法 ... 55
11. 受動運動による徴候 ... 56
    1. ケルニッヒ徴候 ... 56
    2. ブルジンスキー徴候 ... 57
    3. ラゼーグ徴候 ... 57
    4. パトリック徴候 ... 57
    5. レルミット徴候,レルミット電気徴候 ... 57
12. 歩きかたの観察 ... 58
13. 歩行の異常 ... 59
    1. 痙性片麻痺歩行 ... 59

2　痙性対麻痺歩行………………59
　　3　運動失調性歩行………………60
　　4　鶏　歩…………………………60
　　5　動揺歩行………………………60
　　6　パーキンソン歩行……………60
　　7　小刻み歩行……………………60
　　8　跛　行…………………………61
　　9　奇怪歩行………………………61
　　10　ヒステリー性歩行……………61
　　11　間欠性跛行……………………61
14．起立時の検査………………………62
　　1　Push Test ……………………62
　　2　ロンベルク試験………………62
　　3　つぎあしロンベルク試験（マン試験）……62
　　4　片足立ち………………………63
　　5　しゃがみこみ試験……………63
15．矛盾性運動…………………………64

# ④ 反射の診かた　　65

Ⅰ．腱反射と表在反射…………………65
　1．反射を診るにあたって……………65
　2．腱反射についての注意……………66
　3．腱反射の実施法……………………67
　4．腱反射の記録法……………………73
　5．腱反射異常の意義…………………74
　6．間代の診かた………………………74
　　1　膝蓋間代………………………75
　　2　足間代…………………………75
　7．表在反射の調べかた………………75
　　1　粘膜反射………………………75
　　2　皮膚反射………………………76
Ⅱ．病的反射……………………………78
　1．吸引反射……………………………78
　2．口尖らし反射………………………78
　3．クヴォステック徴候………………78
　4．手指屈筋反射………………………79
　　1　ホフマン反射…………………79
　　2　トレムナー反射………………80
　　3　ワルテンベルク反射…………80
　5．ワルテンベルク徴候………………81
　6．把握反射，強制把握〔反射〕および
　　　強制模索……………………………81
　7．トルソー徴候………………………82
　8．手掌頤（おとがい）反射…………82
　9．足底筋反射…………………………83
　　1　ロッソリーモ反射……………83
　　2　メンデル・ベヒテレフ反射…83
　10．バビンスキー反射（徴候）………84
　　1　方　法…………………………84
　　2　判　定…………………………85
　　3　変　法…………………………85
　　4　解　釈…………………………86
　11．マイヤー反射およびレリー徴候…87
　　1　マイヤー反射…………………88
　　2　レリー徴候……………………88
　12．下肢屈曲反射の異常………………88
　13．反射検査の意義……………………89
　　1　腱反射による局在診断………89
　　2　各種神経障害における反射異常……90
　14．反射所見の記録法…………………91

# ⑤ 感覚の診かた　　93

1．感覚検査のすすめかた………………93
　　1　表在感覚………………………93
　　2　深部感覚………………………93
　　3　複合感覚………………………94
2．感覚検査で注意すべきこと…………94
3．検査法…………………………………95
　　1　表在感覚………………………95
　　2　深部感覚………………………97

## ⑥ 脳神経の診かた　105

1. 嗅（Ⅰ）神経 …………………………… 105
2. 視（Ⅱ）神経 …………………………… 106
   1 視　力 ……………………………… 106
   2 視　野 ……………………………… 106
   3 検眼鏡検査「法」 …………………… 106
3. 動眼（Ⅲ），滑車（Ⅳ），外転（Ⅵ）神経 …… 108
   1 眼瞼の観察 ………………………… 108
   2 眼球の観察 ………………………… 109
   3 瞳孔の観察 ………………………… 109
   4 瞳孔に関する反射 ………………… 109
   5 眼球運動 …………………………… 111
   6 眼　振 ……………………………… 114
   7 視運動性眼振 ……………………… 115
4. 三叉（Ⅴ）神経 ………………………… 116
   1 感覚検査 …………………………… 116
   2 角膜反射 …………………………… 117
   3 運動機能の試験 …………………… 117
5. 顔面（Ⅶ）神経 ………………………… 118
   1 顔つき ……………………………… 118
   2 運動機能の試験 …………………… 118
   3 味覚試験 …………………………… 120
   4 反　射 ……………………………… 121
   5 ベル現象 …………………………… 122
6. 聴（Ⅷ）神経 …………………………… 122
   1 聴力検査 …………………………… 122
   2 リンネ試験 ………………………… 122
   3 ウェーバー試験 …………………… 123
   4 耳　鳴 ……………………………… 123
   5 前庭機能検査 ……………………… 123
7. 舌咽（Ⅸ）および迷走（Ⅹ）神経 ……… 124
   1 軟口蓋，咽頭の観察 ……………… 124
   2 咽頭または催吐反射 ……………… 124
   3 軟口蓋反射 ………………………… 124
   4 嚥　下 ……………………………… 125
   5 その他 ……………………………… 125
8. 副（Ⅺ）神経 …………………………… 125
   1 上部僧帽筋の試験 ………………… 125
   2 胸鎖乳突筋の試験 ………………… 125
9. 舌下（Ⅻ）神経 ………………………… 126

## ⑦ 精神状態の診かた　127

1. 精神状態の簡単な診かた …………… 127
2. 意識障害の診かた …………………… 127
   1 高度ないし中等度の意識混濁 …… 128
   2 軽度な意識混濁 …………………… 128
   3 意識変容 …………………………… 128
   4 通過症候群 ………………………… 129
   5 無動性無言と失外套症候群 ……… 129
   6 閉じ込め症候群 …………………… 130
3. 知能の診かた ………………………… 130
   1 見当識 ……………………………… 130
   2 記　憶 ……………………………… 131
   3 計　算 ……………………………… 131
   4 常　識 ……………………………… 131
4. 情動反応の診かた …………………… 132
5. 幻覚および錯覚 ……………………… 132
6. 老年認知症の判定法 ………………… 133
   1 認知症患者の神経学所見 ………… 136
   〔付 1〕老年認知症の鑑別診断 ……… 138
   〔付 2〕正常圧水頭症 ………………… 139
   〔付 3〕コルサコフ症候群 …………… 140

3 複合感覚 …………………………… 99
4. 検査所見の記録法 …………………… 101

## ⑧ 小脳機能の診かた　141

- 1. 診察のすすめかた …………………… 141
  - 1　運動失調「症」とは ………………… 141
- 2. 立位，座位および歩行状態の観察 …… 142
  - 1　立　位 ……………………………… 142
  - 2　座　位 ……………………………… 142
  - 3　歩　行 ……………………………… 142
- 3. 言　語 ………………………………… 143
- 4. 眼　振 ………………………………… 143
- 5. 四肢の運動失調「症」 ………………… 143
  - 1　四肢についての一般試験 …………… 143
  - 2　測定異常 …………………………… 146
  - 3　反復拮抗運動不能「症」 …………… 148
  - 4　運動分解 …………………………… 149
  - 5　協働収縮不能，協働収縮異常「症」… 150
  - 6　時間測定障害 ……………………… 150
- 6. 筋緊張低下「症」 ……………………… 150
  - 1　Pendulousness の検査 …………… 151
- 7. Postural Fixation の異常 …………… 151
- 8. スチュアート・ホームズ反跳現象 …… 152
- 9. 指示試験 ……………………………… 153
  - 1　バラニー指示試験 ………………… 153
  - 2　腕偏倚試験 ………………………… 153
- 10. 書字障害 ……………………………… 153
- 11. 運動失調「症」の分類 ………………… 153
  - 1　脊髄性運動失調「症」 ……………… 154
  - 2　迷路性運動失調「症」 ……………… 154
  - 3　大脳性運動失調「症」 ……………… 154
- 12. 運動失調「症」の診わけかた ………… 155

## ⑨ 運動麻痺の診かた　157

- 1. 診断のすすめかた …………………… 157
- 2. 運動麻痺の部位とその原因診断 ……… 158
  - 1　単麻痺 ……………………………… 158
  - 2　片麻痺 ……………………………… 158
  - 3　対麻痺 ……………………………… 158
  - 4　四肢麻痺 …………………………… 159
  - 5　一部の筋の運動麻痺 ……………… 160
- 3. 片麻痺の診かた ……………………… 160
  - 1　軽い片麻痺のみつけかた ………… 160
  - 2　片麻痺にみられる協働収縮異常「症」… 161
- 4. 上位運動ニューロン障害における痙性麻痺と弛緩性麻痺の意義 ………… 163
- 5. いわゆる錐体路徴候 ………………… 164
- 6. ギラン・バレー症候群 ……………… 164
- 7. HAM …………………………………… 166
- 8. 神経障害，筋萎縮の認められない運動麻痺 ……………………………… 167
  - 1　重症筋無力症 ……………………… 167
  - 2　筋無力症候群，イートン・ランバート症候群 …………………………… 168
  - 3　周期性四肢麻痺 …………………… 169
- 9. 運動障害を示す疾患の電気診断法 …… 170

## ⑩ 不随意運動の診かた　171

- 1. 不随意運動とは ……………………… 171
- 2. 振　戦 ………………………………… 171
  - 1　生理的振戦 ………………………… 172
  - 2　本態性および家族性振戦 ………… 172
  - 3　老人性振戦 ………………………… 172
  - 4　中毒性振戦 ………………………… 172
  - 5　パーキンソン振戦 ………………… 172
  - 6　小脳性振戦 ………………………… 173
  - 7　固定姿勢保持困難，羽ばたき振戦 … 173
  - 8　羽ばたき運動 ……………………… 174

- 3. 舞踏運動，舞踏様運動 …… 174
- 4. バリズム …… 175
- 5. アテトーゼ様運動 …… 175
- 6. ジストニー …… 176
- 7. ミオクローヌス …… 176
- 8. 軟口蓋ミオクローヌス …… 177
- 9. ランス・アダムズ症候群 …… 177
- 10. 口部ジスキネジー …… 177
- 11. 兎症候群 …… 178
- 12. レッシュ・ナイハン症候群 …… 178
- 13. 有棘赤血球舞踏病 …… 178
- 14. チック …… 179
- 15. 静座不能 …… 179
- 16. 攣縮，痙攣 …… 179
- 17. 錐体外路系疾患の診断 …… 181
- 18. パーキンソン症候群の診かた …… 181
  - 1 振戦 …… 182
  - 2 〔筋〕強剛 …… 182
  - 3 運動緩慢および無動「症」 …… 183
  - 4 その他 …… 184
- 19. パーキンソン症候群を伴う関連疾患 …… 184
  - 1 線条体黒質変性症 …… 184
  - 2 オリーブ橋小脳萎縮「症」 …… 184
  - 3 シャイ・ドレーガー症候群 …… 184
  - 4 進行性核上性麻痺 …… 185
  - 5 パーキンソン型認知症複合 …… 185
  - 6 ウィルソン病 …… 185
  - 7 クロイツフェルト・ヤコブ病 …… 186
  - 8 正常圧水頭症 …… 186
  - 9 大脳皮質基底核変性症 …… 186
- 20. パーキンソン病の重症度分類 …… 186
- 21. L-Dopa 長期使用による問題点 …… 187
  - 1 上がり下がり現象，すり減り現象 …… 187
  - 2 オンオフ現象 …… 187
  - 3 不随意運動 …… 187
  - 4 精神症候 …… 188

## ⑪ 感覚障害の診かた　189

- 1. 表在感覚障害の診かた …… 189
  - 1 末梢神経性の感覚障害 …… 189
  - 2 脊髄分節および後根損傷による感覚障害 …… 189
  - 3 大脳および脳幹性の感覚障害 …… 189
- 2. 感覚解離 …… 190
- 3. 原因的診断のすすめかた …… 191
  - 1 単一末梢神経障害 …… 191
  - 2 多発性神経障害 …… 191
  - 3 脊髄後根の障害 …… 193
  - 4 脊髄障害 …… 193
  - 5 脳幹部障害 …… 195
  - 6 視床障害 …… 195
  - 7 大脳障害 …… 196
  - 8 ヒステリー …… 196

## ⑫ 脳神経障害の診かた　197

- 1. 嗅（Ⅰ）神経 …… 197
- 2. 視（Ⅱ）神経 …… 197
- 3. 動眼（Ⅲ），滑車（Ⅳ），外転（Ⅵ）神経 …… 199
  - 1 眼瞼下垂 …… 199
  - 2 眼球の異常所見 …… 199
  - 3 瞳孔の異常 …… 200
  - 4 瞳孔反射の異常 …… 200
  - 5 瞳孔異常を呈する症候群 …… 202
  - 6 眼筋麻痺 …… 203
  - 7 共同性眼球運動の麻痺 …… 207
  - 8 眼振の診断的意義について …… 216
  - 9 異常眼球運動と病巣部位 …… 218

## 4. 三叉(Ⅴ)神経 …………………… 220
- 1 障害部位の診かた ……………… 220
- 2 三叉神経痛 ………………………… 222
- 3 三叉神経第1枝にあるぶどう酒様血管腫 …………………………… 222

## 5. 顔面(Ⅶ)神経 …………………… 222
- 1 中枢性障害と末梢性障害との鑑別 …… 222
- 2 末梢性障害の診かた …………… 222
- 3 橋障害による顔筋麻痺 ………… 223
- 4 ラムゼイハント症候群 ………… 223
- 5 メルカーソン・ローゼンタール症候群 …… 224
- 6 マーカスガン現象 ……………… 224
- 7 顔筋攣縮 ………………………… 224
- 8 メージュ症候群 ………………… 224
- 9 両側性眼瞼攣縮と開眼失行 …… 225

## 6. 聴(Ⅷ)神経 ……………………… 225
- 1 神経性難聴 ……………………… 225
- 2 めまい …………………………… 226

## 7. 舌咽(Ⅸ)および迷走(Ⅹ)神経 …… 231
- 1 舌咽神経痛 ……………………… 231
- 2 反回神経麻痺 …………………… 231
- 3 球麻痺 …………………………… 231

## 8. 副(Ⅺ)神経 ……………………… 232
## 9. 舌下(Ⅻ)神経 …………………… 232
## 10. 脳神経障害と局在診断上の意義 …… 232

# ⑬ 小脳障害の診かた　237

## 1. 小脳障害と小脳症候 …………… 237
## 2. 小脳障害の部位診断 …………… 237
- 1 小脳虫部の症候群 ……………… 237
- 2 小脳半球の症候群 ……………… 237

## 3. 小脳障害の原因と症候 ………… 239
## 4. 小脳の血管障害に注意 ………… 239
## 5. 小脳腫瘍診断上の要点 ………… 240
- 1 腫瘍は小脳の内か外か ………… 240
- 2 腫瘍の種類 ……………………… 240
- 3 腰椎穿刺は禁忌 ………………… 240

## 6. 小脳変性疾患の分類 …………… 241

# ⑭ 失語「症」，失行「症」，失認「症」の診かた　243

## 1. 言語障害の種類 ………………… 243
## 2. 構音障害における診断のすすめかた …………………… 243
- 1 脳血管障害 ……………………… 244
- 2 パーキンソン病 ………………… 244
- 3 小脳疾患 ………………………… 244
- 4 球麻痺 …………………………… 244
- 5 重症筋無力症 …………………… 244

## 3. 失語「症」検査の注意事項 …… 244
- 1 検査前の注意 …………………… 244
- 2 検査時の注意 …………………… 245

## 4. 失語「症」の検査法 …………… 245
- 1 自発言語 ………………………… 245
- 2 復唱 ……………………………… 247
- 3 言語了解 ………………………… 247
- 4 読字 ……………………………… 247
- 5 書字 ……………………………… 247
- 6 失行「症」，失認「症」の有無 …… 248
- 7 知能，感情の検査 ……………… 248
- 8 神経学的診察 …………………… 248

## 5. 失語「症」における診断のすすめかた …………………… 248
- 1 失語図式について ……………… 248
- 2 失語「症」の分類 ……………… 249
- 3 失語「症」の病型と障害部位 …… 251
- 4 失語「症」の経過 ……………… 255

## 6. 失行「症」 ……………………… 255
## 7. 失認「症」 ……………………… 256
- 1 視覚性失認 ……………………… 256
- 2 視空間失認 ……………………… 257

- 3 聴覚性失認 259
- 4 触覚性失認 260
- 5 ゲルストマン症候群 260
- 6 身体失認 260
8. 失語・失行・失認と障害側との関係 261

## 15 ベッドサイドにおける補助的検査　263

1. 補助的検査法の意義 263
2. 頭・頸部聴診の意義 263
3. 血管雑音の聴取法 264
   - 1 頸部 264
   - 2 頭部 265
   - 3 判定法 266
4. 眼底検査の要領 266
5. 髄液検査での注意 268
6. 自律神経機能検査について 272
   - 1 理学的検査法 272
   - 2 薬物学的検査法 275

## 16 意識障害患者の診かた　277

1. 診察の前に注意すること 277
2. 問診の要領 277
3. 意識障害程度の記載 279
   - 1 昏睡 279
   - 2 半昏睡 279
   - 3 昏迷 279
   - 4 傾眠 280
4. まず一般状態の観察から 281
   - 1 呼吸 281
   - 2 脈拍と血圧 283
   - 3 体温 283
   - 4 皮膚，粘膜 283
5. 神経学的診察はどうするか 284
6. 項部硬直の診かた 284
7. 姿勢についての注意 284
8. 除皮質硬直とは 285
9. 除脳硬直とは 285
10. 眼症候に気をつけること 285
    - 1 眼球共同偏倚 285
    - 2 斜偏倚 286
    - 3 瞳孔異常 287
    - 4 対光反射 287
    - 5 毛様体脊髄反射 287
    - 6 角膜反射 288
    - 7 眼球運動 288
    - 8 眼底検査 290
11. 顔面で気をつけること 291
12. 口腔，咽頭の診かた 292
13. 四肢の麻痺側の判定 292
14. 感覚検査はどうするか 293
15. 反射で注意すること 294
16. 鑑別診断のすすめかた 294
17. 生命の予後について 297
    - 1 大脳鎌下ヘルニア 297
    - 2 テントヘルニア 297
    - 3 大〔後頭〕孔ヘルニア 298
18. 脳ヘルニアによる二次的脳幹障害の診かた 298
    - 1 Central Syndrome の間脳障害 298
    - 2 Uncal Syndrome の初期 299
    - 3 中脳から橋上部への障害 299
    - 4 橋下部より延髄上部の障害 299
    - 5 延髄障害 299

## ⑰ 総合診断の要領　　303

- 1. 診断のすすめかた ……………………… 303
  - 1 局在診断 ……………………………… 303
  - 2 機能的診断 …………………………… 304
  - 3 原因診断 ……………………………… 305
- 2. 総合診断に際しての注意事項 ………… 310

## ⑱ 局在診断のすすめかた　　313

- 1. 局在診断の要領 ………………………… 313
- 2. 病巣の大体の局在をつかむこと ……… 313
- 3. 脳圧亢進の診かた ……………………… 314
- 4. 脳圧亢進で注意すべき
    脳ヘルニア徴候 ………………………… 315
- 5. 脳病巣の局在診断 ……………………… 315
  - 1 大脳皮質 ……………………………… 316
  - 2 内　包 ………………………………… 318
  - 3 基底核 ………………………………… 320
  - 4 間　脳 ………………………………… 320
  - 5 脳　幹 ………………………………… 322
  - 6 小　脳 ………………………………… 323
  - 7 頭蓋内の特定部位 …………………… 326
- 6. 脊髄障害の局在診断 …………………… 326
  - 1 横断診断 ……………………………… 327
  - 2 高位診断 ……………………………… 328
  - 3 脊髄障害の原因 ……………………… 331

## ⑲ 脳卒中の診かた　　333

- 1. 脳卒中かどうか ………………………… 333
- 2. 診断のすすめかた ……………………… 333
- 3. 問診でどこまでわかるか ……………… 334
  - 1 stroke かどうか ……………………… 334
  - 2 Temporal Profile による鑑別 ……… 335
- 4. 脳卒中の診かた ………………………… 336
  - 1 意識障害の程度 ……………………… 337
  - 2 一般状態の観察 ……………………… 337
  - 3 神経学的診察 ………………………… 337
  - 4 画像検査 ……………………………… 337
  - 5 一般検査 ……………………………… 337
- 5. 脳血管疾患の分類と診断基準 ………… 338
  - 1 NIH 分類 ……………………………… 338
  - 2 「脳卒中の診断基準に関する研究」班
      による診断基準 ……………………… 338
  - 3 NIH Ⅲの分類 ………………………… 341
  - 4 「脳の動脈硬化性疾患の定義および診断
      基準に関する研究」班による診断基準 … 342
- 6. 脳梗塞とは ……………………………… 342
- 7. 脳出血と脳梗塞との鑑別 ……………… 344
- 8. 心臓所見に注意 ………………………… 344
- 9. 障害部位と局在徴候 …………………… 345
  - 1 内包障害 ……………………………… 345
  - 2 脳幹障害 ……………………………… 345
  - 3 視床障害 ……………………………… 346
  - 4 延髄障害 ……………………………… 346
- 10. 重症度の判定 …………………………… 346
  - 1 意識障害 ……………………………… 347
  - 2 Vital Signs の変化 …………………… 347
  - 3 病巣の部位と大きさ ………………… 347
  - 4 脳ヘルニアによる二次的脳幹障害 … 347

## 20 脳卒中における診断のすすめかた　353

1. 脳出血の部位診断 ……………… 353
   1. 被殻出血 …………………………… 353
   2. 視床出血 …………………………… 354
   3. 橋出血 ……………………………… 354
   4. 小脳出血 …………………………… 354
   5. 皮質下出血 ………………………… 356
2. 脳出血の原因診断 ……………… 356
3. くも膜下出血の診断 …………… 356
   1. 発症時の症候 ……………………… 357
   2. 臨床症候 …………………………… 357
   3. 重症度分類 ………………………… 358
   4. 経過と予後 ………………………… 359
   5. 重症度と手術適応 ………………… 359
   6. 脳動脈瘤破裂の警告徴候 ………… 359
4. 脳梗塞の診断 …………………… 359
   1. 成因について ……………………… 360
   2. 症候と経過 ………………………… 361
   3. 部位診断のすすめかた …………… 366
5. 脳幹症候と障害部位との関係 … 368
6. 小窩巣性（ラクナ）脳卒中とは … 373
   1. 純粋運動性片麻痺 ………………… 373
   2. 純粋感覚性脳卒中 ………………… 374
   3. 運動失調不全片麻痺 ……………… 374
   4. 構音障害・手不器用症候群 ……… 374
7. 一過性脳虚血発作の診断 ……… 375
   1. 診断基準について ………………… 375
   2. 診断のすすめかた ………………… 378
8. 一過性全健忘とは ……………… 378
9. 頸部，胸郭内の血管病変にも注意 … 379
10. 鎖骨下動脈盗血症候群の診断 … 379
11. 頸動脈海綿静脈洞瘻の診断 …… 380
12. 高血圧性脳症の診断は慎重に … 380
13. ウィリス動脈輪閉塞症 ………… 381
14. 片麻痺の予後のきめかた ……… 382

## 21 頭痛，頸肩腕痛，腰痛を訴える患者の診かた　385

1. 頭痛患者を診るときの注意 …… 385
2. 頭痛の分類 ……………………… 385
   1. 新国際頭痛分類 …………………… 385
3. 痛みの基礎知識 ………………… 386
   1. 成因，発生機序 …………………… 386
   2. 病態生理 …………………………… 386
4. 頭痛の問診のすすめかた ……… 387
   1. 問 診 ……………………………… 387
   2. 片頭痛と緊張型頭痛の鑑別 ……… 388
5. 頭痛患者の診かた ……………… 388
6. 頭痛をきたす主要疾患の
   プロフィール …………………… 390
   1. 慢性頭痛の頻度 …………………… 390
   2. 片頭痛 ……………………………… 390
   3. 緊張型頭痛 ………………………… 392
   4. 群発頭痛 …………………………… 393
   5. 三叉神経痛 ………………………… 393
   6. 脳腫瘍 ……………………………… 395
   7. 調査表による慢性頭痛の診断 …… 395
   〔付〕トロサ・ハント症候群 ………… 396
7. 頸肩腕痛を訴える患者の診かた … 396
   1. 問 診 ……………………………… 397
   2. 診察の要点 ………………………… 397
8. 手根管症候群の診かた ………… 401
9. 腰痛，坐骨神経痛を訴える患者の
   診かた …………………………… 402
   1. 問 診 ……………………………… 402
   2. 診察の要点 ………………………… 403

## 22 痙攣患者の診かた　407

- 1. 問診のときの注意 …………… 407
- 2. 問診の要領 …………………… 407
  - 1 痙攣を訴えるとき ………… 407
  - 2 痙攣のないてんかん ……… 408
  - 3 点頭てんかん ……………… 409
- 3. 鑑別診断のすすめかた ……… 409
  - 1 発症年齢 …………………… 410
  - 2 家族歴 ……………………… 411
  - 3 発作の起こる時期 ………… 411
  - 4 既往歴 ……………………… 411
- 4. 診察時の注意 ………………… 411
- 5. 頭部外傷とてんかん ………… 412
- 6. てんかん発作型の分類 ……… 412

## 23 頭部外傷の診かた　415

- 1. 救急診断の心掛け …………… 415
- 2. 意識障害の有無 ……………… 415
- 3. いわゆる意識清明期に注意 … 416
- 4. 神経学的診察を怠るな ……… 116
- 5. 生命徴候の変化を監視せよ … 417
- 6. 受傷局所の検査 ……………… 418
- 7. 腰椎穿刺は禁忌 ……………… 419

## 24 髄膜脳炎の診かた　421

- 1. 髄膜脳炎の問診で注意すること …… 421
- 2. 症候よりみた髄膜脳炎の鑑別 …… 421
  - 1 発　熱 ……………………… 422
  - 2 髄膜刺激症候，脳圧亢進症候 …… 422
  - 3 意識，精神障害 …………… 423
  - 4 脳の局在徴候 ……………… 424
  - 5 その他の症候 ……………… 424
- 3. 髄膜炎の髄液所見 …………… 426

## 25 筋萎縮の診かた　429

- 1. 診断のすすめかた …………… 429
- 2. 障害部位による筋萎縮の神経症候 …… 429
- 3. 障害パターンによる鑑別診断の考え方 …… 430
  - 1 限局する筋萎縮を呈している場合 …… 430
  - 2 手(または足)の萎縮から徐々に近位部に広がっていくタイプで感覚障害がない …… 430
  - 3 手(または足)の萎縮から徐々に近位部に広がっていくタイプで感覚障害を伴う …… 432
  - 4 体幹に近い筋萎縮から始まり感覚障害を伴わない …… 432
- 4. 筋原性筋萎縮をきたす疾患 …… 433
  - 1 筋ジストロフィー ………… 433
  - 2 筋強直性ジストロフィー … 435
  - 3 多発筋炎，皮膚筋炎 ……… 436
  - 4 薬剤による筋障害 ………… 436
- 5. 神経原性筋萎縮をきたす疾患 …… 437
  - 1 運動ニューロン病 ………… 437
  - 2 遺伝性運動感覚性ニューロパチー …… 439

付録 OSCE 連動索引 …………………… 441
日本語索引 ……………………………… 444
外国語索引 ……………………………… 458

# 1 病歴のとりかた

## 1 病歴で診断がつく

　いかなる疾患を診断するときにも病歴が大切なことはいうまでもないが，特に神経系疾患では病歴の持つ意味は極めて重要である．病歴を上手にとることは，疾患の診断を 60 〜 70％可能にするとさえいわれている．神経疾患の中には病歴だけで診断がほぼ確定できる疾患がある．たとえば片頭痛，てんかん，周期性四肢麻痺，メニエール病などで，いずれも特有な発作を示すものである．このように一般に機能的な神経疾患は，神経学的診察よりも病歴によって診断が確定される．

　一方，器質的な神経疾患では，病変がいかなる部位にあるかという局在診断と，その種類，原因は何かという原因的診断が重要である．患者を実際に診察して得られる臨床神経学的所見は，器質的神経疾患の局在診断に必要な根拠を与えるのに対し，病歴は原因的診断に役立つ．これは障害の原因，種類により発病の様相や経過が異なってくるからで，この結果，特有な経過をもつ器質的疾患は病歴で十分診断がつく．

## 2 病歴をとるにあたって

　病歴をとるということは，患者の訴えを「聞く」ことと，患者に「問う」ことの2つの方法から成り立っている．教養のある患者が順序よく，正確に述べるときには，その記述が，そのまま立派な病歴になることもある．しかし高齢者や神経質な患者ではあまり関係のないことを長々と述べたり，ときには重要な症状であるのに，患者が気にしていないので訴えなかったり，逆に恥ずかしいなどの理由でわざと隠すこともありうる．したがって病歴を上手にとるには，まず患者の述べる異常を一応よく聞き，考えられる疾患の診断に重要と思われることが欠けているときには，これを問い，患者から引き出すことにより病歴を補足整理していくことである．

　病歴のとりかたは，必要にして正確，しかも有効なものでなければならない．これは有効にして必要な問診のとりかたの順序をよく頭に入れることが大切であり，**表 1-1** にその例を示す．病歴は必ずしも神経学的診察の前に完結させるものではなく，後から書き加えてもよい．診察によって，ある疾患が疑わしくなり，再び病歴を聞きかえさなければならないこともしばしばある．こ

ういうときには診察の途中または終了後でも，あるいは経過観察中でもすぐ病歴を補足しておくのがよい．また意識障害や知能低下のある患者では，病歴は家族や周囲の人達からも聞く必要がある．

## 3 問診の順序

問診は**表 1-1** にしたがって行う．

### ① 性，年齢，職業

神経疾患では，以上の項目が診断の手がかりとなることが少なくない．たとえば性についてみると，男性に多いものは，進行性筋ジストロフィーの偽性肥大型，筋強直性ジストロフィー，脊髄空洞症などである．女性に多いものは，片頭痛，小舞踏病，多発筋炎，重症筋無力症などである．また，球脊髄性筋萎縮症など伴性劣性遺伝の疾患は，男性にしか完全な発症をしない．ミトコンドリア脳筋症の一部では，母方からしか遺伝しない特殊な母系遺伝型式をとる．

年齢と関係がある疾患も多い．遺伝性のうち劣性遺伝の型式をとるものは発病年齢が早く，たとえばウィルソン病 Wilson disease などは 10～25 歳で発症する．優性遺伝のものは発病年齢が遅く，たとえばハンチントン舞踏病 Huntington chorea は 30～50 歳で発症する．また高血圧や，動脈硬化と関係するものは 40 歳以後に多い．

職業については中毒を起こすような物質との接触のあるなし，職場に同じような患者が発生しているかどうかをよく聞く必要がある．

つぎに右利きか左利きかを聞いておく．これは言語障害の診断に重要である．すなわち右利きの患者のほとんどすべては言語中枢が大脳の左半球に存在する．左利きでは言語中枢が右にあることもあり，利き手は失語症の局在診断に役立つ．

**表 1-1 最小限必要な問診事項**

| |
|---|
| 1) 性，年齢，職業 |
| 2) 主訴および初発症状の内容とその時期（発病年齢） |
| 3) 発病の様式 |
|   a) 突発的（患者が正確な日付や時間を与えることができる） |
|   b) 急性 |
|   c) 徐々 |
|   d) 発作性あるいは周期性 |
|   e) 患者の気付く原因もしくは誘因 |
|   f) 全身症状（発熱など） |
| 4) 症状の発現の順序（しかしこれはとくに留意するまでもなく自然に聞き出せる） |
| 5) 経過 |
|   a) 悪化（急性に，あるいは徐々に） |
|   b) 停滞性 |
|   c) 改善（急速，あるいは徐々に） |
|   d) 寛解または悪化 |
|   e) 反復（発作性あるいは周期性疾患） |
| 6) 家族性，遺伝性の有無 |
| 7) 既往症（とくに梅毒，外傷および熱性疾患の既往，出産状態） |
|   (付) 既往における一過性の神経症状 |
|   (付) 必要があれば以下の事項 |
|     利き手，頭痛，嘔吐，めまい，耳鳴，難聴，視力障害，痙攣，意識障害，言語および嚥下障害，性格変化，膀胱・直腸障害，疼痛，異常感覚，月経，中毒，予防注射，他の病院でつけられた診断，検査結果および治療 |
| 8) 社会歴 |

（沖中，豊倉 1959 より）

② 主訴および初発症状の内容とその時期
③ 発症の様式

　疾患の原因を推定するのに役立つので大切である．すなわち突発的に起こり，その確かな日時がわかるか，比較的急性に発現し何日頃と指摘できるか，徐々で，はっきりした発症年月日は不明か，さらに発作性あるいは周期性に発現するか，その間欠期には症状はないかを問う．ついで患者に思い当たる原因，もしくは誘因があるか，同時に随伴する全身症状（発熱など）のあるなしについても聞いておく．

④ 症状の発現の順序
⑤ 経　過

　発症後，悪化しているか（それも急速に，あるいは徐々に），停滞しているか，改善しつつあるか（急速にあるいは徐々に），または寛解と悪化をくり返しつつあるか，反復するかなどが重要である．仕事を休んでいるときは，いつから休んだかを確かめておくべきである．

⑥ 家族性，遺伝性の有無
⑦ 既往症（特に高血圧，糖尿病などの既往，外傷の有無，出産状態）
⑧ 社会歴

## 4　病歴聴取は診断の第一歩

　病歴を聴取しながらも，気をつけておかなければならないことがある．まず言語障害があるかどうかである．たとえば発語が不明瞭で聞きとりにくい．言葉がゆっくりで円滑に出てこない．言葉の言い違えや，表現力に乏しい．声がかすれるなどである．また，患者の話しかたによって知能程度が大体わかる．要領のよい正確な話しかたであれば，知能障害は考えなくてもよいが，何を述べようとしているか一向にわからなかったり，質問をしてもそれに対する理解が悪かったり，質問に対する答えが要領を得ないときには知能が低下していることを示す（意識レベル・内容の変化を示す）．

　病歴をとりながらも患者の態度を観察し，感情や性格，行動異常を知るよう努める．いらいらして落ち着かない，なんとなくぼんやりしている，怒りやすい，病的に幸福そうである，憂うつそうだ，なんとなく不真面目な態度をとる，家人につれられてきて病識がない，述べることがなんとなく大げさである，妄想や幻覚があるなどにも注意する．すなわち病歴聴取の手段そのものがすでに患者診察の一部を成すといえる．

### 1. 既往歴および社会歴　Past History and Social History

　患者の過去の疾患について聞く．患者の述べる病名をそのまま信用しないで，その主症状，治療法と経過などを聞く．診断を受けた医師あるいは病院名も参考になる．特に大切なことは出産

時の状態，ことに鉗子分娩，外傷の既往，疾患としては高血圧，糖尿病，腎臓病，心臓病，癌，出血性素因などである．外傷，中毒，髄膜炎，脳炎などは後遺症の可能性があるので注意すべきである．

　社会歴については，教育程度，学校での成績，結婚したか，結婚していれば，うまくいっているか，離婚した場合には理由なども参考になる．また職業も大切である．タバコや酒は一日平均してどのくらいのものか，多いときはどのくらいかを聞く．ことに酒の量は患者からうまく聞き出し，正確な量を知っておくとよい．また酒の種類，何歳から飲み始めたかを聞く．毎日日本酒2合以上であればアルコールによる神経疾患を考慮に入れる．アルコール中毒患者では日常生活，ことに食事の不節制があり，ビタミン不足も多い．また自分では覚えていないが外傷を受けていることがある．中毒では鉛，水銀などに気をつけ，職業に注意する．また一酸化炭素中毒，低酸素状態に陥ったことがあるかなども大切である．覚醒薬，各種鎮静薬，睡眠薬の常用があるかもよく聞いておく．また日常の生活状態はどうか，職場での悩みはないか，家庭でのトラブルはないか聞きただす．こうしたことが案外に頭痛，肩こりの原因となっている．また内科診断の場合と同じく排尿，排便，睡眠状態，月経についても質問し，記載しておくことはもちろんのことである．

### 2. 家族歴　Family History

　祖父母，両親，兄弟，姉妹，子供の健康状態，死亡の原因を聞いておく．また"貴方と同じような病気の人が家族にもいるかどうか"質問する．片頭痛や振戦，舞踏病は家族性に発生するし，脊髄・小脳性の運動失調症も遺伝性のことがある．患者と同じような運動障害，歩行障害，筋萎縮症などが家族内にいるということであれば家系調査の必要がある．地方によっては聴取しにくいこともあるので注意する．その他，脳卒中，高血圧，糖尿病，癌などの遺伝のあるなしも大切である．

## 5　主要症候（症状と徴候）問診の要点

　神経疾患を疑わせる症候にはいろいろなものがある．患者が訴えるものは頭痛，めまい，悪心および嘔吐，疼痛などの感覚異常，脱力および運動障害，歩行障害，不随意運動，視力障害および複視，言語障害，嚥下障害，睡眠障害，膀胱・直腸障害などである．家人や周囲の人が患者をつれて訴えてくるものには，意識障害および精神障害，痙攣，異常行動などがあるが，言語障害，運動障害なども患者はあまり気にせず人に指摘されてくることもある．神経疾患診断の糸口は，これらの主訴のとらえかたから始まるのであって，訴えの内容はよく吟味する必要がある．主訴をよく把握し，それに伴う症候を十分に検討すれば，障害の部位が推定される．症候の発展の状況すなわち現病歴の分析により，疾患の種類，たとえば血管障害，腫瘍，変性，炎症，機能的疾

患などが鑑別できる．したがって主訴のとらえかたが病歴の主軸になるので，主要な症候についてその要点のみを挙げておく．

### 1. 頭 痛 Headache（☞ P.385）

頭痛患者の多くは身体症候を伴わないので，病歴を詳しくとることが大切である．痛みがあるときはその部位を聞く．たとえば頭全体が痛いか，片側性，前頭部または後頭部など局在性のものか，さらに顔，頸，肩へ放散するかどうかなども大切である．性質としては拍動性，圧迫されるようなものか，痛みの程度，持続時間，発作性のものかなども聞いておく．何かの前駆症状があるか，あるいは随伴症候としてめまい，悪心・嘔吐，運動・感覚障害などがあるかどうかも重要である．たとえば発作性に眼がチカチカして，視覚異常などの前駆症候があり，頭痛，嘔吐を示せば片頭痛である．また飲酒，過労，精神的ストレスなどの誘因の有無，効果のある薬物は何かを聞く．既往については，特に発病初期の状態，たとえば外傷，感染症，精神的ストレスがあったかどうかなどをたずねる．これらはそれぞれ硬膜下血腫，脳膿瘍，緊張型頭痛の診断に役立つ．発病から現在までの期間とか，痛みが漸増するか（脳腫瘍を疑う），発作的に起こるか（血管性頭痛と思われる），持続的な苦痛を伴うものかも大切である．また前から頭痛があるというときには，なぜ来院したかを聞くと，最近の変化を知ることができる．発作的であれば，その頻度，持続時間，規則性，一日のうちの時間的関係，天候の影響があるかを聞く．片頭痛などは家族にも同じような症状をもった人がいるかどうかを聞いておく．

### 2. めまい Vertigo and Dizziness（☞ P.226）

つぎの2項目を聞くことが重要である．すなわち，① どういう性質のものか，② 随伴症候があるか．

めまいはいろいろな表現で述べられるので，単に"めまい"と記載するのではなく，患者の表現をそのまま日本語で記入しておくほうがよい．このうち回転感や，常に一定方向への運動感を伴うめまいを回転性めまい vertigo という．これは前庭系の異常によるものである．そうでないめまい〔感〕を浮動性めまい dizziness とよぶ．患者がなかなか適当な表現ができないときには，医師のほうから，「ぐるぐるですか」，「ふわふわですか」と，似たようなめまいの経験を聞いてみるのもよい．

めまいの内容とともに，その起こりかたや，経過も大切である．長い間，発作性に，くり返して回転性めまいを起こすのはメニエール病も疑う．最近起こったばかりのものでは，慎重に原因を探さねばならない．めまいの持続時間も参考になる．数秒ないし数分という短いものは循環障害と関係するものが多く，立ち上がったときや，頭や首の回転，屈曲などで起こる．数十分から数時間のものはメニエール病でみられる．数日から数週ないし数ヵ月といっためまいは，第8脳神経腫瘍や，迷路障害などで起こる．また頭位変換でめまいが起こるといった，頭位性めまいというものもあるので，発作の誘因について聞いておくべきである．

つぎにめまいの随伴症候も重要である．耳鳴や，難聴があり，これがめまいと一致して増悪するときは内耳性のものである．耳鳴も片側性か，両側性か，持続性か，間欠性か聞いておく．また音色が「キーン，キーン」というような高調なものであれば内耳や聴神経障害によるもので，この種のものはよく蝉鳴，鈴の音，笛の音のようだと表現される．中耳炎など伝導器より起こる耳鳴は「ブーン，ブーン」といった低調音で，風の音，水の音，エンジンの音として訴えられる．運動障害，感覚障害，意識障害などを伴うものは中枢神経の障害によるものである．これらの随伴症候により大体病変部位が推定できる．めまいの場合には既往として脳外傷や，中耳・内耳の疾患，高血圧，心疾患などについてよく聞いておく必要がある．

### 3. 疼痛および感覚障害　Pain and Sensory Disturbance

　疼痛や感覚障害についても，どのような性質で，その程度はどのくらいかを聞く．痛みであれば起こりかた，始まる部位，広がりかた，誘因があるか，体位が関係するか，一日のうち何時に起こるかなどを聞く．性質の記載はやはり患者の訴えをそのまま日本語で書いておくほうがよい．疼痛はチクチクする程度のものから，うずく痛み aching pain，灼熱痛 burning pain，えぐられるような穿孔痛 boring pain というひどいものまでいろいろに表現される．脊髄癆などの激痛は電気ショックを受けたような電撃痛 lightning pain として訴えられる．

　異常感覚の表現はまさに千差万別である．たとえば手足がしびれる（患者によっては運動麻痺をしびれと表現することもあり注意を要する），感じが鈍くなった，ちくちく感 pricking〔sensation〕，ぴりぴり感 tingling〔sensation〕とか，足底に一枚紙をはったような感じ，年中靴下や手袋をはめているような感じ，足が冷えるなどである．

　脊髄癆の帯状痛 girdle pain は"たがをはめた"ようだ，"帯をしめつけられる"ようだと訴える．こうした訴えは患者自身でもうまく表現できず，とにかく感じがおかしいということも多いが，なるべく具体的に表現させるように努めるべきである．

　感覚障害ことに疼痛は，問診によって神経障害の部位や，原因をある程度推定できる．多発神経炎によるものは，ほとんど左右対称性で四肢の末端に強い．疼痛が夜間にひどくなることは糖尿病による末梢性ニューロパチーでよくみられる．しかもこの夜間痛 nyctalgia は体位と関係なく起こる．

　脊髄根部の障害によるもの，すなわち神経根痛 root pain は，疼痛が感覚神経の支配領域，すなわち皮膚分節 dermatome に一致して起こり，咳やくしゃみ，排便時などの怒責で増強する．これは体腔内圧の上昇により，硬膜外の静脈にもうっ血が起こり，神経根が圧迫されるからである．また疼痛は，臥床して数時間で起こるが，起立させると15～30分で寛解する．これは臥床すると立位時よりも脊柱がのびるので，神経根部が伸展，刺激されるからといわれている．前屈したり，立ったまま膝を曲げずに床のものをとろうとすると疼痛が起こるのも特徴である．激痛を訴えるものには，三叉神経痛，脊髄癆その他の脊髄疾患，視床障害などがある．それぞれ特有な症候により区別しうる．神経梅毒の疼痛が夜間に起こることはよく知られていることである．

## 4. 歩行障害　Gait Disturbance

　歩きにくいと訴えるときでも，その内容は足をひきずるとか，足がつっぱって歩きにくいとか，歩き始めに思うように足が出ないとか，ふらついてうまく歩けないとか，よくころぶとかいろいろである．しかし歩行障害があるときには問診であまり詳しく聞くよりも，実際に起立させたり歩かせたりして観察するほうが有用である．

　ただ階段の昇降は，一般の診察では行わないので，その障害の有無は問診で確かめておく必要がある．階段の昇降に異常がなければ下肢の運動障害はほとんどないと考えてよい．すなわち歩行障害を訴えても階段の昇降ができるときには，下肢の運動障害は軽いと推定される．

　階段の昇降ができても，昇るほうが具合が悪いか，降りるほうが具合が悪いかを聞いておく．昇るほうが困難なのは下肢に弛緩性の麻痺があり，特に足の先が垂れているとき（尖足）と，筋疾患で下肢近位筋の脱力がある場合である．尖足は階段を降りるときにはほとんど妨げにならないが，昇るときには妨げになる．また下肢近位筋に脱力があると大腿を持ち上げる力が弱くなり，階段を昇るのが困難になる．

　一方，降りるときのほうが困難である場合には，軽度の錐体路障害か，小脳性運動失調または脊髄癆型の感覚性運動失調を疑う．錐体路障害では下肢の筋緊張は亢進し，痙縮を呈し，伸展性の傾向をとる．階段を昇るときには，ささえ足が伸展位となるので，痙縮による運動障害はあまり感じない．ところが階段を降りるときには，逆にささえ足が屈曲位になる傾向があるため，痙縮により困難さを感ずるとされている．このことは階段に限らず，坂道を登り降りするときにも同じである．

　小脳障害では，下肢の運動失調や体幹運動失調で，歩行障害が初発症候になる．下肢に運動麻痺がないのに階段を降りるのに困難を生ずるときには小脳性運動失調を疑っておく．

　小脳性であれ，脊髄性であれ，運動失調があると歩行時には患者の上体は後方に残される傾向がある．階段を昇るときには上体はやや前傾の傾向をとるので，運動失調患者の歩行時の上体の後傾傾向が打ち消されるようになるが，階段を降りるときには上体の後傾はさらに強まり，降りにくさを感ずるようになるとされている．下肢の運動麻痺，運動失調がある程度以上に強くなれば，階段の昇降はともに障害されることは言うまでもない．

# 2 診察の順序，記録のしかた

## 1 神経学的診察に必要な器具

1) 反射槌（ハンマー）
2) ライト（対光反射用）
3) 筆（脱脂綿）
4) 針またはピン車（小歯車）（pin wheel）
5) 音叉
6) 巻尺
7) 舌圧子
8) 検眼鏡（直像鏡）
9) 握力計
10) コンパス
11) 綿棒
12) その他（試験管 2 本，皮膚鉛筆，鍵，ツベルクリン反応判定用のキャリパス）

神経疾患の診察といえども，聴診器や血圧計なども必要である．

### ① ハンマーの選びかた

ハンマーはいろいろな型や大きさのものがある．しかし重さ 50 g 以下，長さ 20 cm 以下のものは，反射が出るか出ないかという微妙なときに軽すぎて十分な刺激を与えにくい．現在わが国で一般に用いられているものは，概して短く軽い．また 150 g を超えると重すぎて扱いにくい．ハンマーは先が十分に重く，適当な長さと，使いやすい柄の太さがあれば，あとは使う人の好みで，どんなものでもよい．私共の用いているものを図 2-1a，b，c に示す．a はクインスクエア型で，先が円盤状となり，長い竹製の柄がついていて，それにある程度の弾性がある．柄の手もとは先を尖らせて足底反射の検査にも用いられる．先が円盤状なので，反射を起こすために叩打の部位，方向などをいろいろ変えても重心が安定しており，どちらの方向にも同じ条件で動かすことができるので便利であるが，大きくて携帯に不便なのが難点である．診察室におくには最もよい．b は工藤式で，先が良質の特殊なゴムでできており，柄もにぎりやすい．c は先のゴムが良質であればよい．

### ② ライト（対光反射用）

光の焦点の小さいものがよい．ペンライト型（図 2-2）のものが使われている．

### ③ 筆

触覚検査に用いる．毛筆は字を書くように先端をそのまま用いるのでなく，毛の 2〜3 本をうまく利用する．新しいものより，使い古して毛が開いているものがよい．また触覚検査には綿や，マッチ棒に脱脂綿を巻きつけて用いるとよい．

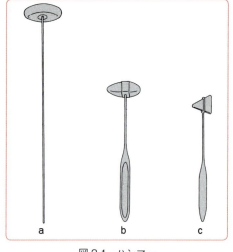

図 2-1　ハンマー

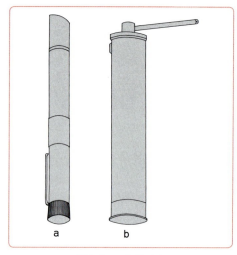

図 2-2　ペンライト

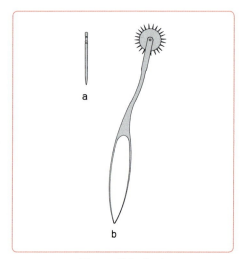

図 2-3　針とピン車

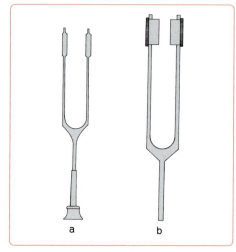

図 2-4　音　叉

④ **針またはピン車**（小歯車）（**図 2-3**）

　針は皮膚を傷つけないものが望ましい（つまようじ，竹串など）．また，感染のことを考えると使い捨ての針が望ましい．それもなるべく大きくて腰の強いものがよい．針の先端が比較的鋭いものと，少し鈍になったものと 2 つ用意しておくほうがよい．鈍になったものは，腹壁反射やバビンスキー反射のときなどに用いる．**図 2-3** に示すピン車は等間隔で，同じ力で刺激を加えるのに用いる．脊髄疾患のときに感覚障害のレベルを決定するのに便利である．また腹壁反射にも用いられる．手に入らないときは洋裁用のルーレットでよい．

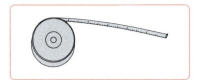

図2-5 巻 尺

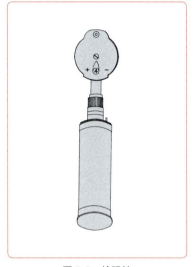

図2-6 検眼鏡

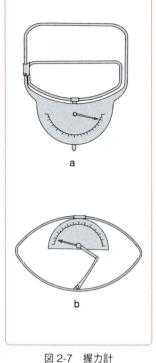

図2-7 握力計

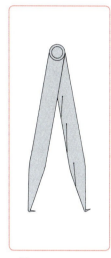

図2-8 コンパス

⑤ **音 叉**（図2-4）

C 音叉（毎秒128振動のもの）としては**図2-4a** に普通用いられているものを示すが，神経学的診察には **b** のほうが使いやすい．音叉は聴力検査やリンネ試験 Rinne test，ウェーバー試験 Weber test のみでなく，振動覚をみるのにも大切である．

⑥ **巻 尺**（図2-5）

四肢の長さ，太さなどを測定するのに用いるが，特殊な用途もある．すなわち後で述べるような視運動性眼振 optokinetic nystagmus の簡易検査に用いることができる．

⑦ **舌圧子**

軟口蓋の麻痺をみたり，咽頭反射をみるのにも大切であり，忘れてはならない．

⑧ **検眼鏡**（図2-6）

直像鏡には種々なものがあるが，最も普及しているのが Neitz B 型である．これには乾電池式と充電式とがある．

⑨ **握力計**

診察室用には**図2-7a** の型のものがよい．携帯用には **b** の型のものが便利である．

⑩ **コンパス**（図2-8）

感覚検査で2点識別をみるときに用いる．**図2-8**は2点識別を検査するためのコンパスである．

これがないときはツベルクリン反応判定用のキャリパスでもよい．

#### ⑪ 綿　棒
綿を巻きつけて，角膜反射や触覚検査に用いる．

#### ⑫ その他
温度覚を検査するために試験管を2本用意しておく．その他，嗅覚をみるのにタバコを用いるので，タバコを吸わない人は一応気をつけておくこと．鍵はバビンスキー反射をみるのに便利である．鍵は少し鈍く尖った型のものであればどんなものでもよいが，あまり鋭利なものはよくない．ツベルクリン反応判定用のキャリパス（ノギス）は，瞳孔の大きさを測定したり，皮疹の大きさを計るのに用いる．

## 2 日常行う神経学的診察法

　神経疾患を診断するには一定の順序で診察を行うのがよい．日常行う，いわゆる routine 検査は，短時間のうちに，主要所見をつかみ，考えをまとめて，診断をつけるのに必要である．神経疾患のなかには，一見して診断のつくものもある．たとえば歩行障害や不随意運動などがこれである．患者が診察室に入ってくるときの歩行の具合，問診中の姿勢の異常，異常運動の有無，衣服や靴をぬぐときの動作，姿勢をよくみておく．つぎに簡単な内科的診察をしてから神経学的診察にうつる．ルチーンな検査では，まずどんな異常があるかを見いだせばよい．それにはどういうことをどのようにして診察し，記載するかが大切である．なれた医師なら，患者の訴えにより，神経学的徴候を的確にとらえ，詳細に診察することもできるが，そうでない場合は一定の順序と形式，たとえば図 2-9[1)] のような順序にしたがって診察し，重要な所見を見落さないようにする．

- ① **精神状態**　mental status（意識状態 state of consciousness，見当識 orientation，記憶 memory，計算 calculation）
- ② **言語**　speech（構音障害または失語はないか）
- ③ **頭，顔，頸の観察**（頸部動脈の触診，聴診にも注意（血管雑音 bruit〈F〉），項部硬直の有無）
- ④ **脳神経**　cranial nerves（前庭試験や味覚検査は routine には行わない）
- ⑤ **運動機能**　motor function（上肢，頸部，体幹，下肢の順に行う．自動運動の観察，簡単な筋力試験，筋の状態，協調運動 coordination，受動運動に対する抵抗 resistance to passive movement）
- ⑥ **反射**　reflexes
- ⑦ **感覚**　sensation
- ⑧ **歩行と姿勢**　gait and posture（ロンベルク試験を含む）

　実際には，精神状態の検査は簡単でよい．意識障害や知能低下の認められないものでは特に検査の必要はない．問診が要領を得ないで，知能低下が疑われるときには，簡単に見当識，記憶力，

図 2-9　日常行う神経学的診察

I．精神状態（意識，見当識，記憶，計算）
II．言　語
III．頭，顔，頸の観察

1. 頭にコブはないか

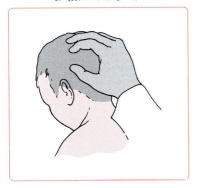

2. 頭部・頸部に血管雑音は聞こえないか

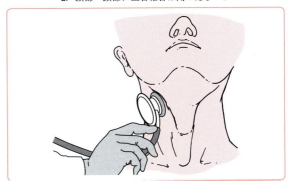

IV．脳神経

1. 嗅覚検査（I）

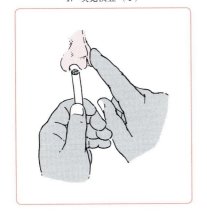

2. 眼底検査（II）

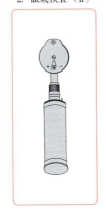

3. 視野の検査（II）

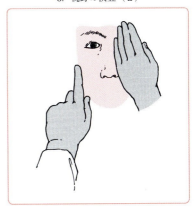

4. 視力の検査（II）

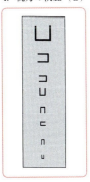

5. 眼裂，瞳孔の異常（III）

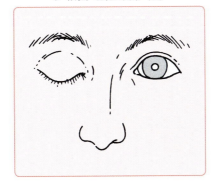

6. 対光反射（II，III）

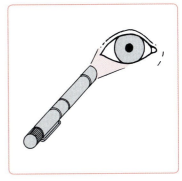

7. 調節反射，輻輳反射（Ⅱ，Ⅲ）

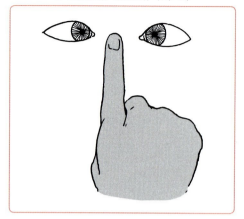

8. 眼球運動，眼振（Ⅲ，Ⅳ，Ⅵなど）

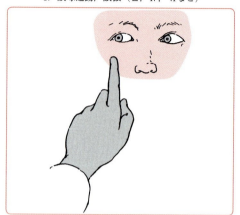

9. 角膜反射（Ⅴ，Ⅶ）

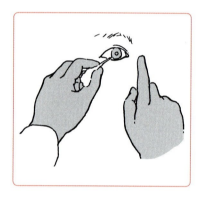

10. 顔の感覚（Ⅴ）

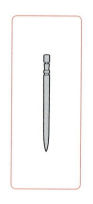

11. 顔面の視診，顔筋の運動力（Ⅶ），咬筋力（Ⅴ）

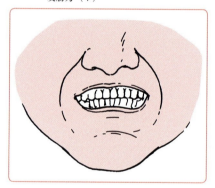

12. 聴力（Ⅷ）

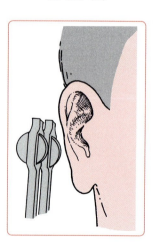

13. 咽頭後壁の収縮力，軟口蓋弓の対称性，咽頭反射（Ⅸ，Ⅹ）

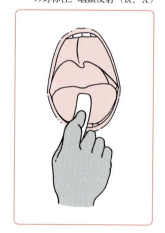

14. 胸鎖乳突筋の力，大きさ（ⅩⅠ）

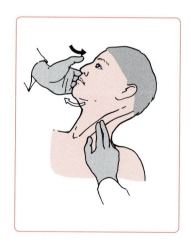

② 診察の順序，記録のしかた　15

15. 僧帽筋の力，大きさ（XI）

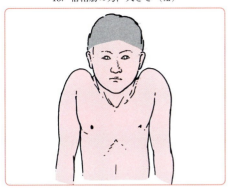

16. 舌萎縮，偏倚（XII）

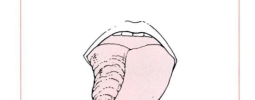

V. 上　肢
A. 運動機能

1. 握力

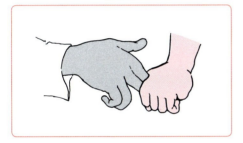

2. 手指の内・外転

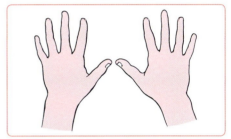

3. 腕の屈曲（a）と伸展（b）

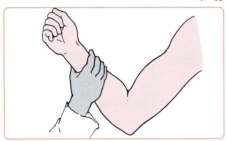

4. 筋の大きさおよび緊張

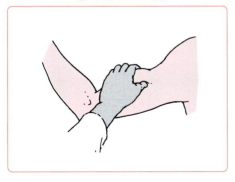

5. 協調運動（鼻―指―鼻運動）

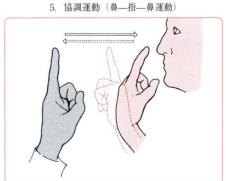

6. 反復拮抗運動不能「症」

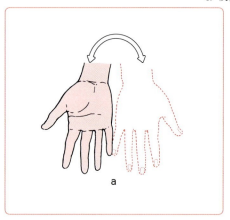
a

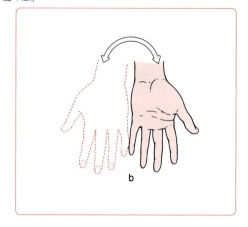
b

B. 反 射

1. 腕橈骨筋反射（a），二頭筋反射（b），三頭筋反射（c）

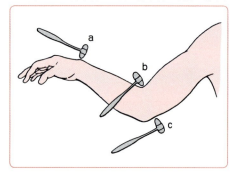

2. ホフマン反射（トレムナー，ワルテンベルク反射）

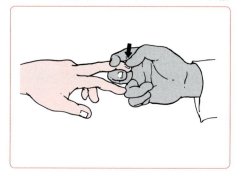

C. 感 覚
　　1. 表在感覚（痛・触・温度覚）
　　2. 深部感覚（位置覚，振動覚）

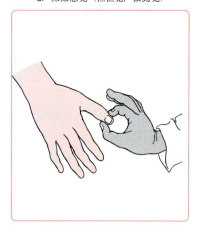

VI. 体 幹
A. 腹壁反射（A，B，C，D）
　　および挙睾筋反射（E）

（矢印は針でこする方向を示す）

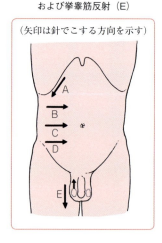

B. 表在感覚
（痛・触・温度覚）

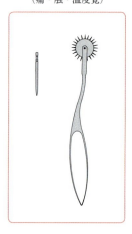

## Ⅶ. 下　肢
### A. 運動機能，筋の大きさおよび緊張

1. 膝の屈伸（膝屈筋群 Hamstring の検査を示す）

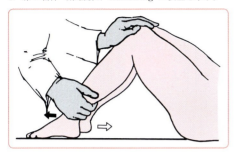

2. 足および足趾の屈伸（足背屈テストを示す）

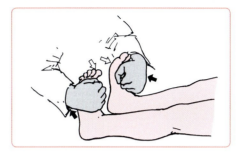

3. 協調運動（かかと膝試験）

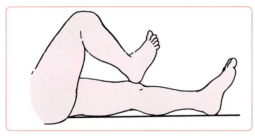

### B. 反　射
1. 膝蓋腱反射（a）およびアキレス腱反射（b）

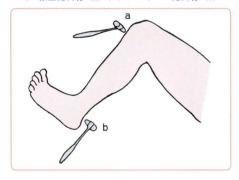

2. 足底反射

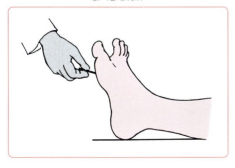

### C. 感　覚
1. 表在感覚（痛・触・温度覚）
2. 深部感覚

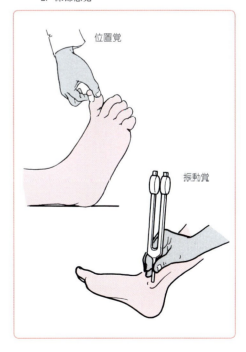

位置覚

振動覚

Ⅷ. 姿勢と歩行

1. ロンベルク試験

2. 片足立ち

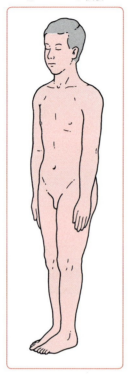

3. 歩行（普通に歩かせてみる）
4. 直線上を，つぎ足で歩く
   （tandem gait）

5. かかと歩き

6. つま先歩き

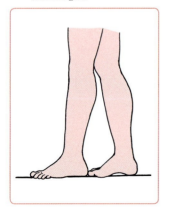
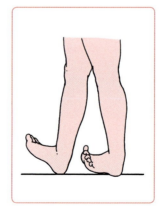
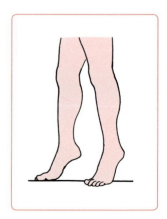

計算能力などを調べておく．発語できない，言語の誤りが多く，表現に乏しいなど失語「症」aphasia のときには，あらためて検討する．

　頭，顔，頸の観察は，脳神経の診察のときに一緒に行う．したがって神経学的診察の順序は，まず座位で脳神経，上肢の運動機能および反射を診察する．つぎにベッドに寝かせ，下肢の運動機能および反射，腹壁反射，感覚を診察する．体位，姿勢，歩行などは診察室に入ってきたときから観察しておく．歩行異常がありそうなときは，ベッドに休ませる前にもう一度簡単に診察しておく．

　なお，医学生の卒後実習前にマスターすべき診察法のトレーニングとして OSCE があり，この一部に神経学的診察も含まれている（☞ p.441）．

## 3　診察所見の記録

　診察所見は簡潔に記載する．記録法はいろいろあるが，さきに述べた診察法の順にしたがい，箇条書に，一定の型式で記入する．神経内科学を専門とするところでは所定の記録用紙があるであろうが，表 2-1，2 は筆者らの用いている記録法である．表 2-1 は外来用であり，表 2-2 は入院の際に使用している．記録上注意すべきことは，検査をして正常であったものでも，必ずそのことを記入しておくことである．診察をしなかったのに，おそらく正常であろうと推定して記録するようなことは，絶対に行ってはならない．

　記録は書類の体裁をととのえるために行うのでなく，患者を正しく診断し，第三者に一見して病状を把握させるために行うのである．診察を忘れた項目は，後からでもよいから必ず自分の目で確認してから記入する．記録の最後に必ず異常所見の総括 summary of abnormal findings と，自分はどういう印象をもったか（impression），たとえば病巣部位，原因について考えを記入しておく．さらに診断はおそらくこうつけられるであろうという presumptive diagnosis と，つぎのものと鑑別の（to be ruled out）必要がある旨を記入しておくとよい．

　最後に，以上の印象 impression を確実にするのに必要と思われる最小限度の補助的診断法 relevant investigations（たとえば髄液検査あるいは頭部 CT など）を記載しておく．

### 文献

1) Collins, R. D.: Illustrated Manual of Neurologic Diagnosis, 1962.

表 2-1

## 現　症 — 神　経　系　　　　　　　　　　　　（平成　・・）

1) 精　神　状　態　　a) 意　識：清明，意識不鮮明，傾眠，昏迷，半昏睡，昏睡，せん妄
　　　　　　　　　　b) 精　神：正常，不安，興奮，抑うつ状態，妄想
　　　　　　　　　　c) 見当識：正常，障害（時間，場所，人）
　　　　　　　　　　d) 計　算：100 − 7 =　　　93 − 7 =　　　86 − 7 =
2) 言　　　　語　　　正常，失語，構音障害，嗄声
3) 脳　神　経

| | 右 | 左 |
|---|---|---|
| 視　力 | 正，低下 | 正，低下 |
| 視　野 | 正，⊕ | 正，⊕ |
| 眼　底 | 正常，動脈硬化（ ）度，出血，白斑，うっ血乳頭，乳頭萎縮 ||
| 眼　裂 | ＞　＝　＜ ||
| 眼瞼下垂 | （−）（＋） | （−）（＋） |
| 眼球位置 | 正，斜視（ ），偏倚（ ），突出（ ） ||
| 眼球運動 | S.R.　I.O.<br>L.R.─┼─M.R.<br>I.R.　S.O. | I.O.　S.R.<br>M.R.─┼─L.R.<br>S.O.　I.R. |
| 眼　振 | ◁──────▷ ||
| 複　視 | （−）（＋），方向（　　　　　） ||
| 瞳孔 大きさ | 正，縮，散　＞　＝　＜　正，縮，散 ||
| 形 | 正円，不正 | 正円，不正 |
| 対光反射 | 速，鈍，消失 | 速，鈍，消失 |
| 輻輳反射 | 正常，障害 | 正常，障害 |
| 角膜反射 | 正常，障害 | 正常，障害 |
| 顔面感覚 | 正常，障害 | 正常，障害 |
| 上部顔筋 | 正常，麻痺 | 正常，麻痺 |
| 下部顔筋 | 正常，麻痺 | 正常，麻痺 |
| 味　覚 | 正常，障害（　　　　　　　） ||
| 聴　力 | 正常，低下 | 正常，低下 |
| めまい | （−）（＋）性質（　　　　　　） ||
| 耳　鳴 | （−）（＋） | （−）（＋） |
| 軟口蓋 | 正常，麻痺 | 正常，麻痺 |
| 咽頭反射 | （＋）（−） | （＋）（−） |
| 嚥　下 | 正常，障害（　　　　　　　　） ||
| 舌偏倚 | （−）　　（＋）　（右　　左） ||
| 舌萎縮 | （−）（＋） | （−）（＋） |

4) 運動　　　　a) 筋緊張　　　上肢（右・左，正常　痙縮　硬直（強剛または固縮）　低下）
　　　　　　　　　　　　　　　下肢（右・左，正常　痙縮　硬直（強剛）　低下）
　　　　　　　b) 筋萎縮　　　（−）（＋）（部位：　　　　　　　　　）
　　　　　　　c) 線維束性収縮（−）（＋）（部位：　　　　　　　　　）
　　　　　　　d) 筋　力　　　正常，低下，麻痺（部位：　　　　程度：　　　）
　　　　　　　　　　握力（右：　　　　　左：　　　　）
　　　　　　　e) 関　節　　　変形，拘縮（部位：　　　　　　　　）
　　　　　　　f) 不随意運動　（−）（＋）（部位：　　　　性質：　　　）

5) 反　射

消失←正常→著明亢進
（−）（±）（＋）（＃）（＃）

|  | 右 | 左 |  | 右 | 左 |
|---|---|---|---|---|---|
| 下　顎 |  |  | 膝蓋腱 |  |  |
| 上腕三頭筋 |  |  | アキレス腱 |  |  |
| 上腕二頭筋 |  |  | 腹壁 ｛上 下 |  |  |
| 腕橈骨筋 |  |  |  |  |  |
| ホフマン | （−）（＋） | （−）（＋） | バビンスキー | （−）（＋） | （−）（＋） |
| トレムナー | （−）（＋） | （−）（＋） | チャドック | （−）（＋） | （−）（＋） |

6) 感　覚　　　痛　覚　　　　　正常，障害（部位：　　　　　　　　）
　　　　　　　温度覚（温・冷）　正常，障害（部位：　　　　　　　　）
　　　　　　　触　覚　　　　　正常，障害（部位：　　　　　　　　）
　　　　　　　振動覚　　　　　正常，障害（部位：　　　　　　　　）
　　　　　　　位置覚　　　　　正常，障害（部位：　　　　　　　　）

7) 協調運動

|  | 右 | 左 |
|---|---|---|
| 鼻指鼻試験 | 正常，拙劣 | 正常，拙劣 |
| 企画振戦 | （−）（＋） | （−）（＋） |
| 踵膝試験 | 正常，拙劣 | 正常，拙劣 |
| 測定異状 | （−）（＋） | （−）（＋） |
| 反復拮抗運動不能「症」 | （−）（＋） | （−）（＋） |

8) 起立，歩行　　　ロンベルク試験　（−）（＋），マン試験（−）（＋）
　　　　　　　　　歩　行：　正常，跛行（右・左），痙性，失調性
　　　　　　　　　　　　つぎ足歩行（可能，不能），その他（　　　）
9) 髄膜刺激症状　　項部硬直　（−）（＋），ケルニッヒ徴候（−）（＋）
10) 脊　柱　　　　　正，側彎，前彎，後彎
　　　　　　　　　叩打痛　　（−）（＋）
　　　　　　　　　運動制限　（−）（＋）
11) 膀胱障害　　　（−）（＋）
　　直腸障害　　　（−）（＋）

表 2-2

# NEUROLOGICAL EXAMINATION

Ward:  
Date of Exam. (          )

Name　　　　　　　　Sex（Male, Female）　　　　Age

I　Handedness

II　Mental Status:  
　　State of Consciousness

　　　　Alert

　　　　Responds to complicated questions（Somnolence）  
　　　　Responds to simple questions and to his name（Stupor）  
　　　　Responds to pin-prick（Semicoma）  
　　　　Responds to severe painful stimuli（Coma）  
　　　　Unresponsive（Deep coma）

　　　　Confusion,　　　　　　Delirium  
　　　　*Dämmerzustand（G.）  
　　　　*Amentia（G.）

Orientation  
　　　　Time; well, disturbed  
　　　　Place; well, disturbed  
　　　　Person; well, disturbed

Mood and Emotional Reaction  
　　　　normal, excited, withdrawn, depressive, euphoric,  
　　　　apprehensive, emotional lability, emotional incontinence

Co-operation  
　　　　co-operative　　　　　　　　　　non-co-operative

General Infomation（Education）  
　　　　normal, poor（Middle School, High School, University）

Memory  
　　　　Recent: good, disturbed, poor.  
　　　　Remote: good, disturbed, poor.

Digits Retention  
　　　　4962　53814　738294　8296147　82961475

Calculation  
　　　　$100 - 7 = 93 \to 86 \to 79 \to 72 \to 65.$  
　　　　$2 + 3,\ 4 + 5,\ 18 + 17,\ 37 + 46.$

Ⅲ Speech:
    Normal
    Dysarthria…hoarse, nasal, monotonic, slow, explosive,
        scanning
    Aphasia or Dysphasia
      Spontaneous Speech…normal, disturbed (impossible,
        Paraphasia, Jargon Aphasia, Perseveration, Agrammatism)
      Naming objects (good, poor, impossible)
    Understanding
      Simple Commands; good, poor, none.
      Complicated Commands; good, poor, none.
    Writing [Let a patient write his name & address below]


    Reading

|  |  |  |  |
|---|---|---|---|
| Reading aloud | normal, | impaired, | impossible. |
| Understanding | normal, | poor, | impossible. |

    Repetition

|  |  |  |  |
|---|---|---|---|
| Simple; | possible. | impaired, | impossible. |
| Complicated; | possible, | impaired, | impossible. |

Ⅳ Praxis

|  |  |  |  |
|---|---|---|---|
| Simple action | possible, | impaired, | impossible. |
| Dress & undress | possible, | impaired, | impossible. |
| Complicated action | possible, | impaired, | impossible. |

Ⅴ Gnosia
    Discrimination

|  |  |  |
|---|---|---|
| by Sound | possible, | impossible. |
| by Vision | possible, | impossible. |

    Naming and Identification of Body Parts

|  |  |  |
|---|---|---|
| Fingers (Patient) | possible, | impossible. |
| (Examiner) | possible, | impossible. |
| Other parts of the body | possible, | impossible. |
| Right or left | possible, | impossible. |

    Awareness of the Paralyzed Extremities
                      yes,        no.

| VI Cranial Nerves | Right | Left |
|---|---|---|
| I. Olfactory | normal, hyposmia, anosmia parosmia. | normal, hyposmia, anosmia parosmia. |
| II. Optic<br>    Vision<br><br>    Fields<br><br><br><br><br>    Fundi; papilla<br><br><br>    retina | normal, diminished.<br>V. A. (　　　)<br><br><br>(field diagram)<br><br><br>normal, edema, hyperemia, atrophy, temporal pallor.<br><br>normal, hemorrhage, white patch.<br>sclerosis (　　　) | normal, diminished.<br>V. A. (　　　)<br><br><br>(field diagram)<br><br><br>normal, edema, hyperemia, atrophy, temporal pallor.<br><br>normal, hemorrhage, white patch.<br>sclerosis (　　　) |
| III. Oculomotor<br>IV. Trochlear<br>IV. Abducens<br>    Position<br><br><br>    Movement<br><br><br><br><br>    Convergence<br>    Oculo-cephalic<br>        reflex<br>    Ptosis<br>    Double vision | normal, strabismus, deviation (　　　), exo—, enophthalmos.<br><br>intact, disturbed.<br>     S.R.   I.O.<br>L.R. ——┼—— M.R.<br>     I.R.   S.O.<br>normal, impaired.<br>＋　　－<br><br>＋　　－<br>＋　　－ | normal, strabismus, deviation (　　　), exo—, enophthalmos.<br><br>intact, disturbed.<br>    I.O.   S.R.<br>M.R. ——┼—— L.R.<br>    S.O.   I.R.<br>normal, impaired.<br>＋　　－<br><br>＋　　－<br>＋　　－ |

| III, IV, VI, (continued) | Right | Left |
|---|---|---|
| Nystagmus | | |
| Pupils | | |
|   Size | normal, miosis, mydriasis<br>(    mm.) > = | normal, miosis, mydriasis<br>= < (    mm.) |
|   Shape | round, oval, irregular. | round, oval, irregular. |
|   Reflexes | | |
|     Light (direct) | prompt, sluggish, absent. | prompt, sluggish, absent. |
|     (consensual) | prompt, sluggish, absent. | prompt, sluggish, absent. |
|   Accomodation | prompt, sluggish, absent. | prompt, sluggish, absent. |
| *Ciliospinal reflex | prompt, sluggish, absent. | prompt, sluggish, absent. |
| **Cornea | | |
|   Cataracta | +    − | +    − |
|   Kayser-Fleischer ring | +    − | +    − |
| V. Trigeminal | | |
|   Pain & temp. sen. | normal, hyper, hypo, absent. | normal, hyper, hypo, absent. |
|   Touch sensation | normal, hyper, hypo, absent. | normal, hyper, hypo, absent. |
|   Corneal reflex | prompt, sluggish, absent. | prompt, sluggish, absent. |
|   Jaw movement | normal, disturbed. | normal, disturbed. |
|   Wasting of | | |
|     Masseter musc. | +    − | +    − |
|   Trigger spot | +    − | +    − |
| VII. Facial | | |
|   Facial appearance | symmetrical, asymmet., masked, myopathic, ||
|   Palpebral fissure | normal, narrow, wide. | normal, narrow, wide. |
|   Nasolabial fold | symmet., flat, disappear. | symmet., flat, disappear. |
|   Mouth angle | normal, elevated, drooped, deviated, | normal, elevated, drooped, deviated, |
|   Movement of facial muscles | | |
|   Wrinkle forehead | normal, impair., impossible. | normal, impair., impossible. |
|   Close eyes | normal, impair., impossible. | normal, impair., impossible. |
|   Movement of mouth | normal, impair., impossible. | normal, impair., impossible. |
|   Involuntary movement | +    −<br>(      ) | +    −<br>(      ) |

| | Right | Left |
|---|---|---|
| VII. (continued) | | |
| Orbic. oculi reflex | −　±　+　2+ | −　±　+　2+ |
| Orbic. oris reflex | −　±　+　2+ | −　±　+　2+ |
| Bell phenomenon | +　　　− | +　　　− |
| *Lid lifting test | rapid, sluggish. | rapid, sluggish. |
| Taste (anterior 2/3) | normal, diminished. | normal, diminished. |
| VIII. Acoustic | | |
| Hearing | normal, diminished. | normal, diminished. |
| Rinne test | bone cond. ≦ air cond. | bone cond. ≦ air cond. |
| Weber test | midline | |
| | lateralized to Rt. | to Lt. |
| Tinnitus | −　　+ | −　　+ |
| (character) | (　　　　　　　) | (　　　　　　　) |
| Vertigo | −　　+ | −　　+ |
| or dizziness | (　　　　　　　) | (　　　　　　　) |
| IX. Glossopharyngeal | | |
| X. Vagus | | |
| Palate movement | normal, disturbed, absent | normal, disturbed, absent |
| Pharyngeal ref. | normal, sluggish, absent. | normal, sluggish, absent. |
| Position of uvula | midline, deviated to (Rt., Lt.) ||
| Swallowing | normal, disturbed (liquid, solid) ||
| Voice | normal, hoarseness, aphonia. ||
| Taste (posterior 1/3) | normal, diminished | normal, diminished |
| XI. Accessory | | |
| Sternocleid musc. | | |
| Strength | normal, diminished | normal, diminished |
| Atrophy | −　+　2+　3+ | −　+　2+　3+ |
| Trapezius musc. | | |
| Strength | normal, diminished | normal, diminished |
| Atrophy | −　+　2+　3+ | −　+　2+　3+ |
| XII. Hypoglossal | | |
| Movement of tongue | normal, unprotrusion beyond the teeth, deviated to (Rt., Lt.) ||
| Trophic changes of tongue | normal, hypertophic, atrophic ||
| Fasciculation | −　+　(　　　　　　　　　　　　　　) ||
| Myotonic reaction | −　+ ||

Ⅷ. Motor System:
　　[Use a sheet of "Neurologic Record of Muscle".]

Position of Limbs　　normal, decerebrate, decorticate, Mann-Wernicke, external rotation of leg
and Deformities　　　(Rt., Lt.), flexion of leg (Rt., Lt. or Bilat.), foot-drop (Rt., Lt.), high-arched
　　　　　　　　　　foot, Charcot joint (Rt., Lt.).

Muscle Bulk　　　　 normal, atrophic, hypertrophic,
　　　　　　　　　　pseudohypertrophic (　　　　　　)

Fasciculation　　　　−　　　+ (　　　　　　　)
Muscle Strength　　 [Routine test only]

|  | Right |  |  |  |  |  | Left |  |  |  |  |  |
| --- | --- | --- | --- | --- | --- | --- | --- | --- | --- | --- | --- | --- |
| Barré sign | − |  |  |  |  | + | − |  |  |  |  | + |
| Biceps brachii | 5 | 4 | 3 | 2 | 1 | 0 | 5 | 4 | 3 | 2 | 1 | 0 |
| Triceps brachii | 5 | 4 | 3 | 2 | 1 | 0 | 5 | 4 | 3 | 2 | 1 | 0 |
| Extension of wrist | 5 | 4 | 3 | 2 | 1 | 0 | 5 | 4 | 3 | 2 | 1 | 0 |
| Grip strength |  |  |  |  |  | kg. |  |  |  |  |  | kg. |
| Iliopsoas | 5 | 4 | 3 | 2 | 1 | 0 | 5 | 4 | 3 | 2 | 1 | 0 |
| Quadriceps femoris | 5 | 4 | 3 | 2 | 1 | 0 | 5 | 4 | 3 | 2 | 1 | 0 |
| Hamstrings | 5 | 4 | 3 | 2 | 1 | 0 | 5 | 4 | 3 | 2 | 1 | 0 |
| Gastrocnemius | 5 | 4 | 3 | 2 | 1 | 0 | 5 | 4 | 3 | 2 | 1 | 0 |
| Tibialis anterior | 5 | 4 | 3 | 2 | 1 | 0 | 5 | 4 | 3 | 2 | 1 | 0 |

[5 = normal; 4 = good; 3 = fair; 2 = poor; 1 = trace; 0 = none]

Muscle Tonus

| Neck | supple, stiff |
| --- | --- |
| Upper limbs | normotonic, spastic, rigid, hypotonic (Rt., Lt., Bilat.) |
| Lower limbs | normotonic, spastic, rigid, hypotonic (Rt., Lt., Bilat.) |

VII. Motor System: (continued)
  Involuntary Movements
    regular, irregular; rapid, slow (          c / s) ; amplitude (                    )
    uniformity. variability;
    aggravated factors (voluntary movement, emotional stress. tension, coldness)
    signs during seep (unchanged, disappeared)
    type of involuntary movement; choreiform, athetotic, ballismus, dystonic. myoclonus, tic,
              spasm, tremor (                                                           )
  Myotonic reaction          −       + (                                                )
  Myasthenic phenomenon      −       + (                                                )

VIII. Coordination:

|  | Right |  | Left |  |
|---|---|---|---|---|
| Finger-Nose | good | poor | good | poor |
| Nose-Finger-Nose | good | poor | good | poor |
| Heel-Shin | good | poor | good | poor |
| Dysdiadochokinesis | − | + | − | + |
| Dysmetria | − | + | − | + |
| Past pointing | normal, deviated to | | normal, deviated to | |
| Rebound phenomenon | − | + | − | + |

IX. Gait and Station:
  Standing                    normal        abnormal (                    )
    standing up from sitting  possible      impossible
                from squat    possible      impossible
    one foot standing         possible      impossible (Rt., Lt.)
    Romberg sign              −             +
    Mann test                 −             +

  Gait                        normal        abnormal hemiplegic, spastic,
                                            ataxic, steppage, waddling,
                                            Parkinsonian, limping,
                                            hysterical, (                    )
    on toes                   possible      impossible.
    on heels                  possible      impossible.
    hopping                   possible      impossible.
    arm-swing                 normal        abnormal (Rt., Lt.)
    straight-away             normal        deviated to (Rt., Lt.)
    tandem gait               normal        fall to (Rt., Lt.)
    on turns                  normal        abnormal

## X. Reflexes:

| | Right | Left |
|---|---|---|
| Jaw Jerk | − ± + 2+ 3+ | |
| Biceps Reflex | − ± + 2+ 3+ 4+ | − ± + 2+ 3+ 4+ |
| Triceps Reflex | − ± + 2+ 3+ 4+ | − ± + 2+ 3+ 4+ |
| Brachioradialis Reflex | − ± + 2+ 3+ 4+ | − ± + 2+ 3+ 4+ |
| Knee Jerk | − ± + 2+ 3+ 4+ | − ± + 2+ 3+ 4+ |
| Ankle Jerk | − ± + 2+ 3+ 4+ | − ± + 2+ 3+ 4+ |
| Plantar Reflex | flexor, extensor, | flexor, extensor, |
| Abdominal { epigastric | − ± + | − ± + |
| upper | − ± + | − ± + |
| lower | − ± + | − ± + |
| Cremaster Reflex | − + | − + |

[(−) = absent; (±) = decreased; (+) = normal; (2+) − (4+) = increased.]

### Pathologic Reflexes:

| | Rt. | Lt. | | Rt. | Lt. |
|---|---|---|---|---|---|
| Sucking | − + | | Babinski | − + | − + |
| Snout | − + | | Chaddock | − + | − + |
| | | | Mendel-Bechterew | | |
| Hoffmann | − + | − + | | − + | − + |
| Trömner | − + | − + | Oppenheim | − + | − + |
| Wartenberg | − + | − + | Rossolimo | − + | − + |
| Grasp | − + | − + | Gordon | − + | − + |
| | | | Schaefer | − + | − + |
| | | | Gonda | − + | − + |

### Clonus

| | | |
|---|---|---|
| Patella | − + | − + |
| Ankle | − + | − + |
| Chvostek | − + | |
| Trousseau | − + | |

## XI. Sensory System:

[Use a sheet of "Neurological Sensory Chart".]

| | | | | |
|---|---|---|---|---|
| Pin-prick | hyper., | normal, | hypo., absent, ( | ) |
| Temperature (cold, warm) | hyper., | normal, | hypo., absent, ( | ) |
| Touch | hyper., | normal, | hypo., absent, ( | ) |
| Position (fingers) | | normal, | hypo., absent, ( | ) |
| (toes) | | normal, | hypo., absent, ( | ) |
| Vibration | | normal, | hypo., absent, ( | ) |
| Paresthesia | − | + ( | ) | |
| Stereognosis | | normal, | diminished, absent, | |
| Graphesthesia | | normal, | diminished, absent, ( | ) |
| Two points discrimination | | normal, | diminished, absent, ( | ) |
| Double simultaneous stimulation | | normal, | diminished, absent, | |

XII. Skull:

    Shape; symmetric, asymmetric, hyperostosis, frontal baldness
    Size;       cm.
    Wounds or scars;   −   + (      )
    Tenderness (−, +) : Bruit (−, +)
    Pulsation of temporal artery (normal, diminished.)

Neck:

    Stiff neck (−, +)
       anteroflexion;    possible,    impaired,    impossible
       lateral flexion;    possible,    impaired,    impossible
    Internal carotid artery
       Pulsation;    symmetric,    diminished (Rt., Lt.)
                                    Bruit (−, +)

Spine:

    Deformities (−, +)    scoliosis, kyphosis, lordosis
    Tenderness (−, +)
    Movement        good         limited
    Kernig sign       −  +     Patrick sign    −  +
    Brudzinski sign   −  +     Lhermitte sign  −  +
    Lasègue sign      −  +

XIII. Additional Observations:

    Summary of Abnormal Findings:

    Impressions and Differential Diagnosis:

    Laboratory Investigations:

                                                                    M.D.
                                                       Signature

# 3 運動機能の診かた

## 1 問　診

　運動機能 motor function に異常があるかどうかは，問診と視診で大体わかる．運動機能の障害は，神経系や筋肉の障害のみでなく，関節の障害や，その他のいろいろな原因によっても起こる．痛いから手が使えないとか，歩けないということは，日常よくあることで，注意を要する．
　運動麻痺が明らかなものでは，その部位，たとえば上下肢のうち一肢だけか，一側の上下肢か，両側下肢か，四肢すべてか，手指あるいは足趾の一部のみか，などを知ることが大切である（☞ 9 章）．
　麻痺の程度は，診察所見に加えてまったく動かないのか，どのくらいのことができるのか，などを聞いて決定する．また麻痺の起こりかた，経過も鑑別上重要である．神経疾患の多くは運動機能の障害を伴う．逆に運動障害の訴えや，動作の異常があれば，神経疾患を考えて診察をすすめるべきである．

## 2 診察の順序

　運動機能の診かたは，まず患者の静止時の姿勢，四肢の状態，筋萎縮や筋の不随意な収縮の有無をよくみること，すなわち視診から始まる．
　つぎに筋肉を触診したり打診する．また他動的に四肢などを動かして筋の緊張をみる．さらに患者に随意運動を行わせたり，筋力テストをして障害の部位，程度をみる．最後に歩行状態や，起立姿勢での検査を行う．

## 3 姿　勢　Posture

　患者が立ったり，腰かけているときには，その姿勢や，四肢の状態に異常があるかどうかを注意しておく．たとえば自力では立っていられないで他人の助けを必要とするなどである．あるいは起立していても両足を開き不安定で倒れそうになったりする．こういうことは下肢の運動障害

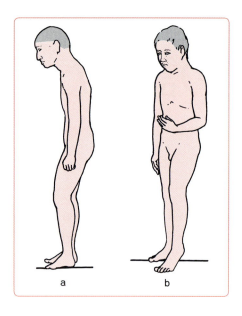

図 3-1　特有な姿勢
a：パーキンソン病．本病では，頭と体幹を前にまげ，腕を屈曲し，上腕，手を回内し，膝を軽く曲げて，身をかがめている．
b：脳血管障害による痙性片麻痺．本症では，ウェルニッケ・マン肢位 Wernicke-Mann posture をとることがしばしばある．これは上肢は内転屈曲し，手指，手首，肘関節も屈曲位にかたまり，下肢は伸ばしたまま，かたまってしまう特有な姿勢である．

のみならず，いろいろな運動失調で起こる．特有な姿勢と肢位を示す代表的な疾患を図 3-1 に示す．

## 4　四肢の観察

　上・下肢につき，その長さ，太さに左右差はないか，変形はないかなどを注意する．四肢の長さは図 3-2 により計測する．四肢の奇形ことに足の変形を観察する．たとえばフリードライヒ足 Friedreich foot（凹足 pes cavus，中足趾節関節 metatarsophalangeal joint の伸展，指骨間関節 interphalangeal joint の屈曲）などは遺伝性疾患であるフリードライヒ運動失調症 Friedreich ataxia の診断に重要な資料となる．
　関節の拘縮，腫脹，疼痛，皮膚の病変などが運動障害の原因となることもあるから，見落さないようにする．一側上・下肢がやや短く細いが，患者はほとんど運動障害を訴えないときは先天性片麻痺を考える．こういうときには出産時の状況，兄弟はいるか，患者は何番目かを聞いておく．本症は一番目の子に多い．

## 5　筋肉の診かた

　末梢性の神経障害や，筋疾患による運動障害の診断には，筋肉をよく検査する必要がある．

③ 運動機能の診かた　33

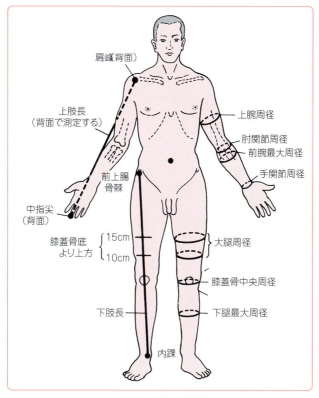

図 3-2　四肢の計測

## 1. 筋萎縮の有無　Muscle Atrophy

　筋萎縮が著明なときには視診や触診でわかる．萎縮のある筋肉はさわってみると柔らかいし，力を入れさせても筋肉は固くならない．まず視診では左右の同じ部位をよく比較してみること，つぎに病変部位周囲の筋肉の大きさと比べてみることが大切である．軽度なときには，四肢の周囲を図 3-2 のごとく計測する必要がある．四肢の周径は，左右の同じ部位を測定しなければならない．右利きの人の右上肢が左より 1 cm 内外大きいことは正常でもよくある．

　筋に萎縮があるのに，かなり力があるときは，全身衰弱を起こすような疾患，老衰，廃用などによるものである．神経障害や筋疾患による筋萎縮のときには筋力は著しく低下する．筋萎縮の分布状況も大切である．すなわち体幹に近い部分（proximal），たとえば肩甲部，骨盤部のみに限局して筋萎縮があるとか，あるいは遠い部分（distal），たとえば手の筋や足の筋のみが主に侵されているかをみる．

　近位筋が萎縮する proximal type は，一般に筋疾患，ミオパチー myopathy による筋原性萎縮の代表的な所見で，進行性筋ジストロフィー，多発筋炎などでみられる．

　遠位筋が萎縮する distal type は，神経原性筋萎縮の代表的なもので，筋萎縮性側索硬化症な

どでみられる．半身の筋萎縮は頭頂葉の障害，ことに腫瘍で起こり，そのほかに皮質性感覚障害，片麻痺，痙攣などを伴う[1]．

## 2. 筋肉の自発的収縮の診かた　Spontaneous

不随意に起こる自発的な筋収縮のうち，肉眼的に認められ，臨床的に大切なのは線維束性収縮で，筋萎縮とともに脊髄前角細胞の障害を示す重要な所見である．

### a. 線維束性収縮　Fasciculation

皮膚の上からもみることのできる筋肉の自発的な収縮は線維束性収縮である．

筋肉の線維性収縮 fibrillation は，皮膚を通してはみることができず，筋電図で初めてとらえることができる．

線維束性収縮は舌，頤，上腕，前腕，骨間筋，肩甲部，大腿，腓腹筋などにみられやすい．筋の線維束性収縮は，細かい収縮運動で，その間隔は不規則であり短時間で消失する．したがって注意深く観察しないと見落すことがある．多くは筋萎縮に伴って起こるので，筋萎縮をみた場合には特にその存在に注意する必要がある．明るい部屋でゆっくり観察するとよい．冬季には部屋が寒いとふるえが起こり，間違えやすくなるので，暖かいところでみる必要がある．この現象はハンマーで軽く筋を叩打すると誘発することができる．光を斜めからあてると発見しやすいし，また皮膚を湿らせて，その反射光をみるとよくわかる．

一般に女性では皮下脂肪が豊富なため見落すことがある．患者は意識しないこともあるが，神経質な患者では，その存在に気付いている者もある．こういうときにはその局所をハンマーで叩くと，早く見出すことができる．一度でみつからぬときでも，あきらめずに再三検査しておく必要がある．

舌のfasciculation も延髄における舌下神経核障害のときの重要な徴候であるが，舌の振戦 tremor と誤りやすいので注意を要する．tremor は舌を前方に呈出させると起こるので fasciculation をみるときは，開口させて静止時の舌をみるとよい．舌の fasciculation は筋萎縮性側索硬化症（ALS）でよく認められる．すなわち fasciculation は第1次運動ニューロンの障害では出現せず，第2次運動ニューロンの細胞，たとえば脊髄前角細胞の慢性経過をとる疾患，末梢神経の急性炎症のときにはあらわれる．しかし fasciculation のみで，他の徴候，たとえば筋の脱力とか萎縮を伴わないときには，あまり病的意義はない．なぜなら，神経質な人や疲労したときなどには正常でも起こりうるからである．医学生や医師などで，これを自覚すると，自分は筋萎縮性側索硬化症ではないかと大変気にするものである．数ヵ月の観察で，神経学的にも，筋電図でも異常がなければ，病的なものではないと判断する．これを benign fasciculation（良性線維束性収縮）という．

### b. ミオキミー　Myokymia

fasciculation よりやや大きな筋束の収縮で起こり，筋波動「症」ともいう．四肢に多く，ときに fasciculation と見誤ることがあるので注意すべきである．この運動はもっと粗くて，緩徐で

あり，持続はより長く，部位はもっと広範で筋萎縮を伴わないことなどが鑑別点となる．多くは良性で病的意義はないが，感染症あるいは各種代謝障害などでもみられる．

### 3. 筋肉の触診と打診

筋肉をさわり，握ってみる．正常では筋肉のある程度の硬さを感じるが，筋緊張低下や萎縮ではブヨブヨに感ずる．筋緊張亢進では硬く感ずる．

筋肉を握って疼痛があるのは，多発筋炎で代表される筋炎に認められる．

筋肉たとえば母指球を叩打して，筋の強直が起こり，母指の内転が起こるのは，叩打性筋強直 percussion myotonia である．筋強直症では手を強く握らせ，つぎに急に手を開くように命じても，しばらくは握ったままで手を開くことができない．これを把握性筋強直 grip myotonia という．筋強直症は筋強直性ジストロフィー（☞ p.435），先天性筋強直症（トムセン病 Thomsen disease），先天性パラミオトニー paramyotonia congenita（☞ p.169），軟骨形成異常性筋強直症（シュワルツ・ヤンペル症候群 Schwartz-Jampel syndrome）などでもみられる．

弛緩した状態の骨格筋を叩打すると数秒間筋肉の一部が盛り上がってみえることがある．これを筋膨隆現象 mounding phenomenon とよぶ．甲状腺機能低下によるホフマン症候群 Hoffmann syndrome では全身の骨格筋の肥大，運動機能の低下とともに，この現象が認められる．

## 6　不随意運動　Involuntary Movement

多くの不随意運動は一見してわかるが，これについては10章（☞ p.171）で述べる．

## 7　筋緊張の診かた　Muscle Tonus

骨格筋はたえず不随意に緊張した状態にある．この緊張を筋緊張とよんでいる．運動障害では種々な筋緊張の変化を示す．臨床的には手，足，膝関節などを受動的に動かして，そのとき受ける抵抗から筋緊張をみる．上肢の緊張は肘関節ではその屈伸，前腕の回内，回外（図3-3）をみる．手関節では背側，掌側に屈伸させてその抵抗をみる．下肢では足関節の屈伸，回内，回外，膝関節では屈伸をみる．筋緊張の異常は，その亢進と低下に分けられる．

### 1. 筋緊張亢進　Hypertonia, Hypertonus

これはさらに痙縮 spasticity と硬直 rigidity に分かれる．

#### a. 痙縮　Spasticity

急激な受動運動に際して，抵抗を示す．しかも運動の始めは抵抗が大であるが，あるところま

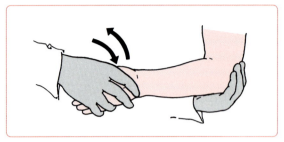

図3-3　筋緊張の診かた
患者の前腕を図のごとく保持し力を抜かせ，受動的に前腕を回内，回外させて，その抵抗をみる．

で動かすと急に抵抗が減じ，ちょうど折りたたみナイフと同じである．これを clasp-knife phenomenon（折りたたみナイフ現象）という．受動運動の速度で抵抗力が変わり，速く動かすほど抵抗も大きくなる．

　侵される筋は選択的で，屈筋か伸筋かのいずれかである．したがって上・下肢を動かして受ける抵抗は一方向のみに特に大である．また受動的に四肢の位置を変えても，もとの位置にもどろうとする．痙縮は錐体路障害によって出現するので必ず他の錐体路症候を伴っている．

### b. 硬直（強剛，固縮）Rigidity

　rigidity は筋の受動運動での固さをさす総称である．日本語では一般に硬直が用いられる．

　硬直では屈筋も伸筋もたえず緊張が亢進している．受動運動に際しては，運動が行われている間抵抗があり，屈伸両方向に抵抗を生ずる．たとえば手関節を背側に伸展するときに始めから終わりまでほぼ一様な抵抗を感じ，また掌側に屈曲させるときにも同様な抵抗を生ずる．ちょうど鉛管を曲げる感じに似ており，鉛管様強剛 lead-pipe rigidity という．parkinsonian〔muscular〕rigidity はその性質の特異性から筋強剛が用いられていた．その後，電気生理学の発展に伴い spasticity 痙縮に対して rigidity に固縮が用いられ，これが parkinsonian rigidity にも拡大されて筋固縮と称せられるようになった．しかし実験動物にみられる脊髄性固縮 spinal rigidity の固縮を parkinsonian rigidity にも当てるのは硬さの性質からみて好適ではないかとの立場から，日本神経学会用語集ではパーキンソン病の〔muscular〕rigidity には〔筋〕強剛の語をあてることにしている．パーキンソン病の筋強剛は関節を動かすと，カクン，カクンとなり，歯車を回転させるときの感じに似ているので歯車様強剛 cogwheel rigidity とよぶ．パーキンソン病の筋強剛は手関節に最も早くあらわれる．

　筋強剛があると動作は自然と緩慢になり，腱反射は減弱していることが多い．受動的に位置を変えると変えられたままの姿勢にとどまっている．これを可塑（カソ）性 plasticity があるとか，可塑性強剛 plastic rigidity という．本症は錐体外路系の疾患に特有である．

　パラトニー paratony（-nia）または抵抗症 Gegenhalten〈G〉とは，患者の注意が他に向けられていると筋の抵抗はないが，"楽にして" などと指示されて，検査を意識すると受動運動に際

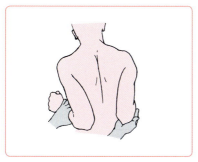

a. 背中で両肘がくっつくようなら，大胸筋と三角筋の前部に伸度亢進がある．

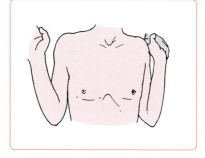

b. 肘を曲げて，手に肩を近づけ，手背が肩につくようなら，上腕三頭筋の伸度亢進がある．

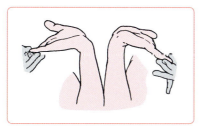

c. 手と指の屈筋の伸度をみる．

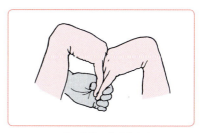

d. 手の伸筋の伸度をみる．

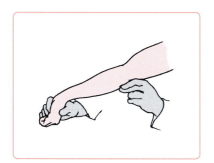

e. 前腕の屈筋，上腕二頭筋と腕橈骨筋の伸度をみる．

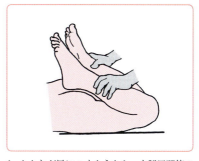

f. かかとが尻につくようなら，大腿四頭筋の伸度亢進がある．

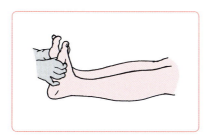

g. 足の伸筋の伸度をみる．

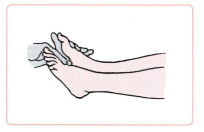

h. 足の屈筋の伸度をみる．

図3-4　筋緊張低下の診かた（筋の伸度の検査）

（André-Thomas より）

し無意識に力の入る現象をいう．また四肢を急速に受動的に動かすと抵抗が増加し，ゆっくり動かすと抵抗は少ない．広範な脳障害，たとえば認知症や意識障害の患者で認められる．

筋緊張亢進はすべてがこのいずれかに分けられるのではなく，両方の要素が混在している例もある．これを強剛痙縮 rigospasticity と表現する．

### 2. 筋緊張低下　Hypotonia (-ny), Hypotonus

これは受動運動のみならず，筋の視診や触診によってもある程度知ることができる．筋肉は弛緩して，平らになり，垂れ下がっている．触れると柔らかく，筋特有の抵抗が減弱している．

つぎに四肢の各関節を受動的に動かして，そのとき受ける抵抗の減弱ないし消失を感じとる．さらに各関節を受動的に伸展，屈曲させ，過伸展，過屈曲が起こるかどうかをみる．その要領は図 3-4 に示す．最後に上下肢を受動的にゆさぶって，これによる手足の振子様運動 pendulousness をみるのも大切である．このような筋緊張の低下は，小脳疾患の診断に大切な徴候となるので，pendulousness の診かたは，図 8-11（☞ p.151）に示してある．

その他，筋緊張の低下は，脳卒中による片麻痺の初期にも重要な徴候となる．脊髄癆では著明な筋緊張低下があり，背臥位で下肢を屈曲させると，足が顔面につくくらいである．

## 8　項部筋緊張の診かた

### 1. 項部硬直　Nuchal Rigidity (Nuchal Stiffness, Stiff Neck)

背臥位で，枕をはずし，患者の頭部を持ち上げてそのとき受ける抵抗をみる．正常者では下顎が胸に接触するまで屈曲させることができるし，著しい抵抗もない（supple）．頭部を持ち上げるときのみに明らかな抵抗や疼痛があり，頭の屈曲も不十分であるときは，項部硬直があると判定する．これは髄膜刺激症候の1つである．頸椎疾患やパーキンソン病のように全身に筋強剛のあるときにも同じような現象（頸部強剛 neck rigidity）を認めることもあるが，項部硬直では前屈のときのみに抵抗がある．頸部強剛のときには，頭を左右に回転させるときにも，また前屈位より伸展させるときにも同じような抵抗がある．

### 2. 頭落下試験　Head-Dropping Test

背臥位で眼を閉じさせ，患者の頭を検者の一方の手で持ち上げ，急に離す．他の手は，落ちてくる頭を受けとめられるようにしておく（図 3-5）．正常では頭は重い物体のように落ち，手掌に当たって音を生ずることが多い．パーキンソン病で頸部強剛 neck rigidity があるときには，ゆっくり落ちる．この試験は，精神的緊張の強い患者では判定が困難であり，できるだけ患者の注意をほかにそらすようにしながら行う．

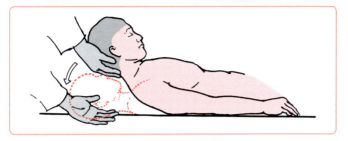

図 3-5　頭落下試験
患者の頭を持ち上げ，急にその手をはなし，頭の落ちかた，これを受けとめる検者の手掌への，ぶつかり具合をみる．
正常では，頭は重い物体のように落ち，手掌に当たって音をたてることが多い．
項筋の強剛があると，ゆっくり落ちるので，手掌に強く当たることはない．

## 9 逆説性収縮の診かた　Paradoxical Contraction（ウェストファル現象　Westphal Phenomenon）

　筋の起始部と付着部の2点を，受動的に近づけると，本来ならば筋はたるみ，弛緩するはずである．ところが，逆に，すなわち逆説性収縮を起こし，そのために新しい肢位を保つことがある．この現象は，筋強剛を示す錐体外路性障害を見いだすのに役立つ．ことに前脛骨筋についての検査は，下肢の筋強剛を早期に発見するのに有用であるとされている．

### 1. 下肢について

　検査は左手で患者の足をもち，右手を患者の足底にあてて静かに少し回外させつつ力を加え，足を十分に背屈させる．この操作により前脛骨筋が収縮し，その腱が隆起してくるのがみえる．こうなると，手を離してもしばらくは足は背屈位をとり，徐々にもとにもどる．この現象をウェストファル現象 Westphal phenomenon という（図 3-6）．パーキンソン症候群などで，下肢の筋強剛を早期に診るのに役立つ．

### 2. 上肢について

　上肢の筋強剛は，肘関節や手関節を受動的に動かして，早期に発見できるが，逆説性収縮も検査しておくとよい．

#### a. 上腕二頭筋

　検者は左手の母指を患者の二頭筋の上にあて，右手で患者の前腕をいったん十分に伸ばした後受動的に肘関節を90°前後まで屈曲させる．屈曲位を数秒間保持して上腕二頭筋に収縮が起これば，その腱の緊張を感じとることができる．

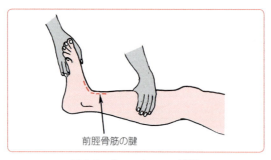

図3-6 ウェストファル現象
足を少し回外させつつ十分に背屈させると，図のように前脛骨筋の腱が隆起し，手をはなしても，しばらく足は背屈位をとる．

### b. 手伸筋

受動的に患者の手を背屈させて手を離すと，しばらく背屈位を保った後に徐々にもとの位置にもどる．

## 10 筋力の診かた　Muscle Strength

　筋力の検査とは，個々の筋あるいは筋群の力を調べて，筋力の低下の有無，その程度を決定することである．一見しただけでわかるような片麻痺，四肢麻痺があるときには詳細に調べる必要はない．

　まず簡単に筋力低下をみるには，両上肢を挙上して万歳ができるかどうか，また上肢の バレー〔錐体路〕徴候 Barré〔pyramidal〕sign の有無をみる．これで上肢の体幹に近い筋肉，すなわち近位筋の脱力がわかる．上肢の遠位筋は手の握力をみる．下肢の近位筋はしゃがんで，手を使わずに立ち上がることができるかどうかをみる．歩行が正常にできるかどうかも下肢の筋力の指標になる．しかし，わずかな筋力低下を発見して障害側や障害部位を決定しうることもある．

　筋力を的確に判定するには，かなりの修練を要する．個々の筋をすべて検査することが理想的ではあるが，実地の内科臨床ではその時間も少ないし，その必要もない．そこで身体の上方より下方へ順序よく主要な筋を調べてゆく習慣をつけておくことが大切である．初心者は筋力に異常はないと思われる患者についても必ず検査を行って，正常な筋力をよく知っておくべきである．

### 1. 検査法

　筋力の検査にはいろいろな方法があるが，一般に2つの方法が用いられている．最も普通に用いられる方法は，検者がまず力を加え，患者にこれに抵抗して力を入れるようにさせる．この際の抵抗を検者の手で感じとると同時に，収縮した被検筋をも触診しておくことが重要である．も

う1つは，患者に力を入れさせて，検者がこれに抵抗してみる方法である．前の方法のほうが患者にわかりやすく，協力させやすい．検査する筋は必ず左右比較しなければならないが，多くは右利きのため，左側は正常でもやや弱い．右側の筋力検査をするには検者も右手，左側には左手で検査すれば多少ともその差をなくすことができる．検査法は図3-7に示した．

図3-7 筋力の診かた
（　）内には中枢と支配神経を記入する．
➡は検者が力を加える方向
⇨は患者が検者の力に抵抗して力を入れる方向

I．上　肢

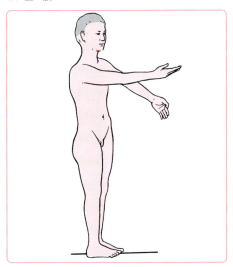

1．上肢のバレー徴候 Barré sign
上肢の軽い不全麻痺をみるのによい方法で，両腕を手のひらを上にして前方に水平に挙上させ，閉眼させて，そのままの位置に保つように命ずる（Barré試験）．障害側の上肢は回内し，次第に下に落ちてくる（Barré 徴候）．これは錐体路障害では，回内筋の緊張が回外筋よりも強くなり，また屈曲筋が伸筋よりも緊張が強くなるためである．垂直に急速に落下する場合，むしろヒステリーのようなものを考えた方がよい（図は左上肢の不全麻痺患者で認められた陽性所見）．

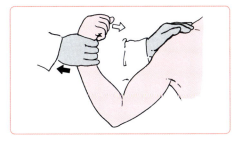

2．上腕二頭筋 biceps brachii（musculocutaneous nerve（n），lateral cord, upper trunk, C5-C6）
前腕を完全に回外位にしておいて，上肢を肘関節で体側に屈曲させ，検者は患者の前腕を伸展するように引っぱり，患者にできるだけ抵抗するよう命ずる．

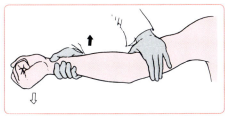

3．上腕三頭筋 triceps brachii（radial n, posterior cord, upper-middle-lower trunks, C6-C7-C8）
前腕を軽く回内させ，肘を軽く屈曲させておいて，検者は肘を屈曲させるように力を加え，患者にはこれにさからって前腕を伸ばすように力を入れさせて検査する．

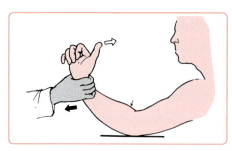

4. 腕橈骨筋 brachioradialis（radial n, posterior cord, upper trunk, C5-C6）

肘を机につかせ，前腕をごく自然な位置におかせる．検者は前腕に力を加え，患者に検者の加える抵抗にさからって肘をまげさせる（前腕をやや回内し，母指を鼻に向かって引っぱるような方向に力を入れさせる）．

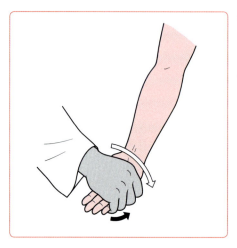

5. 回外筋 supinator（posterior interosseous n, radial n, posterior cord, upper trunk, C5-C6）
円回内筋 pronator teres（Median n, lateral cord, upper-middle trunks, C6-C7）

腕を体側で伸ばしたまま，検者は患者の手をにぎって，患者に手を回内，回外させ，これに抵抗を加えて検査する（図は円回内筋のテスト）．

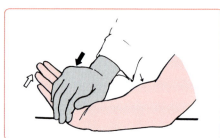

6. 手関節の背屈 wrist extensor（C6-C8）
 a）長橈側手根伸筋 extensor carpi radialis Longus（radial n, posterior cord, upper-middle trunks, C6-C7）

指を伸ばしたまま，手首を検者の外力に抗して，橈側で背屈させる．

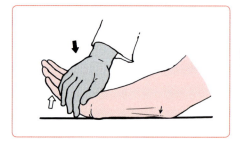

 b）尺側手根伸筋 extensor carpi ulnaris（posterior interosseous n, radial n, posterior cord, middle-lower trunks, C7-C8）

同じように検者の外力に抗して，尺側で手首を背屈させて検査する．

③ 運動機能の診かた　43

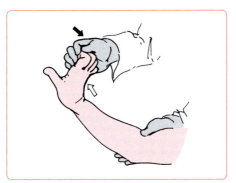

7. 橈側手根屈筋 flexor carpi radialis（median n, lateral cord, upper-middle trunks, C6-C7）
こぶしを作り，手首を橈側で屈曲させ，これに抵抗を加えて，その力をみる．

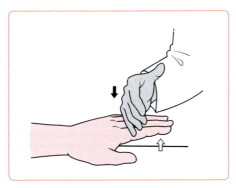

8. 総指伸筋 extensor digitorum communis（posterior interosseous n, radial n, posterior cord, middle-lower trunks, C7-C8）
手の筋を，中手指節関節 metacarpo-phalangeal joints で背屈させ，検者はこれに図のごとく力を加えて，その抵抗をみる．この筋の麻痺は"角を作る手"で発見しうる．
"角を作る手" la main qui fait les cornes〈F〉とは手を手掌を下にして前方に提出させると，患者は第2指と第5指のみを"牛の角"のようにつき出し，第3指と第4指は下垂する徴候をいう．
総指伸筋は第2より第5指までを伸展させるが，第2と第5指には固有な伸筋があるため，第3, 4のみが伸展できない．

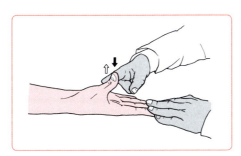

9. 母指筋
 a) 短母指外転筋 abductor pollicis brevis（median n, medial cord, lower trunk, C8-T1）
前腕を回外位にさせ，母指基節骨外側縁に加えた抵抗にさからって母指を手掌面に対し垂直に上げさせる（母指外転）．

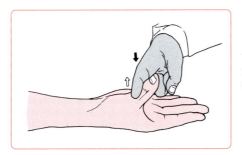

 b) 長母指外転筋 abductor pollicis longus（Posterior interosseous n, radial n, posterior cord, middle-lower trunks, C7-C8）
前腕を回外位にさせ，中手骨末端に加えた抵抗にさからって母指を手掌面に対し垂直に上げさせる（母指外転）．

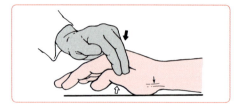

c）短母指伸筋 extensor pollicis brevis（posterior interosseous n, radial n, posterior cord, middle-lower trunks, C7-C8）

検者は中手指節関節で，患者の母指を屈曲させるように力を加える．母指を抵抗にさからって，伸展させる．

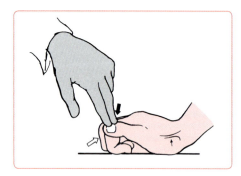

d）長母指伸筋 extensor pollicis longus（posterior interosseous n, radial n, posterior cord, middle-lower trunks, C7-C8）

検者は，指節間関節で，患者の母指を屈曲するよう外力を加える．母指を抵抗にさからって伸展させる．

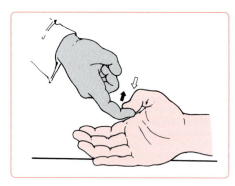

e）長母指屈筋 flexor pollicis longus（anterior interosseous n, median n, lateral-medial cords, middle-lower trunks, C7-C8-T1）

母指末節を，検者の抵抗にさからって屈曲させる．この際母指の基節は伸ばしたままの位置をとらせる．

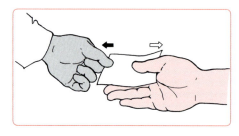

f）母指内転筋 adductor pollicis（ulnar n, medial cord, lower trunk, C8-T1）
 ⅰ）母指と，示指掌面との間に紙をはさませ，検者が，これを引きぬこうとするのに抵抗させる．

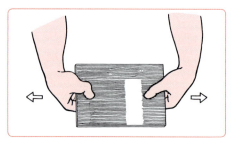

 ⅱ）左右の母指と示指とで，うすい雑誌，または厚紙をにぎらせ，これを左右に引っぱるようにさせる．内転筋の障害側の母指は屈曲する．これをフロマン徴候 Froment sign（新聞徴候 signe de journal〈F〉または母指徴候）という．
（図は右母指に陽性の徴候を示す）

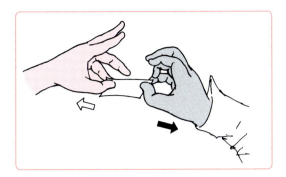

g) 母指と小指のくっつけ合い．
　母指と小指の間に紙をはさませて，これを引っぱる．これには母指対立筋 opponens pollicis (median n, medial cord, lower trunk, C8-T1) と小指対立筋 opponens digiti minimi (ulnar n, medial cord, lower trunk, C8-T1) が関与している．

h) 母指球 thenar〔eminence〕は手掌の母指側のもり上がりの部分をいう．母指球筋 thenar muscles は主に正中神経の支配を受けている．

### 10. 手指筋

a) 虫様筋 lumbricals (ulnar n, median n, medial cord, lower trunk, C8-T1)

伸展した手指を，中手指節関節で屈曲できるかどうかをみる．

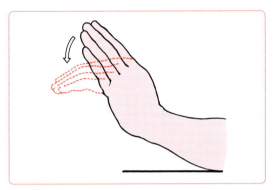

b) 掌側骨間筋 palmar interossei (ulnar n, medial cord, lower trunk, C8-T1)

患者の指の間に紙をはさませ，これを引っぱる．

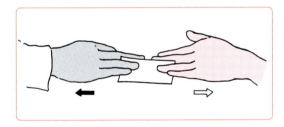

c) 背側骨間筋 dorsal interossei (ulnar n, medial cord, lower trunk, C8-T1)

指を開かせ，これに外側から抵抗を加えて検査する．

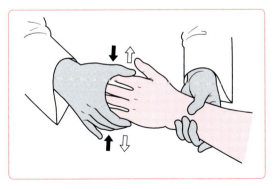

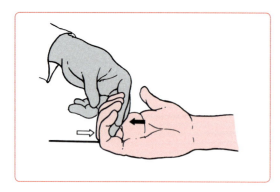

d) 浅指屈筋 flexor digitorum superficialis （median n, medial-lateral cords, middle-lower trunks, C7-C8）
検者の中指を，患者の手指の中節におき，抵抗を加え，近位指節間関節 proximal interphalangeal joint で指を屈曲させる．

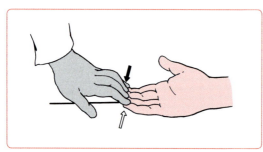

e) 深指屈筋Ⅰ・Ⅱ flexor digitorum profundus Ⅰ and Ⅱ（anterior interosseous n, median n, lateral-medial cords, middle-lower trunks, C7-C8-T1）
深指屈筋Ⅲ・Ⅳ flexor digitorum profundus Ⅲ and Ⅳ（ulnar n, medial cord, lower trunk, C7-C8-T1）
検者は，患者の手指の末節に抵抗を加え，これにさからって遠位指節間関節 distal interphalangeal joint を屈曲させる．

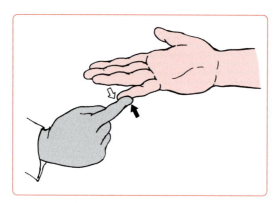

f) 小指外転筋 abductor digiti minimi（ulnar n, medial cord, lower trunk, C8-T1）
手背を机の上におき，小指を外力に抗して外転させる．小指球筋群 hypothenar muscles の検査の1つである．

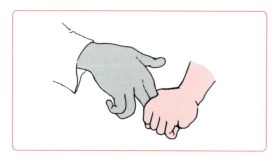

11．握力 hand grasping power
握力計で測定する．また検者の示指と中指をそろえて患者に固くにぎらせる．患者が固くにぎっている手を，外から開けてみて，その強さをみる方法もある．

Ⅱ. 体　幹

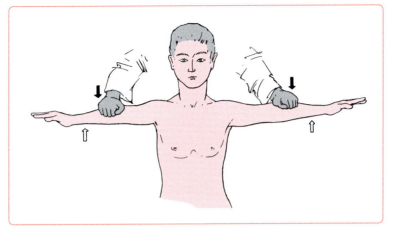

1. 三 角 筋 deltoid（axillary n, posterior cord, upper trunk, C5-C6）
 上肢を60°ないし，ほぼ水平位に外転挙上させ，そのまま保持させ，検者はこれを下方に押してその抵抗をみる．これには棘上筋 m. supraspinatus（$C_{5,6}$. n. suprascapularis）も関与している．

2. 大 胸 筋 pectoralis major（medial-lateral pectoral ns, medial-lateral cords, upper-middle-lower trunks, C5-C6-C7-C8-T1）
 両腕を前方60°ぐらいに挙上し，軽く肘を曲げて両手を合わせ，検者はこれを左右外方に開くように力を加えて，これに抵抗させる．これは大胸筋下部の検査である．大胸筋の上部筋力をみるには上腕を前方に90°以上挙上させ，検者の抵抗に抗してこれを内転させ，その力をみる．

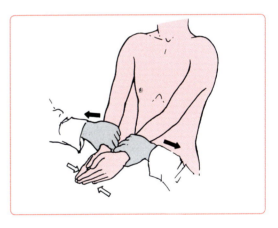

3. 僧帽筋 trapezius（spinal accessory n, C3-C4）
 a) trapezius 上部は肩を上に上げさせ，検者は上からこれを圧迫し，その抵抗をみる．

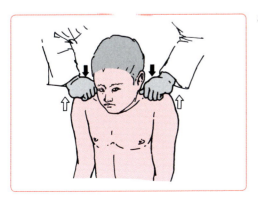

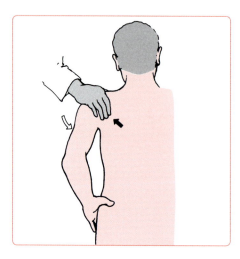

b) trapezius の下部の筋力は図のような位置で肩を検者の抵抗にさからって，後方へ曲げさせる．

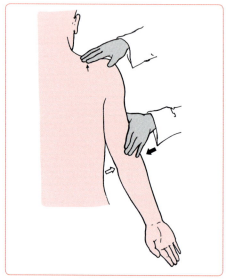

4. 棘上筋 supraspinatus（suprascapular n, upper trunk, C5-C6）
腕を伸ばしたまま検者の加える力にさからって，体側より外転させる（検者の右手で筋の収縮を触診する．↑）．

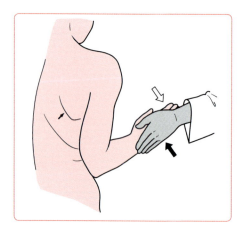

5. 棘下筋 infraspinatus（suprascapular n, upper trunk, C5-C6）
肘を体側にぴったりとつけ，前腕を前方に屈曲させる．つぎに検者の加える力にさからって前腕を外転させ，その抵抗をみる（棘下筋の収縮をみることも大切である．↑）．

③ 運動機能の診かた　49

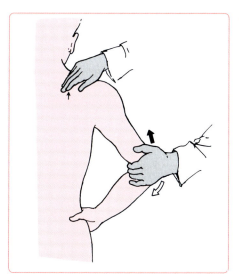

6. 菱形筋 rhomboids (dorsal scapular n, C4-C5)
手を腰にあてさせ，肘を検者の加える力にさからって，後方へつき出させる（菱形筋の収縮を，↑のごとく触診する）．

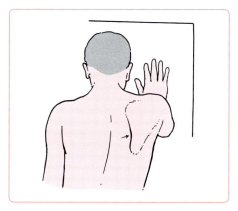

7. 前鋸筋 serratus anterior (long thoracic n, C5-C6-C7)
片方の手で前方の壁を押す力を見る．
　この筋が萎縮すると肩甲骨が翼のようにみえ，翼状肩甲 winged scapula, scapula alata〈L〉とよばれている．

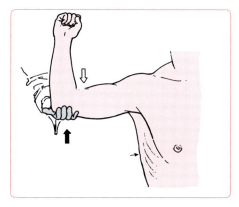

8. 広背筋 latissimus dorsi (thoracodorsal n, posterior cord, upper-middle-lower trunks, C6-C7-C8)
肘を曲げて，ほぼ水平に外転した腕を，検者の力にさからって内転させる（広背筋の収縮を→のところでみる）．

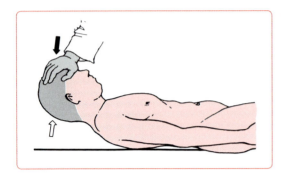

### 9. 腹直筋 rectus abdominis

腹直筋上部は $T_{6\sim9}$, 下部は $T_{10}\sim L_1$ により支配されている. 患者を仰臥させ, その前頭部に検者の手をあてて押さえ, この力に抵抗して頭を上げさせ, 腹筋の収縮を, 視診, 触診でみる. 下部腹筋が麻痺していると臍が上方へ偏倚する. これをビーヴァー徴候 Beevor sign という.

## Ⅲ. 下 肢

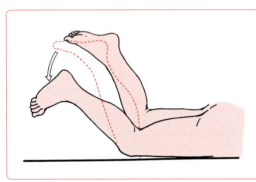

### 1. 下肢のバレー徴候 Barré leg sign

下肢筋力の大まかな左右差をみるときには, 患者を腹（臥）位として, 両側の下腿を膝関節が約135°ぐらいに開くような位置に保持させる（Barré 試験）. 障害側のほうは自然に落下する（Barré 徴候）. これは錐体路障害では伸筋の緊張が屈筋のそれより強くなるからである. このテストは軽度の麻痺を発見するのに有力な方法である. またヒステリーの患者などでは腹（臥）位にさせると左右を間違えるので, 健側の足を下げたりする. ヒステリー性麻痺か器質的な麻痺かを区別するのにも役立つ（図は右足の陽性徴候を示す）. 背臥位で下肢の軽い運動麻痺を診るには Mingazzini 試験が有用である. すなわち, 背臥位で両側下肢を挙上させ, 股, 膝両関節をほぼ90°屈曲させて空中に保持させる. 障害側下肢は自然に落下してくる（☞ p.161）.

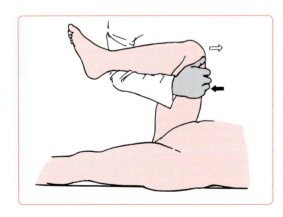

### 2. 腸腰筋 iliopsoas (femoral n, lumbar plexus, L2-L3-L4)

背臥位で股, 膝関節をそれぞれほぼ90°に屈曲させ, 検者の手を図のごとく患者の内側に入れ上腿前面に抵抗を加え, これにさからって上腿を屈曲させる.

③ 運動機能の診かた　51

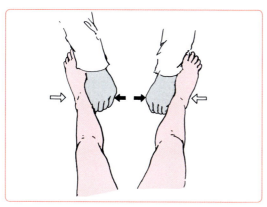

3. **大腿の内転筋群** adductors of thigh（obturator n, lumbar plexus, L2-L3-L4）
   背臥位で両膝をつけるように力を入れさせ，検者は両膝または両足の内側から力を加えて，これを引き離そうとする．

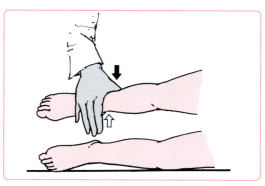

4. **中および小臀筋** gluteus medius and minimus **と大腿筋膜張筋** tensor fasciae latae（Superior gluteal n, lumbosacral plexus, L4-L5-S1）
   a) 側臥位で，下肢を伸展させ，上側の下肢を上から圧迫し，その抵抗に抗して，これを上方に外転するよう指示する．

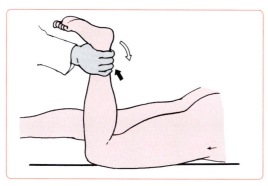

   b) 腹（臥）位で，膝をまげた患者の足に外側から抵抗を加え，これにさからって股関節を内旋する．

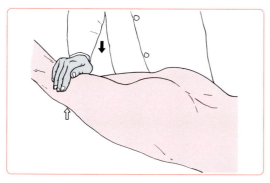

5. **大臀筋** gluteus maximus（interior gluteal n, lumbosacral plexus, L4-L5-S1）
   腹（臥）位で股関節を抵抗に抗して伸展させる．

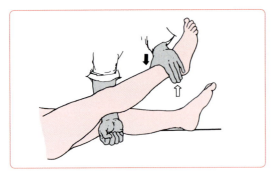

6. 大腿四頭筋 quadriceps femoris（femoral n, lumbar plexus, L2-L3-L4）

背臥位で，一側の足を伸ばし，他側の膝のところにおいた検者の腕の上にのせる．検者はもう一方の手で患者の足首をにぎり，これを下方に圧迫して，患者には下腿をできるだけ伸展するように命じ，その抵抗をみる．

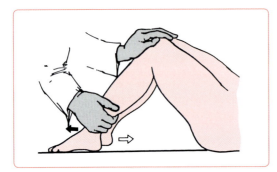

7. 大腿屈筋 hamstrings（sciatic n, lumbosacral plexus, L4-L5-S1）

これには3種の筋が作用しているが，一括して検査する．背臥位で，膝を立てさせる．検者は患者の足首をにぎって，これを引き伸ばすようにし，患者にはこれに抵抗して膝を屈曲するように指示する．腹（臥）位で，膝を屈曲させ，検者はこれを伸展するように力を加え，その抵抗を検査する方法もある．

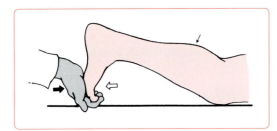

8. 腓腹筋 gastrocnemius（tibial n, sciatic n, lumbosacral plexus, S1-S2）

腹（臥）位で膝を伸展し，足を足底に屈曲させ，検者は足底より抵抗を加えて，その力をみる．（腓腹筋の収縮を↓のところでみる）

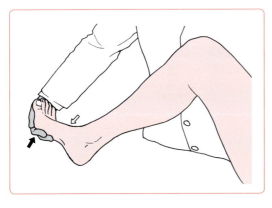

9. ヒラメ筋 soleus（tibial n, sciatic n, lumbosacral plexus, S1-S2）

股関節，膝関節を屈曲させ，足底より抵抗を加えて足関節を底屈させる．

③ 運動機能の診かた　53

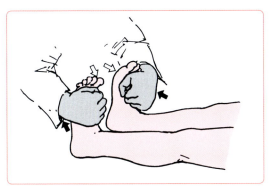

10. 前脛骨筋 tibialis anterior（deep peroneal n, common peroneal n, sciatic n, lumbosacral plexus, L4-L5）
足を背屈, 内反させ, 検者は足背から抵抗を加えて, その強さをみる.

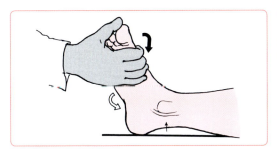

11. 後脛骨筋 tibialis posterior（tibial n, sciatic n, L5-S1）
足を軽く足底に屈曲させ, 検者は内側より, 足を外反するように力を加える. これにさからって足を内反させ, その抵抗力をみる（↑の視診）.

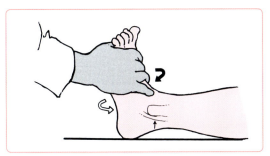

12. 長および短腓骨筋 peroneus longus and brevis（superficial peroneal n, common peroneal n, sciatic n, lumbosacral plexus, L5-S1）
患者の足をにぎり足底に屈曲, 固定させる. 患者には抵抗にさからって足を外反させる（↑の視診）.

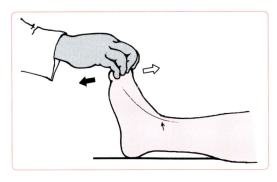

13. 長・短趾伸筋 extensor digitorum longus and brevis（deep peroneal n, common peroneal n, sciatic n, lumbosacral plexus, L4-L5）
足趾を検者の抵抗にさからって, 背屈させる（↑の視診）.

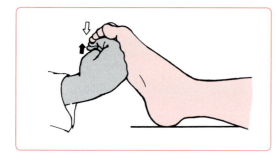

14. 長・短趾屈筋 flexor digitorum longus and brevis（tibial n, sciatic n, lumbosacral plexus, L5-S1）
足趾末節を検者の抵抗にさからって，足圧へ屈曲させる．

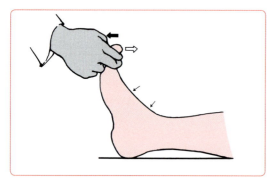

15. 長母趾伸筋 extensor hallucis longus（deep peroneal n, common peroneal n, sciatic n, lumbosacral plexus, L4-L5-S1）
母趾を外力にさからって背屈させる（この視診↑↑も重要である）．

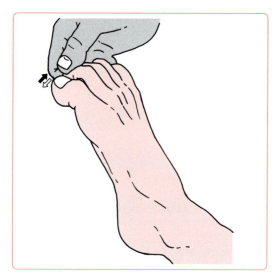

16. 長母趾屈筋 flexor hallucis longus（tibial n, sciatic n, lumbosacral plexus, L5-S1）
母趾を抵抗にさからって屈曲させる．

## 2. 筋力の記録法　Grading and Recording of Muscle Strength

個々の筋の強さは次ページのように数字で表しておくと便利である．

表 3-1　NEUROLOGIC RECORD OF MUSCLE

| Right | | | | Muscles | | Left | | | |
|---|---|---|---|---|---|---|---|---|---|
| Fasciculation | Tone | Size | Strength | | | Strength | Size | Tone | Fasciculation |
| | | | | Temporal | Cr. V | | | | |
| | | | | Masseter | Cr. V | | | | |
| | | | | Forehead | Cr. VII | | | | |
| | | | | Orbic. Oc. | Cr. VII | | | | |
| | | | | Orbic. Or. | Cr. VII | | | | |
| | | | | Platysma | Cr. VII | | | | |
| | | | | Sternocleido. | Cr. XI | | | | |
| | | | | Trapezius | Cr. XI | | | | |
| | | | | Neck flex. | C1～6 | | | | |
| | | | | Neck ext. | C1～T1 | | | | |
| | | | | Diaphragma | C3～5 | | | | |
| | | | | Deltoid | C5, 6 | | | | |
| | | | | Pectoralis major | C5～T1 | | | | |
| | | | | Biceps | C5, 6 | | | | |
| | | | | Triceps | C6～8 | | | | |
| | | | | Wrist ext. | C6～8 | | | | |
| | | | | Wrist flex. | C6～8, T1 | | | | |
| | | | | Digits ext. | C6～8 | | | | |
| | | | | Digits flex. | C7, 8, T1 | | | | |
| | | | | Thumb | C8, T1 | | | | |
| | | | | Abduct little finger | C8, T1 | | | | |
| | | | | Interossei | C8, T1 | | | | |
| | | | | Abdomen | T6～L1 | | | | |
| | | | | Iliopsoas | L1～4 | | | | |
| | | | | Adductors, thigh | L5, S1 | | | | |
| | | | | Quadriceps | L2～4 | | | | |
| | | | | Hamstrings | L4, 5, S1, 2 | | | | |
| | | | | Tibialis ant. | L4, 5, S1 | | | | |
| | | | | Gastroc. | L5, S1, 2 | | | | |
| | | | | Peroneus | L4, 5, S1 | | | | |
| | | | | Toes ext. | L4, 5, S1 | | | | |
| | | | | Toes flex. | S1, 2 | | | | |

（Clinical Examinations in neurology, Mayo Clinic, 1963 を一部変更）

5 = 正常 normal：強い抵抗を与えても，完全に運動しうるもの．
4 = 良好 good：ある程度の抵抗に打ち勝って，正常可動域いっぱいに運動できる．
3 = やや良好 fair：抵抗を加えなければ，重力に抗して正常可動域いっぱいに運動できる．
2 = 不良 poor：重力を除外してやれば，正常可動域いっぱいに運動できる．
1 = 痕跡 trace：筋のわずかな収縮は起こるが，関節は動かない．
0 = 筋の収縮がまったくみられない．

以上の6段階のほかに，各段階の中間をとりたい場合には，各数字に＋あるいは－をつける．たとえば弱い抵抗に打ち勝って運動できる場合には正常可動域の50％以上なら4－，50％以下なら3＋とする．重力を除外して正常可動域の50％以上なら2－，50％以下なら1＋とする．

また正常の筋力を5/5とし，低下により4/5〜1/5などと表現する．**表3-1**に各筋の粗大力，大きさ，緊張，線維束性収縮の有無を記入する．

## 11 受動運動による徴候

下肢や頸部を受動的に動かして，その伸展性，疼痛が起こるかどうかをテストする．

### 1. ケルニッヒ徴候　Kernig sign

背臥位で，**図3-8**のように，股および膝関節をほぼ90°に曲げ，下腿を受動的に伸展させる．正常では下肢はほぼ真っ直ぐに伸び，上腿と下腿の角度は135°以上になる．

下腿を持ち上げても，膝が屈曲し，下腿を135°以上に伸ばすことができないのをケルニッヒ徴候という．これは髄膜刺激による膝の屈筋の攣縮によるものである．この検査で，腰部の痛みを訴えることもあるが，痛みのために膝が屈曲するのではない．

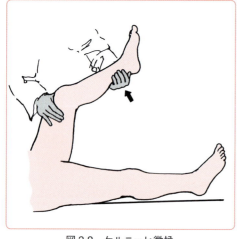

図3-8　ケルニッヒ徴候

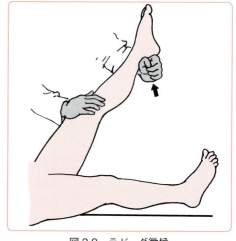

図3-9　ラゼーグ徴候

## 2. ブルジンスキー徴候　Brudzínski sign

背臥位の患者の頭を受動的に屈曲させると，股関節と膝関節に自動的な屈曲が起こるのをいう．同時に，限局性または広範な疼痛が起こることがある．ケルニッヒ徴候と同じく，髄膜刺激症候とされているが，小児に出やすいとされている．

## 3. ラゼーグ徴候　Lasègue sign

背臥位で，下肢を伸展させたまま図3-9のように持ち上げる．正常では股関節を70°ぐらいまで挙上させても疼痛を訴えない．70°以下で下肢に疼痛を訴え，それ以上足を挙上できないのは陽性である．本徴候は坐骨神経痛，椎間板ヘルニア，後根疾患などで陽性になり，多くは一側性に認められる．本徴候が陽性なときは疼痛を起こす角度と，痛みの部位とを記入しておくとよい．たとえば，Lasègue（+）40°のごとくである．この角度が0°に近いほど，この徴候は強い．

## 4. パトリック徴候　Patrick sign

患者を背臥位とし，一方のかかとを他方の伸展した下肢の膝の上にのせる．つぎに図3-10のように屈曲させたほうの下肢の膝を外下方に圧迫する．正常では大腿外側がベッドにつくまで外転できる．股関節疾患では，疼痛のための外転が不十分となる．ラゼーグ徴候は股関節疾患，坐骨神経痛でともに陽性になるが，パトリック徴候は股関節疾患のみ陽性となるので，両者を区別できる．

## 5. レルミット徴候，レルミット電気徴候　Lhermitte sign, Lhermitte electric sign

頭を受動的に前屈させると，放電様の疼痛が背中中央を上から下へ走ることをいう．これは多発性硬化症のときに認められる．病変が主に髄鞘を侵し軸索がほとんど無傷で残っていることがこの疼痛と関係しているとされており，脊髄の脱髄疾患の診断に役立つ．しかし頸髄腫瘍，頸椎

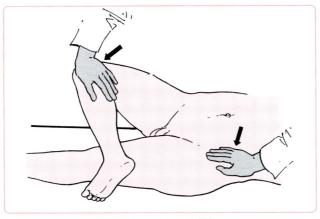

図3-10　パトリック徴候

結核，変形性脊椎症，くも膜炎，放射線脊髄症などでも観察されることがある．

# 12 歩きかたの観察　Gait

歩行障害はいろいろな原因で起こるので，歩きかたをよく観察しておくことが大切で，診察室に入ってくるときの様子から，注意してみておくべきである．特有な異常歩行を呈すれば，それだけで大体の見当をつけることもできる．歩行障害が軽いときには階段の昇降の異常を訴えることがある．これについては問診の項で述べた（☞ p.7）．

歩行は，病室や，診察室などの狭いところでは十分観察できないことが多いので，一応診察が終わったあとで，廊下などで行うとよい．観察の要領はつぎのごとくである．

### a. 歩　行

まず自由に歩かせて，姿勢が安定しているか，倒れやすいか，倒れるとすればその方向は一定しているか，両足を開いて歩くか，足の上げかた，つけかたに異常がないか，歩幅が狭く小刻みに歩くか，腰を振って歩くか，手の振りかたは正常かなどをみる．異常がないと思われるときも，うしろ歩き，カニのような横歩きをさせたり，階段などを昇降させてみる．

### b. つま先歩きとかかと歩き　Walk-on-Toes or on-Heels

下肢の筋力低下が疑われるときに行う．腓腹筋麻痺では，つま先歩きが，前脛骨筋麻痺では，かかと歩きができない（図 3-11a，b）．

### c. 片足跳び　Hopping

片足ずつ，数歩ホップさせると，筋力の低下や，わずかな筋の痙縮を見出しうる．しかし高齢

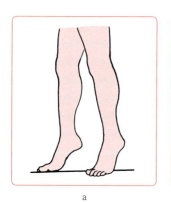
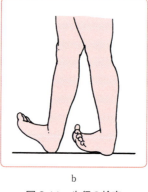
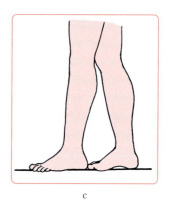

図 3-11　歩行の検査
a：つま先だけで，かかとを上げて歩く．腓腹筋麻痺では歩けなくなる．
b：かかとだけで，つま先を上げて歩く．前脛骨筋麻痺では歩けなくなる．
c：一直線上を，つぎ足で歩かせると，小脳性運動失調によるよろけが著明になる．要領は図のように一直線上を左右のつま先と，かかとをくっつけるようにして歩かせることである．

者や，歩行障害の明らかな人では倒れる危険があるので行ってはならない．

### d. 手振りの観察　Arm Swing

一側の手振りが不十分であるときは，錐体路障害による片麻痺，筋強剛（パーキンソン病），小脳疾患などによる協調運動障害を考える．

### e. 直線歩行　Straight-Away

つぎに歩行障害をみるには，直線上を歩かせ，よろけたり倒れたりするかをみる．

### f. つぎ足歩行　Tandem Gait

図 3-11c のように一方の足のかかとを他方の足のつま先につけるようにして，直線上をつぎ足で歩かせる．歩行運動失調があると，この方法で歩行障害が著明になり，しばしば倒れるので，支える用意をしながら歩かせることが必要である．正常者では倒れることはない．

### g. まわれ右　On Turning

運動失調があると思われるときには，まわれ右をさせてみる．運動失調があると，まわれ右がうまくできない．

## 13　歩行の異常

異常な歩行はその特色によってつぎのように分類されている．

### 1. 痙性片麻痺歩行　Spastic Hemiplegic Gait

痙性片麻痺のある側では，上下肢の各関節は十分に動かず，足は伸展し，つま先は垂れていることが多い．足を前に出すときは，外側に股関節を中心に伸展した下肢で半円を描くようにして歩き（草刈り歩行 circumduction），つま先は地面を引きずる．脳血管障害による痙性片麻痺でよくみられる歩きかたである．

### 2. 痙性対麻痺歩行　Spastic Paraplegic Gait

両下肢が痙性麻痺であるときには，膝を伸ばしたまま床からあまり足を上げずに，内反尖足位で，足趾と足の外縁のみで床をこすりながら，歩幅を狭く歩く（足尖歩行）．またこの歩行ではアヒルのように腰から歩く恰好になる（アヒル歩行 duck gait）．この歩行は痙性脊髄麻痺などでみられる．脳性小児麻痺では両足を鋏のごとく組み合わせて歩くので，はさみ脚歩行 scissors gait という．

### 3. 運動失調性歩行　Ataxic Gait

特徴は歩きかたが不器用で，不安定なことである．軽度のものは直線歩行，つぎ足歩行，まわれ右などをさせると異常が目立ってくる．脊髄癆のように下肢の深部感覚が侵されて歩行障害に

なっているときには，両足を広く開き（wide based），歩くときには，足を急速に異常に高く持ち上げ，つぎにこれを投げ出すようにして，かかとを強く床にたたきつけるようにする（tabetic gait）．歩行中眼はたえず床に注いでおり，眼を閉じさせると急に歩けなくなる．こういう患者は，暗がりでは歩行障害が著明になるので，暗がりでは，廊下もうまく歩けないと訴える．

　小脳疾患，前庭神経障害での歩行はやはり両足を開き，酔っぱらいのようで，全身性の動揺が強い．小脳半球障害では障害側に倒れやすい．このような歩行異常は運動失調，平衡障害によるもので，閉眼しても増悪しない．小脳虫部の障害では四肢に運動失調がなくても，体幹運動失調 truncal ataxia により起立，座位，歩行が侵される．運動失調性歩行を早期に発見するには，直線歩行，つぎ足歩行を検査するのがよい．酔っぱらいのような歩行は酩酊歩行 drunken gait，またはよろめき歩行 staggering gait とよぶ．

### 4. 鶏　歩　Steppage Gait

　垂れ足 drop foot になっているときにはこれを代償するように足を異常に高く持ち上げ，つま先から投げ出すようにして歩く．一側のみであれば，健側に比べて障害側の足の挙上が目立ちわかりやすい．灰白脊髄炎（ポリオ），腓骨神経麻痺などでみられる．

### 5. 動揺歩行　Waddling Gait

　腰と上半身を左右に振って歩く．これは進行性筋ジストロフィーに特有な歩行である．腰帯筋が弱いために，一歩ごとに骨盤が傾くので起こる歩行異常である．

### 6. パーキンソン歩行　Parkinsonian Gait

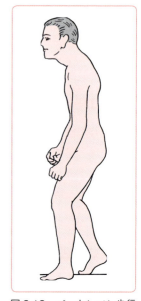

　これはパーキンソン病で，進行した時期にみられ，膝を曲げ，前かがみの姿勢で小刻みに歩く（図3-12）．足はあまり床から上げず，手振りも少ない．歩き始めは第一歩を踏み出すのが困難で，数秒から数十秒足がすくむ．これをすくみ足歩行 frozen gait という．パーキンソン病の歩行は最初は足の動きはゆっくりであるが，体が前方に傾くので，足は自分の重心を追いかけるように次第に速くなり，歩幅が段々に狭くなり，かけ足のようになる．これを加速歩行 festinating gait という．こうなると，止まれと命じても，すぐに停止することができずに，そのまま数歩前方に突進する．これを前方突進〔現象〕 propulsion という．

### 7. 小刻み歩行　Marche à Petits Pas〈F〉

　高齢者にみられ，軽度の前屈姿勢をとり，ゆっくりと小刻みに足を地面の上をすべらせるようにして歩く．脳動脈硬化による多発性脳梗

図3-12　パーキンソン歩行

塞，すなわちラクナ状態（☞ p.373）があるために起こるとされている．

## 8. 跛　行　Limping

片足が短いとき，変形しているとき，または疼痛があるときに，そちら側の足を引きずって歩く．

## 9. 奇怪歩行　Grotesque Gait

舞踏病やアテトーゼなどの不随意運動があると，グロテスクな歩行をする．

## 10. ヒステリー性歩行　Hysterical Gait

ヒステリーではいろいろな異常歩行を示す．すなわち奇妙な誇張された歩きかたをするが，一定ではなく変化する．また理屈に合わない現象を示す．たとえば全然立つこともできない（これを失立，起立不能「症」astasia という），歩くこともできない（これを失歩，歩行不能「症」abasia という）がベッドの中では四肢を完全に動かすことができる．他人の前では倒れそうにして歩くが，倒れて傷つくことはない，などである．

## 11. 間欠性跛行　Intermittent Claudication

歩行を続けると，腓腹筋の痛みと疲労感が強くなり，足をひきずるようになり，歩行を休まざるをえなくなる．休息すると再び歩行が可能となる．いわゆる exercise-pain-rest-relief のサイクルをくり返す．

### a. 下肢血管性間欠性跛行　Intermittent Claudication of Peripheral Artery

下肢動脈の慢性閉塞性病変，たとえば動脈硬化症，バージャー病 Buerger disease（閉塞性血栓血管炎）で起こる．この場合には下肢の動脈拍動は減弱または消失しているが，神経学的な異常はない．単に間欠性跛行という場合は下肢血管性〔シャルコー症候群 Charcot syndrome〕を指すことが多い．

### b. 脊髄性間欠性跛行　Spinal Intermittent Claudication

一過性脊髄虚血で本症を起こすのを脊髄性間欠性跛行または Dejerine 型間欠性跛行とよぶ．下部胸髄・腰髄すなわち腰膨大部の血流不全によって起こる．このような血流不全の原因は脊髄動脈硬化症，梅毒性脊髄動脈炎，大動脈病変，脊髄動静脈奇形，椎間板ヘルニア，脊柱管狭窄などである．脊髄性間欠性跛行は一側性のことも，両側性のこともある．

歩行が困難になった状態で診察すると，下肢の筋力は低下し，痙直を呈し，腱反射は亢進し，足間代を伴い，バビンスキー徴候が認められる．しかし感覚は正常で，足背動脈の拍動はよく触れる．休息すれば，上述の神経症候は消失する[2]．

### c. 馬尾性間欠性跛行　Intermittent Claudication of Cauda Equina

腰部脊柱管狭窄があるときに，起立や歩行で直立姿勢を保つと狭窄がさらに強くなり，馬尾が

しめつけられて，下肢の異常感覚を起こすことがある．歩行時に下肢にしびれ感が起こりそれに続いて歩けなくなるのが本症である[3]．前屈位で休憩すると数分でよくなり再び歩けるようになる．下肢の異常感覚は遠位部から上行することが多いが，近位部から下行することもある．歩行困難時にはアキレス腱反射は両側性に消失する．本症は中年以上の男性に好発する．腰椎の減圧手術が有効なので見逃さないように注意すべき疾患である．

間欠性跛行の誘発は，まず病院内を歩かせてみるが，それではなかなか起こらないものである．病院周辺の普通の歩道を十分な時間をかけて歩かせるのがよいとされている[4]．

## 14　起立時の検査　Station

諸疾患にみられる特有な姿勢についてはすでに述べたので，立たせた位置でどのような検査を行うべきかについて述べておこう．下肢に麻痺がないのに立たせると身体がふらふらして倒れてしまうものは，起立時の静的立位時運動失調 static ataxia で，小脳や脊髄後索の障害などにみられる．

### 1. Push Test

まず患者の胸骨上に指をあてて，ゆるく後方に押す．正常なら平衡を保ちうる程度の圧迫でもパーキンソン病の患者では，後方によろめいてしまう．これを後方突進〔現象〕retropulsion といい，前方に押せば前に進み前方突進〔現象〕propulsion，側方に押せばそちらによろめくのを側方突進〔現象〕lateropulsion という．

### 2. ロンベルク試験　Romberg Test

開眼させて両足をそろえつま先を閉じて立たせ，体が安定しているかどうかをみる．つぎに閉眼させ，大きくゆれて倒れてしまうことがある．これをロンベルク徴候 Romberg sign 陽性とする（図 3-13）．このとき両手を前方に挙上させておくのもよい．

正常な人でも閉眼時には，眼を開いているときのように安定して立っていられないことがあるし，きわめて神経質な人ではこのテストが陽性に出ることもある．洗面時に体がふらつき，体をかがめた前方に倒れかかる洗面現象 basin phenomenon も，この徴候と同じである．病歴でこういう訴えがあったら，ぜひこの徴候をテストする．

この徴候は深部位置覚の障害で出現するので，脊髄の後根，後索を侵す疾患，たとえば脊髄癆や大径有髄線維が侵される末梢神経障害などでは陽性になる．

### 3. つぎあしロンベルク試験（マン試験）　Tandem Romberg Test（Mann Test）

両足を前後に縦一直に置いて起立させる．つまり前足の踵と後足のつま先とをつけて，両足を

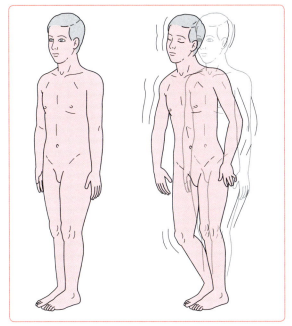

図 3-13　ロンベルク試験

開眼させて両足をそろえ，つま先を閉じ，前方を注視させる．つぎに閉眼させる．閉眼により身体の動揺が著明となれば陽性とする．倒れそうになったら，すぐ支えられるようにする．

一直線上で前後につけて起立させる．安定して立っていられるようであれば，閉眼させて，体の動揺が激しくなり，倒れそうになるかどうかをみる．起立平衡試験として用いられており，ロンベルク試験より敏感に脊髄性運動失調を検出できる．めまい患者では起立時の平衡障害があるかどうかを，この試験で診ておくとよい．しかし高齢者では，明らかな深部感覚障害がなくても，この試験で転倒傾向を示す場合があるので，注意を要する．

### 4. 片足立ち　One Foot Standing

片足で立てるかどうか，左右の足で行っておく（**図 3-14**）．片足の筋力が低下していたり，運動失調があると片足立ちができない．これができるなら閉眼で片足立ちができるかをみる．閉眼片足立ちが10秒以上可能なら正常である．5秒以下から運動失調があるのではないかと考える．

### 5. しゃがみこみ試験　Squatting

立っている時に，しゃがんだり，立ったりして下肢の筋力をみておく．すなわち，両上肢を使わずにしゃがんだり，立ったりできるかをみる．たとえば多発筋炎では四肢の近位筋の脱力があり，しゃがむと立ち上がれない．

この試験に異常がなくても，下肢の軽度な脱力をチェックするために，片足立ちで膝を屈曲し

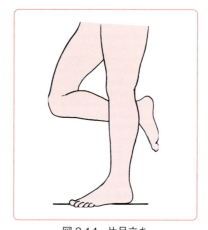

図 3-14 片足立ち
片足ずつ立たせるが，まず眼を開いたまま片足立ちをさせ，これができたらつぎに閉眼して 5 秒以上立っていられるかどうかをみる．

て軽くしゃがめるかどうかをみる．左右差があれば，うまくできない側に大腿四頭筋群の軽度な筋力低下がある．

■ 起立，歩行についての記録法

2 章の表 2-2 に記録法を述べてある．その項目Ⅸにかかげてあるように（☞ p.28），standing, Romberg sign, one foot standing, squatting を行い，gait の状態も記載する．ataxia が疑われるときは，さらに straight-away, tandem walking, on turns を行う．

## 15 矛盾性運動　Kinésie Paradoxale 〈F〉

パーキンソン病では，運動たとえば歩行をしようとしても，足がすくんで困難になることはすでに述べた．しかし，何らかの刺激があると，容易に歩行ができるようになる．これを矛盾性運動とよぶ．たとえば，歩行開始が困難なのに目の前に杖をさし出してこれをまたぐようにして歩かせると，直ちにこれを踏み越えて歩き出すことができる．床に一定間隔で棒を並べ，それをまたぐようにさせるとうまく歩ける．また廊下は歩きにくいのに，階段は苦もなく昇れるなどである．床に平行線が引かれている場合には，比較的うまく歩けるのもこのためである．

#### 文 献

1) Silverstein, A.: Neurology, 5：30, 1955.
2) 平山恵造：神経進歩，18：479, 1974.
3) 井原康夫，他：臨床神経，15：242, 1975.
4) 平山恵造：脳神経，37：1202, 1985.

# ④ 反射の診かた

## Ⅰ 腱反射と表在反射　Tendon Reflex and Superficial Reflex

### 1 反射を診るにあたって

　神経学の進歩は，ハンマーとともに歩んできたといっても過言ではないくらい反射の検査は重要である．いろいろな補助診断法の発達した今日といえども，この検査の価値はいささかも減じていない．いかに忙しい診察の際でも，神経学的所見の糸口は，ハンマーで探り出すというつもりで慎重に行うべきである．これはなにも，時間をかけて検査するという意味ではなく，無造作に行わず，常に細心の注意を払って観察すべきだということである．熟達すれば膝反射などの腱反射は，一撃で程よい刺激を加え，左右を比較することができる．そのうえ反射は意識障害，注意力低下や知能障害のために患者の協力が得られないときには，最も重要な神経学的検査となりうる．反射は刺激の加えかた，患者の状態，ことに心理的な変化で，その結果はいろいろに異なってくる．したがって反射所見の判定ないしその解釈には，経験が大切である．

　反射にはいろいろな種類があるが，診断上最も重要なものはつぎの3つである．
① **腱反射**　tendon reflex または **筋伸張反射** muscle stretch reflex
② **表在反射**　superficial reflex
③ **病的反射**　pathologic reflex

　腱反射 tendon reflex は骨膜反射 periosteal reflex などともよばれ，腱や骨の突端を急に叩くことによって引き起こされるものである．しかし，刺激受容器は骨膜にもないので，このような名称は適当でないとされ，表在反射に対して深部反射 deep reflex，または deep tendon reflex ともよばれた．生理学的には筋の伸張が刺激となって起こるものであるから，むしろ筋伸張反射とよぶべきであるとされている．

　表在反射は皮膚または粘膜に刺激を与えて筋の反射的収縮を引き起こすものである．

　病的反射は筋肉の伸張や皮膚表面の刺激により引き起こされ，正常者では原則として認められない．反射異常は，臨床的には錐体路障害の重要な徴候であり，これは腱反射の亢進，表在反射の消失，病的反射の出現などをいう．

以上3つのなかで，最も確実な指標となるのは病的反射で，特にバビンスキー反射が大切である．

## 2 腱反射についての注意

　腱反射の異常のうちには，反射減弱ないし消失，あるいは亢進が含まれている．しかし神経系になんらの器質的病変がないときにも，反射は消失したり，亢進することもある．したがって反射異常の意義はその患者全体のバランスから理解する必要がある．最も重要なのは，同じ反射で左右差 laterality があるかどうかである．たとえば両側で亢進あるいは減弱しているときには，ほかに病的徴候がないかぎり，病的な意義をつける必要はない．また左右の比較のみでなく，上肢と下肢などで部位的な変化があるかどうかなどにも注意すべきである．

　腱反射に用いるハンマーは十分な刺激を加えうるような大きなものがよい（ハンマーのえらびかた，☞ p.9）．

　さて腱反射を診るにあたってはつぎの諸点に注意する．

① 患者を完全に力を抜いた状態におくために，楽な姿勢で，心配しないで体の力を抜くようにいいきかせる．

② 四肢を動かして，試験する筋に適当な伸張を加える．腱反射は筋をあまり伸張させた位置でも，またあまりに弛緩させた位置でも誘発しにくいもので，筋が適当に伸張された位置にある必要がある．そのため腱反射をみるときには四肢を適当な位置におくことが必要である．

③ ハンマーで適度な刺激を加える．たとえば〔上腕〕二頭筋反射 Biceps をみるときには，その腱を検査の指（母指）で押さえて，その上から叩くべきで，筋そのものを直接叩くのは避ける．腱を触れることによって，検査する筋の緊張状態がわかるし，筋の緊張度が不十分であれば，多少指で圧迫してこれを強めることもできる．このようにすることにより，反射が減弱しているときには，眼にはみえなくても，指で感じとることができる．

④ 反射の増強法 reinforcement of reflex．反射が減弱ないし消失しているときには是非増強法を行っておく．これにもいろいろな方法があるがつぎの3つに要約される．

　a）患者の注意を検査からそらすように努める．これは患者と会話しながら検査するということで，十分目的を達しうる．

　b）被検部から離れた場所の筋を能動的に強く働かせる．これには**イェンドラシック手技** Jendrassik maneuver がよく知られている．患者に両手を組み合わせ，合図したらこれを左右にぐっと引っぱるように指示し，その瞬間に膝反射をみる．上肢の反射をみる場合は，歯をかたく噛み合わさせるとよい．

　c）筋が萎縮しているときには，反射は減弱ないし消失する．こういうときには反射による

運動をみるよりは，筋自身の収縮を直接みるか，さらに筋に手をあてて，その収縮を感じるとよい．

■ **ハンマーの用いかた**（図4-1）

ハンマーの用いかたのこつは適当な強さの衝撃を，急速に与えることである．

Aに示すように，ハンマーはゆるくにぎる．手首の力を抜いて，図のように速やかに手首をかえすようにする．

Bの1が良い方法，2が悪い方法である．1のように，ハンマーを母指と示指の間でもち，手首のみを使う．このようにすればハンマーの先端に速度が加わる．2のように，手でしっかりにぎり，腕で叩くと，力ばかり必要で，速度が加わらない．

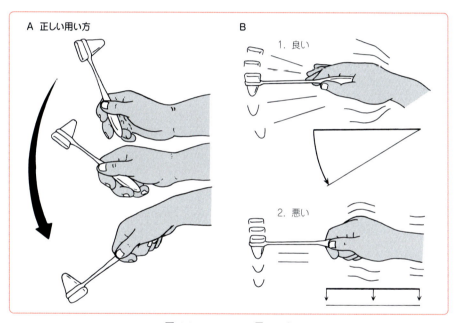

図4-1　ハンマーの用いかた
（DeMyer, W. : Technique of the Neurologic Examination, 1969 より）

## 3 腱反射の実施法

腱反射といえば，ただちに上肢，下肢のみの反射だと思いがちであるが，下顎反射も重要である．頭から足まで見落すことのないように，順次調べていくとよい．実施法については，図4-2～14で解説することとし，ここには項目のみを挙げておこう．

- **下顎反射** Jaw Jerk（咬筋反射），Jaw Reflex, Masseter Reflex または Temporal Muscle Reflex（図4-2）

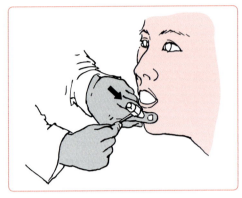

図 4-2　下顎反射（中枢—橋）

軽く開口させ，下顎を検者の左の母指あるいは示指で押え，検者自身の指の上をハンマーで叩くと両側の咬筋の収縮が起こり，下顎が上昇する．この反射は正常ではほとんどみられないもので，明らかに認められるときは亢進と判定する（これは三叉神経がその運動核より上で障害されていることを示すもので，橋の三叉神経核より上に障害のあることを意味している）．

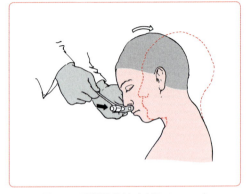

図 4-3　頭後屈反射（中枢 $C_{1\sim4(5)}$）

できるだけ首の力を抜くようにさせ，頭を少し前にまげさせて，ハンマーで，上唇の少し上をやや下方に向けて叩くと，正常では頭はさらにうつむきになる．これを陰性とする．反射が陽性ならば，頭は迅速に後屈する（頸髄より上の部分で，両側錐体路の障害があるとき，たとえば筋萎縮性側索硬化症などで認められる）．

- 頭後屈反射 Head Retraction Reflex（図 4-3）
- 〔上腕〕二頭筋反射 Biceps Reflex，逆転〔上腕〕二頭筋反射 inverted Biceps Reflex（図 4-4）
- 〔上腕〕三頭筋反射 Triceps Reflex（図 4-5），逆転〔上腕〕三頭筋反射 Inverted Triceps Reflex または背理性〔上腕〕三頭筋反射 Paradoxical Triceps Reflex とは，前腕が伸展しないで，逆に屈曲することをいう．頸髄 $C_{7,8}$ の限局性障害で，Triceps Reflex が消失しているときに起こる．
- 腕橈骨筋反射 Brachioradialis Reflex（橈骨反射 Radial Reflex，または回外筋反射 Supinator Jerk ともよぶ），逆転橈骨反射 Inverted Radial Reflex（図 4-6）
- 回内筋反射 Pronator Reflex（a 橈骨回内筋反射 Radial Pronator Reflex，b 尺骨反射 Ulnar Reflex）（図 4-7a，b）
- 胸筋反射 Pectoral Reflex（図 4-8）
- 腹筋反射 Abdominal Muscle Reflex，深部腹壁反射 Deep Abdominal Reflex（図 4-9）
- 膝蓋腱反射 Knee Jerk, Patellar Reflex, Patellar Tendon Reflex, Knee Reflex または大腿四頭筋反射 Quadriceps Jerk ともよぶ（図 4-10，11）．
- アキレス腱反射 Achilles Tendon Reflex（Ankle Jerk，下腿三頭筋反射 Triceps Surae Reflex）（図 4-12a，b，c）
- 下肢内転筋反射 Adductor Reflex（図 4-13）
- 膝屈筋*反射 Hamstring Reflex（図 4-14）

＊膝屈筋群 hamstring〔muscles〕は内側群〔半膜様，半腱様，縫工，薄の諸筋〕と外側群〔大腿二頭筋〕とからなる．

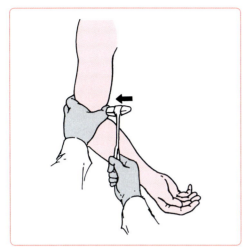

図 4-4 〔上腕〕二頭筋反射（中枢 $C_{5,6}$）

座位では上腕を少し外転させ手もやや回外位にして大腿の上にのせ，前腕は軽く屈曲させる．検者は患者の肘を左手でつかみ，母指を二頭筋腱の上において，自分の母指上を打つと，二頭筋の収縮によって前腕が屈曲運動を起こす．背臥位でも，両側の上腕を完全に弛緩させて同じように行う．本反射は左右を比べることが大切である．

逆転〔上腕〕二頭筋反射：前腕の屈曲が起こらず，逆に肘の伸展が起こる．これは $C_{5,6}$ の限局性障害で上腕三頭筋反射が起こるからである．

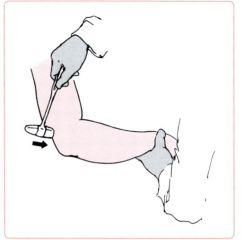

図 4-5 〔上腕〕三頭筋反射（中枢 $C_{6,7,8}$）

前腕を軽くつかみ，肘関節のところで半屈位をとらせる．肘頭のすぐ上の三頭筋腱を直接打つと，三頭筋の収縮が起こり，前腕が伸展する．正常では二頭筋反射より発現させるのがむずかしい．腱が短いので，その触知は必ずしも容易ではないが，反射が減弱しているときは，肘のところで半屈位にさせ，検者の母指を肘頭の三頭筋腱の上にあて，その上から叩打して反射の有無をみる．

逆転〔上腕〕三頭筋反射：☞ p.68.

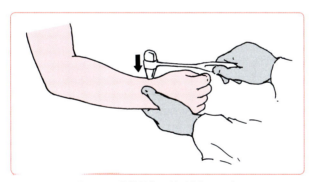

図 4-6 腕橈骨筋反射（中枢 $C_{5,6}$）

上肢を十分に弛緩させ，肘を曲げ，前腕は回内，回外の中間位か，軽い回内位にする．背臥位で，肘を曲げ，手掌を下腹部の外側に軽く乗せるようにするのもよい．このようにして，橈骨下端を垂直に叩くと，前腕が肘で屈曲する．手指の屈曲は起こっても弱い．

逆転橈骨反射：叩打しても前腕の屈曲が得られず，指の屈曲が起こるのをいう．

$C_{5,6}$ の限局性障害によるものである．錐体路障害が加わると，手指の屈曲はさらに強くなる．

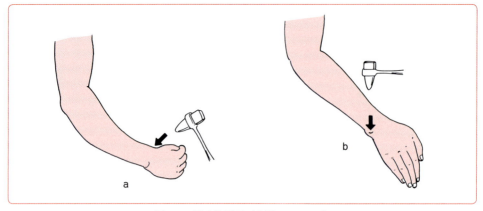

図 4-7　回内筋反射（中枢 $C_6 \sim Th_1$）

前腕の末端に，これを回外するような刺激を加えて，前腕の回内を起こさせる．それには2つの方法があるが，生理学的には同一の機序によるもので回内筋反射として統一されている．

a. **橈骨回内筋反射**
　　前腕の緊張を抜かせて，その尺側を大腿の上におく．橈骨下端の掌側面を，これと直角の方向にハンマーで叩打する．これにより前腕が回内する．

b. **尺骨反射**
　　前腕を半回内位にして大腿の上におき，尺骨茎状突起の背側面を，これと直角の方向にハンマーで叩打する．前腕の回内が起こる．

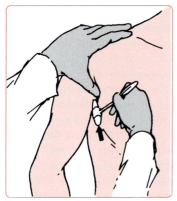

図 4-8　胸筋反射（中枢 $C_5 \sim Th_1$）

上腕を軽く外転させる．上腕骨へ大胸筋が付着するところで，その腱の上に検者の指（母指または示指）をおき，上腕骨に向かって軽く圧迫し，検者の指の上を叩く．胸筋の反射により上肢の内転と内旋が起こる．正常ではこの反射は弱く，眼ではみえず，指で大胸筋の収縮を感ずる程度である．片麻痺で腱反射の亢進を認めるときには，この反射は著明になる．

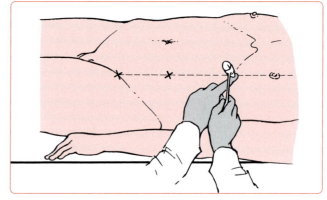

図 4-9　腹筋反射

腹筋を叩くときは，その肋骨縁への付着部と，骨盤への付着部，腹筋自身の3つに分ける．すべて背臥位で行う．

a．乳腺上で肋骨縁を叩き反射が起これば，"ヘソ"は叩いた方の肋骨縁へ偏倚する．これは**肋骨骨膜反射** costal periosteal reflex ともよばれている（中枢 $Th_{6\sim12}$）．

b．腹筋自身を叩くには，"ヘソ"の高さで筋の上に手のひらまたは指をおくか，あるいは舌圧子か定規をあて，その上から叩くのがよい．筋の収縮反射をみる．反射は左右に分けて比較することが大切である．これを狭い意味での腹筋反射とよぶ（中枢 $Th_{6\sim12}$）．

c．骨盤への付着部は恥骨結合（中央より1～2cm外方）を叩く．これにより腹筋の収縮，ときに大腿内転筋の収縮を起こす．これは**恥骨反射** pubic reflex ともよぶ（中枢，腹筋収縮は $Th_{6\sim12}$，大腿内転は $L_{2\sim4}$）．

以上の腹筋反射は正常な反射であるが，しばしば非常に弱く，みたところまったく欠如することもある．

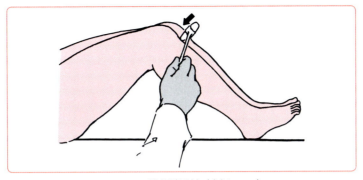

図 4-10　膝蓋腱反射（中枢 $L_{2～4}$）

最も普通に行われる反射であるが，それだけに不注意に行われているように思われる．患者が仰臥位にあるときは，膝関節を 120 ～ 150°屈曲させて両下肢をそろえる．
検者は前腕を患者の膝の下に入れ，少し持ち上げて膝を屈曲させ，足は踵のみをベッドに軽くつけるようにする．足の裏全体をつけるのは，それだけ摩擦が大きくなるので，好ましくない．椅子に腰掛けているときは，足をやや前に出させ，膝関節の角度を鈍角にし，足底を軽く床上におかせた位置にする．膝蓋の下で四頭筋の腱に対して直角に叩打すると，四頭筋の収縮が起こり，下腿は伸展する．
以上の方法は反射亢進の有無をみつけ，その左右差を比較するのによい．四頭筋の収縮の度合を触診するのもよい方法である．反射が亢進しているときには膝蓋上部を叩いても反射を惹起することができる．
反射がよく出ないときには，やはり膝を組ませて叩いてみる．これにより四頭筋は伸張され，反射は出やすくなる．また高い椅子，またはベッドの端に腰かけさせ，足をぶらりと下げるようにさせ，その姿勢で叩打する．

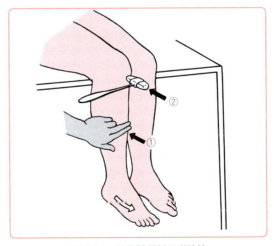

図 4-11　膝蓋腱反射の増強法

反射が減弱ないし消失しているときは増強法を試みる．これには有名な**イェンドラシック手技** Jendrassik maneuver がある．患者の両手を組んで左右へ引かせ，同時に膝蓋腱を叩く．また図のごとくベッドの端に腰かけ，下肢をぶらりとさせる．検者は指を患者の下腿前面にあて，うしろに少し押し①，患者には，これに抵抗して軽く下腿を前に押し出すように命じ，その瞬間に叩打する②．

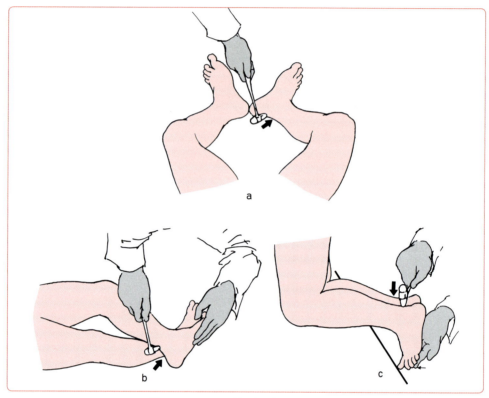

図4-12 アキレス腱反射（中枢 $L_5 \sim S_2$）

a. 背臥位で，両下肢を外転させ，両かかとを体の正中線上でくっつけさせ，検者の手で患者の足を背屈させ，かかとが下腿とほぼ直角になるように保ってアキレス腱を直接叩打すると，足の足底への運動が起こる．これは左右を比べるのによい方法である．
b. 検査する方の足を他側の下腿前面にのせ，足を背屈させて行うのもよい．
c. 反射が出ないときは患者を診察台の上に立膝させ，足首以下だけを診察台の外に垂らすようにさせる．検者は足底より軽く圧迫して，足を背屈させ，背後からアキレス腱を叩打する．この方法で左右を比較するには両方のアキレス腱の上に細い棒をあてて，その中央を叩打し，左右の反射をみる．こういうふうにいろいろ行っても反射が出なければ消失していると判定する．

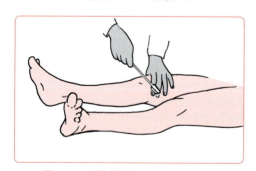

図4-13 下肢内転筋反射（中枢 $L_{3,4}$）

下肢を軽く外旋させて，大腿骨の下端内側に検者の指をあて，その上を叩打する．これにより大腿の内転が起こる．

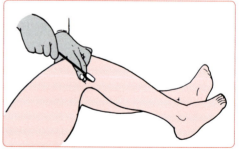

図4-14 膝屈筋反射（中枢 $L_4 \sim S_2$）

下肢を軽く屈曲させ，大腿後面に指をあて，その上を叩打する．これにより下腿が屈曲する．

## 4 腱反射の記録法  Grading Reflex

普通用いられているのはつぎのようなものである．
- ① **全く反応のないもの（消失）** absent ……………………………………(−) or 0
- ② **軽度の反応あり，減弱と判定されるもの** diminished ……………(±)
- ③ **正常の反応** normal ……………………………………………………(+)
- ④ **やや亢進** slightly exaggerated ………………………………………(#)
- ⑤ **亢進** moderately exaggerated ………………………………………(##)
- ⑥ **著明な亢進** markedly exaggerated …………………………………(###)

反射の出かたを上述のように判定することは，医師の診かたによっても異なるし，筋の種類，患者の状態，検査のやりかたによっても異なるので，絶対的なものではない．判定基準を会得するには，経験を重ね自分なりに開眼するのが何より大切で，常にハンマーをにぎり，正常な反射をよく体得した上で，異常を判定するように努力すべきである．

記載法は簡単には**図 4-15** を用い，そこに程度を記入する．

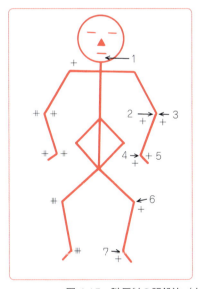

1. Jaw（下顎）
2. Biceps（上腕二頭筋）
3. Triceps（上腕三頭筋）
4. Brachioradialis（腕橈骨筋）
5. Ulnar（尺骨）
6. Knee（膝蓋腱）
7. Achilles（アキレス腱）

記録法：
0 または （−） 消失
（±）軽度減弱
（+）正常
（#）やや亢進
（##）亢進
（###）著明な亢進

図 4-15 腱反射の記録法（右片麻痺の症例）

## 5　腱反射異常の意義

　腱反射の亢進は，反射の中枢より上の部位に障害があることを示し，腱反射の減弱または欠如は，一般に反射弓に障害があることを示している．しかしつぎの諸点に注意すべきである．
① 正常者でも腱反射は欠如または亢進することがあるので，左右対称的であるかどうかが大切である．
② 著明な亢進があるときでも左右対称的で，バビンスキー反射などの病的反射がなければ神経症，精神緊張に原因するのかもしれない．両側に病的反射があれば錐体路の両側性障害であり，脳幹，脊髄障害によることが多い．
③ 片側性の亢進または両側性の亢進があっても左右差があれば病的意義を有することが多い．さらに亢進側に間代や病的反射や感覚障害を伴えば，明らかに診断的価値がある．
④ 一般に腱反射の亢進があれば筋緊張は亢進するが，ときにはそれが認められないこともある．
⑤ 腱反射の減弱または消失が両側性に認められ，感覚障害を伴っていれば多発性末梢神経障害の可能性が強い．多発神経炎では，原則としてアキレス腱反射の低下が最も多い．腱反射の減弱または消失は，脊髄癆（☞ p.154），アディー症候群 Adie Syndrome（☞ p.204）の重要な徴候である．

## 6　間代〔かんたい〕Clonus の診かた

　間代は反射が著明に亢進したのと同じ意義があり，これには膝蓋間代と足間代の2つがある．

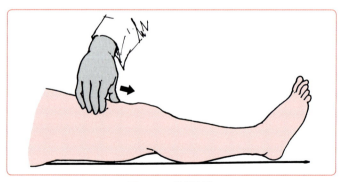

図4-16　膝蓋間代

### 1. 膝蓋間代 Patellar Clonus

下肢を伸展させ，検者は患者の膝蓋を，母指と示指でつかみ，これを強く下方へ押し下げ，そのまま力を加え続けると，膝蓋が上下に連続的に動くことをいう（図4-16）．

### 2. 足間代 Foot Clonus

背臥位で軽く屈曲させ，図4-17のように検者の右手で膝の内側を支え，左手を足底にあて急激に足を上方へ押し上げ，そのまま力を加え続けると，下腿三頭筋の間代性痙攣が起こり，足が上下に連続的に痙攣する．

間代の程度が弱く数回で終わる場合は**偽性間代** pseudoclonus or unsustained clonus とよぶ．しかしこれは軽い間代であって，一過性間代と考え，一側性に出現すれば，やはり錐体路障害を考えるべきである．

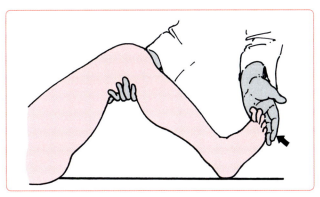

図4-17　足間代

## 7　表在反射の調べかた

皮膚および粘膜を針，綿などで刺激して起こる反射である．皮膚の表在反射の消失は錐体路障害の重要な徴候である．反射弓は，腱反射のごとく単純ではなく，遠心路は必ずしも求心路が入ったのと同じ脊髄分節から出ていない．または刺激は**加重** summation が可能で，何回もやると出やすくなる．反射の出現は腱反射ほど迅速でない．

### 1. 粘膜反射 Mucous Membrane Reflex

#### a. 角膜反射　Corneal Reflex

脱脂綿の小片で角膜を刺激すると眼がただちに閉じる．この反射の消失は，求心路である三叉神経（V）障害を意味することが多い．

### b. くしゃみ反射　Nasal Reflex

鼻粘膜をこよりなどで刺激すると，くしゃみ sneezing が起こる．この反射も三叉神経障害で消失する．

### c. 咽頭または催吐反射　Pharyngeal or Gag Reflex

咽頭後壁の粘膜を舌圧子などで刺激すると，吐き気を起こす反射である．

## 2. 皮膚反射　Skin Reflex

### a. 腹壁反射　*Abdominal Reflex or Abdominal Wall Reflex，腹皮反射　Abdominal Skin Reflex
（中枢 5～12）

＊腹壁反射は皮膚刺激や筋伸展刺激による腹壁筋の反射の総称で腹皮反射と腹筋反射（☞ p.70）を指す．しかし一般に腹皮反射を指すことが多い．

患者を背臥位として両下肢を膝関節部で軽くまげ，腹壁を軽く弛緩させ，腹壁を上・中・下に分けて図4-18のごとき方向に，先の鈍い針などで刺激を与える．正常者では，腹壁筋の収縮により，臍あるいは白線が刺激された側に迅速に動く．反射を誘発するには長い距離を，速く，強くこするとよい．反射には，先端をつぶした針，小歯車（pin wheel），ハンマーの柄，マッチ棒，鍵，名刺の角などを用いるとよい．さらに反射を容易に発現させるために，深呼吸させ，吸気の終わりに行うとよい．反射がみにくければ，腹筋を触れてその収縮をみるべきである．上部腹壁反射 epigastric reflex の中枢は $Th_{6～9}$ であり，図4-18のBのごとく臍より上を外側より中央

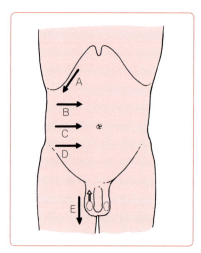

図4-18　腹壁反射と挙睾筋反射
A：肋骨縁に沿ってこする．（中枢 $Th_{5,6}$）
B：臍と肋骨縁との間を水平にこする．（$Th_{6～9}$）
C：臍の高さを水平にこする．（$Th_{9～11}$）
D：臍より下を水平にこする．（$Th_{11}～L_1$）
E：大腿内側を下に向かってこする．（$L_{1,2}$）

に向かって水平にこする．中部腹壁反射 mid-abdominal reflex の中枢は $Th_{9\sim11}$ で，臍の高さで同じように外側から水平にこする（図 4-18C）．下部腹壁反射 hypogastric reflex は $Th_{11}\sim L_2$ であり，臍の下を水平にこする（図 4-18D）．肋骨縁に沿って外側にこすったり（図 4-18A），肋骨縁に直角に胸から臍の方に向かってこすることもある．これも epigastric reflex の一種であるが，臍や白線の偏倚はあまり起こらず，同側の上腹部または季肋部の陥没が起こるので，肥満者など腹壁反射の認めにくい人には行っておく必要がある．

　肥満者，経産婦など腹壁の弛緩した者，あるいは老人では反射は両側で消失していることが多い．このようなときには，腹壁が弛緩しているので，少し腹筋を収縮させるか，座位にして内臓の下垂により腹壁を多少緊張させて調べるとよい．反射に左右差がない場合は，減弱していても病的とはいえない．また反射が減弱しているときは小歯車（洋裁用のルーレットでもよい）を用いる（☞ p.10）．反射は，何回もくり返していると疲労して出にくくなり，やがて消失するが，一側のみが疲労しやすいということであればやはり病的である．

　反射が一側で減弱ないし消失していることは錐体路障害の重要な徴候である．

### b. 挙睾筋反射　Cremasteric Reflex（中枢 $L_{1,2}$）

　大腿の内側面に沿って上から下にピンなどで軽くこすると，同側の挙睾筋の収縮により，睾丸が挙上する（図 4-18E）．これは錐体路に障害があると消失する．この反射は小児のほうが出やすく，老人では発現しにくい．正常成人でも 2% ぐらいに欠如している．寒いと陰嚢反射 scrotal reflex を起こして陰嚢が収縮して反射がみにくくなるので注意すべきである．

### c. 臀部反射　Gluteal Reflex（中枢 $L_4\sim S_3$）

　一側の臀部をピンで水平にこすると，臀部の収縮をみる．

### d. 足底反射　Plantar Reflex（中枢 $L_5$, $S_{1,2}$）

　足の裏を針や安全ピン，ハンマーの柄，鍵などでかかとから前方へこすると，正常では母趾の足底への屈曲運動が起こる（Plantar flexion）．こする部位はいろいろと問題があり，一般には足底の外側であるが，足底の内縁をこするほうが正常な足底反射は出やすい．この反射が一側で欠如する場合は錐体路障害が推定される．正常者でも両側性に反射が消失するのが 10% ぐらいである．足底の刺激，ことに足底外縁の刺激で母趾の背屈が起こればバビンスキー反射陽性とする．足底反射の記載法は，つぎの病的反射のうちのバビンスキー反射のところで述べることにする．

### e. 肛門反射　Anal Reflex（$S_{3\sim5}$）

　肛門周辺や会陰部を針でこすったり，直腸内に指を挿入すると，肛門括約筋が反射的に収縮する．

　挿入した指に加わる力によりその強さがわかる．会陰部の感覚消失，または脊髄円錐部または馬尾神経障害時にこの反射は減弱または消失する．

# II 病的反射 Pathologic Reflex

正常では認められないもので，その出現は病的意義を有することが多い．

## 1 吸引反射 Sucking Reflex

口を軽く開かせ，上唇から口角にかけて舌圧子，ハンマーの柄で軽くこすると，口をとがらせて乳児が乳を飲むのに似た運動を起こす（**図 4-19**）．乳幼児では正常でもみられるが，成人で出現すれば病的である．本反射が陽性ならば前頭葉の障害，両側大脳のび漫性な障害を考える．

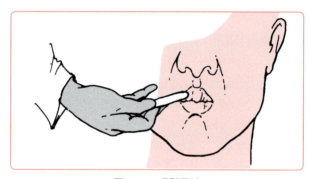

図 4-19 吸引反射

## 2 口尖らし反射 Snout Reflex

患者の緊張をとき，ゆったりとさせてから，上唇の中央を指先かハンマーで軽く叩く．これによって唇が突出し，唇にしわができ，尖り口となるのが陽性である（**図 4-20**）．正常では出現しない．陽性なときは，脳での両側錐体路障害を意味している．

## 3 クヴォステック徴候 Chvostek Sign

テタニー患者で，末梢神経系が機械的刺激に対して過敏になっていることをみる徴候である．原法はⅠを叩打して顔面の収縮をみる．変法はⅡを叩打する．

原法は**図 4-21**のごとく，顔面神経幹を外耳孔前方で叩打し，鼻翼，眼瞼，口角などの攣縮を

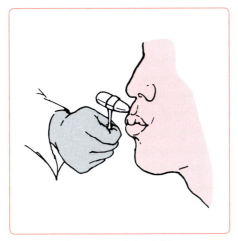
図 4-20　口尖らし反射

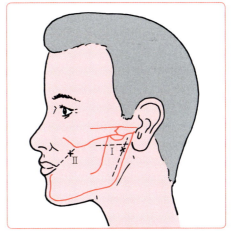
図 4-21　クヴォステック徴候（Ⅰ．Ⅱ）の叩打点
原法は叩打して顔面筋の収縮をみる．変法はⅡを叩打する．

みる方法で，これが起こるのを陽性とする（Chvostek sign Ⅰ）．Chvostek sign Ⅱとは，頬骨弓と口角を結ぶ中間点を叩打して同様の筋収縮をみる方法である．

　Chvostek sign ⅠとⅡをあわせて，一般に Chvostek sign とよんでいる．Chvostek sign は正常人でも 5～20％に陽性に出る．本徴候は低 Ca 血症をきたす疾患で陽性になる．

## 4　手指屈筋反射　Finger Flexion Reflex（$C_6$～$Th_1$）

　これは正常者でも出ることがあるが，一般に病的反射として扱っている．両側に陽性なときには必ずしも病的とはかぎらない．刺激の加えかたにより，つぎに述べる3つの方法が挙げられている．

### 1. ホフマン反射　Hoffmann Reflex

　図4-22のように手関節で軽く背屈させる．患者の中指の末節をはさみ，検者は母指で，患者の中指の爪のところを鋭く手掌側にはじく．この刺激により患者の母指が内転，屈曲すれば陽性である．その際，検者は左手の中指を患者の母指の内側に触れさせておくと，わずかな内転でも感ずることができる．本反射は錐体路障害時によくみられ，一側のみに陽性であれば病的意義がある．

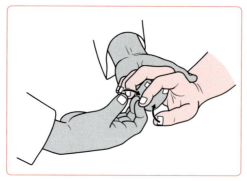

図 4-22　ホフマン反射

## 2. トレムナー反射　Trömner Reflex

　手を軽く背屈，手指も軽く屈曲させる．検者は左手で患者の中指の中節を支え，右の中指または薬指で，患者の中指の先端手掌面を強くはじく．これにより母指が内転，屈曲するのを陽性とする．一側のみ陽性のときには，錐体路障害を考える（**図 4-23a**）．**図 4-23b** のように患者の中指を図のように支え，下から中指先端をはじいて母指の内転をみる方法もある．

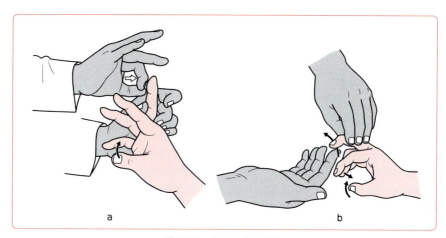

図 4-23　トレムナー反射
（DeMyer, W. : Technique of the Neurologic Examination, 1969 より一部改変）

## 3. ワルテンベルク反射　Wartenberg Reflex

　手をなかば回外位にし，**図 4-24** のごとく手背の膝の上におき，手指を少しまげさせる．検者は自分の示指，中指を伸ばして，これを患者の 4 本の指の末端に横におき，その上をハンマーで叩く．患者の手指が屈曲すれば陽性である．正常では反射は欠如ないしきわめて軽度である．一側のみ亢進しているときは錐体路障害の疑いがある．

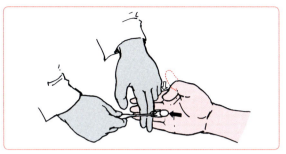

図 4-24　ワルテンベルク反射
母指が内転屈曲し，本反射陽性を示す．

## 5　ワルテンベルク徴候　Wartenberg Sign

　患者の手を回外位とし，検者は左手で患者の手首を下からしっかりとにぎる．患者に母指以外の4本の指をまげるようにさせ，検者は右手の4本の指を屈して図のようにこれに引っかける．この姿勢で両方で引っぱり合うようにする（図4-25）．正常では母指は動かないか，末節がごく少し屈曲するだけである．錐体路障害があると，母指は著しく内転，屈曲する．これをワルテンベルク徴候陽性とする．

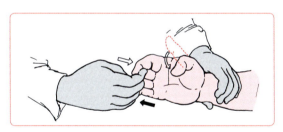

図 4-25　ワルテンベルク徴候

## 6　把握反射　Grasp Reflex，強制把握〔反射〕　Forced Grasping〔Reflex〕
　　および強制模索　Forced Groping

　この反射は前頭葉の障害を意味するので重要である．把握反射の方法は図 4-26 のごとく手掌を軽くこすり，手指が屈曲し，これを把握しようとする運動が起こるかどうかをみる．手掌をこするのは，指でも，ハンマーの柄でもよい．こする部位は母指と示指との間が最もよく，患者にみえないようにするのがよい．物をにぎらせ，引き離そうとするとなかなか手離そうとしない．すなわち強制把握が起こる．足でも手の場合と同様で，足底または足指の裏をこするとすべての指が屈曲し，検者の手を患者の足指に引っかけて，持ち上げることもできる．患者の手から物を

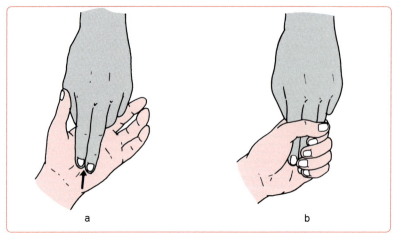

図 4-26 把握反射
手掌を a のごとくこすると，b のごとく反射的ににぎる．

とり去ると，それを手さぐりでとろうとすることがあり，あたかも患者の手が物体の磁気で引かれるようである．これを強制模索 forced groping という．把握反射は前頭葉の障害のときにその反対側の上下肢にみられる．乳幼児では常にみられる反射であるので，実際に赤ん坊に試みておくとよい．この反射は意識障害のときにも簡単に行えるので，一応は試みるべき反射である．強制模索は広範な大脳障害で，意識障害や知能低下を認めるときに起こる．

## 7　トルソー徴候　Trousseau Sign

血圧計のマンシェットを上腕に巻き，最大血圧よりやや低めに内圧を上昇させ，手に特有な痙攣が起こればこの徴候は陽性である．この手つきは**産科医の手** accoucheur's hand とよばれている．4分以上内圧を上げても出現しなければ陰性とするが，過換気をさせると出現しやすくなる．本徴候はテタニーの診断に重要である．

## 8　手掌頤（おとがい）反射　Palmomental Reflex or Palm-Chin Reflex

手掌の母指球を鍵などでこすると，同側の頤の筋肉に収縮が起こる（**図 4-27**）．ときには口輪筋や眼輪筋の一部まで収縮することがある．通常錐体路障害，前頭葉障害時に出現するが，正常でもみられることがあるので注意すべきである．また本反射は中枢性顔面神経麻痺では亢進し，末梢性顔面神経麻痺ではもちろん消失するのでその鑑別に役立つ．

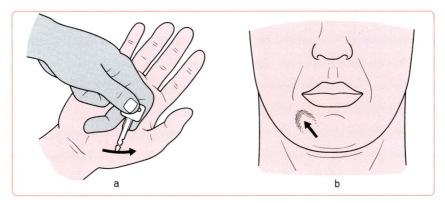

図 4-27　手掌頤反射
a 手掌の母指球をこすると，b 同側の頤の筋肉が収縮する．

## 9 足底筋反射　Plantar Muscle Reflex（中枢 $L_5 \sim S_2$）

　腱反射のなかには，正常ではほとんど出ないが，錐体路障害があると，抑制がとれて誘発されるものがある．足底筋反射はその代表的なもので，病的反射として扱われている．これは刺激により足底筋を伸張させて起こる反射である．反射によって起こる現象はすべて同じで，足趾の足底への屈曲である．代表的なものはつぎの2つである．

### 1. ロッソリーモ反射　Rossolimo Reflex

　足趾の足底面，あるいは足趾のつけねをハンマーで急に上方に向けて叩き，足趾の足底への屈曲をみる方法である（図4-28）．母趾よりも2～5指のつけねを叩いて出現するほうが病的意義がある．前頭葉 Area 6 の障害とされている．

### 2. メンデル・ベヒテレフ反射　Mendel Bechterew Reflex

　足背の中部外側をハンマーで叩き足趾の足底への屈曲をみる方法である（図4-29）．これはロッソリーモ反射よりも出現しにくい．

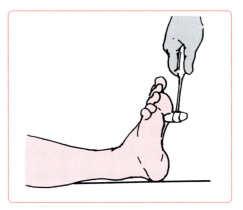

図 4-28　ロッソリーモ反射

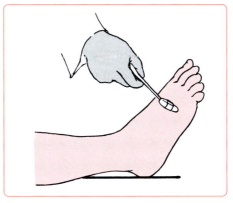

図 4-29　メンデル・ベヒテレフ反射

## 10 バビンスキー反射（徴候）　Babinski Reflex（Sign）

　最も有名な病的反射であり，しかも最も信頼できる錐体路徴候である．成人では求心路は $L_5$〜$S_1$，遠心路は $L_{4,5}$ である．

### 1. 方　法

　患者を背臥位にし，両下肢を伸ばし緊張を解かせる．2〜3回足をゆさぶって緊張の程度をみ，気楽にするように指示し，いろいろ話しかけて気をそらすようにする．寒いと足の緊張がとれないので冬期には足を温かくするように気をつけるべきである．姿勢は一般に下肢を完全に伸展させて行うのが普通である．ときには股関節と膝関節で少しまげ，大腿をやや外旋して足を少し開いた位置をとらせることもある．患者の足首を手でにぎって支えるほうがやりやすい．刺激には腰の強い先の鈍い安全ピン，先のややとがった鍵（バビンスキーにはキーがよいとして推奨される），鉛筆の先，マッチの軸，ハンマーの柄，指の爪などを用いる．刺激する部位は，足の裏の外縁で，ゆっくりとかかとから上に向かってこすり，先端で母趾のほうにまげる（図 4-30）．この場合，母趾の基部までこすらないほうがよい．この反射の発現には刺激の重積が必要なこともあるので，1回で止めずに，何回もこすってみることである．くすぐったがる患者では，足の外縁をこするとよい．最初はなるべく先端の鈍なもので刺激するのがよく，最初鍵を使用し，それで出なければ，もっと先端のとがった安全ピンを用いるというように刺激を強くしていく．こするのも最初からあまり強くすべきではなく，疼痛で足を引っこめるほどの刺激を加えてはいけない．反射が出やすいときは，足の裏だけでなく，下肢や，腹部への刺激でも出現することがある．このように敏感に出やすいのは脊髄疾患の場合である．大脳の障害ではいかに反射が出やすくても，下腿，足の刺激でなければこの反射は出現しないということも頭に入れておくべきである．

　片麻痺の患者では顔を障害側に向けると反射は出にくくなり，健側に向けると出やすくなることがある．これは姿勢反射によって反射が増強されるためである．

　反射を増強するには，足の裏をこすると同時に，片方の手でオッペンハイム反射を行うとよい．すなわち脛骨内縁を上から下へ母指の腹でこする．またゴードン反射，すなわち，ふくらはぎを指で圧迫するのを同時に行うのもよい．

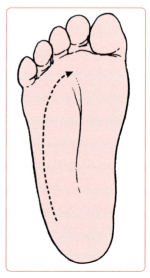

図 4-30　バビンスキー反射
足の裏の外縁を，ゆっくりと，かかとから上に向かってこすり，先端で母趾の方に曲げる．母趾の基部まではこすらない方がよい．

## 2. 判　定

　正常では，この刺激により足底反射が起こるから母趾は足底のほうに屈曲する．バビンスキー反射陽性（**バビンスキー徴候**または**現象**）というのは，これとは逆に母趾が背屈することで，これは母趾現象または**伸展性足底反応** extensor plantar response とよんでいる．典型的なときには母趾は強直性に，しかも緩徐に伸展する．また母趾以外の4趾が開き，いわゆる**開扇徴候** fanning sign を認めることもある．開扇徴候の臨床的意義はまだあまり明らかではないが，Area 6 の障害によるとの説がある．母趾現象は錐体路徴候として重視されている．

　さて足底反射を行ってみると，正常な母趾の足底への屈曲が起こる場合，バビンスキー反射陽性となる場合，反射がなく母趾が動かないあるいは動いたかどうか疑わしい（equivocal）場合の3つに分けることができる．最後の母趾が動かないあるいは疑わしい現象も一側のみであれば錐体路障害を意味することがある．またバビンスキー反射誘発の部位にもいろいろな組み合わせがあり，足の裏の外側のみならず，内側をこすっても陽性になる場合とか，外側の刺激では陽性になるが，内側の刺激では正常な足底反射が出る場合などがある．

　健側を刺激して障害側にバビンスキー反射をみるときは，**交叉性伸展反射** crossed extensor reflex という．

## 3. 変　法

　母趾現象を誘発させる刺激部位は，足底のみとは限っていない．従来知られている多くの足の病的反射も，結局はバビンスキー反射と同じ意味をもっており，ただ誘発部位が異なるというだけにほかならない．これにはつぎのものがある．判定はすべて母趾の背屈が起こるかどうかで行う．

### a. チャドック反射　Chaddock Reflex（図 4-31）

　足の外踝の下方をうしろから前へ，先が鈍な針またはハンマーの柄でこする．本法はバビンスキー反射の変法のなかで最も出現率が高く，有用である．

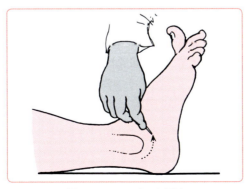

図 4-31　チャドック反射

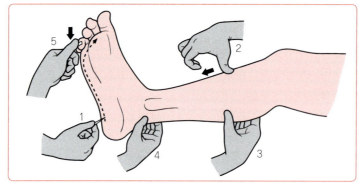

図 4-32　下肢の病的反射
1. バビンスキー反射　2. オッペンハイム反射　3. ゴードン反射
4. シェファー反射　5. ゴンダ反射

### b. オッペンハイム反射　Oppenheim Reflex（図4-32）
脛骨内縁を上方から下方へ，母趾の腹でこすりおろす．

### c. ゴードン反射　Gordon Reflex：ふくらはぎを指で強くつまむ．

### d. シェファー反射　Schaefer Reflex：アキレス腱を強くつまむ．

### e. ゴンダ反射　Gonda Reflex
足の第2～5趾，普通は第4趾をつまみ，前下方へ引っぱる．つまり強く蹠屈させると，10秒以内に母趾の背屈が起こる．この足の第2～5趾の屈曲と同時に足底部を刺激しバビンスキー反射をみると，母趾の背屈が一層よく観察されるという．これをバビンスキー反射のシャピロ（Szapiro）変法とよんでいる[1]．

### f. ストランスキー反射　Stransky Reflex
第5趾を強く外転させ，1～2秒保って急にはなすと，刺激を与えている間，またはその直後に母趾の背屈が起こる．

## 4. 解　釈

バビンスキー反射の意義を判定するにあたってつぎの諸点を考慮に入れるべきである．
① 小児では正常でも生後1年間は陽性，2年目の終わりまではしばしば陽性に出る．
② 錐体路障害があっても，必ずしも本反射は陽性に出るとはかぎらない．
③ 反射が陽性であるということは，必ずしも錐体路が器質的に破壊されていることを意味するものではなく，一過性に出現することもある．
④ 反射が陽性に出ても，下肢の機能は正常でなんの症候も伴わないことがある．この場合には開扇現象はほとんどみられない．
⑤ 反射の誘発部位が広がっているとか，母趾背屈が著明であるとかいうこと，すなわち反射出現の程度は錐体路障害の程度と平行しない．また錐体路がどこで障害されているかとい

うことも関係ない．
⑥ 末梢神経または筋のいずれが障害されても足の屈筋が麻痺し，伸筋が健全であれば，錐体路に異常がなくても，バビンスキー反射陽性になる．
⑦ また，足底反射が消失している場合には，錐体路障害と考えるが，つぎのことも考慮しておく．

正常者で反射のない例も約10％ぐらいはある．脊髄横断症候の急性期には，いわゆる脊髄ショック状態となり，すべての反射が消失するので，足底反射もなくなる．

末梢神経麻痺または筋麻痺のあるとき，また脊髄癆のように感覚の消失が高度なときは足底反射は消失する．

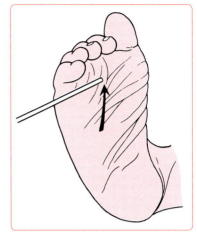

図 4-33　緊張性足底反射
足底を圧迫すると足趾が足底に強く屈曲する．

■ **緊張性足底反射**　Tonic Plantar Reflex

図 4-33 のように足底，ことに足趾のつけねを棒のようなもので圧迫する．バビンスキー反射をみるようにこすらないのが特徴である．反射が陽性なら足趾は足底に屈曲し，足裏にしわがよる．この反射は前頭葉障害のときにみられる．

## 11　マイヤー反射　Mayer Reflex および レリー徴候　Léri Sign

この 2 つの徴候は，正常で起こるべき反射が認められないときに，これらの徴候を陽性とする点が特異である．錐体路障害の一徴候となることがある．

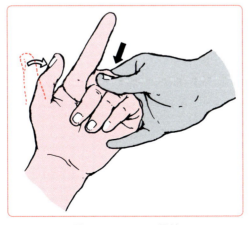

図 4-34　マイヤー反射

### 1. マイヤー反射　Mayer Reflex

正常では手の第3, 4, 5指，ことに第4指を基関節で強く手掌面に屈曲させると，母指は内転し，伸展する．これをマイヤー反射，指母指反射 finger-thumb reflex，基関節反射 basal joint reflex という（図4-34）．この反射が欠如することを**マイヤー徴候陽性**という．

### 2. レリー徴候　Léri Sign

上肢を軽く屈曲，回外させておき，手を強く受動的に内側に屈曲させると，正常では上腕二頭筋が収縮し，肘が軽く屈曲する．これが消失したものを**レリー徴候陽性**という．しかしこの徴候はみにくいので，肘の屈曲が起こらなくても，肘関節で上腕二頭筋の腱が収縮するのをみるか，触れるかするとよい．

こうした徴候は，錐体路障害で認められるとされているが，正常人で両側に出現することもまれではない．しかし，一側のみに出現しているときは錐体路障害徴候としてある程度信頼がおける．またこうした正常反射がかえって亢進する場合は，前頭葉障害によるとされているが，なかなか判定がむずかしい．

## 12　下肢屈曲反射の異常（病的短縮反射　Pathological Shortening Reflex）

正常では抑制されているが，高位中枢からの抑制がとれると出現する反射がある．**脊髄性自動運動** spinal automatism はそのあらわれであり，ことに下肢屈曲反射の異常として出現する．

正常では下肢の末端を針で刺すとか，つねるなどして刺激すると，股，膝関節を迅速に屈曲させ足趾は足底に屈曲する．しかし足の背屈は，足底を刺激したときしか認められない．足底以外の部，たとえ足背や足首を刺激しても，足の背屈が起これば異常で，錐体路障害を示し，これを病的短縮反射という．反応は遅く，足趾の背屈を伴う．

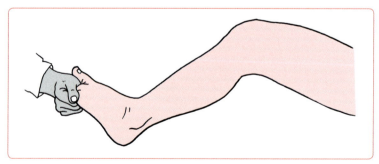

図4-35　マリー・フォア反射
足趾をにぎって，足底に屈曲させる．下肢全体の屈曲短縮が起こる．

- **マリー・フォア反射** Marie-Foix Reflex（図 4-35）

足趾全体をにぎって，これを強く足底に屈曲させると下肢全体の屈曲短縮が起こり，足も背屈する．錐体路障害のときに出現する．

## 13 反射検査の意義

### 1. 腱反射による局在診断

反射にはいろいろなものがあり，それぞれに臨床的意義を有する．腱反射は反射弓が比較的簡単なために，局在診断に便利である．腱反射の亢進は，その中枢より上位運動ニューロンの障害を，腱反射の減弱ないし消失では反射弓の障害を考える．たとえば下顎反射の亢進は，橋より上の皮質三叉神経核路の障害を，頭後屈反射の出現は頸髄（$C_{1\sim4\,(5)}$）よりトの両側性の錐体路の障害を示している．

表 4-1 反射弓の総括

| 反 射 | 求心性神経 | 中 枢 | 遠心性神経 |
|---|---|---|---|
| **腱反射** | | | |
| 下顎反射 | 三叉神経 | 橋 | 三叉神経 |
| 頭後屈反射 | 三叉神経 | $C_{1\sim4}$ | 上部頸髄前根 |
| 上腕二頭筋反射 | 筋皮神経 | $C_{5,6}$（主に $C_5$） | 筋皮神経 |
| 上腕三頭筋反射 | 橈骨神経 | $C_{6\sim8}$（主に $C_7$） | 橈骨神経 |
| 腕橈骨筋反射 | 橈骨神経 | $C_{5,6}$（主に $C_6$） | 橈骨神経 |
| 回内筋反射 | 正中神経 | $C_{6\sim8}$, $Th_1$ | 正中神経 |
| 胸筋反射 | 外，内胸神経 | $C_5\sim Th_1$ | 外，内胸神経 |
| 手指屈筋反射 | 正中神経 | $C_6\sim Th_1$ | 正中神経 |
| 膝蓋腱反射 | 大腿神経 | $L_{2\sim4}$ | 大腿神経 |
| アキレス腱反射 | 脛骨神経 | $L_5$, $S_{1,2}$ | 脛骨神経 |
| 下肢内転筋反射 | 閉鎖神経 | $L_{3,4}$ | 閉鎖神経 |
| 膝屈筋反射 | 坐骨神経 | $L_4\sim S_2$ | 坐骨神経 |
| **表在反射** | | | |
| 角膜反射 | 三叉神経 | 橋 | 顔面神経 |
| くしゃみ反射 | 三叉神経 | 脳幹および上部脊髄 | 三叉，顔面，舌咽，迷走神経および呼気に関係する脊髄神経 |
| 咽頭反射 | 舌咽神経 | 延髄 | 迷走神経 |
| 腹壁反射 | 5～12 胸神経 | $Th_{5\sim12}$ | 5～12 胸神経 |
| 挙睾筋反射 | 大腿神経 | $L_{1,2}$ | 陰部大腿神経 |
| 足底反射 | 脛骨神経 | $L_5$, $S_{1,2}$ | 脛骨神経 |
| 肛門反射 | 陰部神経 | $S_{3\sim5}$ | 陰部神経 |

脊髄障害が $C_4$ 以上あるときには上下肢の腱反射亢進を示す. $C_5$〜$Th_2$ にあるときには, 上肢は弛緩性麻痺を, 下肢には腱反射亢進を呈する. $Th_3$〜$L_5$ にあるときには, 下肢の腱反射は障害部位の高さにより亢進, あるいは減弱ないし消失する.

腱反射, 表在反射の反射弓は**表4-1**, 反射中枢は**図4-36**に示すごとくである.

### 2. 各種神経障害における反射異常

病的反射の出現, 腱反射, 表在反射の異常を組み合わせると, ある程度神経病巣の局在, あるいは原因を診断することができる. つぎに代表的な神経障害における反射異常を示す.

① **錐体路障害**（いわゆる**錐体路徴候**については☞ p.164）
　A．バビンスキー反射の出現
　B．腱反射の亢進
　C．腹壁反射など表在反射の減弱〜消失

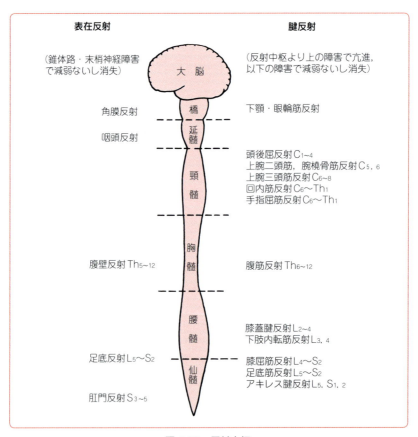

図4-36　反射中枢

② **末梢神経障害**
　A．すべての反射の減弱ないし消失
　B．病的反射なし
③ **ヒステリー性障害**（神経症による障害）
　A．足底反射正常，病的反射なし
　B．腱反射は一般に両側性に亢進
　C．腹壁反射は活発

## 14　反射所見の記録法

　腱反射の記載法はすでに示したが，同じ図に腹壁反射，挙睾筋反射，病的反射などを記入する．その要領をつぎの図4-37に示す．

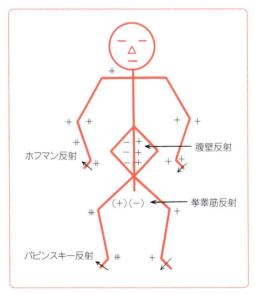

図4-37　右片麻痺（脳血栓症）患者の記録
（腱反射の記載は☞ p.73 図4-15）
病的反射の記録法　　表在反射の記録法
　（+）↘陽性　　　　＋正常
　（±）↘疑わしい　　±減弱
　（−）↘陰性　　　　−消失

### 文　献

1) 亀山正邦：日本医事新報，3393, 132, 1989.

# 5 感覚の診かた

## 1 感覚検査 Sensory Examination のすすめかた

　感覚は光・音・機械的刺激などをそれに対応する感覚受容器に受けたときに発せられる情報を指し，sensation, sense に対応する．知覚は感覚受容器官を通じて伝えられた情報から，外界の対象の性質・形態・関係や，体内の諸臓器・器官の状態を，感知分別することであり perception に相応する．perception は認知とされることもある．

　ここでは感覚についての検査 sensory examination について述べる．

　感覚障害は運動障害とならんで，神経疾患の重要な症候である．運動障害は，客観的に確認できる現象であるが，感覚障害は常に患者の主観によって表現されるので，なかなかとらえにくい症候である．

　診察の順序としては，まず問診で，感覚障害についての訴えの内容を明確にとらえ，つぎに感覚検査をする．神経疾患の患者を診るときには，感覚異常の訴えがなくとも，一応感覚検査を行うべきである．これはつぎのようないろいろな感覚について，その障害の有無，程度，分布などを検査する必要がある．

### 1. 表在感覚 Superficial Sensation

　これは皮膚あるいは粘膜の感覚であって，痛〔感〕覚，温度〔感〕覚，触〔感〕覚などがこれに属する．こうした要素的，具体的な感覚では感の字を省略してもよい．したがって〔感〕を取り，痛覚，温度覚，触覚とするのが一般的である（以下，本書では〔感〕はとって記載する）．これに対し抽象的，概念的な感覚では感は省略しない．したがって表在感覚，つぎに述べる深部感覚，複合感覚などは感を省略しない．

### 2. 深部感覚 Deep Sensation

　これは骨膜，筋肉，関節などから伝えられる感覚である．音叉を足首や手首など骨に近い皮膚の上にあて，振動を感ずるかどうかをみる振動〔感〕覚，四肢がどんな位置をとっているかを判断する位置感覚，指などがどちらの方向に動いたかを知る受動運動感覚，筋や腱などに強い圧迫を加えたときに感じられる深部痛などである．

### 3. 複合感覚　Combined Sensation

これについては後に述べる（☞ p.99）．

## 2　感覚検査で注意すべきこと

　感覚障害の検査は神経疾患の検査のなかでも最もむずかしいものの1つである．なぜならば，その判定はあくまで患者の主観に頼らなければならないので，患者の協力が得られなければ正確な検査ができないからである．意識障害や精神障害の患者ではもちろん精密な検査は不可能であるが，このような異常のない人でも問診や検査により疲労したり精神的動揺を示しているときには，正確な成績を得ることはできない．したがって初診時に感覚障害があったり，あるいはその存在が疑われたりするときには日を変えて，あらためて感覚検査のみを詳細に行う必要がある．感覚障害は，神経疾患の局在診断あるいは原因的診断を下すのに大切ではあるが，客観性の乏しい所見であり，これのみに頼ると失敗するので，常にほかの神経学的所見と照らし合わせて，総合判定すべきである．

　感覚検査で注意すべきことはつぎのごとくである．

　① 患者の知能，意識，精神状態に異常がないことを確かめておく．知能が低下していたり，軽い意識障害があったり，精神不安，非協力，失語などのために正確な答えが得られないときには，その所見は信頼度に乏しい．

　② 検査には患者の協力が必要である．このためには，患者に検査内容をよく説明し，気を散らさないよう，また疲労させないように注意する．検査に対し，どう答えたらよいか分らないために手間どることもあるので，答えかたをよく説明しておくべきである．検査は静かで心地よい環境を選び，さわがしいところ，寒い部屋などで行ってはならない．検査内容を患者がのみこんだら，閉眼させ，緊張したり，不安な気持ちにならないように気をつけながら検査をすすめる．感覚検査は検者にも患者にもなかなか苦労の多いものであるが，まず異常の有無を大ざっぱにつかみ，つぎにその部位を詳細に調べ，疲れたら日を変えて，さらに細かく検査するようにするとよい．

　③ 患者に暗示を与えたり，誘導するようなことをしてはいけない．検者のちょっとした言葉でも，患者は暗示にかかりやすいものである．たとえば，「こちら側の痛みはにぶくなっているはずだ」というようなことを，不注意にもらすと，その暗示によって患者が痛覚鈍麻に陥ることもある．

　④ 刺激に対しては，感じたらすぐ，どのような感じが，どこにあったかを答えるようにさせる．感覚異常では，刺激しても，それに対する感じが遅れたり，疼痛刺激に最初はさわっただけの感じ，少し遅れて痛いと感ずることもある．感じかたもただ感じると答えさせるのではなく，痛い

とか，冷たいとか感じの内容を答えさせる．検査は説明だけでなく，一応テストに用いるものがどんな刺激かを知らせておくことも必要である．感覚はあるが，その部位がわからないということ（部位失認 topagnosis）もあるから，刺激部位を指で示すようにさせるとよい．

⑤ 患者の答えは，確実に記録すること．先入観をもって検査したり，急いで検査したときは，つい無造作に感覚検査のチャートに書き込んでしまう危険性があるので注意すべきである．

## 3 検査法

### 1. 表在感覚 Superficial Sensation

表在感覚についてはつぎの3種類を検査する．このうち痛覚と温度覚とは脊髄視床路によってのみ伝えられる．

#### a. 触〔感〕覚 Tactile Sensation (Sense), Touch Sensation

普通は light touch をみる．これには脱脂綿，または柔らかな毛筆やティッシュペーパーなどを用いる．何もないときは指先で圧迫しないように軽く触れてもよい．綿や筆で皮膚に触れる場合はまずできるだけ軽く触れ，それがわからないときには少しなでるようにする．なでるときには，四肢では長軸と平行に，胸部では肋骨に平行にし，常に同じ長さをこするように注意する．

検査はまず頭から始めて，顎，上肢，体幹，下肢と順序よくすすめてゆく．顔では口の周囲の感覚異常の有無を忘れないようにする．

患者には，触れたらすぐ「はい」というようにさせ，患者が正直に答えているかどうか，ときどき実際に触れないで，さわったかどうかを答えさせる．またさわっていることはわかるが，その感じが対側あるいは体の他部に比較して異なっていることもあるから，どんな感じかも注意するようにさせる．

感覚の異常はつぎのように表現する．**感覚鈍麻** hyp〔o〕esthesia，**感覚消失** anesthesia，**感覚過敏** hyperesthesia などである．

また自発的に生ずる異常な自覚的感覚を**異常感覚**，外界から与えられた刺激とは異なって感ずる他覚的感覚を**錯感覚**という．異常感覚，錯感覚に対し dysesthesia, paresthesia の用語がある．英語圏では dysesthesia には錯感覚的な，paresthesia には異常感覚的な意味合いで用いられることが多い．しかし，文字自体のもつ語義からみると paresthesia が錯感覚で，dysesthesia は異常感覚に対応するようである．このため欧語と日本語との対応については長い論議が重ねられているが，神経学用語集改訂第3版では"dysesthesia に対し異常感覚，錯感覚のいずれかを対応させることはしない"，"日本語の論文には dysesthesia, paresthesia の使用を差し控える"としている．

#### b. 痛〔感〕覚　Pain Sensation (Sense)

　安全ピン：針，またはつまようじで皮膚を軽くつついて検査するが，なるべく同じ力が加わるようにする．また母指と示指で皮膚をつまみ，痛みを加えることもある．

　痛みが遅れて感ずるのを遅発痛 delayed pain という．針で刺したときに始めは単にさわった感じだけで，2～3秒遅れて痛みを感ずるのを二重痛覚 double pain といい，脊髄癆のときに下肢などに認められる．

　検査は頭から足まで，最初は大まかに行い，左右，上下を比較する．障害部位を見いだしたら，刺激を強くしたり，弱くしたりしてさらに細かく調べ，その範囲を決定する．痛覚障害の部位と，正常部位との境界は必ずしも明確なものではない．一般に痛覚鈍麻では障害部位から正常な部分に向かって，痛覚過敏では正常部より障害部に向かって検査していくほうが，境界を決めやすい．これにはピン車を用いると便利である．意識障害の患者や，応答のできない患者でも少し強い刺激を加えれば，手足を動かしたり，顔をしかめたりするので検査できる．

　痛覚鈍麻は hypalgesia (hypalgia)，痛覚消失「症」は analgesia，痛覚過敏は hyperalgesia (-gia) である．痛覚過敏では，痛覚閾値が低下し，少しの刺激でも強い痛みを感ずる．ヒペルパチー hyperpathia というのは痛覚閾値は上昇し痛覚は鈍麻しているが，その閾値を過ぎると異常に強い不快な痛みを感ずるものである．その痛みは放散しやすいので，痛みの起こっている場所を患者自身が正しく指摘することもむずかしい．ヒペルパチーは視床障害によって起こることが多い．

#### c. 温度〔感〕覚　Temperature Sensation (Sense), Thermal Sensation, Therm〔o〕esthesia

　検査には試験管またはフラスコに温湯と冷水を入れたものを用いる．この際，試験管表面がぬれていないことを確かめておく．試験管はなるべく大きいものを用いたほうがよい．でないとすぐに温度が変化してしまう．一般に温湯は40～45℃ぐらい，冷水は10℃ぐらいがよいとされている．50℃を超えたり，氷水にしたりすると痛覚を生じてしまう．温度覚は，皮膚の部位によって非常に異なるし，皮膚温によっても異なる．したがって必ず対称部を，同一の状態で検査比較する．刺激をする際には，皮膚に密着させ，その接触面積が一定になるようにする．接触時間は普通3秒ぐらいがよい．感じがわからないときはもっと接触時間を延長する．

　患者には「温かい」か「冷たい」かを答えさせる．「感じますか」と質問すると，「感じる」としか答えないので，実際，温冷覚があるのかどうかあいまいになってしまう．温度覚鈍麻を thermohypoesthesia，温度覚消失を therm〔o〕anesthesia，温度覚過敏を thermohyperesthesia という．極端な温度覚過敏，ことに冷覚にそれが著しいときには反対側の視床の障害，脊髄癆などを考える．

　高齢者や，末梢循環不全の患者では，神経障害がなくても手足の温度覚鈍麻を認めることがあるので，注意を要する．

#### d. 部位感覚　Top〔o〕esthesia（部位認知　Topognosia (-sis)）

　表在感覚を検査するときに，どんな感じがしたかをいわせるとともに，どこが刺激されたかを

いわせたり，指させたりすべきである．正常ならば2.5 cm 以内の誤差で判定できる刺激の局在部位が識別できないのを部位失認 topagnosis, 部位感覚消失 topoanesthesis という．これは複合感覚に属するが，触・痛覚の検査と同時に必ずみておくとよい．

## 2. 深部感覚 Deep Sensation（Sense）

### a. 関節〔感〕覚　Joint Sensation（Sense, Sensibility）（位置〔感〕覚　Position Sense, 受動運動感覚 Sense of Passive Movement）

　関節がどんな位置にあるか，どういう方向に動いたかを伝える神経線維は脊髄後索を通る．したがって関節覚の障害は後索の障害を知る重要な指標となる．

　関節覚には位置感覚と受動運動感覚とがある．

　位置〔感〕覚は肢・体などの空間内における位置を感知する感覚である．検査では患者に閉眼させ，四肢を受動的に一定の位置にさせ，患者にその位置をいわせるか，反対側の上下肢でまねをさせる．

　関節覚の検査には位置感覚よりも，これから述べる受動運動感覚の検査が用いられる．これは受動運動感覚のほうが行いやすいし，障害の程度も知ることができるからである．臨床的には受動運動感覚と位置感覚とを厳密に区別する必要はないので，一般に受動運動感覚を関節覚として記載する．受動運動感覚の検査は四肢の関節を受動的に動かして，それがわかるかどうかをみる．足趾は足背，足底に，手指は手背，手掌に受動的に伸展，屈曲させる．足や手の指関節は上下に運動させることになるわけで，検者は図 5-1 のごとく検査しようとする患者の指を母指と示指で側面からつかむようにする．上下でつかむと，たとえば指を下に屈曲させるときには，母指に力を入れるので，関節覚が減弱していてもその圧迫感からわかってしまうことがある．最初は大きく，よくわかるように指を動かし，患者にこれをみさせて，背面に伸展させたら「上」，手掌，

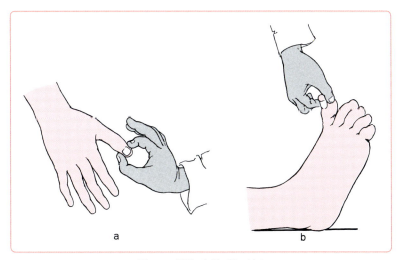

図 5-1　関節〔感〕覚の検査

足底面に屈曲させたら「下」と答えるように指示する（最初に「上」「下」の定義づけを行っておく）．注意すべきことは受動運動を与える前の位置から，上に動いたか，下に動いたかを答えさせることである．

つぎに閉眼させて，最初は大きく指を動かし，上か下かを答えさせる．間違えることがあれば，数回くり返し，何回正しかったかを記載する．刺激は指の動きの大きさ，速度で変化するから，最初の検査結果が正しければ，つぎにはゆっくりとごくわずか動かす．これがわからないときには，指の動かし方の大きさや，速度を変えて，どのくらいで感ずるかをみ，ことに左右を比較することが大切である．関節覚は四肢末端のものほど侵されやすいので，足や手の指の関節覚が侵されているときのみ，他の大きな四肢関節の受動運動感覚を検査すればよい．足の母趾の関節覚は最も侵されやすい．

### b. 振動〔感〕覚　Vibratory Sense, Vibratory Sensibility, Pallesthesia, Pallesthetic Sensibility

振動数の少ない音叉（一般に $C128$，ときに $C^1 256$）を振動させ，胸骨，手指，足趾，特にその末端，その他，骨の突出部にあてる．すなわち足踝部の内側と外側，橈骨および尺骨の茎状突起，さらに脊椎の棘突起，上前腸骨棘，膝蓋骨，脛骨の中央，鎖骨などにぴったりとあてて振動を感ずるかどうかを聞く（図 5-2）．

まず胸骨にあてて，振動がわかるかどうかを聞く．振動覚は四肢末端，つまり指の末梢から侵されやすいので，胸骨の振動覚は保たれている．胸骨のつぎは手指や足趾の末端にあてる．振動覚の減弱は左右を比較して判定することが大切である．たとえば音叉を片側にあて振動が止まったら「はい」といわせ，すぐに音叉を対応する反対側の部分にあてる．それで振動が感じられるということであれば，明らかに前者では減弱していたことがわかる．手指あるいは足趾で検査する場合には爪の部に音叉をあて，その手掌，足底面に検者の手指をあてて伝わってくる振動と患者の訴えとを比べる．右側では，患者が振動が消えたと告げても検者はなおも振動を感じたが，左側では患者と同時に振動を感じなくなったというときには，右側の振動覚が減弱していると判定してよい．また患者の答えがあてにならないときには，閉眼させておいて検査中に音叉に手をあてて振動を止め，患者がなおも振動を感ずるかどうか試しておくのも必要である．

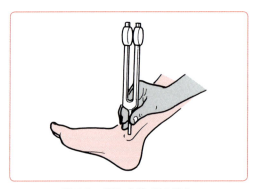

図 5-2　振動〔感〕覚の検査

振動〔感〕覚鈍麻は pallhypesthesia, 振動〔感〕覚消失は apallesthesia, pallanesthesia とよぶ．振動覚は50歳以上の高齢者の下肢では，特に器質的障害がなくとも左右同様に減弱していることがあるので注意を要する．また太っている人はやせている人より減弱している．振動覚も関節覚と同じく後索を通るとされており，振動覚障害は後索の障害を示すと考えられる．

### c. 深部痛　Deep Pain

アキレス腱，ふくらはぎ，睾丸などを強く把握すると痛みを感ずる．どのくらいの把握で痛みが起こるかに注意する．正常と比較して軽度な変化であれば問題にしなくてよい．深部痛の感受性（sensitivity）が著しく鈍くなるのは脊髄癆で，本症におけるアキレス腱の把握痛の消失をアバディー徴候 Abadie sign という．神経炎ではかえって過敏になることが多い．

## 3. 複合感覚　Combined Sensation

皮膚の2点を同時に触れて，これを識別できるかどうか，また皮膚に書かれた数字などをあてることができるかどうか，使いなれた物体をさわっただけでその物品名をあてることができるかなどを検査する．この試験には大脳皮質ことに頭頂葉が関係している．刺激部位の表在感覚がほぼ正常であるのに，これらの識別ができないときには，視床より上，ことに頭頂葉の障害が考えられる．

### a. 2点識別〔感〕覚　Two-Point Discrimination

皮膚に同時に加えられた2つの刺激を識別できるかどうかをみる．検査にはコンパスを用い，2点を刺激するのがよい．コンパスがないときにはツベルクリン判定用のキャリパスでもよい．まず適当な部位で，十分識別できる程度の2点に同時刺激を行って患者に試験の内容を知らせておくべきである．

患者には2点でさわったと感じたら「2」，1点でさわったと感じたら「1」と答えるように教える．つぎに閉眼させて，テストするが，2点刺激は体の長軸に沿って行うほうがよい．2点は同時に触れるように注意する．時間的に少しでもずれがあると，2点の識別ははるかに容易になるので，軽い障害を見落すことがある．2点刺激ばかりくり返さず，随時，1点刺激をまじえて，それぞれ10回ぐらい検査する．答えが正確な場合は，2点間の距離を次第に縮めてみる．2点識別能は身体の各部で大きな相違があり，口唇などでは2～3mmの短い距離を識別できるし，背中では4～5cm 離れていても識別できないことがある．普通に検査する部位と，そこでの2点識別の最短距離（2点識別閾値 double-point threshold）はつぎのごとくである．

　　　指尖……………………………………………3～6mm
　　　手掌，足底……………………………………15～20mm
　　　手背，足背……………………………………30mm
　　　脛骨面…………………………………………40mm

最短距離が多少延長しているときは2点識別の障害と判定するには慎重を要する．このときには左右を比較し，一側では2点識別が正常で，ほぼ上記の距離で判定が可能であるのに，他側の

同じ部位では，2点識別の距離が延長していたり，判定に誤りがあれば病的とする．

　この検査は検者にも患者にも，かなり負担となり疲労しやすいので，他の検査に続けて行うときには，なかなか正確な成績は得られないので注意を要する．

### b. 皮膚書字試験　Skin Writing Test，皮膚書字覚　Graphaesthesia

　皮膚書字試験は実際には皮膚に0から9までの数字や，○×△などを書き，これをあてさせる．指先や，鉛筆，マッチ棒などのように先の鈍なものを用いて書く．一般に手掌，前腕，下腿前面，足背，顔面などで検査する．

　患者と対面しながら数字を書くと，字が逆になってしまうのでわかりにくいから，患者と同じ向きになって数字を書いてやるようにする．最初眼を開いたまま1〜2回テストし，あとは閉眼させて，数字や記号をあてさせる．数字では8，4，5などはわかりやすいので，まずこれを用い，つぎに6，9，3など，やや判定のむずかしいものを用いる．表在感覚は障害されていないが，一側の皮膚書字覚が侵されているときは，対側の頭頂葉の障害を考える．また脊髄圧迫の初期には，後索は脊髄視床路より早く侵されるので皮膚書字覚の障害が重要な徴候となることがある．このときは脊髄圧迫部より上の皮膚に書かれた数字は容易に判定できるが，それより下に書かれた数字の判定ができないので，障害のレベルがわかる．

### c. 立体認知　Stereognosis

　閉眼させて，日頃よく知っているもの，たとえばマッチ箱などを，患者の手に握らせて，それをあてさせる．一側で判定できなければ反対側にもたせてあたるかどうかを確かめておく．品物の名前が思い出せないときはどんなものか，すなわちその大きさ，形，何でできているかなどをあてさせる．音などが出て暗示を与えるようなもの，たとえば鍵束などは用いないほうがよい．表在感覚が保たれているのに，物体を識別することができないのを立体〔感〕覚消失 astereognosis，立体認知不能 stereoagnosis という．これは頭頂葉障害の診断に欠くことのできない検査である．

### d. 2点同時刺激識別〔感〕覚　Double Simultaneous Stimulation（DSS）

　左右の対称的2点を同時に同じように刺激すると，正常ではこれを正確に2つの刺激として感ずることができる．刺激には触覚や痛覚を用いる．しかし明らかな表在感覚の障害がないのに，両側の同じ部位を同時に刺激すると，一側のみしかわからず，対側からの感覚はまったくわからないことがある．これをDSSの障害と判定する．感覚が無視されてしまったほうが障害側であり，これを消去現象 extinction phenomenon と表現する．

　DSS障害には，その他いろいろなものがある．displacement というのは，障害側が刺激されたことはわかるが，その部位を誤って感ずるものをいう．obscuration とは，障害側でも刺激を感ずるが，健側よりも弱く感ずるものをいう．exosomesthesia は障害側の感覚が身体以外の部位にあるように感じられるものである．DSSに異常があれば，まず頭頂葉の障害を疑う．

## 4　検査所見の記録法

　表在感覚検査の結果を記入するには，図 5-3a，b のような皮膚の感覚神経分布のチャートを用いる．皮膚の神経分布は多少個人によって異なるので注意しておく．触〔感〕覚，痛〔感〕覚，温度〔感〕覚のそれぞれにつき，感覚鈍麻，感覚消失，感覚過敏，感覚異常の分布と範囲を記入する．顔面の感覚は三叉神経が司っている．その他の全身の感覚は，脊髄分節および後根による支配と，末梢神経による支配とに分けて診るべきである．脊髄障害と末梢神経障害とでは，感覚障害の分布がまったく異なっている．

　感覚障害の程度は採点法で表現するとよい．まず，健常と思われる部位に刺激を加え，その感覚を「10 点」とすることを患者に説明する．つぎに障害部に同じ強さの刺激を加えて，その部の感覚が何点かを答えさせる．痛覚，触覚，温度覚などの表在感覚は，すべてこの方法で採点できる．また振動〔感〕覚についても同様に，健常と思われる胸骨上に音叉をあて，これを「10 点」とし，同様に障害部位を採点させる．

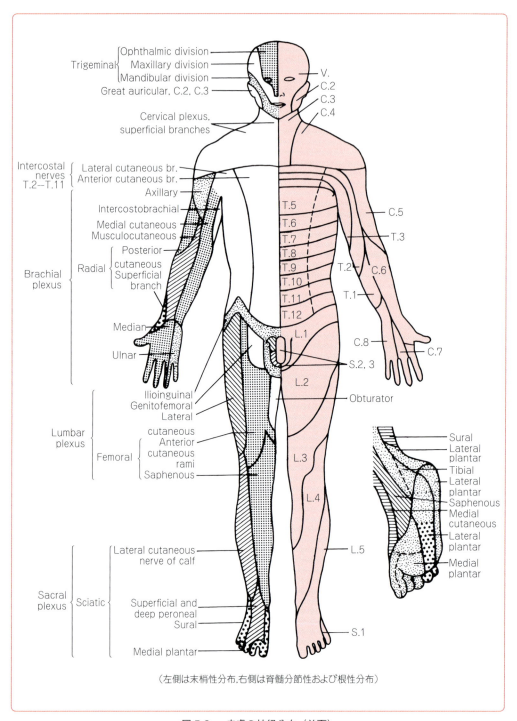

図5-3a　皮膚の神経分布（前面）
(Brain : Clinical Neurology, 1964 より)

⑤ 感覚の診かた　103

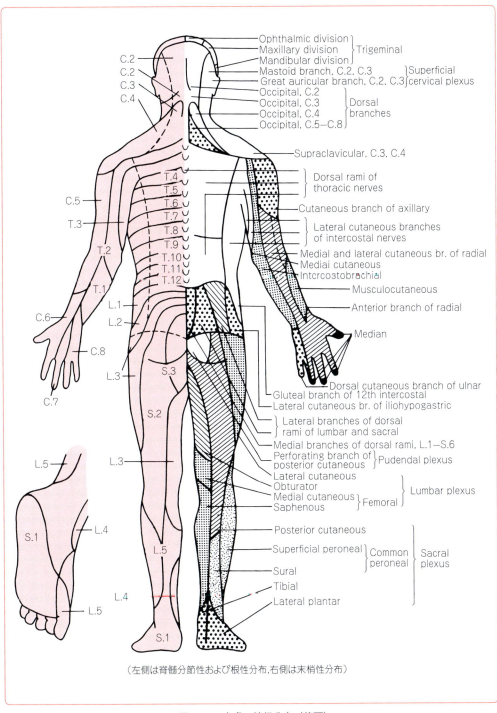

（左側は脊髄分節性および根性分布，右側は末梢性分布）

図5-3b　皮膚の神経分布（後面）
（Brain：Clinical Neurology, 1964 より）

# 6 脳神経の診かた

　脳神経 cranial nerves は左右12対よりなる．すなわち"嗅いで（Ⅰ），視る（Ⅱ），動く（Ⅲ．動眼），車（Ⅳ．滑車）の三つ（Ⅴ．三叉）の外（Ⅵ．外転），顔（Ⅶ．顔面），聴く（Ⅷ．聴），舌（Ⅸ．舌咽）に迷う（Ⅹ．迷走），副（Ⅺ）舌（Ⅻ．舌下）"と覚える．このうちⅢからⅫまでの脳神経は，その核が脳幹という狭い部分にあるので，これら脳神経障害の有無を試験すれば，脳幹障害の部位診断にきわめて有用である．その試験法は，一見複雑であるように思えるが系統的に覚ればそうむずかしいことではない．

## 1　嗅（Ⅰ）神経　　Olfactory Nerve

　試験には巻きタバコを用いるのが簡便である．また香水，コーヒー，樟脳，ハッカなど刺激の弱い香料を用いる．アンモニア，酢酸など刺激の強いものは三叉神経を刺激するので，適当ではない．一側の鼻口を図6-1のように手で圧迫しておいて，他側に検体を近づけ，その臭いを感ずるか否かをたずねる．もし臭いがわかるなら，何の臭いであるかをいわせる．つぎに他側も同様

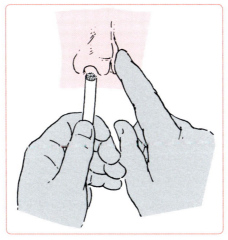

図6-1　嗅神経の試験法
眼を閉じさせる．一側の鼻口を押え，他側の鼻口にタバコを近づけて，どんな臭いがするか，たずねる．どのくらいの距離で感ずるかも注意しておく．

な方法で試験し，左右を比較することが大切である．鼻疾患（鼻炎，副鼻腔炎，腫瘍など）があれば，嗅覚障害があっても神経学的意義はないので，鼻腔内を専門家に診てもらうべきである．鼻疾患がないのに一側に嗅覚障害があったら神経学的に意味があり，数日の間隔をおいてくり返し試験する必要がある．神経疾患によるものは，くり返し試験しても同じ結果が出る．臭いがまったくわからないのを嗅覚消失 anosmia という．臭いには感ずるが，検体が何かわからないとか，臭いはわかるが感度が低下しているものを嗅覚低下 hyposmia という．その他，嗅覚過敏 hyperosmia や，臭いを錯誤する嗅覚錯誤 parosmia，実際に存在しない不快な臭いを主観的に知覚する悪臭症 cacosmia もある．

## 2 視（Ⅱ）神経  Optic Nerve

視神経の試験は大脳障害の局在診断に重要である．

### 1. 視　力  Visual Acuity

まず患者の訴えから異常の有無をつかむようにする．神経学的には裸眼視力はあまり問題にしなくてよい．したがって眼鏡をかけている人では，矯正視力を試験する．ベッドサイドでは，名刺でも新聞でも有り合わせのものを 30～40 cm の距離で読ませる．視力障害があり，さらに詳しく試験するには試視力表を用いる．わが国では石原視力表が用いられている．視力が著しく悪いときには，眼前の指数を数えることができるかどうか試験する．眼前 30 cm で指の数がわかるときには n.d. 30 とする．n.d. は numerus digitorum（指数弁）の略で，分読最大距離（cm）で視力をあらわす．さらに視力が悪いときには眼前で手を動かし，それがわかるか否かを聞く．もっと視力が低下したものでは部屋を暗くしておいて光を反復して眼にあて，明暗（光覚）を感ずるかどうかを試験する．球後視神経炎，視神経萎縮では視力は減弱ないし消失する．記載法は，たとえばつぎのようにする．

　　　右視力（v.d.）＝眼前手動弁（または m. m., motus manus の略）
　　　左視力（v.s.）＝光覚弁（または s. l., sensus luminis の略）
　　　光覚弁もなければ視力は零（0）で，no p. l.（no perception of light）とする．

### 2. 視　野  Visual Field

ベッドサイドでは対座試験 confrontation test で検査する．まず図 6-2 のごとく患者と向き合って座る．患者の眼と検者の眼との間隔が約 80 cm になるようにする．患者の一方の眼を軽く手でおおわせる．患者にみえる方の眼で検者の相対する眼を注目するように指示する（すなわち患者の右眼を検査するときには検者の左眼をみつめさせる）．ついで検者は両手を前側方に自分の視野一杯に拡げる．このとき示指をほぼ垂直に立てるようにする．指の位置はちょうど患者と検

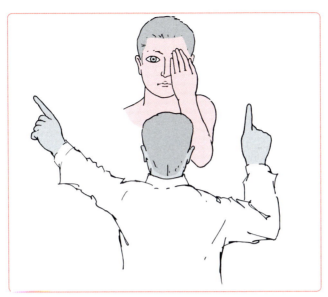

図6-2 対座試験による視野の試験
患者の眼と検者の眼とが約80 cm の間隔になるようにして向き合い，左方の眼を左手でおおわせる．右側は検者の左側に注目させ，試験中，患者の視線が固定しているかを監視する．
検者は両手を前側方に広げて，自分の視野の左右両端におき，指を動かし，患者にそれを指でさすようにさせる．

者との中央にあるようにする．

　つぎに指を動かし，左右どちらが動いたかを指摘させる．答えを「右」，「左」といわせると間違えやすいので，動いている方を患者が指で示すようにするとよい．左右を同時に動かしてそれがわかるか（視覚消去現象の有無，☞ p.318）もみておく．この方法により眼の中心より耳側，鼻側，上下の視野を知ることができる．試験中，患者の眼球が固定しているかどうか，常に注意しておく必要がある．試験結果は図6-3のように記入しておく．

　視野欠損 visual field defect，縮小があるときは，視野の周辺部より指を漸次中心に向け直線的に動かし，どこでみえるようになったかを調べる．半盲の患者は障害側より健側へ物体を近づけると中心線で初めてみえるようになる．

　本法は検者の視野を利用した大まかなテストであり，わずかな視野の縮小，マリオット暗点の拡大などは診断できない．疑わしいときは視野計や定量視野計による正確な検査が必要である．患者の協力が得られないとき，たとえば認知症または失語症があるようなときには，視野の周辺から患者の眼を引きそうなものを近づけると，患者は眼球を動かして，そちらを向く．このような眼球の動きから視野を大まかに知ることもできる．また軽い意識障害で視野を判定するには，あたかも眼に物をつっこむような感じで，周辺より眼に指先を近づける．防御的に眼を閉じる（視覚性おどし反射 menace reflex，☞ p.291）なら，その方向の視野は保たれている．

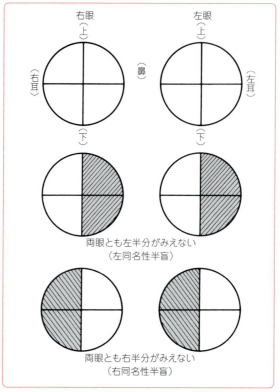

図 6-3 対座試験による視野の記録法

### 3. 検眼鏡検査「法」 Ophthalmoscopy

検査法は 15 章（☞ p.266）で述べるのでここでは省略する．乳頭浮腫 papilledema，視神経萎縮 optic atrophy などに気をつける．

# 3 動眼（Ⅲ），滑車（Ⅳ），外転（Ⅵ）神経
### Oculomotor, Trochlear and Abducens Nerves

これらの 3 つの脳神経は外眼筋および内眼筋の機能を司るので，一組として検査する．

### 1. 眼瞼の観察

まず眼瞼下垂 ptosis（☞ p.199）に注意する．一見して明らかなときは簡単だが，わかりにくいときは真っ直ぐ前方をみさせて，左右の眼瞼裂を比較する．

注意すべきは図 6-4 のように，上眼瞼の下端が瞳孔にかかっているかどうかである．一側のみ

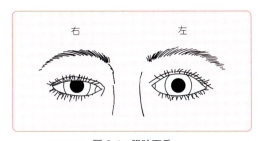

図 6-4　眼瞼下垂
右上眼瞼の下端は，右瞳孔をおおっており，
右眼瞼裂は左のそれより小さい．

上眼瞼の下端が瞳孔にかかっていれば，その側に眼瞼下垂がある．両側の眼瞼下垂もあるので注意すべきである．

このとき，眼球陥没や，眼瞼攣縮があると眼瞼下垂がなくても眼瞼裂は小さくなるから注意すべきである．逆に眼球突出や，顔面神経麻痺があると，障害側の眼瞼裂は開大する．その他，眼瞼攣縮 blepharospasm の有無にも気をつける．

## 2. 眼球の観察

眼球の突出，陥没の有無をみる．また斜視 strabismus, squint はないか，両側の眼球が一方をみつめるようになっている（眼球共同偏倚）か，自発性の眼振の有無などにも注意する．一眼が正面の目標をみている（固視）ときに，他側が内側にずれているのを内斜視 esotropia, strabismus convergens〈L〉，外側にずれているのを外斜視 extropia, strabismus divergens〈L〉とよぶ．

## 3. 瞳孔の観察

大きさはどうか，左右が同じかどうか（equal），形が正円かどうか（round）をみる．必要があれば眼前に物差しをあて瞳孔の直径を測るとよい．正常では2.5〜4 mm の範囲にあり，2 mm より小さいときは縮瞳 miosis, 5 mm より大きいのを散瞳 mydriasis とよぶ．大人の瞳孔は子どもより小さい．また老年になるにしたがって小さくなる．高血圧では年齢と関係なくしばしば縮小している．

左右の大きさの異なるものを瞳孔不同 anisocoria というが，これは動眼神経麻痺，頸部交感神経麻痺，神経梅毒などでみられる．

## 4. 瞳孔に関する反射

### a. 対光反射　Light Reflex, Light Reaction

患者に部屋の一番遠いところをみるように指示する．懐中電燈の光を患者の視野の外から，敏速に視野に入れる．光を入れた瞳孔が収縮する直接対光反射 direct light reflex, 直接瞳孔反応

direct pupillary reaction，反対側の瞳孔も収縮する間接瞳孔反応 indirect pupillary reaction または共感性対光反射 consensual light reflex，共感性瞳孔反応 consensual pupillary reaction をみる．正常では瞳孔の収縮は速やかである（brisk）．瞳孔の収縮がみられないものは absent，遅いものは sluggish と表現する．

　緊張している患者に急に強い光をあてると，驚愕反射で瞳孔が拡大し，光に対する反応が認められないことがある．したがって，強い光をあまり急にあてないようにすることも大切である．こうした神経過敏な患者では，部屋を暗くし，気持ちをくつろがせるようにし，比較的弱い光を用いるとよい．

### b. 調節反射　Accommodation Reflex および 輻輳反射　Convergence Reflex

　患者に遠方をみさせ，瞳孔の大きさを観察しておく．つぎに患者の眉間から 10～20 cm ぐらい前のところにおいた検者の指または鉛筆を，素早くみつめるように命じ，瞳孔の大きさの変化を観察する（図 6-5）．正常では瞳孔は収縮する．これは両眼を内転させるための内直筋の収縮による刺激で起こる瞳孔の輻輳反射と，眼の前の視標を鮮明に網膜に結像させようとする眼の機能，すなわち瞳孔の調節反射によるものである．調節反射の経路は対光反射の経路とは異なっている．このとき遠方も近いところも，同じ明るさでなければならない．眼前 20 cm ぐらいで指または鉛筆の先をみつめさせ，それを次第に近づけていくと眼球は左右とも中心に寄り（輻輳），いわゆる「より目」となり（内転した角膜内縁は上下の涙点を結ぶ線まで達する），瞳孔は縮小する．これが輻輳反射である．近い物体をみるときの瞳孔の収縮には調節反射と輻輳反射とが関係しているので瞳孔の近見反射 near reflex ともよぶ．

### c. 毛様体脊髄反射　Ciliospinal Reflex

　疼痛刺激に対して瞳孔が散大するかどうかをみる．すなわち頸や胸や上肢を，ピンや針で刺激

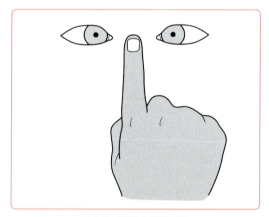

図 6-5　瞳孔の近見反射
まず遠方をみるときの瞳孔の大きさを観察する．つぎに眼前 10 cm ぐらいのところを注目させると両眼は輻輳し，瞳孔は縮小する．

したり，つねったりすると両側に1〜2mmの散瞳が起こる．明るいところでは，反射が出にくいので，眼を多少遮蔽して観察する．本反射は疼痛刺激で起こるので，意識障害時の検査にも用いられ，脳幹障害の程度を知るのに重要である．

## 5. 眼球運動　Ocular Movement

眼前30〜60cmに図6-6のごとく検者の指または何か視標となるものをおき，その先をみつめさせ，ゆっくりと左右，上下に動かす．この際「頭を動かさず眼だけで追ってください」と指示する．しかし片手で頭を軽く押さえ，注視によって患者が頭を回転させようとするかどうか感じとっておくとよい．眼球の運動は，まず左右への動きをみることから始める．上下への運動は，人によりその範囲はかなり異なる．

外眼筋とは，内側直筋（M. R., medial rectus），外側直筋（L. R., lateral rectus），上直筋（S. R., superior rectus），下直筋（I. R., inferior rectus），上斜筋（S. O., superior oblique），下斜筋（I. O., inferior oblique）の6つである．このうち動眼神経（Ⅲ）により支配されているのは，M.R., S. R., I. R.,および I. O. で，滑車神経（Ⅳ）は S. O.，外転神経（Ⅵ）は L. R. を支配している．内および外側直筋は，その名のとおり，眼球を外（耳）側，内（鼻）側に回転させる．眼球の上方への動きは，上直筋と下斜筋，下方への動きは下直筋と上斜筋によるものである．

眼筋の機能試験法は，まず患者と向き合い，検者の示指先端をみつめさせ，眼球の左右への動きをみて，内，外直筋の作用をみる（**図6-7a**）．

つぎに右または左を注目させ，その位置で指を上下に動かして，眼球の動きをみる．このときの眼球運動と眼筋（上・下直筋，上・下斜筋）との関係は**図6-7b**に示す．

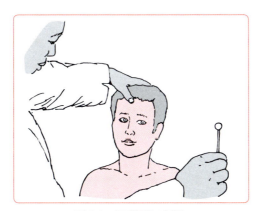

図6-6　眼球運動の試験

眼前30〜60cmに，検者の指または視標をおき，"頭を動かさずに眼だけで指を追ってください"と指示し，指を左右上下に動かす．頭を片手で軽く押さえておく．これにより注視障害を補正しようとする頭の回転を手で感じとることができる．

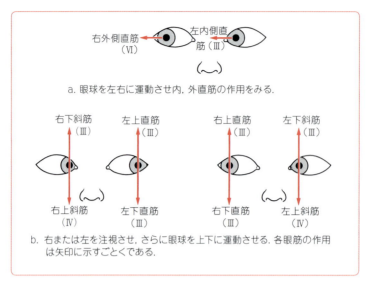

図 6-7　眼筋の機能試験法

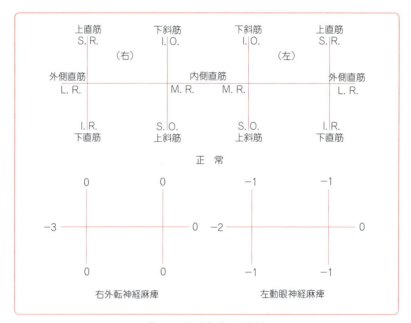

図 6-8　眼球運動の記載法

　眼球運動の記載法は**図 6-8**に示す．眼球の動きは正常（0）から完全麻痺（－4）までの5段階で表現する．たとえば動きが，ほぼ半分なら－2とする．眼筋の麻痺があると，眼球の偏倚，すなわち麻痺性斜視 paralytic strabismus が起こる．軽度な眼筋麻痺では，障害側を向いたときに複視を訴えるだけのこともある．

　眼球運動観察の要点はつぎのごとくである．

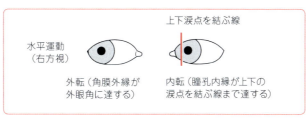

図 6-9　水平眼球運動の正常範囲

- 両眼に運動制限はないか．水平眼球運動の正常範囲は**図 6-9** に示す．
  上方視の場合には黒目の下に，必ず白目が認められる．しかしその程度は正常者でも個々に異なる．下方視では眼瞼を上げてみると正常では角膜上縁は内外眼角を結ぶ線まで達している．
- 両眼は左右同じように，共同 conjugate して動くのが正常である．
- いずれかの方向に複視が出るかどうか．
- 指標を動かしたときに，眼球の追跡は正常では滑動性 smooth である．動きが滑らかでなければ衝動性 saccadic と表現し，異常である．
- 左右への眼の動きは，共同性であっても，一側の方が遅いこともあるので注意する．たとえば右方注視に比較し，左方注視が遅いときには，左方に潜在性の注視障害がある．
- 側方注視時には overshoot や，undershoot など，眼球運動の測定異常 dysmetry があるかどうかに注意する．これは小脳障害の症候である．
- 指標を追跡する眼球運動には2種類ある．
  第1は動く指標を追う眼球運動で，比較的遅く滑らかで，しかも連続的な動きである．これを滑動追従〔眼球〕運動 smooth pursuit eye movement という．
  第2は視点の急速な変化に伴う瞬間的，急速な眼球運動で，これを衝動性眼球運動 saccadic eye movement, saccades という．
  これらの眼球運動は眼振計を用い，前者は指標追跡検査で，後者は点滅式指標追跡装置で検査すべきであるが，ベッドサイドでも簡単なチェックをしておく．普通に指標をみつめさせて，これを追跡するのは smooth pursuit eye movement と考えてよい．これには眼球運動に関係している種々の機構が関与している．一方，saccadic eye movement が障害されると，眼前の2点間を交互に素早くみることができない．たとえば下の方をみつめさせておいて，つぎに眼より高いところにある指標を素早くみるように指示する．左右についても同じように検査する．
  ゆっくりした指標の動きには上下，左右追跡できるのに，このような衝動性の動きが障害されることがある．衝動性眼球運動のみが選択的に消失するのを緩徐眼球運動 slow eye movement ともよぶ．その障害部位は脳幹，ことに橋部（橋網様体の傍正中帯 PPRF）と推定されている[1]．本症は脊髄小脳変性症などでみられる．
- 下方視のときには，上眼瞼は下がり角膜の上に白目を認めない．甲状腺機能亢進症では下方視

で白目が認められグレーフェ徴候 Graefe sign という．このような上眼瞼の機能障害で，白目が出るのを lid-lag という．パーキンソン症候群などの錐体外路性疾患では核上性に lid-lag を起こすし，筋緊張性ジストロフィーや先天性筋強直症では筋原性に myotonic lag を呈する．

## 6. 眼　振 Nystagmus

眼球運動を試験するときに同時に眼振が起こるかどうかを観察する．すなわち眼で指先を追うように指示し，左右，上下に眼球が30°ぐらい回転するようにさせると眼振の有無を観察することができる．ときには正中位でも物を注視させると眼振を起こすこともある．極端に側方を向かせる．つまり極位 end-position にすると，2～3回一過性の振動をきたすが，間もなく止まる．これを極位眼振 end-position nystagmus，眼振様運動 nystagmoid movement というが，診断的意義はあまりない．眼振をみるときは5～6秒じっとみつめさせ，運動が持続するのを確かめておかなければならない．眼振については，その方向，振幅の大きさ，頻度をみる．また眼振出現時に物が揺れてみえる．すなわち動揺視 oscillopsia を伴うことが多い．

眼振にはいろいろな方向の動きを示すものがある．このうち水平性眼振 horizontal nystagmus が最も多いが，垂直性眼振 vertical nystagmus，回旋性眼振 rotatory nystagmus などもある．

つぎに動きかたに注意する．一方向にゆっくりと（緩徐相），逆方向に急激に（急速相）動く

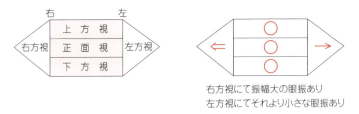

図6-10　注視眼振の記載法

ものを，**律動性**または**衝動性眼振** rhythmic or jerky (-king) nystagmus といい，診断的に大切である．このうち急速な動きを眼振の方向とする．**振子様眼振** pendular nystagmus または**波動性眼振** oscillatory nystagmus というのは両方向に等しい速度で動くもので，これはいわゆる先天性眼振に多い．

このような注視眼振の試験は，一般に両眼視で行うが，ときには片眼で試験して初めて明らかな眼振を認めることもある．これはいわゆる**潜伏眼振** latent nystagmus とよばれるものであり，先天性眼振の一種である．つまり一眼をかくして，他眼で左右を注視させると外転方向に急速相をもつ眼振があらわれることがある．さらに眼振は頭の位置をいろいろに変えて試験するとよい．眼振は神経耳科的には Frenzel 眼鏡をかけさせたり，電気眼振計で詳細に検査するようになっている．注視眼振の記載法は図 6-10 のようにする．

### 7. 視運動性眼振 Optokinetic Nystagmus (OKN)

これは元来疾走中の車より外の景色をみるときに起こる生理的な眼球の不随意運動につけられたもので，railroad nystagmus とよばれている．ベッドサイドでは長い帯状の布に一定間隔に印をつけたもの，または巻尺を用いる（図 6-11）．縦に縞模様のついた円筒を作り，これを回転させるのが最もよい．こうした目標の 1 点を眼前 50 cm ぐらいのところでみつめさせ，これを水平に左または右に動かすと眼振が起こる．正常では目標の動いた方向には眼球はゆっくり運動し，急速にもとにもどる．つまり回転と反対方向に急速相をもつ眼振が起こる．これを眼振の解発という．この急速相が OKN の眼振方向優位性である．

視運動性眼振（OKN）の解発には網膜，視神経，外側膝状体，視放線の機能がある程度保たれていること，後頭葉（Area 17, 18, 19），前頭葉（Area 8），脳幹の眼球運動中枢の機能が保

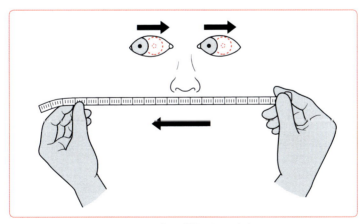

図 6-11　視運動性眼振の試験

長い帯状の布で，一定の間隔で模様のあるもの，または巻尺を用いる．模様（目盛）をみつめさせながら，素早く左または右に動かすと眼振は目標の動きと反対方向に起こる．これが正常である．

持されていることが必要である．したがって4ヵ月以上の赤ん坊で視力があるかどうかわからないときには，OKN が解発されれば視力があることを示している．視力がわずかでも保たれているときには，OKN の解発または眼振方向優位性と脳の障害部位とはつぎの関係にある．
① 大脳障害では，障害側と反対方向への OKN の解発が抑制され，眼振は障害側に優位となる．
② 脳橋の障害では，障害側と同じ方向へ OKN の解発が抑制され，眼振は健側に優位となる．

　いずれにしてもベッドサイドでは目標物を左右に動かして，それによる OKN が左右等しいかどうかをみる．一方向に OKN が起こらないとか，左右の眼振に差があるようであれば電動式回転ドラムを用い，電気眼振計により左右の視運動性眼振パターン optokinetic pattern（OKP）を分析せねばならない．OKP test により脳幹，小脳の障害を診断することができる．こうした検査は神経耳科または神経眼科で行われる．

## 4 三叉(V)神経　Trigeminal Nerve

### 1. 感覚検査

　主に顔面の感覚（痛覚，触覚，温度覚）を試験する．三叉神経は3つの枝に分かれており，その各々につき左右の感覚を比較する．3分枝の末梢性支配は図 6-12 のごとくで，顔面の皮膚と同時に，各枝の分布する粘膜領域をも調べる必要がある．触覚はわかるが温痛覚が障害され，い

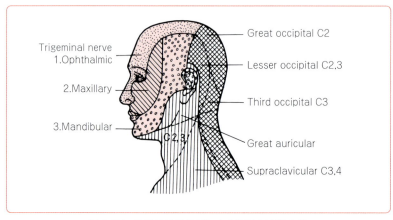

図 6-12　三叉神経の分枝による顔面の感覚支配
第1枝：**眼神経** ophthalmic nerve（結膜，角膜，下眼瞼，鼻梁などの感覚をも司る）．
第2枝：**上顎神経** maxillary nerve（鼻腔粘膜下部，鼻咽頭粘膜，硬口蓋，上顎の歯および歯齦，上唇などの感覚をも支配する）．
第3枝：**下顎神経** mandibular nerve〔耳介（ただし耳朶と耳介外側は除く），舌，下顎歯および歯肉，口腔下面，頬部粘膜，下唇などの感覚をも司る〕．
　　　　　　　　　　　　　　　　　　（Mayo Clinic, Clinical Examinations in Neurology より）

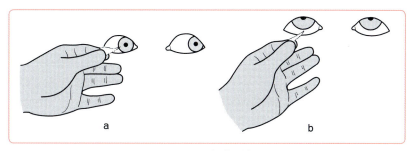

図6-13 角膜反射
患者に検者の指を注目するように指示し，視線を左右または上方にずらす．脱脂綿の一端を細くし，外側から角膜に触れると，両眼を迅速に閉じるのが正常である．

わゆる感覚解離を示せば，三叉神経脊髄路および核での障害を考える．

### 2. 角膜反射　Corneal Reflex

　脱脂綿の先を細くするか，ティッシュペーパーをよじって図6-13のごとく検査する．検者は自分の指を示して，患者にこれを注視させ，視線を一方にずらし，その反対側から，角膜の部分を軽く刺激する．正常では両眼が迅速に閉じる．

　角膜反射が両側でやや減弱しているときにはあまり病的意味がなく，一方を刺激したときのみ反射が減弱しているとか，まったく消失しているのが重要な所見である．角膜反射の求心路は三叉神経で，遠心路は顔面神経である．本反射の中枢は橋にある．したがって三叉神経第1枝が麻痺すれば，この反射は両側性に減弱ないし消失する．

　顔面神経障害で眼輪筋が麻痺すると，閉眼が起こらないのでその側の角膜反射は消失するが，反対側の眼には正常な反射が起こるので，反対側の反応も注意すべきである．

　昏睡や，脳幹の障害では本反射は両側性に消失する．

### 3. 運動機能の試験

　患者に奥歯をしっかり噛み合わせるように指示して，両側の咬筋と側頭筋を触診する．筋の収縮が起こらないとか，収縮が一方のみ明らかに弱いといった，著しい筋力の低下時には，この方法で判定できる．

　つぎには口を大きく開けさせて，下顎が一方に偏倚するかどうかをみる．下顎は障害側に偏倚する．偏倚を判断するには，まず歯を噛み合わせたときの上下歯の関係をみ，口を開いたとき目印をつけた下歯が上歯に対し，どちらにどのくらいずれるかをみる．下顎に抵抗を加えながら，開口させると偏倚がさらに明らかになることがある．

　疑わしいときは，開口させて下顎の関節突起を触れ，下顎を左右に動かすように指示すると，麻痺のあるときには健側への下顎の動きは消失または減弱する．両側咬筋の麻痺があるときには，開口は不十分となり，また十分口を閉じることもできない．一般にこのような運動神経は，両側

性支配になっているので，一側のみに麻痺が起こっているときは，核以下の障害による麻痺であると考えてよい．

## 5 顔面(Ⅶ)神経　Facial Nerve

### 1. 顔つき

まず顔が対称的であるかどうかをみる．まったく異常がないようにみえても，患者と話しているとき，患者が笑うときの口つきをみ，一側の口角の動きが，他側に比べて遅いかどうかに気をつける．正常な人でも，顔は多少とも左右非対称を示すものであるから，軽い変化は，軽率に麻痺と判定しないほうがよい．完全な末梢性顔面神経麻痺（ベル麻痺 Bell palsy）では図6-14のような顔つきになるのですぐわかる．

### 2. 運動機能の試験

顔筋のテストは前頭筋，眼輪筋などの上顔面筋と，口輪筋，広頸筋などの下顔面筋に分ける．

#### a. 上顔面筋

前頭筋を試験するには，額にしわがよるかどうかをみる．これには患者に眉を上にあげるように命じ（図6-15），それができないときには検者の指をみつめさせ，上方をにらむようにさせる．

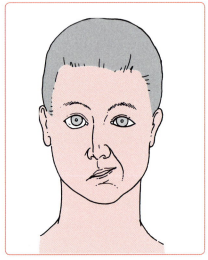

図6-14　右末梢性顔面神経麻痺
障害側の鼻唇溝は浅くなり，ときに消失する．口角は障害側で下がり，健側に引っぱられる．障害側の眼瞼裂は開大している．

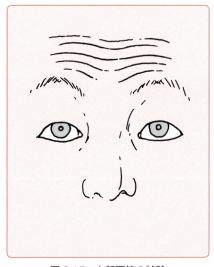

図6-15　上顔面筋の試験
額にしわがよるかどうかをみる．一側でしわが消失していれば末梢性の顔面神経麻痺である．中枢性麻痺では額のしわよせは正常である．

末梢性の顔面神経麻痺では，障害側にしわがよらない．つぎには眼を閉じさせる．

著明な麻痺があれば眼瞼を閉じ合わせることができず，いわゆる兎眼 lagophthalmos となる．
すなわち障害側の眼を完全に閉じることができず，ベル現象 Bell phenomenon により上転した眼の球結膜が白くみえる（図6-16）．また眼が閉じられるときにはまつげに注意する．眼輪筋の力が十分保たれているときには，強く閉眼させるとまつげはほぼ完全に埋められて，外からはわずかにその先端をみるにすぎない．眼輪筋の収縮が不十分なときには，その側のまつげが外からよくみえる．

これを睫毛徴候 signe des cils〈F〉, ciliary sign といい，軽い顔面神経麻痺を見出すのに有用である（図6-17）．眼を閉じることができるなら，つぎにはできるだけ強く眼を閉じるように指示しておいて，検者の指でこれを開け，その収縮力を左右で比較する．

強く眼を閉じさせると，健側では眼輪筋のふるえを指に触れるが，障害側ではそれが減弱ないし消失している．これを Bergara-Wartenberg 徴候 とよぶ．

上顔面筋は両側の大脳皮質から支配を受けているので，顔面神経核より上の障害，たとえば内

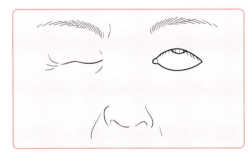

図6-16　ベル現象
眼輪筋麻痺でベル現象がみえる．

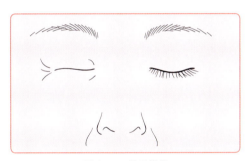

図6-17　睫毛徴候
左側のまつげがよく見えており，左睫毛徴候陽性である．

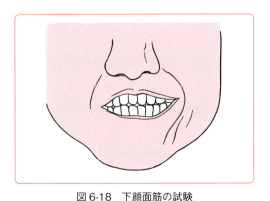

図6-18　下顔面筋の試験
歯をむき出させると，口角は左の健側に引っぱられ，右の障害側の開口は不十分で，右鼻唇溝の浅いのが明らかになる．

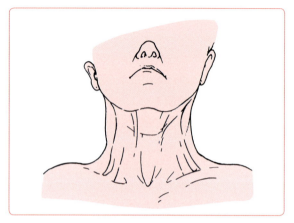

図 6-19　広頸筋の試験
口を「へ」の字に曲げさせて，その収縮状態をみる．

包付近の障害による片麻痺では，上顔面筋の麻痺を伴わない．下顔面筋は反対側の大脳皮質からの一側支配である．眼輪筋は上，下顔面筋の中間的な神経支配を受けている．

b. 下顔面筋

図 6-18 のように歯をむき出しにするように指示する．すなわち上下歯を噛み合わせておいてできるだけ口を開き歯を出させる．下顔面筋の障害があると，口角は健側に引っぱられ，障害側開口は不十分で，鼻唇溝は明らかに浅くなる．つぎに頬をふくらませてみると，障害側ではふくらまない．また検者の指先でふくらんだ頬を押すと障害側の口角からは空気がもれる．舌咽，迷走神経の障害で，軟口蓋に麻痺があるときには，頬をふくらませることはできないが，鼻をつまむとふくらませることができるようになる．笑うときには障害側の口角が下がるので，何か冗談をいって笑わせてみるのも 1 つの方法である．口笛を吹かせたり，唇音である「パピプペポ」を発音させると，下顔面筋の障害があるときにはうまくできない．

広頸筋の収縮は図 6-19 のように，口を「へ」の字に強くまげさせると，その収縮がよくみえる．あるいは検者の手を患者の下顎にあて，これを上方に押しあげながらこれに抵抗して首を前屈するように指示すると，やはり広頸筋の収縮がわかる．これを左右比較すると障害側では収縮が低下しているのがわかる．一側性に広頸筋の収縮が欠如するのを**広頸筋徴候** platysma sign 陽性とし，顔面神経麻痺の一所見である．歯をむき出すとか，口を「へ」の字にするなどの動作は検者がまず見本を示して，患者にまねをさせるとよい．また障害側では，食物が頬と歯の間にたまりやすいので，こういうことがあるかどうかも聞いておくべきである．

### 3. 味覚試験

患者に舌を出させて，少量の砂糖，塩，クエン酸およびキニーネをつぎつぎに綿棒またはガーゼの一部につけて，塗る．一方，甘い，からい，酸っぱい，苦いと書いた紙片をその反応に応じ

て示すよう指示する．これを舌の前2/3で行い，左右を比較する．

## 4. 反　射

### a. 眼輪筋反射　　Orbicularis Oculi Reflex

眼輪筋を叩打して，その収縮をみる．**図6-20**のごとく，検者の母指と示指で患者の外眼角の

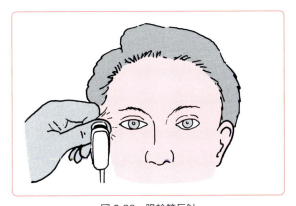

図6-20　眼輪筋反射
眼の外側の皮膚をつまみ，検者の母指をハンマーで軽く叩くと，眼輪筋が収縮する．

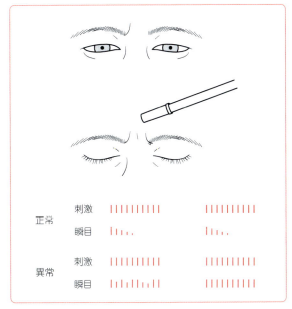

図6-21　眉間反射
眉間を軽く叩打し続けると，正常では瞬目が起こっても，下に示すごとく数回で停止する．
何回刺激しても瞬目が続くのが異常で，マイアーソン徴候という．

外側の皮膚をつまみ，すこし後方に引っぱって，眼輪筋に軽い伸張を与える．検者の母指をハンマーで軽く叩打し，眼輪筋に急激な伸張を加える．眼輪筋は反射的に同側が収縮し，対側も軽度ながら収縮する．

　眉間をハンマーで軽く叩くと，正常では両側眼輪筋の収縮をみる．これは眉間反射 glabellar reflex ともいう．ハンマーは患者の眼より高く保持して，患者にみせないようにする．末梢性顔面神経麻痺では障害側の反射は低下し，中枢性顔面神経麻痺ではむしろ亢進する．すなわち両側の反射の強さを比較することが必要である．この反射はパーキンソン症候群や神経質な人では亢進する．何度くり返してもよくこの反射が出るのをマイアーソン徴候 Myerson sign という（図6-21）．

### b. 口輪筋反射　Orbicularis Oris Reflex

　上口唇を叩くか，または口角に指をあてて軽く叩き，口輪の収縮をみる．正常では乳児以外は，この反射はきわめて微弱か欠如している．顔面神経核以上の錐体路障害のときにはこの反射は亢進する．

## 5. ベル現象　Bell Phenomenon

　閉眼を命ずると，眼球は上転し，軽度に外転する．これをベル現象という．眼輪筋麻痺では，眼瞼裂が閉じないので，ベル現象をみることができる．麻痺が軽いときには，眼瞼裂に白い球結膜のみがみえる．

　ベル現象は随意的閉眼で正常者の90％に認められるが，閉眼で眼球が下転することもある．すなわちベル現象の逆転 inverse Bell phenomenon も起こりうる．

# 6　聴(Ⅷ)神経　Acoustic Nerve

## 1. 聴力検査

　検査には音叉を用いる．C 音叉は低音を，$Fis_4$ 音叉は高音を検査するのに用いる．患者に音叉の音が聞こえなくなったらすぐ知らせるように指示し，その後，検者の耳にあてて聞こえるようなら患者には難聴があることになる．C 音叉で短縮が著明であれば，伝音性難聴，$Fis_4$ 音叉で短縮が明らかであれば神経性難聴であることが多い．もちろん詳細な検査は耳科で聴力計 audiometer を用いて行う．

## 2. リンネ試験　Rinne Test

　振動させた音叉を乳様突起の上におき（図6-22），骨よりの振動音が消えたあと音叉をはずして耳孔4～5cmのところにおく．そしてなお振動が聞こえるかどうかを検査する．正常では気

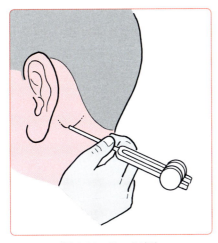

図 6-22　リンネ試験
振動した音叉を乳様突起にあて，振動が聞こえなくなったら，音叉を外耳孔にあて，さらに音が聞こえるかどうかを試験する．

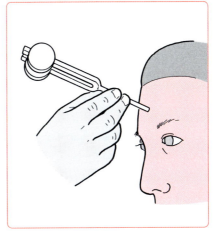

図 6-23　ウェーバー試験
音叉を振動させ前額の中央にあて，左右の耳のどちらに強くひびくかを聞く．正常なら両側同じである．

導による聴力は骨伝導より長く続くために本法で聞こえるわけである．これを Rinne（＋）とする．しかし中耳障害および外耳道の閉塞の場合は気導の方が短くなるため，耳孔にもっていっても音は聞こえなくなる．これは Rinne（－）である．

### 3. ウェーバー試験　Weber Test

振動させた音叉を図 6-23 のように前額部の中央にあて，振動が左右の耳のどちらに強くひびくかを聞く．正常の場合には両側同じようにひびくが，中耳および外耳道に障害があると障害側に大きく聞こえる．迷路およびそれより求心性の神経系に障害があると健側に大きく聞こえる．一側のみに大きく聞こえることを偏倚する（lateralize）と表現する．たとえば Weber test is lateralized to the left と記載する．

### 4. 耳　鳴　Tinnitus

低調音で，鈍いうなりのような耳鳴は伝音系の障害，高調音で，鈴や笛のように聞こえるものは神経性障害によることが多い．

### 5. 前庭機能検査　Vestibular Function

前庭機能検査としては，回転試験，温度試験および眼振計による眼振の分析，視運動性眼振（OKN）の検討などがあるが，いずれも神経耳科に依頼して検査する．

温度試験は caloric test といわれ，冷水は 30 ℃，温水は 44 ℃ のものを用いる．あらかじめ患者の鼓膜が健全であることを確かめておいて，約 20 mL の水を注射器で外耳に 10 秒間で注入す

る．冷水では注入したのと反対側に，温水では注入側に向かう眼振を生ずるのが正常である．左右いずれかの反応が欠如していれば，その側に前庭神経障害があると考えられる．

# 7. 舌咽(IX)および 迷走(X)神経　Glossopharyngeal and Vagus Nerves

舌咽および迷走神経は口蓋，咽頭の機能と関係し，その障害は両者混合してあらわれることが多く，個々の神経障害を明確に区別しにくいので一緒に観察する．

### 1. 軟口蓋，咽頭の観察

患者に口を開けさせて「アーアー」といわせる．そして軟口蓋の挙上および咽頭後壁の収縮の状態をみる．一側の麻痺では健側の軟口蓋弓のみ挙上する（図6-24）．咽頭後壁の筋（上咽頭収縮筋）が一側で障害されている場合には，健側のみ収縮するため，咽頭後壁は健側の方に引っぱられているようにみえる．これは，カーテンが一側に引っぱられるのによく似ているのでカーテン徴候 curtain sign, signe de rideau 〈F〉という．この徴候は軟口蓋の異常を伴うことも，伴わないこともある．両側の麻痺があると，「アー」といわせても口蓋垂はまったく上がらない．

### 2. 咽頭または催吐反射　Pharyngeal or Gag Reflex

舌圧子を咽頭後壁，扁桃部，舌根部などに触れると，正常では咽頭筋は速やかに収縮し，「ゲエ」となる．この反射の求心路は舌咽神経，遠心路は迷走神経，中枢は延髄である．この反射は左右に分けて行い，いずれか一方のみが欠如していれば病的意味がある．ヒステリーでは両側欠如することもあるので注意を要する．

### 3. 軟口蓋反射　Palatal (Palatine) Reflex

軟口蓋を舌圧子などで刺激すると，軟口蓋の挙上，口蓋垂の後退が起こる．この反射は刺激側で強く起こる．反射中枢は延髄で求心路はV，IX，遠心路はXとされている．一側性にこの反射が消失しているときには病的意義がある．

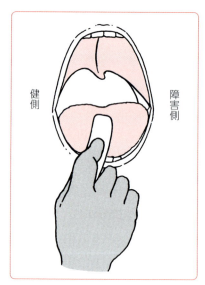

図6-24　軟口蓋，咽頭の観察
「アー」と声を出させて観察する．健側のみの軟口蓋弓の挙上がみられる．咽頭後壁の筋が麻痺している場合には，障害側の後壁が健側に引っぱられる．これをカーテン徴候という．

## 4. 嚥下 Swallowing

水をのみ込めるかどうか，鼻に逆流するかどうかをみる．のみ込めないときには鼻をつまんでみる．こうしたことでのみ込めるようになったら軟口蓋の両側性の麻痺がある．

## 5. その他

舌のうしろ1/3の味覚検査は普通の方法ではやりにくいので，一般には行わない．

嗄声があったら声帯の麻痺の有無を喉頭鏡で検査してもらう．軟口蓋の両側麻痺では鼻声になる．

# 8 副(XI)神経　Accessory Nerve

これは純運動神経で，僧帽筋の上部と，胸鎖乳突筋を支配している．試験は簡単であるがよく見逃されており注意すべきである．臨床的には末梢性麻痺のみが重要で，他の脳神経障害としばしば合併する．

### 1. 上部僧帽筋の試験

直立させ，肩の力を抜いて上肢を両側に下げさせる．両指先が大腿のどの位置にあるかを比較すると，障害側のほうが健側より下に下がっている．また障害側の肩甲骨は下がっているので，その側の肩甲骨の上部は脊柱より下外方に偏倚している．つぎに僧帽筋の筋力テストを行う（☞ p.47）．

### 2. 胸鎖乳突筋の試験

たとえば図6-25のごとく検者は左手を患者の右下顎にあて，右手を患者の左の胸鎖乳突筋にあて頭の右の方向に回転するように命ずる．その際検者の左手に受ける抵抗と，右手で触診した筋の所見から判定する．左の胸鎖乳突起に麻痺があれば，検者の左手に受ける抵抗は弱く，右手で触れる筋の収縮は減弱している．この方法は，患者が頭を回す方向と反対側の胸鎖乳突筋の力を調べることになる．

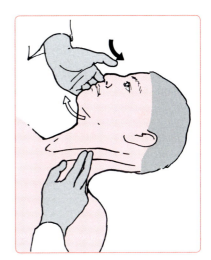

図6-25　胸鎖乳突筋の試験

検者は左手を患者の右下顎に，右手を左の胸鎖乳突筋にあてる．患者に頭を右に回転するように指示する．検者は左手に受ける抵抗と，右手で触診した筋の収縮力から，患者の左胸鎖乳突筋の機能を判定する．

# 9 舌下(XII)神経　Hypoglossal Nerve

純運動神経で，舌筋を支配する．

① 舌を真っ直ぐに出すように指示し，舌に萎縮，線維束性収縮があるかどうかをみる．

② 舌を前方につき出させ，明らかに偏倚していれば，偏ったほうが障害側である．ごく軽度な偏倚は正常でもみられる．偏倚が疑わしいときは，鼻をなめるようなつもりで舌を上に上げさせると，舌下面の縫線が偏倚するので判定しやすい．顔面神経麻痺がある場合には，下顎がかたよっているので一見舌が一側へまがっているごとくみえることがある．このときは鼻と下顎の中央（2つの正中門歯の間）に音叉を図6-26のようにあて，音叉の中央線と舌との関係から判定するとわかりやすい．

③ つき出した舌を側方へ動かすように指示し，これを舌圧子で押さえて舌の左右への力を調べる．また舌先で頬を押すように命じ，検者はこれを外方から指で触れてその左右の強さを比較し，判断することもできる．いずれの検査でも障害側に押す力のほうが，健側に押す力より強い．

④ 舌の萎縮があるときは，その側にしわが認められる．核障害では舌に細かいふるえ，すなわち線維束性収縮をみる．萎縮がわかりにくいときは舌を示指と母指でつまんで触診することも必要である．

⑤ 舌をまったく外に出すことができない場合は，両側麻痺か，失行である．

⑥ 舌の線維束性収縮と，細かい振戦とは区別しにくいことがある．しかし舌を口腔内に引っこめさせ，静止状態において観察すると，線維束性収縮は相変わらず持続するが，振戦は消失する．

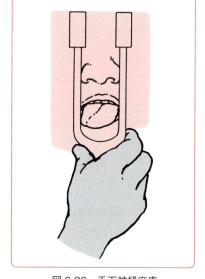

図6-26　舌下神経麻痺
鼻と下顎の中央に音叉をあて，舌をつき出させると舌の偏倚が確認できる．舌は障害側に偏倚する．末梢性麻痺であれば萎縮，線維束性収縮がある．

#### 文献

1) 藤田長久：神経内科，10：16，1979．

# 7 精神状態の診かた

## 1 精神状態の簡単な診かた

　神経疾患の診断にあたって，精神活動 mental activity が侵されているかどうかを知っておくことが必要である．意識障害や，知能低下，感情の異常などがあるときは，患者との問診はできないか，できてもあてにならない．また神経学的検査には患者の協力を必要とするものが多く，たとえば感覚検査では患者の応答があてにならなければ，その成績は信頼できないものになってしまう．精神活動というと，きわめて複雑でとらえにくいものもあるが，神経疾患の診断に必要な精神活動は，脳の器質的な障害による精神症状および徴候である．

　これには意識障害，知能低下，感情の異常，言語，記憶力，計算能力，認識の障害などがあげられる．まず問診や診察によって，大体つぎのような見当をつけておく．すなわち，こうした精神障害 mental disorder はないと思われるもの，精神障害がありそうだと思われるもの，明らかに精神障害があるものなどである．昏睡とか，失語などは，患者に接すればすぐわかる．どうも注意力が散漫である，話の理解が悪い，動作が異常である，言語がおかしいなどは精神活動の障害を思わせる．精神状態に異常がないと思われるものは意識清明（alert），知能正常と記載しておけばよい．また検査への協力状態 cooperation も記入しておく．正常な人では多くは cooperative である．中には noncooperative のこともあり，あとで所見を判定するのに役立つことがある．その他，脳の局在徴候と考えられる，失語，失行，失認は重要であるので，項を分けて述べることにする．

　精神状態に異常があると思われるものについては，簡単な検査を行っておく．これはつぎの3つに分けられる．すなわち意識，知能，感情についての検査である．

## 2 意識障害 Disturbance of Consciousness の診かた

　意識障害は比較的急な機能障害，あるいは慢性の脳障害では，その経過中に急な変化が起こりつつあるときに出現する重要な徴候である．神経内科の分野では，おもに意識混濁，つまり意識の明るさの変化を問題にする．意識混濁に陥ると次第にぼんやりし，うつらうつらし，最後に昏睡状態になる．意識混濁の判定は刺激に対する反応をみることが大切である．たとえば質問やよ

びかけへの応答や反応，痛み刺激への反応をみる．

## 1. 高度ないし中等度の意識混濁　Clouding of Consciousness

　意識がなく，刺激への反応が減退した状態が，ある時間持続している．ここでは昏睡状態 comatose state をつぎのように分ける．
- ① **昏　睡**　deep coma, coma：外界からの強い刺激にも運動反応はない．
- ② **半昏睡**　semicoma：外界からの強い刺激に対する運動反応は残っている．
- ③ **昏　迷**　stupor：強い刺激に短時間は覚醒し，運動反応がある．
- ④ **傾　眠**　somnolence：病的な場合にのみ用いられ，放置すれば意識が低下し，眠ったようになるが，刺激で覚醒する．

そのほか意識混濁の程度や種類により用いられる用語にはつぎのものがある．
- ⑤ **昏　眠**　sopor：coma より軽く stupor に近い状態に用いることがある．強い刺激によってのみ覚醒しうる．
- ⑥ **嗜　眠**　lethargy：somnolence より意識低下傾向が強い状態で用いられる．この状態でも十分な刺激で覚醒し，適正でないが動作も可能である．
- ⑦ **傾　眠**　drowsiness：正常，病的の区別なく眠り込む状態に用いられる．
- ⑧ **過　眠**　hypersomnia：不眠 hyposomnia の反対語として用いられる．

　昏睡・意識混濁の診かたの詳細は「16 章　意識障害患者の診かた」（☞ p.277）に述べてある．

## 2. 軽度な意識混濁

### a. 意識不鮮明　Confusion

　これは最も軽い意識混濁である．周囲に対する認識や理解は低下し，思考の清明さや，記憶の正確さも失われている．その程度により重篤 severe，中等度 moderate，軽度 mild に分ける．
　重篤なときでも，簡単な動作を命令すると患者はこれに従う．中等度のときには，簡単な質問には適切に答えることができる．軽度のときでも，注意力，理解力，判断力などは低下している．

### b. 昏　蒙　Benumbness

　軽い意識混濁で，注意力低下，無関心，自発性低下のある状態で用いることもある．

## 3. 意識変容　Alteration of consciousness

　意識混濁とは異なり，精神現象の混乱が主になった状態で，意識混濁の経過中に出没することが多い．

### a. せん妄　Delirium

　軽度ないし中等度の意識混濁の上に，精神運動興奮，幻覚，妄想などが加わった状態，暴れたりする．これは脳の機能が比較的急性に障害された場合に出現する．たとえば発熱時，中毒，代謝障害などで起こる．慢性アルコール中毒で手指の振戦とせん妄を呈するものを **振戦せん妄**

delirium tremens といい，急激な禁酒などの誘因が加わって発症する．夜間のみにせん妄が起こるのを夜間せん妄 nocturnal delirium という．本症は脳動脈硬化のある高齢者に起こりやすい．

b. **急性錯乱状態** Acute Confusional State：急性に生じたせん妄に近い状態をいう．

c. **もうろう状態** Twilight State, Dämmerzustand 〈G〉：もうろうとしていて，全体的な判断力が欠けている状態．この状態の時のことは後で思い出せないことが多い．意識混濁とともに意識の狭窄がある．

d. **夢幻状態** Oneiroid State, Dreamy State：夢遊状態に近い．

e. **アメンチア** Amentia 〈G〉：外界の認識が困難になり，思考がまとまらず，このために患者自身が当惑している軽い意識障害の状態．英語の amentia は精神発達遅滞を意味する．

### 4. 通過症候群 Durchgangs Syndrom 〈G〉[1]

意識混濁から回復する際には，すぐに正常状態になるのではなく，臨床的には意識が清明になった後も，しばらくは意欲の低下した状態などが続くことがある．この期間を通過症候群とよび，通常6週間以内（1～3週間が多い）に正常状態に回復する．

### 5. 無動性無言と失外套症候群 Akinetic Mutism and Apallic Syndrome, Apallisches Syndrom 〈G〉

開眼し，一見覚醒しているようにみえながら言葉を出さず，眼球運動を除いて自発的な身体の動きがない状態がある．このような状態は，無動性無言，失外套症候群，閉じ込め症候群などでみられる．このように眼だけ開けたり，動かしたりするが，物を認識できる精神活動もなく，無言で，原始反射による動きのみを示すようなものを持続植物状態 persistent（または chronic）vegetative state[2] ともよんでいる．

しかし閉じ込め症候群は眼の動きによって意志の疎通をはかることができ，意識は清明とみなされているので分けて扱うべきである．無動性無言は Cairns ら（1941）により命名されたもので，意識障害の一型であり，まったく無言で，眼球運動を除いて身体の動きが一切みられない状態である．眼症候はさまざまであるが，音や痛み刺激によって開眼したり，対象を注視したり，追視したりする．しかし言葉や文字による命令には応じない．嚥下反射は認められる．本症の基本型は，皮質から脳幹や脊髄に行く随意運動の遠心路は保たれているが，高位神経機能の障害によって無動，無言に陥っていると理解されている．主病変は脳幹網様体，視床，視床下部の一部であり，意識障害のあらわれとして本症候群を呈しているといえる．しかし大脳皮質前帯状回，脳梁などの病変でも起こるとされており，この場合は精神活動の能動性が喪失するためとも考えられている．脳幹障害によるものは梗塞，腫瘍などが原因疾患であり，病変の広がりにより，四肢麻痺，脳神経障害，自律神経症候を合併する．大脳障害の原因疾患は動脈瘤破裂，梗塞などである．

失外套症候群は Kretschmer（1940）により命名されたもので，大脳半球の表面をとりかこむ外套 pallium の機能が失われた状態とされている．症候は無動性無言と同じで，除脳硬直を呈

したりするが，嚥下作用のような植物機能は保たれ，吸引反射などの原始反射がみられる．この状態は大脳機能の遮断された状態で，意識障害はないとの立場をとるものもある．英・仏語圏ではこのような状態をakinetic mutismに含めている．"病変の座に基づき，び漫性な大脳白質，皮質病変に基礎をおく状態を失外套症候群とよび，網様賦活系の部分的障害に基づき種々の意識障害を伴うものを，無動性無言の基本型とする"[3]のが妥当であろう．

### 6. 閉じ込め症候群 Locked-in Syndrome

Plum and Posner（1966）らにより命名された症候群である．意識は清明で精神活動は正常であるが，眼の随意運動，つまり開閉眼，垂直眼球運動，輻輳以外に意志を伝える方法がなく，無言，無動で閉じ込められた状態をいう．本症は随意運動の遠心路が障害されて起こるので，de-efferented state，また基本病巣が橋の上2/3の両側底部にあるのでventral pontine syndrome，両側大脳脚の外側2/3の障害でも起こるのでventral brain stem syndromeともよばれている．本症では眼球の水平運動の経路が橋上部で障害されるため，左右への眼球の随意運動ができなくなる．脳波はほぼ正常である．原因疾患は脳底動脈血栓症が多い．

## 3 知能の診かた　Intellectual Performances

いったん正常に発達した知能が，何かの原因で減退したものを認知症 dementia という．認知症が認められるということは，慢性器質性の脳障害があり，大脳皮質の神経細胞の機能低下が起こっていることを意味する．認知症になると，知能だけでなく，性格も，感情も変わってくる．重症の認知症ではひどいボケの状態となるので，問診しながらもすぐに見分けがつく．重症の認知症は意識障害のためにぼんやりしている状態と区別しなければならないが，少し慣れれば診断に苦しむことはない．一方，軽い認知症，すなわち軽度の知能低下をとらえることはかなりむずかしい．

まず学校はどこまで行ったか，成績はどうであったかなどの既往歴を考慮して，知能低下があるかどうかを決定する必要がある．知能低下は患者の顔つき，態度，着衣の端正さ，話しかたや用いる言葉，話の内容によっても大体感じとることができる．ときには家族や周囲の人々が，患者はもの忘れがひどくなったとか，仕事の上での失敗が多くなったと指摘して，連れてくることもある．このようにして知能低下を疑ったら，つぎの方法で簡単に検査する．

### 1. 見当識 Orientation as to Time, Space and Person

見当識は，時間と場所，人について検査する．今日は何年の何月何日といえるか，それができなければ季節はいつか，今いるところがどこであるといえるか．周囲の人を認識できるか（医師，看護師，家族をはっきり判別できるか）．こうした質問に答えられれば，見当識は well であり，

できなければdisturbed と記載する．たとえば何月まで答えられるが何日かいえない．また何年かがわからないなど具体的に書いておくとよい．

## 2. 記　憶　Memory

　最近のことを覚えているか（近時記憶 recent memory），昔のことを覚えているか（遠隔記憶 remote memory）を検査する．

　知能低下では近時記憶も遠隔記憶も侵されるが，両者の侵されかたに差異のあることもある．血管性認知症では最近のことは忘れるが，昔のことはよく覚えている．したがって両者を分けて検査することが大切である．近時記憶を調べるには数日前までの出来事の記憶を尋ねる．たとえば「昨日の天気はどうであったか」「朝食には何を食べたか」などと聞く．後者の答えが正しいかどうかは付添人に聞く必要がある．

　遠隔記憶を調べるには，生年月日，出生地，小学校はどこに行ったか，その後の生活史，職業のうつりかわり，結婚の年，子どもの生年月日，歴史上の大きな事件などを聞く．ただし患者がそういうことに本当に無関心で覚えなかったか，忘れてしまったのかをよく注意して区別すべきである．記憶についての記載法は，正常ならgood，障害されていればdisturbed or poor とする．

　数字の保持 digits retention：これは新しく与えられた感覚情報を数秒〜数十秒間保存する機能すなわち即時記憶 immediate memory の検査である．正常成人は7けたの数字（digits）を順唱できるし，5けたの数字を逆唱できる．まず検者がゆっくりと数字を1秒に1つの割で患者につげ，これをその順に復唱させる．たとえば最初は4, 3, 1と3桁で始め，正しい答えが得られたら次第に増やして4, 3, 1, 8, 5, 9, 6というように7桁とする．3回続けて7桁の数字を復唱できたら，数字の保持はsatisfactory response で正常である．果物の名前または都市名を3つあげ，すぐに復唱させるなども即時記憶の検査法である．

## 3. 計　算　Calculation

　The 100 − 7test とは，患者に100から7を引き，さらにその答えから7を引き続けさせる．全然できなければ失計算「症」acalculia の疑いがあり，さらに2＋3とか3×5とか簡単な問題を出し，それでもできなければ確認できる．100 − 7の計算に間違いが多かったり，時間がかかるようなら（正常では50秒以内で最後の2まで計算できる）2桁の加算を試みる．たとえば18＋17というようにする．計算が困難なのも失計算「症」dyscalculia であるが，どの程度のものを間違えるか実例を記録しておくべきである．100 − 7のテストでは，93 − 7を間違えることが多い．

## 4. 常　識　General Information

　現在の総理大臣は？　そのすぐ前の総理大臣は誰でしたか？　現在のアメリカ大統領は？　その前のアメリカ大統領は？　日本の6大都市の名は？　以上のような質問をするが，これはその

人の教養程度を考慮に入れながら，当然知っていると思われる事項をとりあげる．知能低下ではこのような常識もなくなる．

## 4 情動反応の診かた　Emotional Reaction

　患者の感情は，自覚症状を心配そうにこまごまと訴え，いわゆる心気的なこともあれば，楽天的で，自分の病気に比較的無関心なこともある．また神経症状に感情的な不安が加わって誇張されていることもある．このように脳に疾患があるときには情動反応にもしばしば異常が起こり，情動障害 emotional disturbance を呈する．感情的に興奮しているか（excited），鈍麻しているか（withdrawal），敵対的になっているか（hostile），憂うつ depressive，多幸的 euphoric，心配そう apprehensive などに分類する．また情動反応が調節できなくなり，ちょっとセンチメンタルなことでもひどく泣いたり，少しユーモラスなことでもひどく笑う（emotional lability），さらにひどくなると強迫笑い compulsive laughter や強迫泣き compulsive crying があり，情動失禁 emotional incontinence となる．患者の表情をよくみ，つぎに何か気になることがあるかなど質問して診断する．

## 5 幻覚　Hallucination　および　錯覚　Illusion

　視覚，聴覚および味覚，嗅覚などについて，幻覚，錯覚の有無を質問する．もし存在すればさらにその形，色，音，臭いや味の種類も聞いておく．初めてみたものを前にみたように感ずることを既視感 déjà vu〈F〉，前にみたことのあるものを初めてみたように感ずることを未視感 jamais vu〈F〉という．

　鉤発作 uncinate fit として知られている側頭葉性のてんかん発作では，異常嗅覚や味覚が前駆症となる．後頭葉の病変では視覚異常があり，閃光がみえたり，色彩，物の形が変化してみえたり，過大あるいは過小にみえたりする．また精神的な要因でもこうした異常は起こる．嗅覚や味覚についての異常のみのときは，心因性のものではないかと考えておいたほうがよい．

　中脳の障害によって起こる特異な幻覚を peduncular hallucinosis（hallucinose pédonculaire〈F〉）という．これは大脳脚性幻覚とよばれていたことがあるが，フランス語の peduncular は中脳のことなので，中脳性幻覚とする方が正しい．この幻覚は，幻視であり幻聴を伴わない．患者が幻覚を批判的に自覚している．閉眼によってあらわれやすい．夕刻など薄暗いときにあらわれる．他の精神障害や意識障害がない，などを特徴としている．

## 6 老年認知症 Senile Dementia の判定法

認知症 dementia は，知的能力が高度に障害され，社会的，職業的な機能が著しく低下した状態である．認知症の定義にはさまざまなものがある．これまで WHO による診断基準(ICD-10: international statistical classification of disease and related health problems, 10th edition, 1992) と米国精神医学会による基準（DSM-4: diagnostic and statistical manual of mental disorders, 4th edition, 1994）がほぼ 20 年にわたって用いられてきた．しかし，DSM は 2013 年に第 5 版（DSM-5）に改訂され，ICD も第 11 版（ICD-11）の導入に向けた改訂作業が進められている．これらの改訂に伴い，認知症のとらえ方も変わってきている．

DSM-4 には dementia そのものの診断基準はなかった．DSM-5 では dementia という用語が削除され，神経認知障害群 neurocognitive disorders の範疇にまとめられた．神経認知障害群は，複雑性注意 complex attention，実行機能 executive function，学習と記憶 learning and memory，言語 language，知覚－運動 perceptual-motor および社会認知 social cognition の6つの認知領域について評価され，日常生活の自立度の程度に応じて，major と minor の2つに分類された．前者は認知症（DSM-5），後者は軽度認知障害（DSM-5）と日本精神神経学会で翻訳された．軽度認知障害（DSM-5）とは，日常生活における障害は殆ど目立たないが，早期の予防的な治療・介護を可能にするための神経疾患の診断であり，DSM-4 では「軽度認知障害 mild cognitive impairment（MCI）」として定義されていたものに相当する．

DSM-5 では，アルツハイマー病や血管性脳損傷などに対し神経認知障害群としての診断基準が示されている．認知症（DSM-5）は「複数の認知領域に障害があり，そのために，社会的，職業的に明らかな能力の低下がある」と定義されている．なお，その病因として，アルツハイマー病，前頭側頭葉変性，レビー小体病，血管性疾患，外傷性脳損傷，物質・医薬品の使用，プリオン病，パーキンソン病，ハンチントン病，HIV 感染などが挙げられている．

日常診療で最も多いのは老人性の認知障害である．本邦では，アルツハイマー病が最も多く，血管性認知症やレビー小体病が次いでいる．改訂長谷川式簡易知能評価スケール（HDS-R）は外来で必須の検査法である．**表7-1** として引用した．

HDS-R のテストは番号順に施行し，以下の基準にしたがって施行，採点を行う．

### ① 年　齢
「お年はおいくつですか？」と問う．満年齢が正確にいえれば1点，2年までの誤差は正答とみなす．

### ② 日時の見当識
「今日は何年の何月何日ですか？　何曜日ですか？」と問う．続けて聞くのではなく，「今日は何月何日ですか？」と聞き，「何曜日でしょう？」「今年は何年ですか？」とゆっくり別々に聞いてもよい．年・月・日・曜日それぞれに対して1点を与える．年については，西暦でも正解とする．

### ③ 場所の見当識

「私たちが今いるところはどこですか？」と問う．患者が自発的に答えられれば2点を与える．病院名や施設名，住所などはいえなくてもよく，現在いる場所がどういう場所なのかが本質的にとらえられていればよい．もし正答が出なかった場合には，5秒おいてから「ここは病院ですか？　家ですか？　それとも施設ですか？」と問い，その中から正しい選択ができれば1点を与える．

**表7-1　改訂　長谷川式簡易知能評価スケール（HDS-R）**

| No. | 質問内容 | | 配点 |
|---|---|---|---|
| | ■氏名　　　　　　　　　■生年月日　年　月　日 | | |
| | ■年齢　　　　男・女　■検査者 | | |
| 1 | お歳はいくつですか？（2年までの誤差は正解） | | 0　1 |
| 2 | 今日は何年の何月何日ですか？　何曜日ですか？<br>（年，月，日，曜日が正解でそれぞれ1点ずつ） | 年<br>月<br>日<br>曜日 | 0　1<br>0　1<br>0　1<br>0　1 |
| 3 | 私たちがいまいるところはどこですか？<br>（自発的にでれば2点，5秒おいて家ですか？　病院ですか？　施設ですか？　のなかから正しい選択をすれば1点） | | 0　1　2 |
| 4 | これから言う3つの言葉を言ってみてください．あとでまた聞きますのでよく覚えておいてください．<br>（以下の系列のいずれか1つで，採用した系列に○印をつけておく）<br>　1：a）桜　b）猫　c）電車<br>　2：a）梅　b）犬　c）自動車 | | 0　1<br>0　1<br>0　1 |
| 5 | 100から7を順番に引いてください．（100－7は？，それからまた7を引くと？　と質問する．最初の答えが不正解の場合，打ち切る） | （93）<br>（86） | 0　1<br>0　1 |
| 6 | 私がこれから言う数字を逆から言ってください．<br>（6-8-2，3-5-2-9を逆に言ってもらう，3桁逆唱に失敗したら，打ち切る） | 2-8-6<br>9-2-5-3 | 0　1<br>0　1 |
| 7 | 先ほど覚えてもらった言葉をもう一度言ってみてください．<br>（自発的に回答があれば各2点，もし回答がない場合以下のヒントを与え正解であれば1点）<br>a）植物　b）動物　c）乗り物 | | a：0　1　2<br>b：0　1　2<br>c：0　1　2 |
| 8 | これから5つの品物を見せます．それを隠しますのでなにがあったか言ってください．<br>（時計，鍵，タバコ，ペン，硬貨など必ず相互に無関係なもの） | | 0　1　2<br>3　4　5 |
| 9 | 知っている野菜の名前をできるだけ多く言ってください．<br>（答えた野菜の名前を右欄に記入する．途中で詰まり，約10秒間待っても答えない場合にはそこで打ち切る）<br>　0〜5＝0点，6＝1点，7＝2点，<br>　8＝3点，9＝4点，10＝5点 | | 0　1　2<br>3　4　5 |
| | | 合計得点 | |

### ④ 3つの言葉の記憶

「これからいう3つの言葉をいってみて下さい．あとでまた聞きますのでよく覚えておいてください」と教示する．3つの言葉はゆっくりと区切って発音し，3つ言い終わったときにくり返していってもらう．

「桜・猫・電車」と「梅・犬・自動車」の2つの系列があるため，いずれか1つの系列を選択し，採用した系列に○印をつけておく．1つの言葉に対して各1点を与える．もし正解ができない場合，正答の数を採点した後正しい答えを教え，覚えてもらう．もし3回以上いっても覚えられない場合には，そこで打ち切り，問題7の「言葉の想起」の項目から覚えられなかった言葉を除外する．

### ⑤ 計　算

100から7を連続して引かせる問題．「100引く7はいくつですか？」「それからまた7を引くといくつになるでしょう」と問う．「100引く7はいくつですか？　では93から7を引くといくつでしょう」というように，検査者が最初の引算の答えをくり返していってはならない．各正答に対して1点を与える．もし最初の引算の答えが間違ったものであった場合にはそこで中止し，つぎの問題へ進む．

### ⑥ 数字の逆唱

「私がこれからいう数字を逆から言ってください」と教示する．数字は続けていうのではなくゆっくりと約1秒ぐらいの間隔をおいて提示し，いい終わったところで逆からいってもらう．また「私がこれからいう数字を逆から言ってください．例えば1・2を逆からいうと？…2・1ですね．それでは6・8・2を逆から言うと？」というように2桁以上の数字の例題を出してもよい．正解に対して各1点を与えるが，3桁の逆唱に失敗した場合にはそこで中止し，つぎの問題に進む．

### ⑦ 3つの言葉の想起

「先ほど覚えてもらった言葉をもう一度言ってみてください」と教示する．3つの言葉の中で自発的に答えられたものに対しては各2点を与える．もし答えられない言葉があった場合には少し間隔をおいてからヒントを与え，正解が言えれば1点を与える．例えば，「桜」と「電車」が想起できなかった場合，「1つは植物でしたね」というヒントを与え，正答が言えれば1点．その後「もう1つは乗り物がありましたね」というヒントを与える．ヒントは被検者の反応を見ながら1つずつ提示するもので，「植物と乗り物がありましたね」というように続けてヒントを出してはならない．

### ⑧ 5つの物品記憶

「これから5つの品物をみせます．それを隠しますので何があったかを言ってください」と教示する．具体的には「時計」「鍵」「タバコ」「ペン」「硬貨」などの品物を用意し，「これは何ですか？…時計ですね．これは？…鍵ですね．これは？」というように物品名を1つずつ確認させながら提示する．その後「ではこれらのものを隠しますので，ここにあったものをもう一度言ってみてください．順番はどうでもかまいません」といったあとそれらの物品を隠す．品物に特に指定はないが，「時計」「鍵」「タバコ」「ペン」「硬貨」など必ず相互に無関係なものを用いる．

各正答に対してそれぞれ1点を与える．

### ⑨ 野菜の名前：言語の流暢さ

「知っている野菜の名前をできるだけたくさん言ってみてください」と教示する．具体的な野菜の名前を検査用紙の記入欄に記入し，重複したものを採点しないように注意する．この問題は言語の流暢さをみるための質問であるため，途中で詰まり，約10秒程度待ってもつぎの野菜の名前が出てこない場合，そこで打ち切る．採点は，以下の基準にしたがって行う．

1〜5個までは0点，6個＝1点，7個＝2点，8個＝3点，9個＝4点，10個＝5点

HDS-R の9の設問で採点し，正しい答えのときには得点，誤答やできなかったときには0点とする．得点を加算して評価点とする．

満点は30点である．20点以下の場合は，まず認知症の疑いをもってよい．

認知症の重症度別に平均得点を示すと，**表 7-2** のごとくであると報告されている[6]．

**表 7-2 認知症の重症度別平均得点**

| 重症度 | 平均得点 | | SD |
|---|---|---|---|
| 非認知症 | 24.45 | ± | 3.60 |
| 軽　度 | 17.85 | ± | 4.00 |
| 中等度 | 14.10 | ± | 2.83 |
| やや高度 | 9.23 | ± | 4.46 |
| 高　度 | 4.75 | ± | 2.95 |

## 1. 認知症患者の神経学所見

認知症は種々な原因で起こるから，それに随伴する身体所見もさまざまである．しかし前頭葉を主にした大脳の皮質機能が低下している認知症に共通な身体所見もある[7]．

### a. パラトニー　Paratony (-nia) または抵抗症　Gegenhalten〈G〉

四肢の力を抜くようにきつく命令しながら，上肢または下肢を受動的に急速に動かすと筋緊張の亢進による抵抗があることをいう．患者があまり気にしないようにして，ゆっくりと四肢を動かしたときには抵抗を生じない．パーキンソン症候群の強剛は，ゆっくり動かしても恒常的な抵抗があるし，項筋にもみられるので異なっている．

### b. 反　射

認知症患者でよくみられる反射はつぎのごとくであり，ⅰ）〜ⅴ）は「4章　反射の診かた」で説明した．

① 把握反射　grasp reflex
② 緊張性足底反射　tonic foot responses
③ 吸引反射　sucking reflex
④ 口尖らし反射　inout reflex

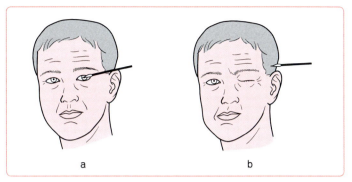

図7-1 角膜下顎反射
a のごとく左角膜を刺激すると，b のごとく左の閉眼が起こるとともに，下顎は右に動く．

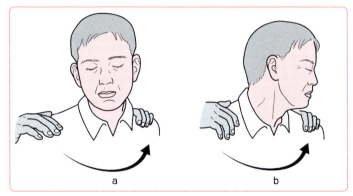

図7-2 うなじ頭反射
a のように肩をつかまえて，顔面に対して右から左へ回転させる．このように肩を回転させても a のように頭がもとの位置に残るのが陽性，
b のように肩と一緒に頭も回転するのは陰性．
(Jenkyn, J.R. et al. : J.Neurol. Neurosurg. Psychiatry, 38: 561, 1975 より)

⑤ 手掌頤（おとがい）反射　palmomental reflex
⑥ 角膜下顎反射　corneomandibular reflex：図 7-1 のように角膜を綿，またはティッシュペーパーで刺激すると，その側の強い閉眼が起こるとともに，下顎が反対側に動く．これは三叉神経の核上性障害で起こる．認知症では両側性に出現することがある．
⑦ 眉間反射　glabellar reflex or glabella tap reflex：認知症では 6 章に述べたマイアーソン徴候（図 6-21）を認めることがある．
⑧ うなじ頭反射　nuchocephalic reflex：患者を起立させ，閉眼させる．図 7-2 のようにうしろから肩に手をかけて，右か左へ回転させる．図の a のように肩を回転させても，頭がもとの位置のままであれば反射は disinhibit されており，陽性とする．b のように頭が肩と同じ方向に，多少遅れて回転すれば反射は inhibit されており，陰性とする．4 歳以下の幼児，

5歳以上では知能低下で本反射が陽性に出現しやすい．

### c. 動作維持困難　Motor Impersistence

簡単な動作を持続して行うことができないことをいう．たとえば，①眼を閉じる，②口を開ける，③舌を出すなどの一連の動作を10秒以上持続することができない．また検者の指などを注視させてもそれを持続できない．これを ocular vacillation ともいう．対座法による視野検査を行い，眼を正中位におくため検者の鼻をみつめるように指示しても，すぐ検者の動いている指のほうに視線を動かしてしまう．これを attraction response ともいう．感覚検査で閉眼させ，頭を検査部位と反対側に向けさせておいても，すぐに眼を開けて，検査部位をみる．これはいくら注意しても，起こってしまうもので peeking ともよぶ．この motor impersistence は左片麻痺を呈する患者に合併することが多い．責任病巣として劣位半球の Area 6, 8 を含む領域の中で，中大脳動脈の灌流域，しかも前大脳動脈の流域に近い部分であるとされている[8,9]．

この徴候はもっとび漫性な脳障害によるとの説[10]もある．確かに本徴候は劣位半球障害に起こりやすいが，認知症にもみられる．

### d. 保　続　Perseveration

同じ動作や，言葉を何回もくり返すのを保続という．これは失語の患者で起こるが，認知症患者にもよくみられる．

### e. その他

大脳の皮質，皮質下にび漫性な障害があると認知症，感情失禁とともに偽性球麻痺を呈し，構音障害，嚥下困難，唾液過多がみられる．

---

**【付1】老年認知症の鑑別診断**

老年者の認知症はさまざまな原因で起こるが，そのうちで多いのは血管性認知症と Alzheimer 型老年認知症（SDAT, senile dementia of Alzheimer type）である．

血管性認知症の主体はこれまで脳動脈硬化性認知症とよばれてきたが，1974年に Hachinski らは multi-infarct dementia（多発梗塞性認知症，MID）とよぶべきことを提唱した[11]．すなわち脳動脈硬化のみによる慢性的な脳循環障害では認知症は起こらず，多発性の脳梗塞を生じた状態で認知症を伴うことを強調した．

Hachinski らは MID と SDAT を鑑別するのに ischemic score（表7-3）が有用であるとしている[12]．ischemic score は13項目から成り，各項目に1〜2点を与え，スコアが多くなるほど MID の可能性が高くなる．スコアの合計が7点以上は MID，4点以下は SDAT とされている．この方法では MID と SDAT との混合型は，むしろ MID の中に入る．

表 7-3　Ischemic Score

| Feature | Score | Feature | Score |
|---|---|---|---|
| ○急激な発症 | 2 | ○情動失禁 | 1 |
| ○階段状悪化 | 1 | ○高血圧 | 1 |
| 　経過の動揺 | 2 | ○卒中発作の既往 | 2 |
| 　夜間せん妄 | 1 | 　随伴した明らかな動脈硬化 | 1 |
| 　人格の比較的保持 | 1 | ○局所神経症状 | 2 |
| 　抑うつ状態 | 1 | ○局所神経徴候 | 2 |
| ○身体的愁訴 | 1 | | |

(Hachinski, V.C. et al. : Arch. Neurol., 32 : 632, 1975 より)

注 1) 総得点 7 以上は MID, 4 以下は SDAT
　 2) ○印は Rosen ら[13]が特に重要と指摘した項目

## 【付 2】正常圧水頭症　Normal Pressure Hydrocephalus（NPH）

認知症の多くは，積極的に治療することはできないが，本症は外科的治療の適応があるので見逃さないようにすべきである．Adams らにより提唱された疾患である[14]．

### 臨床的特徴

① 精神障害（記憶減退，思考力および行動の緩慢で始まり認知症に陥る），② 歩行障害，③ 尿失禁などである．①，② は数週から数ヵ月で進行する．パーキンソン症候群のように突進現象，軽い筋強剛を認めることもある．

### 検　査

① 髄液圧は 200 mmH$_2$O 以下で正常．
② CT または MRI で脳室の拡大を認める（Evans index ＞ 0.3）．なお，MRI で特有の脳室拡大を認める．
③ 髄液の排除試験（tap test）もしくは，髄液持続排除試験（drainage test）で症状の改善を認める．
④ isotope cisternography を行うと，アイソトープ（RISA，169Yb）は正常で脳室内に流入せず，脳表を通って 24 時間後には，傍矢状部に集積する．ところが本症では，アイソトープは脳室内に逆流し，24 時間たっても脳表から傍矢状部への集積がまったくみられない．

＊ Evans index：両側側脳室前角間最大幅／その部位における頭蓋内腔幅

本症は元来，老年認知症から分離されたもので，特別な原因が認められないものは特発性 idiopathic NPH（iNPH）とする．くも膜下出血，頭部外傷後などに続発性に起こるものもある．治療は短絡手術で，脳室腹腔交通術が行われている．

---【付3】コルサコフ症候群　Korsakoff syndrome---

　健忘，近時記憶障害，失見当，作話を伴う症候群である．Korsakoff はアルコール中毒で多発神経炎のある患者に前述の特殊な精神症状を見出し，この精神症候群がコルサコフ症候群とよばれるようになった．

　この症候群は多発神経炎を伴う中毒性疾患のみでなく，非中毒性疾患（溢死未遂，脳腫瘍，脳動脈硬化性疾患，頭部外傷後遺症など）でもみられることが明らかになっている．本症候群は視床下部—乳頭体の障害と関連があるとされている．

### 文　献

1) 小川紀雄：内科，66：454，1990．
2) Jennett, B. and Plum, F. : Lancet, I, 734, 1972.
3) 豊倉康夫，柳沢信夫：綜合臨牀，16：2570，1967．
4) American Psychiatric Association. Diagnostid and statistical manual of mental disorders, 4th ed (DSM-IV). American Psychiatric Association, Washington D.C., 1994.
5) 加藤伸司，他：老年精神医学雑誌，2：1339，1991．
6) 長谷川和夫：治療，74：1982，1992．
7) Wells, C.E. (ed.) : Dementia 2nd ed. Contemp. Neurol. Ser., 15, F.A. Davis Philadelphia, 1977.
8) Fisher, C. M. : Nerv. Mental Dis. 123 : 201, 1956.
9) 平井俊策，他：臨床神経，15：870，1975．
10) Ben-Yishay, et al. : Neurology, 18 : 852, 1968.
11) Hachinski, V. C. et al. : Lancet, 2 : 207, 1974.
12) Hachinski, V. C. et al. : Arch. Neurol., 32 : 632, 1975.
13) Rosen, W. G. et al. : Ann. Neurol., 7 : 486, 1979.
14) Adams, R. D. et al. : N. Engl. J. Med. 273 : 117, 1965.

# 8 小脳機能の診かた

## 1 診察のすすめかた

　小脳症候群 cerebellar syndrome の主体をなすものは運動失調である．小脳症候は両側にみられることもあるが，片側性で，病巣の存在する側にのみ症候を呈することも多い．

　小脳性運動失調はまず起立，歩行，姿勢の異常として認められるので，患者の態度，動作に気をつけるべきである．問診の際にも構音障害の有無に注意する．つぎに運動をさせて，運動失調の有無を検査する．筋緊張の低下も小脳症候として見逃せない徴候である．

　小脳疾患では，これらの症候はすべて出揃うわけではないが，これから述べる種々な小脳症候は，いずれもその診断に有力な所見となるので，一定の診かたを覚え，診断の手がかりになるものを見いだすことが大切である．

### 1. 運動失調「症」Ataxia とは

　ataxia という言葉は，"lack of order" という意味で，正常な機能の進行に混乱が起こることをいう．Garcin は「運動失調とは協調運動障害の1つのあらわれであり，したがって筋力低下があってはならない．運動失調の第1は随意運動がうまくできず，運動の方向とか程度が変わってしまうものである．第2は体位とか姿勢の異常で，それらを正常に保持するのに必要な随意的な，あるいは反射的な筋の収縮がそこなわれている」と定義している．ここでは運動失調を協調運動 coordination の障害（協調運動障害 incoordination）による一徴候として扱うことにする．協調とは，運動を円滑に行うために，多くの筋肉が調和を保って働くことをいう．運動失調は種々な原因で起こりうる．小脳疾患では筋力や深部感覚には異常がないのに，協調が障害されて運動失調を示す．運動失調が上肢に起これば，手が思うように使えなくなるし，下肢に起これば，起立，歩行が障害される．起立，座位時の姿勢の異常や，歩行障害は体幹運動失調 truncal ataxia でも起こる．運動失調のうち，随意運動で起こるのを kinetic ataxia，静止時に起こるものを static ataxia とよぶ．四肢の小脳性運動失調は検査によって確認される．

## 2 立位，座位および歩行状態の観察

運動失調をみるには，立位，座位での姿勢や，歩行の様子を調べる必要がある．

### 1. 立 位

　立たせると運動失調があるときには，両脚を広げ両腕を外転して平衡を保とうとしているが，それでも全身が不規則に動揺していることが多い．その揺れかたはあまり大きくはなく，倒れるほどのものは少ないが，倒れるときには障害側または後方に倒れる．動揺が明らかでないときは両脚を閉じさせると，動揺が著明になる．さらに，ロンベルク試験を行ってみると，動揺は増加するが，脊髄癆にみられるような変化はない．つまりロンベルク徴候は陰性である．起立時に話しかけたりして，注意をそらせると，平衡を失い倒れることがある．また片足で立つことはむずかしい．まして眼を閉じて片足で立つことは不可能である．

　また病変が一側性であれば，患者の腰を横から押してみる．健側から押すと障害側に倒れやすい．また，蹲踞の姿勢，つまり，つま先だけでしゃがみ，両かかとを持ち上げさせる．小脳障害があると不安定で，かかとをあげることができない．

### 2. 座 位

　椅子にかけているときには，運動失調があると両足を開いて椅子に手をついている．座位では体幹運動失調を判定しうる．すなわちベッドに深く腰掛けさせ，足を床から離した状態にする．これで上体が不安定になり，膝を開き，両手をベッドについて支えているようであれば，体幹運動失調がある．上体の動揺が明らかでないときには，さらに両膝をぴたりとつけさせたり，腕組みをさせると上体の動揺が出現してくることがある．また座位で頭部が間断なくゆれ動くことがあり，これを頭部揺動 head titubation という．

### 3. 歩 行

　歩かせてみると，運動失調があるときには重心をとるために足を大きく開いている（wide based gait）．典型的なものは一見酔っぱらいの歩き方に似ているので酩酊歩行 drunken gait あるいはよろめき歩行 staggering gait, titubation という．ごく軽度のものを発見するためには，つぎ足歩行 tandem gait を行わせる．眼を閉じて直線上を歩かせると障害側に偏倚するか倒れることが多い．また歩行中急にまわれ右を命ずると，いかにもぎこちなく時間がかかる．歩行中の手の振りかたもなんとなく異常である．また椅子の周りを半径1m ぐらいで円を描くように回らせると，障害側に回るときは次第に椅子へ近づき，健側へ回るときはラセン状に椅子より遠ざかる．歩行障害は小脳性運動失調でよく認められ，下肢の運動失調や，体幹運動失調で起こる．したがって歩行障害を認めたら，座位でも体幹運動失調があるか，下肢に運動失調があるかを診ておく．

## 3 言　語　Speech

　患者の話しかたに注意してみると特有な構音障害を見いだすことができる．すなわち発語は爆発性 explosive になったり，不明瞭または緩慢（slurred or slow）になったりし，しかもとぎれとぎれである．調子は急に変わり（jerky），音節は不明瞭で，酔っぱらいのよう（drunken）である．こういう話しかたを運動失調性発語 ataxic speech，不明瞭発語 slurred speech，断綴（てつ）性発語 scanning speech と表現する．

## 4 眼　振　Nystagmus

　小脳疾患ではよく眼振をみる．前方を自由にみさせておいて，つぎに側方の一点をみつめさせると，眼振を生ずる．これを固視眼振 fixation nystagmus という．側方を固視させると，最初は明らかな眼振が出るが，次第に軽快する．再度，固視点をやや側方に移動させると，また眼振が出る．小脳障害では種々の眼振や異常眼球運動が出現するが，脳幹障害も合併していることが多く，これによる眼振と診わける必要がある．小脳橋角腫瘍などでブルンス眼振（☞ p.216）が認められるが，これは脳幹の障害によるとされている．小脳疾患でみられる眼振は，むしろ失調性眼球運動であるとされており，その詳細は 12 章の眼振に記述する．

## 5 四肢の運動失調「症」

　四肢の小脳性運動失調「症」はつぎの 6 つの要素から構成されている．すなわち① 測定異常 dysmetria，② 反復拮抗運動不能「症」dysdiadochokinesis，③ 運動分解 decomposition of movement，④ 協働収縮不能 asynergy (-gia)，⑤ 振戦 tremor，⑥ 時間測定障害 dyschronometria などである．運動失調「症」をみるには，まず患者の動作をよく観察する．衣服を脱いだり，着たりする際，物を拾いあげる，ボタンをかけたり，はずしたりするときの動作がうまくできるかどうかをみる．運動失調「症」があると，動作は失調性となり，その開始はゆっくりで，まずい．

### 1. 四肢についての一般試験

#### a. 鼻指鼻試験　Nose-Finger-Nose Test

　患者の示指を図 8-1 のように自分の鼻先にあてさせ，つぎにその指で検者の指先と，患者の鼻先を交互にさわるように命ずる．検者の指先は，患者の示指の先端が肘を伸ばしてちょうど届く

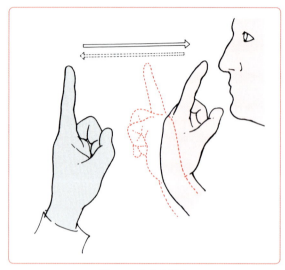

図 8-1　鼻指鼻試験

くらいのところには，1回ごとに指の位置を移動させることが大切である．また患者に，もっと速く，つぎはゆっくりなどと，その速度を変えるように指示し，これに応じられるかどうかをみるとよい．示指の動きかた，振戦の出現，鼻先に正確に達するかどうかで，dysmetria, asynergy, tremor の有無が判定できる．指の振戦が目的物に近づくほど著明になるのを企図振戦 intention tremor とよび，小脳性振戦の特徴とされている．

b. 指鼻試験　Finger-Nose Test

これは鼻指試験と前後して行う．腕を伸ばして，やや外転位をとらせ，そこから示指で自分の鼻のあたまをさわるように命ずる．最初眼を開いたまま行わせ，つぎに眼を閉じさせて検査する．閉眼時には，運動障害がもっと明らかになることがある．運動が円滑でない，ぎこちない，振戦があるなどに気をつけ，いろいろな位置から，速度を変えて行わせるとよい．本法は背臥位でも行える．

c. 膝打ち試験　Knee Pat (Pronation-Supination) Test, Thigh-Slapping Test

患者を座らせ，自分の膝を一側ずつ，手掌および手背で交互に素早く叩かせる（図8-2）．両側同時に行わせる方法もある．この場合，最初ゆっくりと，次第に速度を増して，できるだけ速く行わせる．正常では，迅速に，規則正しく行うことができ，同じ場所を叩く．障害があれば，動作はのろく，不規則で，叩く場所も一定しない．

d. 足趾手指試験　Toe-Finger Test

患者を仰臥させ，図8-3のように，足の母趾を検者の示指につけるように命ずる．検者の示指は，患者が膝を曲げて到達できるような位置におくことが必要である．つぎに検者は示指を，素

⑧ 小脳機能の診かた　145

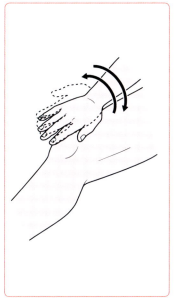

図8-2　膝打ち試験

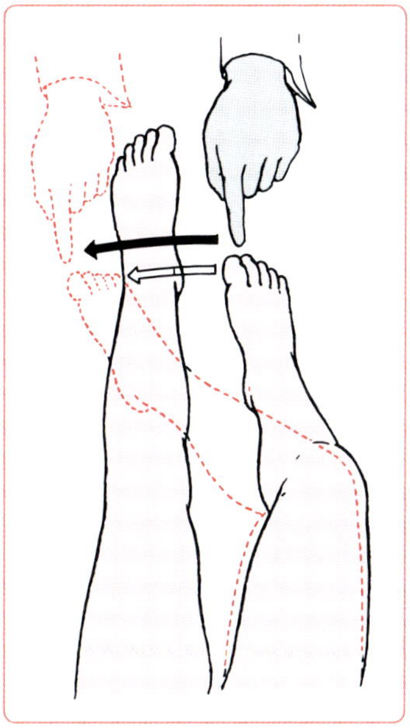

図8-3　足趾手指試験

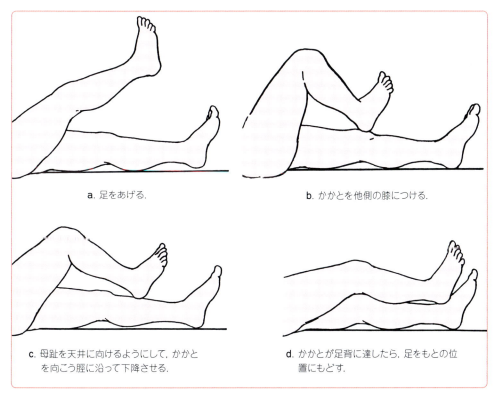

a. 足をあげる.

b. かかとを他側の膝につける.

c. 母趾を天井に向けるようにして, かかとを向こう脛に沿って下降させる.

d. かかとが足背に達したら, 足をもとの位置にもどす.

図8-4　踵膝試験

早く 15～45 cm ぐらい動かして，患者に足の母趾でこれを追うように命ずる．小脳障害では，うまく追うことができない．

### e. 踵膝試験　Heel-Knee Test, Heel-Shin Test

踵膝試験は背臥位で行い，なるべく眼をつぶらせたほうがよい．一方のかかとを他側の膝につけ，またもとにもどす運動をくり返させる．また図 8-4a～d のように一方のかかとを他側の膝にのせ，さらに母趾を天井に向けるようにして，かかとを向こう脛に沿って真っ直ぐに下降させ，足背に達したら，もとの位置にもどさせる．この動作をくり返させるのを heel-shin test というが，一般に踵膝試験に含まれている．かかとが足背まで下降したら再び膝まで，向こう脛の上を上昇させ，これをくり返す方法もある．小脳障害では，かかとはうまく膝にのらず，向こう脛に沿って真っ直ぐにまた円滑に動かすことができない．

### f. 向こう脛叩打試験　Shin-Tapping Test

踵膝試験は理解の悪い患者では十分に行えない．その際にはこの試験を行う．これは一側の足を反対側の向こう脛の上大体 10 cm のところにあげ，足を十分に背屈させ，足趾を天井に向くようにさせて，かかとで反対側の向こう脛の膝から 5 cm ぐらい下を叩かせる．毎秒 1～2 回の速度で 7～8 回軽く叩かせ，一定のところが叩けなければ運動失調と判定する[1]（図 8-5）．

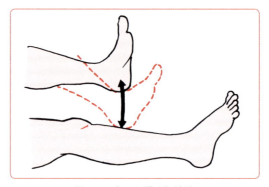

図 8-5　向こう脛叩打試験
一側のかかとで，反対側の向こう脛の同じところを叩打する．

## 2. 測定異常　Dysmetria

これは随意運動を目的のところで止めることができない現象である．目的のところまで達しないのが，測定過小 hypometria であり，行きすぎてしまうのが測定過大 hypermetria である．たとえば，指鼻試験や，踵膝試験を行わせると，hypometria や hypermetria が認められる．指鼻試験では，指が鼻を通りこして頬にあたったり，あるいは力を入れて鼻を叩いてしまう．踵膝試験ではかかとが膝を通りこして上腿に行ってしまったり，向こう脛にとどまったりする．このほか測定異常の試験にはつぎのような方法がある．

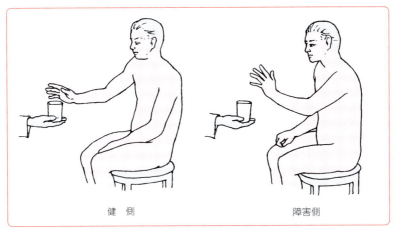

図8-6 コップをつかませてみる測定異常の試験
(André-Thomas より)

### a. Arm Stopping Test

これには示指—耳朶試験を行うとよい．背臥位で，腕を伸ばし，示指を耳朶にあてるように命ずる．小脳疾患では前腕を曲げるところまではかなり正確にいくが，それから先，耳朶にあてるまでがうまくできず，指は耳朶を通りこして hypermetria を示したり，それより前に停止して hypometria を示す．

### b. コップをもたせる方法

図8-6 のように健側の右手でコップをとるしぐさと，障害側の左手のしぐさが異なる．障害側の手は，指を過度に開き，手を過度に伸展し，コップより上すぎる空間にもっていってから，コップをつかむ．

### c. 過回内試験　Hyperpronation Test

両側手掌を上に向けて両腕を水平に挙上させ，つぎに手を回内させて下向きにさせると，障害側の手は回りすぎて障害側の母指は健側のそれより下方に行く．

### d. 線引き試験　Line Drawing Test

1枚の紙の上に約10 cm はなして2本の平行な縦線を引き，患者にこの縦線間に直交するような横線を左から右に引かせる（図8-7），小脳障害では右側の縦線のところで止めることができず hypermetria を呈したり，その手前で止まってしまって hypometria となることが多い．

### e. 模倣現象　Imitation Phenomenon

これは閉眼させて行う．上肢では両方を水平に前方挙上させておいて，一側の腕の位置を受動的にかえ，他側をこれと同じ位置におくように命ずる．下肢では，一側を半屈曲させ，他側をこれと同じ屈曲位におくように命ずる．これを knee bending test という．小脳障害では模倣ができない．この検査には dysmetria 以外の因子も関係しており，深部感覚の障害や，運動麻痺があるときには，陽性所見であっても dysmetria としての意味はない．

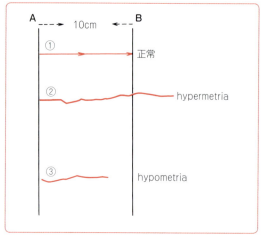

**図 8-7　線引き試験**
約 10 cm 離した A，B，2 本の平行な縦線に，直交するような横線を引かせる（A → B に向けて行う）．小脳障害では②③となる．真っ直ぐに引けないで B を通り越したり，つぎには手前で止まったりする．

### 3. 反復拮抗運動不能「症」 Dysdiadochokinesis, Dysdiadochokinesia (Adiadochokinesis)

　これは一肢または，体の一部が交代運動，たとえば回内，回外運動を正確に行えないことをいう．しかし運動麻痺，筋緊張の亢進，関節の異常，深部感覚障害などがあるときにも本症は出現するので注意を要する．

#### a. 手回内・回外検査　Hand Pronation Supination Test
　上肢を前方にゆったり挙上させ手掌を上に向けさせる．手を最大速度で，できるだけ続けて回内・回外させる（**図 8-8**）．また一方の手掌を上向け，それを他方の手掌と手背で交互にできるだけ速やかに，続けて叩かせるのもよい方法である．小脳障害があると，正常よりものろく，不規則である．注意すべき点としては，正常でも利き腕，たとえば右利きでは右手の運動のほうが，左手よりも速い．したがって左側のわずかな緩慢さはあまり重視しないほうがよい．

#### b. Finger Wiggle
　手を机の上におき，ピアニストやタイピストが行うような要領で指を母指から順に素早く叩く運動を反復させる．正常でも利き腕の運動が速やかである．小脳障害では，指の動きは異常にゆっくりになる．

#### c. Foot Pat
　かかとが具合よく床につくよう腰かけさせる．これには高さを加減できる椅子を用いるとよい．かかとは床にうけたまま，足首を屈伸させて，足底でできるだけ速く床を叩くように命ずる．小脳障害では，ゆっくりしか行えない．背臥位のときには，同じように足首を屈伸させて，検者の

手掌を叩くように命ずる.

### d. Tongue Wiggle

舌を提出させて,左右に動かさせる.これがうまくできない人では,舌を出したり,引っこめたりさせる.小脳障害ではこの運動が障害される.

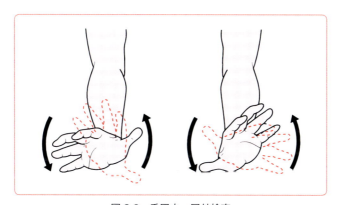

図8-8　手回内,回外検査
両手をできるだけ速く回内・回外させる
(DeMyer, W.: Technique of the Neurologic Examination, 1969 より)

## 4. 運動分解　Decomposition of Movement

小脳性運動失調では,運動の分解が起こる.これは,たとえば上肢を伸展させ,示指で同側の耳朶を真っ直ぐにさすように命ずる.この際指先が図8-9のように3角形の一辺を真っ直ぐ行かず,2辺をたどるようになる.

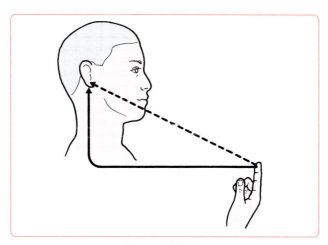

図8-9　運動分解
示指で,耳朶を真っ直ぐさすように命ずるが,指先は3角形の2辺を通るようになる.

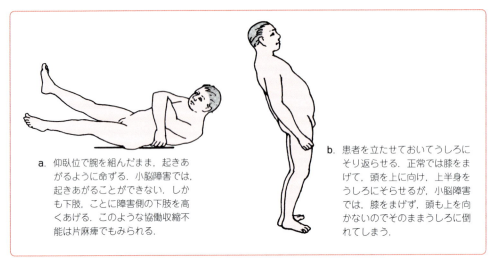

a. 仰臥位で腕を組んだまま，起きあがるように命ずる．小脳障害では，起きあがることができない．しかも下肢，ことに障害側の下肢を高くあげる．このような協働収縮不能は片麻痺でもみられる．

b. 患者を立たせておいてうしろにそり返らせる．正常では膝をまげて，頭を上に向け，上半身をうしろにそらせるが，小脳障害では，膝をまげず，頭も上を向かないのでそのままうしろに倒れてしまう．

図 8-10　協働収縮異常「症」の試験（André-Thomas より）

### 5. 協働収縮不能，協働収縮異常「症」 Asynergia, Dyssynergia

　日常の行為は一般に単一な運動ではなく，いくつかの運動が組み合わさったものである．それには一定の順序，調和が保たれていることが必要で，これを協働収縮（運動）synergy(-gia)があるという．この順序，調和が障害されたり，消失したのを協働収縮異常「症」dyssynergia，協働収縮不能 asynergy(-gia) という．協働収縮不能は運動に関与している種々の要素の障害が連合して出現すると考えられており，先述の運動分解や，測定異常なども含まれている．協働収縮不能は歩行時の異常な姿勢や，種々の動作の異常で認められるが，図 8-10a, b のような試験が用いられている．

### 6. 時間測定障害 Dyschronometria

　動作を始めようとするとき，また止めようとするときに，正常人よりも時間的に遅れることをいう．運動興奮の遅れによるものである．患者に検者の手を両側同時ににぎるように命ずると，障害側では動作の開始が遅れ，完全に握りしめるまでの時間も遅れる．

## 6　筋緊張低下「症」　Hypotonia

　小脳障害では，障害側肢の筋緊張の低下が認められる．まず筋肉を触診し，柔らかく弛緩しているのを感じとり，つぎに四肢の各関節を他動的にくり返して動かし，その際の低下をみる．
　小脳疾患では四肢に加えられた運動に対する抵抗が少なく，四肢が正常より大きく揺れ動くこ

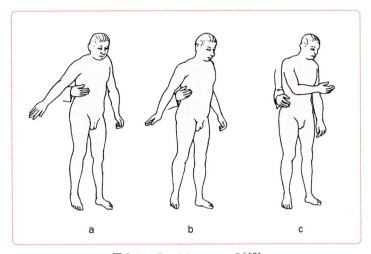

図8-11 Pendulousness の試験
患者の胴体に手をあてて，その上体を左右にゆさぶる．筋緊張の低下している側の上肢は健側より大きく振れて，体幹より遠ざかる．　　　（André-Thomas より）

とが特徴である．その診かたとしてはつぎのようなものがある．

### 1. Pendulousness の検査

　患者を立たせ，できるだけ力を抜かせて，両腕を垂らすように命ずる．患者の胴体に検者の両手をあて，その上体を左右にゆさぶってやる．そのときの両腕の振れかたをみると，障害側の上肢は正常より大きく振れて，体幹より遠ざかる（図8-11）．また患者の肩に手をあてて肩を前後にゆさぶり，上肢に振子様の運動を与えると，正常よりも大きく，不規則に，長く動く．これを shoulder shaking test という．

　上肢をもって前後にゆさぶり，手をはなしてその振子様運動をみるのもよい．前腕の受動性をみるには前腕を握ってこれを振り，手の動きをみる．障害側では動きが大きい．

　下肢では，ベッドの端に足が床につかないように腰かけさせ，両足を下垂させる．患者の両足を持ち上げて，つぎにこれを放って，下腿の振れかたを左右比較してみる．小脳疾患では障害側の振れが大きく，不規則で，持続も長い．

## 7　Postural Fixation の異常

　腕を前方に水平に伸展させ，眼を閉じさせると，障害側の上肢はわずかに下降し，振戦を示してくる．正常では適当な肢位を無意識のうちに持続できるが，小脳障害ではそれができなくなるからである．図8-12のように水平に伸ばした手首に直角に下方に力を加えると，障害側の上肢

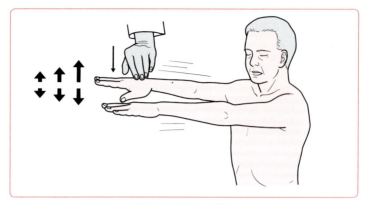

図 8-12　腕叩打試験
↓のように検者が手首に急に力を加えると，太い矢印のように障害側の上肢は上下に揺れながらもとの位置にもどる．
（DeMyer, W. : Technique of the Neurologic Examination, 1969 より）

には異常な上下運動が起こる．これを腕叩打試験 arm tapping test または wrist slapping test という．

## 8　スチュアート・ホームズ反跳現象
### Stewart-Holmes Rebound Phenomenon

　患者の上肢を肘関節で軽く屈曲させ，検者はその手首をにぎる．図 8-13 のように患者に腕を自分の胸部に向かって力いっぱい引くように命じ，検者はこれを引っぱって抵抗を加える．患者が力いっぱい引いている間に，急に手をはなす．正常では，手で自分の胸を打つことはないが，小脳障害では，強く胸を打ってしまう．これが陽性の現象（スチュアート・ホームズ徴候）である．そこでこの試験を行うときはあらかじめ顔または胸部の前に検者のもう一方の手をおいて，

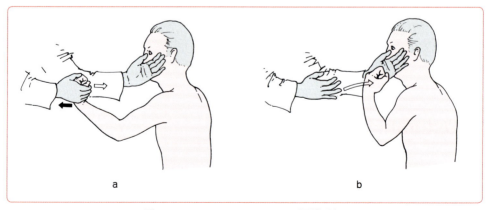

図 8-13　スチュアート・ホームズ反跳現象

## 9 指示試験　Past-Pointing

つぎのような試験を行う．

### 1. バラニー指示試験　Bárány Pointing Test

　患者と検者は向かい合って腰かけ，まず眼を開けたまま，患者の腕を伸ばして示指の先を検者の示指先端につけさせる．つぎに閉眼させ，患者の上肢を伸ばしたままこれを膝の上まで下げさせる．再びこれを上にあげ，固定したままの検者の指先に触れさせる．小脳障害では，うまく指先に達しないで，はずれてしまう．つぎには上肢を上にあげて同じことをやらせ，さらに外方からも試みる．小脳障害のときは，障害側がすべて目的に達しないで，はずれてくる．この場合患者の頭位によって偏倚が起こることもあるので，正しく正面を向いて座るように気をつけなければならない．正常人でも最初の 10 回ぐらいは偏倚が大きいが，10〜20 回の間のテストは安定性があり，水平面，矢状面ともに偏倚は 1 cm 以内とされている．

### 2. 腕偏倚試験　Arm Deviation Test

　検者と患者と互いに向かい合って立ち，両者とも腕を水平に前に伸ばし，お互いの示指先端が触れ合うようにする．つぎに患者に眼を閉じさせ，検者はそっと接触を離し，指はそのままの位置に保っておく．患者の上肢は自然に外方（外下または外上）にかたよる．

## 10 書字障害

　字を書かせるとだんだんと大きくなる．これを大字症 macrographia という（パーキンソン病ではだんだん小さくなる小字症 micrographia）．

## 11 運動失調「症」の分類

　運動失調「症」はさらにいろいろに分けられている．たとえば運動を行うときのみに失調を呈するものを，力動性運動失調 dynamic ataxia という．四肢または体幹を一定の位置においたり，ある姿勢を保つなど，静止状態であらわれるものを静的立位時運動失調 static ataxia という．

また運動失調は，その障害部位によって小脳性 cerebellar ataxia, 脊髄性 spinal ataxia（脊髄後索型 posterior column type），迷路性（前庭性）labyrinthine（vestibular）ataxia, 大脳性（前頭葉性）cerebral（frontal）ataxia などに分けられる．つぎに鑑別すべき運動失調「症」を列記する．

## 1. 脊髄性運動失調「症」

　深部感覚，すなわち位置感覚，関節覚，筋覚の障害により起こるものである．したがって 5 章に述べた深部感覚の検査をすればよい．ロンベルク試験は陽性で，運動失調は下肢に著明で，歩行障害が特徴的であり，閉眼すると運動失調はたちまち増悪する．

　これを示す代表的疾患は，**脊髄癆** tabes dorsalis であり，原因は梅毒で，35〜50 歳で発症するものが多い．下肢，腰部の**電撃痛** lightning pains, 膝蓋腱反射の消失する**ウェストファル徴候** Westphal sign, 瞳孔の対光反射は消失するが調節反射は保たれる**アーガイル　ロバートソン瞳孔** Argyll Robertson pupil を 3 徴候 triad とする．これと似た症候を示すが，末梢神経の障害によるものを末梢神経性偽性脊髄癆 pseudotabes peripherica という．これにはアルコール性，ジフテリア後遺症性，糖尿病性の 3 つの病型がある．これらは瞳孔異常のないこと，四肢末梢の表在感覚に障害のあること，原因疾患があることを確認すれば鑑別できる．

　悪性貧血に伴う索性脊髄症 funicular myelosis は亜急性脊髄連合性変性症 subacute combined degeneration of the spinal cord とよぶ．本症はビタミン $B_{12}$ の欠乏で，脊髄は後索と側索とが侵される．したがって下肢の錐体路症候と深部感覚障害，運動失調を示す．

　その他脊髄後索の変性で運動失調を示すものとしては，フリードライヒ運動失調症 Friedreich ataxia などがある．

　また多発性根神経炎においても大径感覚線維が強く侵される型では運動失調症がみられる（失調型多発根神経炎）．

## 2. 迷路性運動失調「症」

　起立と歩行時の平衡障害が特徴である．起立させると脚を広げて立ち，不安定であり，閉眼させるとさらにそれが増大して倒れる．末梢迷路に障害があるときは障害側に倒れる．歩行は千鳥足で，左右の足が交叉して前に出る．必ず眼振を伴う．四肢の随意運動には障害はなく，深部感覚にも異常がない．診断には，患者に目かくしをして台の上に四つんばいにさせ，台を急に傾斜させる．迷路に障害があると，患者は簡単に台から滑り落ちてしまう．正常では迷路反射により姿勢を変化させ，台から滑り落ちない．

## 3. 大脳性運動失調「症」

　前頭葉，側頭葉，頭頂葉などの障害でも運動失調が起こるとされている．最もよく知られているのは前頭葉性運動失調「症」で，脳腫瘍により生ずることが多い．運動失調は小脳性のものに

似ており，病巣とは反対の身体に出現する．運動失調以外の脳の局在徴候があるかどうかに注意する．

## 12 運動失調「症」の診わけかた

運動失調を認めたら，図 8-14 のごとく分類する．深部感覚が障害され，ロンベルク徴候も陽性なら，温痛覚を検査する．温痛覚が正常なら脊髄後索性の運動失調である．温痛覚に障害があれば後根以下の末梢神経障害によるものである．深部感覚が正常なら小脳性か前庭性のものであ

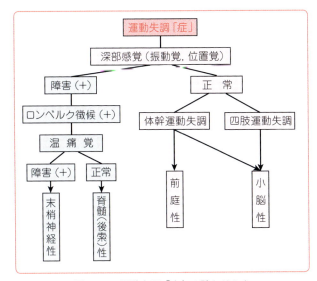

図 8-14 運動失調「症」の診わけかた

表 8-1 小脳性と脊髄性運動失調「症」の鑑別

| 症　状 | 小脳性 | 脊髄性 |
|---|---|---|
| 深部感覚障害 | − | ＋ |
| 開眼の影響（ロンベルク徴候） | − | ＋ |
| 測定異常 | ＋ | ＋ |
| 振　戦 | ＋（企図振戦） | ＋（粗大振戦） |
| 歩　行 | よろめき歩き | 床をみながらパタンパタンと歩く |
| 構音障害 | ＋ | − |
| 腱反射 | 軽度低下 | 消　失* |

＊後根障害があるとき．

る．前庭性のものは平衡障害のみで，起立，座位，歩行時の平衡障害であり，臥位での四肢には運動失調を認めない．回転性めまいを訴えたり，眼振が著明なことも特徴である．さらに聴覚検査と平衡機能検査で，末梢前庭障害か，中枢神経障害かを鑑別する．結局一番問題になるのは，小脳性と脊髄性の運動失調の鑑別で，これを**表 8-1** に示した．大脳性のものはまれであるが，前頭葉性運動失調は小脳性運動失調と似ており，鑑別に苦しむことがある．腱反射の一側亢進や病的反射の出現，大脳皮質症候などがあれば診断は容易である．CT，MRI，脳波などの補助診断をも合わせれば，大脳障害の診断も困難ではない．

### 文 献

1) Fisher, C.M. : Neurology, 11 : 335, 1961.

# 9 運動麻痺の診かた

## 1 診断のすすめかた

　運動麻痺 motor paralysis は，運動中枢から筋線維までのどこかに障害があって，随意的な運動ができない状態をいう．

　運動麻痺は，その程度により完全麻痺 paralysis と，不全麻痺 paresis に分けられる．

　運動神経がどの部位で障害されているかを知るには，まず上位運動ニューロン障害と，下位運動ニューロン障害に分けて観察するとよい．上位運動ニューロン障害とは中枢性麻痺であって，大脳皮質から内包，脳幹，脊髄を経て脊髄前角細胞に至る経路のどこかに障害のあるときにみられる．これを核上性麻痺 supranuclear or corticospinal paralysis ともいう．

　下位運動ニューロン障害は，脊髄前角細胞から末梢部で筋に至るまでの経路が障害されて起こり，核下性麻痺 infranuclear or spinomuscular paralysis という．その鑑別の要点は表 9-1 に示す．

　運動麻痺を認めたら，必ずこのいずれの障害によるかを決定し，さらに詳細な病変の部位，原因診断にすすんでゆくべきである．

表 9-1　上位運動ニューロン障害と下位運動ニューロン障害の鑑別点

| 上　位 | 下　位 |
|---|---|
| 1. 筋緊張は亢進し，spasticity（痙縮）がある．腱反射は亢進 | 1. 筋緊張は低下し，flaccidity（弛緩性）がある．腱反射は減衰ないし消失 |
| 2. 筋萎縮はない．あっても廃用性筋萎縮 | 2. 筋萎縮著明 |
| 3. バビンスキー反射（＋） | 3. 足底筋反射は正常，または消失 |
| 4. 線維束性収縮（－） | 4. 線維束性収縮（＋） |
| 5. 侵される筋群はび漫性である．孤立した筋のみが侵されることはない | 5. 孤立した筋のみが侵される |

## 2 運動麻痺の部位とその原因診断

運動麻痺の部位によってつぎのように分ける．これは原因診断をするのに重要な参考になる．

### 1. 単麻痺 Monoplegia

上下肢のうち，一肢だけが麻痺している状態をいう．これを筋萎縮のないものと，あるものとに分ける．筋萎縮のないものは，主に大脳皮質運動領域の障害によるものである．原因としては，血管障害か，腫瘍が多い．筋萎縮を示し，線維束性収縮を認めるものは，脊髄前角，前根，末梢神経の障害によるもので，その基礎疾患は多種多様であり，慎重に鑑別すべきである．

### 2. 片麻痺 Hemiplegia

臨床的に最も多くみられる．身体一側の，上下肢にみられる運動麻痺である．脳の障害部位は内包付近が最も多い．その他大脳皮質，脳幹，脊髄の障害でも起こる．

内包付近の障害では反対側の顔，舌，上下肢に中枢性麻痺が起こる．片麻痺で失語，失行，失認，皮質性感覚障害などを伴うものは大脳皮質および皮質下にも障害があると考えてよい．

脳幹の障害では一側の片麻痺と，他側の脳神経麻痺を伴う．これを**交叉性片麻痺** alternate (-ting) hemiplegia, hemiplegia alternans〈L〉という（従来は交代性片麻痺とよばれていた．しかし，神経学用語集改訂第2版では，alternateは空間的または時間的な交代を指し，脳幹障害での片側の脳神経麻痺と反対側の片麻痺を交代性片麻痺とするのは妥当ではないとして交叉性片麻痺に改訂した．交叉性片麻痺については表12-10参照）．また一側の上肢と他側の下肢が麻痺するのを以前は交差性片麻痺 crossed hemiplegia, hemiplegia cruciate〈L〉といい，延髄錐体交叉部の障害によるものとされていた（実際にはこのような片麻痺はきわめてまれである．神経学用語集改訂第2版では hemiplegia alternans ＝ hemiplegia cruciata とし，すべて日本語は交叉性片麻痺としている）．脊髄障害が原因で片麻痺になることはまれであるが，頸髄障害で起こることがある．このときにはブラウン−セカール症候群を示し，感覚障害を伴う（☞ p.193）．

大脳，脳幹障害による片麻痺では，著明な筋萎縮はみられないが，筋を使用しないための廃用性萎縮は起こりうる．しかし，腫瘍などで頭頂葉が侵されると，片麻痺とともに著明な半身筋萎縮を認める．片麻痺の原因のほとんどは血管障害で，外傷，腫瘍などがこれにつぐ．

### 3. 対麻痺 Paraplegia

両側下肢の麻痺をいう．脊髄障害によるものが多い．脊髄障害が突発したときには弛緩性対麻痺のこともあるが，多くは痙性対麻痺になる．痙性対麻痺で伸展位をとるときは**伸展性対麻痺** paraplegia in extension，屈曲位をとるときは**屈曲性対麻痺** paraplegia in flexion という．まれではあるが，脳性の対麻痺もある．これは両側大脳半球の下肢への運動中枢が障害されるときに

起こり，傍正中髄膜腫 parasagittal meningioma に特有である．脊髄前角炎で腰仙部が侵されたとき，馬尾の損傷，多発神経炎などでは弛緩性対麻痺になる．その他，ミオパチー，心因性のものなどでも対麻痺は起こりうる．したがって対麻痺の鑑別は慎重を要する．まず脊髄前角細胞を核と考え，上位運動ニューロン障害か，下位運動ニューロン障害かを判定する．上位運動ニューロン障害では痙性対麻痺 spastic paraplegia となり，下位運動ニューロン障害では弛緩性対麻痺 flaccid paraplegia となる．脊髄障害では一般に上位運動ニューロン障害を起こすが，急性期には脊髄ショックを伴うので弛緩性対麻痺を示す．しかしこのときには脊髄横断症候群，膀胱直腸障害があるので，診断に苦しむことは少ない．

つぎに診断上参考になるのは経過である．突然起こるものは外傷による脊髄損傷，脊髄血管障害たとえば前脊髄動脈閉塞，脊髄出血，脊髄動静脈奇形などである．数時間～数日で急性に起こるものは多発神経炎（ギラン・バレー症候群 Guillain-Barré syndrome），感染性脊髄炎，脱髄疾患ことに多発性硬化症やドゥヴィック病 Devic disease，急性散在性脳脊髄炎（ADEM）など，硬膜外膿瘍による脊髄圧迫である．このうち急性脊髄前角炎（ポリオ）は運動障害のみを示し，感覚障害を伴わないので，診断に苦しむことはない．

慢性の経過で対麻痺を示すものは，小児期に起こるものと，成人に起こるものとに分けて考える．小児期のものは先天性，あるいは生後間もない脳疾患で起こり，いわゆる脳性麻痺 cerebral palsy（CP）で，四肢麻痺を示すが，上肢よりも下肢が著明に障害され対麻痺を主徴候とする．小児期より思春期にかけ発症する遺伝性疾患は，遺伝性痙性対麻痺 hereditary spastic paraplegia である．成人では脊髄腫瘍，椎間板ヘルニア，HAM（HTLV-1 associated myelopathy），梅毒性髄膜脊髄炎（エルプ脊髄麻痺 Erb spinal paralysis），慢性硬膜外膿瘍，脊髄空洞症，筋萎縮性側索硬化症，悪性貧血に伴う亜急性脊髄連合変性症（索性脊髄症）などが原因となる．

## 4. 四肢麻痺 Quadriplegia or Tetraplegia

上下肢が両側性に運動麻痺を示す場合をいう．障害部位は大脳（両側），脳幹，脊髄，末梢神経，筋肉，神経筋接合部などのいずれでもよい．このうち完全な麻痺は頸髄障害，多発神経炎（ギラン・バレー症候群）によるものが多い．頸髄障害は腫瘍，椎間板ヘルニア，後縦靱帯骨化症，外傷，頸椎管狭窄症，頭蓋底陥入症，炎症，血管障害などで起こる．大脳の両側性障害では痙性となり，上肢は屈曲し，下肢は伸展位をとり，除皮質硬直 decorticate rigidity を示す．脳幹障害ことに中脳の障害では四肢全体が痙性となり，上下肢とも伸展位をとり，いわゆる除脳硬直 decerebrate rigidity を示すことが多い．脊髄障害のうち前脊髄動脈症候群では，脊髄の前半が侵され，頸髄レベルの障害では弛緩性麻痺を，下肢は痙性麻痺を示す．乳幼児で四肢麻痺の原因になるのは脳性麻痺のほかは，び漫性脳硬化症 diffuse cerebral sclerosis（シルダー病 Schilder disease），白質ジストロフィー leukodystrophy，乳児型進行性脊髄性筋萎縮症（ウェルドニッヒ・ホフマン病 Werdnig-Hoffmann disease）など特殊なものである．

高齢者では脳血管障害が反復し，両側性の大脳障害による四肢麻痺をきたすこともある．このときは発語，嚥下が障害され，いわゆる偽性球麻痺を伴う．また種々のミオパチーで，四肢の脱力ないし麻痺を起こす．

### 5. 一部の筋の運動麻痺　Isolated Paralysis

末梢神経の麻痺によって起こり，同時にその支配領域の感覚障害を伴う．末梢神経がほとんど完全に障害されると，筋萎縮，皮膚，皮下組織，爪の栄養障害も認められる．末梢神経障害による症候は，各神経に特有なものであるが，そのすべてを記憶する必要はない．必要に応じ教科書を参照すればよい．末梢性麻痺のうち局所的に起こるものは，外傷に起因するものが最も多い．左右対称性に末梢性麻痺が起こり，四肢の先端ほど運動障害と感覚障害が強いのは多発神経炎である．その要因としては，鉛，アルコール，水銀などの中毒，ビタミン$B_1$欠乏，糖尿病などの代謝障害，INH，サルファ剤などの薬物中毒，ギラン・バレー症候群などがあげられる．

臨床的によく知られている末梢神経障害の運動麻痺の徴候はつぎのようなものである．

#### a. 橈骨神経麻痺
完全麻痺は垂れ手 wrist-drop, drop hand で幽霊の手つきとなり，手の伸展ができない．

#### b. 正中神経麻痺
母指の屈曲障害で，常に母指は伸展位をとり，他の4指に近づけることができず，母指の手掌面と手掌とが常に同じ平面にある．母指球が萎縮すれば，猿手 simian hand になる．にぎりこぶしをつくらせると，尺側の3指のみしか屈曲しない．

#### c. 尺骨神経麻痺
骨間筋の萎縮と小指球の萎縮が起こり，鷲手 clawhand (claw hand) を呈する．母指内転筋が麻痺しフロマン徴候（☞ p.44）を呈する．

#### d. 腓骨神経麻痺
垂れ足 foot-drop, drop foot を呈し，足先が垂れ，足の背屈が不能となり，歩行は鶏歩 steppage gait（☞ p.60）となる．

#### e. 脛骨神経麻痺
足背に屈曲位をとる．鉤足 clawfoot (claw foot) という．足底屈曲および足趾の足底屈曲が不能となる．

## 3　片麻痺の診かた

### 1. 軽い片麻痺のみつけかた

明らかな片麻痺は一見してわかるが，軽度のものは気付かないこともある．これを簡単に検出

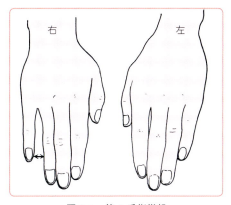

図9-1 第5手指徴候
手掌を下にして，腕と手を水平に前方に提出させると，片麻痺側の小指は外側にそれる．

する種々な方法がある．

#### a. 手回内試験　Hand Pronation Test

軽い痙性麻痺があると，手は回内位をとる傾向にある．そこで両側の手を軽くにぎらせ，前腕をまげて手を肩に近づけるように命ずると，健側では手掌面が肩に近づくのに，障害側では回内位をとるため手背面が肩に近づく．

#### b. 上下肢のバレー徴候　(☞ p.41, 50)

#### c. 第5手指徴候　Digiti Quiniti Sign (図9-1)

腕と手を手掌を下にして水平に前方に提出させたときに，片麻痺側の第5手指は外側にそれる．この徴候は軽度の片麻痺を見いだすのに有用である[1]．

#### d. 凹み手徴候　Signe de la Main Creuse〈F〉

Garcin により強調された徴候で，強く手を開き，全指を強く反らせるよう命ずると，母指が前方に出て，手掌がくぼんでくる[2]．

#### e. 足の外旋位

背臥位の患者の下肢および足の位置に注意する．障害側の下肢，足は健側より外旋位をとる．

#### f. Mingazzini 試験　(☞ p.50)

本試験や上肢，下肢のバレー試験は軽い片側の体肢の筋力低下を見いだすのに有用であるが，筋力低下を伴わずに，これらの試験で著明な一側体肢の落下を起こす症例が報告されている[3]．これは運動無視 motor neglect [4]，すなわち一種の消去現象の可能性があるとされている．

### 2. 片麻痺にみられる協働収縮異常「症」Dyssynergia

片麻痺のときには，dyssynergia (☞ p.150) を認める．心因性の麻痺か，器質的なものかを区別するには，この dyssynergia をみるとよい．

a. バビンスキー屈股現象　Babinski Trunk-Thigh Associated Movement

　背臥位の患者に，両手を胸の上で重ねたまま起きあがるように命ずると，障害側の下肢は股関節で屈曲し，障害側の足は床よりあがる．健肢は動かない．心因性麻痺では患肢よりもむしろ健肢の挙上がみられる．

b. フーヴァー徴候　Hoover Sign

　背臥位にして，図9-2のように両かかとの下に検者の手を入れ，一側下肢を膝を伸展したまま挙上させ，他側のかかとに加わる力を感じとる．障害側を挙上させるときには健側のかかとの下においた手に強い力が加わる．健側をあげたときには障害側のかかとに加わる力は弱い．

c. 前脛骨筋現象　Tibial Phenomenon，シュトリュンペル現象　Strümpell Phenomenon

　背臥位にした患者の膝の上から力を加え，これに抵抗して股および膝関節を屈曲させるように命ずる．健側の足で試験すると，足は足底に屈曲するのに，障害側の足ではその回内，背屈が起こる．

d. スーク指徴候　Souque Finger Sign

　両手を挙上させると，障害側の手指は健側よりも伸展し，かつ開いている．

e. ワルテンベルク徴候

　そのやり方は図4-25（☞ p.81）に示した．これは早期にあらわれ，錐体路徴候として重要である．

f. 膝屈曲試験　Knee Bending Test

　立っていられる患者に行う．直立位の患者に膝をまげないようにして指先を床に触れるように命ずる．健側の下肢は真っ直ぐのままでいるが，障害側の膝は屈曲する．

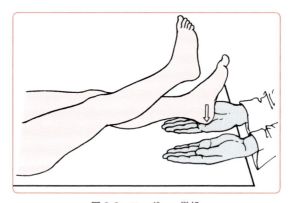

図9-2　フーヴァー徴候
患者の両かかとを検者の手の上にのせ，片足ずつあげさせて，手に加わる力をみる．障害側の足をあげると健側のかかとに強い力が加わり，検者の手に強い圧迫を感ずる．

## 4 上位運動ニューロン障害における痙性麻痺と弛緩性麻痺の意義

　中枢性麻痺でも必ずしも痙性麻痺を示さず，弛緩性のことがある．Fulton（1955）は実験成績から，上位運動ニューロン障害を2つに区別してArea 4（運動領域）障害によるものと，そのすぐ前にあるArea 6（前運動領域）障害によるものとに分けた．

　その鑑別点は表9-2に示したが，Area 4障害では弛緩性でバビンスキー徴候を伴う．Area 6障害では痙性で，腱反射は亢進し，バビンスキー徴候は陰性であるが，ロッソリーモ反射は陽性になる．実験動物であらかじめArea 4を除去して弛緩性片麻痺を起こさせ，さらにArea 6の除去を行うと，著明な痙性麻痺となり，片麻痺はさらに増強され，腱反射亢進は著しくなり，病的反射ではバビンスキーも，ロッソリーモも認められる．臨床的には病変がArea 4または6，あるいはそのいずれかの下降路のみに限局していることは滅多にない．一般にみられる片麻痺ではArea 4と6障害の混合した症候群を認めることが多い．

　脊髄レベルでは，皮質脊髄路が障害されると弛緩性となり，網様体脊髄路が障害されると痙性になるとされている．これらの事実から，皮質脊髄路，すなわち錐体路の障害では弛緩性麻痺となり，錐体外路性の障害では痙性になると考えられている．これは古くから知られている錐体路徴候が錐体路のみの障害によるという考えに疑問を投ずる現象である．

表9-2　上位運動ニューロン障害における症候群

| 障害部位 | Area 4 | Area 6 | Area 4 + 6 |
|---|---|---|---|
| 運動障害 | 完全片麻痺（isolated movementの障害） | 不全片麻痺（skilled movementの障害） | 片麻痺の増強 |
| 痙縮 Spasticity | − | + | ++ |
| 弛緩性 Flaccidity | + | − | − |
| 腱反射 | 減弱 | 中等度亢進 | 著明に亢進 |
| バビンスキー母趾現象 | + | − | + |
| 開扇現象 | − | + | + |
| ロッソリーモ反射 | − | + | + |
| 強制把握 | − | − | + |
| 筋萎縮 | + | − | + |
| 血管運動異常 | − | + | + |

## 5 いわゆる錐体路徴候　Pyramidal [Tract] Sign

従来錐体路徴候としてはつぎの４つがあげられている．
①　筋萎縮を伴わない痙性麻痺
②　腱反射亢進
③　バビンスキー反射の出現
④　腹壁反射の消失（学者によっては，これを含めない）

しかし亀山は，これらが錐体路のみの障害によるものではなく，錐体外路障害の関与が著しいことを指摘している．真に錐体路症候とみなしうるものは，手指の巧緻運動 discrete movement の障害と，バビンスキー反射の出現であるとしている[5]．前者は，手指の微細運動の障害で，箸を使ったり，物をつまんだり，字を書くことができない，指を１本ずつ折りまげさせても正確にできず，２～３本が同時に動いてしまうなどであるとしている．

今日でも錐体路徴候という言葉は，臨床的に甚だ便利なので用いられているが，それは障害が上位運動ニューロンにあることを示しているものと理解しておけばよい．上位運動ニューロン障害の臨床は，Fulton の学説のみによって説明できないいろいろな徴候を示すので注意すべきである．

## 6 ギラン・バレー症候群　Guillain-Barré Syndrome

本症は，きわめて特色のある経過と症候をもつ多発根神経炎 polyradiculoneuritis である．その特徴としてつぎのものがあげられる．
① 前駆する症状として，咽頭発赤，扁桃炎，急性結膜炎，胃腸障害，微熱など感冒様症状が１/３～１/２の症例にみられるが，必発ではない．
② 神経症候の発現は急性である．
③ 運動麻痺の多くは，両下肢末梢に始まり，両上肢，顔面，さらに重ければ呼吸筋へと伸展し，麻痺も重くなる(extenso-progressive)．四肢の麻痺は遠位筋に強いのが原則である．両側の末梢性顔面神経麻痺は本症の特徴的所見である．
④ 感覚障害は運動麻痺に比べて軽い．その中でも自覚的感覚症状に比し，他覚的障害は軽い．
⑤ 筋圧痛，神経伸張痛がみられる．
⑥ 腱反射は減弱，消失する（表在反射はしばしば保たれる）．
⑦ 脳脊髄液は細胞増加を伴わない蛋白増加，すなわち蛋白細胞解離を示す．これは臨床症候におよそ平行して，日を追って明瞭となり，１０～２０日でピークに達する．
⑧ 経過は１０～２０日で頂点に達するが，その後徐々に回復し，６ヵ月以内に治癒するものが

多い.

⑨ 2次的な polyradiculoneuritis, たとえば薬物中毒, 細菌感染, 非細菌性感染（ウイルス, リケッチア, アメーバ, レプトスピラなど）, ワクチン接種, 抗血清注射, 代謝異常（糖尿病, ポルフィリアなど）, 妊娠, 栄養不良, 骨髄腫, 悪性腫瘍および白血病などによるものを除外できる.

原因不明の polyradiculoneuritis のうち, こうした条件をほぼ満たすものが, ギラン・バレー症候群である. ギラン・バレー症候群の診断には, 一般に The National Institute of Neurological and Communication Disorders（NINCDS）の診断基準（1978）が用いられる（**表 9-3**）. ギラン・バレー症候群にも種々の variants があり, ①脊髄神経（根）型, ②脊髄および脳神経（顔面神経, 動眼神経の障害）型, ③脳神経（Ⅲ, Ⅳ, Ⅵ, Ⅶ, Ⅸ, Ⅹ, Ⅺ, Ⅻの対称的麻痺）型, ④偽性ミオパチー型（四肢近位筋に優位な筋力低下, 筋萎縮を伴う）, ⑤運動失調型（多くは脊髄癆型であるが, 小脳型もある）, ⑥フィッシャー症候群 Fisher syndrome（外眼筋麻痺と運動失調が主症候になる）に分けられる.

**表 9-3　Guillain-Barré 症候群の診断基準**

1. 必要条件
   a. 進行性運動麻痺が四肢の二肢以上に存在し, 麻痺の程度は軽度のものから完全麻痺まであり, 体幹筋, 球部筋, 顔面筋, 外眼筋が侵されることもある.
   b. 深部反射の消失, 全身性が原則.
2. 診断を支持する所見
   a. 臨床所見（重要順）
   1) 進行性：約50％は2週間, 80％は3週間, 90％が4週間以内に極期に達する.
   2) 比較的の対称性
   3) 軽度な知覚症状
   4) 脳神経障害：顔面神経が約50％, 舌, 嚥下, 外眼筋支配神経も障害される.
   5) 改善は, 進行停止後2〜4週間以内に始まる. しかし数ヵ月も回復が遅れることがある.
   6) 自律神経症候：頻脈, 不整脈, 起立性低血圧, 高血圧, 血管運動神経障害などは診断を支持する. これらの症候は変動しやすい.
   7) 神経症候発現のときは発熱しない.

2. 診断を支持する所見
   b. 脳脊髄液
   1) 蛋白量：発病1週間後から上昇.
   2) 細胞数：$10/mm^3$ 以下, 単核細胞.
   c. 電気生理学的所見
   80％以上の症例が神経伝達を障害され, 神経伝導速度の遅延または伝導ブロックを示す. 伝導速度は正常の60％以下となるが病変は散在性ですべての神経が侵されるわけではない.
3. 診断を疑わせる所見
   1) 高度かつ持続性の非対称性麻痺
   2) 持続性の直腸膀胱障害
   3) 発症時の直腸膀胱障害
   4) $50/mm^3$ 以上の髄液中の単核細胞数
   5) 髄液中の多核白血球
   6) 明瞭な感覚障害レベル
4. 診断を除外する条件, 鑑別診断
   n-hexane, methyl n-butyl ketone などの揮発性有機溶剤, 急性間欠性ポルフィリン症, ジフテリアの感染症, 鉛ニューロパチーの臨床所見, ポリオ, ボツリヌス中毒, 中毒性ニューロパチー（例：nitrofurantoin, dapsone, 有機リン化合物）などとの鑑別.

（NINCDS, 1978年祖父江改変）
（祖父江 元：高久史麿, 他監修, 新臨床内科学Ⅲ, 第8版, p.1612, 医学書院, 2002より）

## 7 HAM (HTLV-1 associated Myelopathy)

レトロウイルスの1つである HTLV-1（human T-cell lymphotropic virus-type 1）が関与した痙性脊髄麻痺である．その診断指針を**表 9-4** に示した．

表 9-4 HAM 診断指針（改定）

1. **主要事項**
   ① 緩徐進行性でかつ対称性の錐体路障害所見が前景に立つミエロパチー
   ② 髄液ならびに血清の抗 HTLV-1 抗体が陽性

2. **参考事項**
   ① 血液や髄液中に ATL 様細胞を認めることが多いが，腫瘍性増殖を示さず，成人 T 細胞白血病ではない．
   ② 原則として成人発症の孤発例が多いが，若年発症例もある．男女比は約 1：2．輸血後発症群が存在し，その場合，輸血の半年〜数年後に発症することが多い．
   ③ 下顎反射は正常のことが多い（まれに亢進のこともある）．
   ④ しばしば膀胱直腸障害を伴う．
   ⑤ レベルを伴う軽度の感覚障害を認めることが多い．
   ⑥ 重症例では四肢（とくに下肢）に脱力と筋萎縮を伴う傾向がある．
   ⑦ 手指振戦，眼球運動異常，一過性脳神経症状，一過性髄膜炎症状を伴うこともある．
   ⑧ 副腎皮質ホルモン投与によりしばしば症状の改善を認める．
   ⑨ 髄液に細胞増多（通常軽度）を認めることが多く，IgG 増加，オリゴクローナルバンドを認めることもある．
   ⑩ 抗 HTLV-1 抗体陽性者の頻度の高い地域ほど本症の罹病率も高い．
   ⑪ 他の疾患（脊髄腫瘍，脊髄圧迫病変，多発性硬化症その他のミエロパチーなど）と鑑別される．

（納　光弘，他：日本医事新報 3281, 30, 1987 より）

## 8 神経障害，筋萎縮の認められない運動麻痺

運動ニューロン障害の徴候がない（たとえば腱反射の亢進とか，線維束性収縮，筋萎縮がない）のに，脱力や麻痺を訴える患者がある．これにはいろいろな原因があって心因性のもの，失行なども考えなければならないが，訴えの内容から診断がつく次のような疾患がある．

### 1. 重症筋無力症　Myasthenia Gravis

本症は筋肉の異常な疲労性が特徴であるので，運動すると急速に疲労してくる．ひどいときには動けなくなるが，休息すると回復する．午前中は具合がよいが，夕方から夜にかけて脱力，運動障害があらわれる．

多くは初めに眼筋を侵し，眼瞼下垂や，外眼筋麻痺を起こして複視を訴える．成人では全身性の筋無力症候や球麻痺を示し，眼症候の著明でないものもあるから注意を要する．診断には手をくり返しにぎらせたり，握力試験を反復すると急速に力が低下する．塩酸エドロホニウム（テンシロン，アンチレクス®）10 mg（1 mL）を静注すると筋力は速やかに回復する．成人ではまず2 mg（0.2 mL）を静注し，副作用がなければ，続いて30秒後に3 mg 追加，さらに30秒後に5 mg を入れる．症候の改善は30秒以内にみられ，数分間続く．副作用（顔面蒼白，発汗，流涙，

表 9-5　重症筋無力症の診断基準

1. 自覚症状
   (a) 眼瞼下垂　(b) 複視　(c) 四肢筋力低下　(d) 嚥下困難
   (e) 言語障害　(f) 呼吸困難　(g) 易疲労性　(h) 症状の日内変動
2. 身体所見
   (a) 眼瞼下垂　(b) 眼球運動障害　(c) 顔面筋筋力低下　(d) 頸筋筋力低下
   (e) 四肢・体幹筋力低下　(f) 嚥下障害　(g) 構音障害　(h) 呼吸困難
   (i) 反復運動による症状増悪（易疲労性），休息で一時的に回復
   (j) 症状の日内変動（朝が夕方より軽い）
3. 検査所見
   (a) 塩酸エドロホニウム（テンシロン）試験陽性（症状軽快）
   (b) Harvey-Masland 試験陽性（waning 現象）
   (c) 血中アセチルコリン受容体（AChR）抗体陽性
4. 鑑別診断
   眼筋麻痺，四肢筋力低下，嚥下・呼吸障害をきたす疾患はすべて鑑別の対象になる．
   Eaton-Lambert 症候群，筋ジストロフィー（Becker 型，肢帯型，顔面・肩甲・上腕型），多発性筋炎，周期性四肢麻痺，甲状腺機能亢進症，ミトコンドリアミオパチー，進行性外眼筋麻痺，Guillain-Barré 症候群，多発神経炎，動眼神経麻痺，Tolosa-Hunt 症候群，脳幹部腫瘍・血管障害，脳幹脳炎，単純ヘルペス・その他のウイルス性脳炎，脳底部髄膜炎，側頭動脈炎，Wernicke 脳症，Leigh 脳症，糖尿病性外眼筋麻痺，血管炎，神経 Behçet 病，サルコイドーシス，多発性硬化症，急性播種性脳脊髄炎，Fisher 症候群，先天性筋無力症候群，先天性ミオパチー，ミオトニー，眼瞼痙攣，開眼失行
5. 診断の判定
   確実例：「1. 自覚症状」の1つ以上，「2. 身体所見」(a)〜(h)の1つ以上と(i)，(j)，「3. 検査所見」(a)，(b)，(c)の1つ以上が陽性の場合
   疑い例：「1. 自覚症状」の1つ以上，「2. 身体所見」(a)〜(h)の1つ以上と(i)，(j)，「3. 検査所見」(a)，(b)，(c)が陰性の場合

（日本神経学会　監修：重症筋無力症診療ガイドライン2014．p10，南江堂2014より）

流涎，悪心，嘔吐，頭痛，腹部痙攣，下痢など）が出現したら直ちに中止する．重症筋無力症の診断基準，分類と評価スケールは**表9-5，6，7**に示す．

## 2. 筋無力症候群，イートン・ランバート症候群 Myasthenic Syndrome, Eaton-Lambert Syndrome

重症筋無力症と類似した症候を呈するが，悪性腫瘍，ことに肺小細胞癌の合併として生ずる．

**表9-6 MGFA 分類（MG Foundation of America）**

| Class Ⅰ | | 眼筋筋力低下，閉眼の筋力低下があってもよい<br>他のすべての筋力は正常 |
|---|---|---|
| Class Ⅱ | | 眼筋以外の軽度の筋力低下<br>眼筋筋力低下があってもよく，その程度は問わない |
| | Ⅱa | 主に四肢筋，体幹筋，もしくはその両者をおかす<br>それよりも軽い口咽頭筋の障害はあってもよい |
| | Ⅱb | 主に口咽頭筋，呼吸筋，もしくはその両者をおかす<br>それよりも軽いか同程度の四肢筋，体幹筋の筋力低下はあってもよい |
| Class Ⅲ | | 眼筋以外の中等度の筋力低下<br>眼筋筋力低下があってもよく，その程度は問わない |
| | Ⅲa | 主に四肢筋，体幹筋，もしくはその両者をおかす<br>それよりも軽い口咽頭筋の障害はあってもよい |
| | Ⅲb | 主に口咽頭筋，呼吸筋，もしくはその両者をおかす<br>それよりも軽いか同程度の四肢筋，体幹筋の筋力低下はあってもよい |
| Class Ⅳ | | 眼以外の筋の高度の筋力低下．眼症状の程度は問わない |
| | Ⅳa | 主に四肢筋，体幹筋，もしくはその両者をおかす<br>それよりも軽い口咽頭筋の障害はあってもよい |
| | Ⅳb | 主に口咽頭筋，呼吸筋，もしくはその両者をおかす<br>それよりも軽いか同程度の四肢筋，体幹筋の筋力低下はあってもよい |
| Class Ⅴ | | 気管内挿管された状態，人工呼吸器の有無は問わない<br>通常時の術後管理における挿管は除く<br>挿管がなく経管栄養のみの場合はⅣbとする |

（Jeretzki A 3rd, Barohn RJ, Ernstoff RM, et al.: *Neurology* 55: 16-23,2000 より）

**表9-7 MG-ADL スケール**

| | 0点 | 1点 | 2点 | 3点 |
|---|---|---|---|---|
| 会話（　点） | 正常 | 間欠的に不明瞭 | 常に不明瞭 | 聞いて理解するのが困難 |
| | | もしくは鼻声 | もしくは鼻声，しかし聞いて理解不能 | |
| 咀嚼（　点） | 正常 | 固形物で疲労 | 柔らかい食物で疲労 | 経管栄養 |
| 嚥下（　点） | 正常 | まれにむせる | 頻回にむせるため，食事の変更が必要 | 経管栄養 |
| 呼吸（　点） | 正常 | 体動時の息切れ | 安静時の息切れ | 人工呼吸を要する |
| 歯磨き・櫛使用の障害（　点） | なし | 努力を要するが休息を要しない | 休息を要する | できない |
| 椅子からの立ち上がり障害（　点） | なし | 軽度，時々腕を使う | 中等度，常に腕を使う | 高度，介助を要する |
| 複視（　点） | なし | あるが毎日ではない | 毎日起こるが持続的でない | 常にある |
| 眼瞼下垂（　点） | なし | あるが毎日ではない | 毎日起こるが持続的でない | 常にある |
| 合計（0〜24点） | | | | |

（Wilfe GI, Herbelin L, Nations SP, et al.: *Neurology* 52: 1487-1489,1999 より）

表 9-8 イートン・ランバート症候群診断基準

1. 40 歳以上の男子に好発する.
2. 体幹近位筋とくに腰,大腿筋の易疲労性が強く,眼球筋の侵され方は軽いか,一過性である.
3. 反復運動で筋力は最初弱いが数秒中に増強,ついで次第に疲労していく.
4. 腱反射は減弱または消失する(とくに下肢).
5. 四肢末梢の感覚異常,口渇,陰萎をみることがある.
6. 血中抗アセチルコリン受容体抗体は認めない.
7. 抗コリンエステラーゼ剤よりもグアニジン,カルシウム剤によく反応する.
8. 高頻度(10 Hz 以上)反復神経刺激による誘発筋電図で waxing 現象が認められる.
9. 小細胞性気管支癌ほか悪性腫瘍,甲状腺疾患その他の自己免疫性疾患との合併もありうる.

(高守正治:medicina, 25:2268, 1988 より)

表 9-9 周期性四肢麻痺の病型鑑別

|  | 低 K 血性四肢麻痺 hypokalemic | 高 K 血性四肢麻痺 hyperkalemic | 正常 K 血性四肢麻痺 normokalemic |
| --- | --- | --- | --- |
| 発病年齢 | 10 歳代 | 10 歳以下 | 10 歳以下 |
| 発作の頻度 | 1〜2ヵ月に1回 | 週1回以上 | 1〜3ヵ月に1回 |
| 麻痺の持続時間 | 1時間〜4日(平均12時間) | 1時間以内 | 2日〜3週間 |
| 自然発作時血清 K | 低下 | 上昇 | 正常 |
| KCl 投与 | 麻痺消失 | 麻痺誘発 | 麻痺誘発 |
| 麻痺の程度 | 完全 | 不完全 | 完全 |
| 誘因 | 過食(とくに含水炭素), 飲酒, 過労 | 空腹, 運動後の休息, 寒冷 | 運動後の休息, 寒冷, アルコール, 精神的ストレス |
| 感覚障害 | なし | 感覚異常を伴う | ときに末梢性感覚異常あり |

(杉田秀夫, 阿部正和, 他監修:新臨床内科学, p.658, 医学書院, 1976 より)

神経筋移行部でのシナプスからのアセチルコリン放出障害を主病変とする疾患である.40 歳以上の男子に多く,自覚症状としては下肢の筋力低下と易疲労性が多く,上肢の脱力,眼瞼下垂,複視は認められることもあるが,比較的少ない.P/Q 型抗 voltage-gated calcium channel (VGCC) 抗体が陽性となる.その診断基準は表 9-8 に示す.

### 3. 周期性四肢麻痺 Periodic Paralysis

発作性の四肢の弛緩性麻痺を特徴とする.発作は安静をとった後に起こりやすく,夜半あるいは明けがた目が覚めるときにあらわれることが多い.含水炭素を過食した後に起こることもある.運動麻痺は上肢より下肢に強く,四肢の遠位部より近位部に強いのが一般である.肋間筋の脱力のため,呼吸困難を示すこともある.発作は 3〜4 時間ないし数日間持続して,自然に治癒する.多くは 20 歳前後の若年者に起こる.ヒステリーと鑑別を要するが,病歴から大体診断することができる.原発性のものはほかに明らかな原因疾患がなく,家族性に発生することもある(家族性周期性四肢麻痺 familial periodic paralysis),続発性のものは,甲状腺機能亢進症,原発性アルドステロン症によることが多いので,血圧測定,甲状腺機能検査は施行すべきである.とくにわが国では甲状腺機能亢進に合併するものが症例の約半数を占めることが特徴とされている.ま

た本症では必ず血清のKを測定しておく．本症は発作時の血清K量により，低K血性，高K血性および正常K血性に分類されるが，高K血性と正常K血性は同じ遺伝子異常によることがわかっている．その臨床症候の特徴は**表9-9**に示すごとくである．

　原発性アルドステロン症では非発作時にも低K血性を示す．高K血性周期性四肢麻痺 hyperkalemic periodic paralysis は，Gamstorpらによる遺伝性反復発作性無力症 adynamia episodica hereditaria〈L〉とほぼ同じとされている．本症は常染色体性優性遺伝がある．筋電図により筋強直性放電を認めるが，臨床的には myotonic lid-lag（☞ p.114）や舌の筋強直を呈する程度である．先天性パラミオトニー paramyotonia congenita〈L〉は，寒冷によって著しく増悪する筋強直と周期性四肢麻痺を呈する遺伝性疾患である．本症は高K血性周期性四肢麻痺とほぼ同じ疾患と考えられている．

## 9　運動障害を示す疾患の電気診断法

　運動障害を示す神経・筋疾患の診断には電気的診断法が必要である．

　これには筋電図（EMG, electromyography），強さ期間曲線（strength-duration curve）とクロナキシー（chronaxy）検査，反復刺激（repetitive stimulation）検査，末梢運動神経伝導速度（MCV, peripheral motor nerve conduction velocity）測定，末梢感覚神経伝導速度（SCV, peripheral sensory nerve conduction velocity）測定などがある．

### 文献

1) Alert, M.: Neurology, 23：503, 1973.
2) Rondot, P.: 神経内科, 3：73, 1975.
3) 岩田　誠, 他：神経内科, 13：252, 1980.
4) 岩田　誠, 他：神経進歩, 13：905, 1986.
5) 亀山正邦：錐体路障害の臨床, 椿, 里吉編, 臨床神経病学最近の進歩, p.37, 医歯薬出版, 1965.

# 10 不随意運動の診かた

## 1 不随意運動 Involuntary Movement（IVM）とは

患者に異常運動，ことに運動過多「症」hyperkinesia を認めたら，それは不随意運動である．不随意運動の代表的なものは基底核の病変で起こり，錐体外路系の障害によるものである．しかし心因的なものもあるので注意を要する．ほとんどすべての不随意運動は，睡眠時に休止し，感情的な刺激により増強する．したがって睡眠や感情的変化による影響は，原因が器質的なものか，機能的なものかの鑑別にはならない．

## 2 振戦 Tremor

振戦は最も多い不随意運動で，比較的律動的な振動運動である．振戦は，上肢，下肢のみでなく，眼瞼，顔，頭部などにも認められる．まず静止時の振戦は，静止時振戦 tremor at rest, resting tremor とよんでいる．膝の上に力を抜いておいた手にこのような振戦があるかどうかをみる．つぎには上肢を前方に伸展させ，手指を開くように命じ，その状態で姿勢時振戦 postural tremor があるかどうかをみる．さらに運動時に起こる振戦（運動時振戦 kinetic tremor）をみる．上肢では患者の示指をまず自分の鼻の頭にあてさせ，つぎに検者の指先にあてさせ，またもとの位置にもどらせ運動時の振戦をみる．下肢では一側のかかとを膝にあてるように指示する．運動時の振戦は，しばしばその終わり terminal に著明になる．たとえば指を目標である自分の鼻の頭につけようとするとき，検者の指先に触れようとするとき，振戦が著明になる．このように目標に近づくほど増強する振戦は一般に企図振戦 intention tremor として，運動時振戦とは区別している．この振戦は指が鼻に達して停止するものから，さらに激しくなるものまである．前者は運動時振戦であるが，後者は姿勢時振戦が主体である．このように企図振戦といっても，いろいろなものが含まれているので注意すべきものである．静的姿勢振戦 static tremor は resting tremor と同じに用いられることもあるし，postural tremor と同義に用いることもある．

動作時振戦 action tremor にも種々な解釈があり，intention tremor と同じに用いることもあるし，postural tremor と intention tremor を合わせてよぶこともあるし，intention tremor

とは分けてあつかうこともあるし，筋に強く力を入れたときの振戦とするものもある．

このように static tremor および action tremor には混乱が多いので，なるべく用語としては避けたほうがよい[1]．

さて，振戦を認めたら，それがどの部位に，どのような状態で認められるかに注意する．つぎにその振幅 amplitude は粗大 coarse なものか，微細 fine なものか，振動数 rate は1秒にどのくらいかを記載しておく．振戦の存在は字を書かせたり，線を引かせると一層よくわかる．振戦にもいろいろな原因によるのがあり，その代表的なものをつぎにあげる．

### 1. 生理的振戦　Physiological Tremor

疲労，感情的興奮，寒冷時の振戦は誰でも経験するところである．この振戦は姿勢時あるいは運動時に出現し，一過性で，fine なものであり，1秒間に5～15回（Hz）ぐらいである．

### 2. 本態性および家族性振戦　Essential and Familial Tremors

静止時にはなくて，上肢を前方に伸ばした姿勢をとらせると，手指によく出現する．振戦の振幅は中～大，振動数は6～10 Hz である．運動時にも振戦を認める．すなわち姿勢時振戦が主体で，運動時振戦もある．運動時に出現しても，終末期の増強は認められず，その他の神経症候もない．精神緊張で増強し，アルコールや鎮静剤を服用すると軽減する．家族性のものは主に思春期から青年期に発症し，同一家族にこのような振戦を認め，常染色体優性遺伝を示す．本態性では何らの原因も認められない．治療には抗てんかん薬（クロナゼパム），交感神経β遮断薬（プロプラノール）と精神安定薬（ジアゼパム）を用いる．

### 3. 老年性振戦　Senile Tremor

高齢者に起こり，つぎに述べるパーキンソン症候群の振戦と似ているが，随意運動でかえって増強され，筋緊張の亢進や，その他のパーキンソン症候群の症候がないので鑑別しうる．老年性振戦は上肢，頭，下顎，口唇，舌に著明である．ことに座位，立位での頭部振戦が多く，前後に揺れたり，左右に揺れたりする．本症は本態性振戦の孤発，晩発型と考えられている．

### 4. 中毒性振戦　Toxic Tremor

甲状腺機能亢進症や尿毒症などの内因性疾患や，アルコール，タバコ，水銀，コカイン中毒でみられる．姿勢振戦で，上肢末梢に好発する．バセドウ病の振戦は振幅は小～中で，10 Hz ぐらいである．慢性アルコール中毒の振戦も振幅は fine であるが，規則性に乏しい．アルコール中毒による振戦せん妄や慢性水銀中毒では coarse な振戦をみる．

### 5. パーキンソン振戦　Parkinsonian Tremor

パーキンソン病で四肢に粗大な静止時振戦を認め，筋強剛，随意運動の障害（無動）を伴う．

振戦は上肢ことに手に著明で，静止時 at rest に認められ，手指の動きは丸薬を丸めるような運動（pill-rolling movement）である．下肢では足に認められ，座位では足先やかかとで床を叩く動作（tapping movement）を認めることもある．振戦は一側上肢に始まり，下肢に広がり，暫くおいて他側の上下肢にも起こる．振動数は1秒に4～8回である．振戦は上肢を水平位に保持させると減弱ないし消失したり，随意運動で一時的に抑制される．しかし，感情的な興奮で増加し，睡眠中は消失する．振戦は頭や下顎，舌に起こることもある．振戦を誘発するには，上肢の力を抜かせて手を膝の上にのせ，肘と手首を軽く屈曲させる．

## 6. 小脳性振戦　Cerebellar Tremor

小脳疾患のうち歯状核，およびこれと連絡する神経路の障害による振戦は運動時に著明である．ことに小脳と中脳を結ぶ上小脳脚（結合腕 brachium conjunctivum〈L〉）の病変により，いわゆる企図振戦 intention tremor（☞ p.144）が起こるとされている．コップをもたせて，水をのむように命ずると，口もとに近づくほど手が強くふるえる．これは多発性硬化症，ウィルソン病，その他の小脳疾患で認められる．

多発性硬化症では，随意運動に際して，きわめて激しい不随運動を伴うことがある．これは振戦とよぶにはあまりにも激しいものであり，意図動作時運動過多「症」hyperkinésie volitionnelle〈F〉という名称のほうが適当であるとされている[2]．赤核症候群（赤核の上外側部の障害で，反対側に小脳性運動失調と振戦を呈する）でもこのような激しい振戦を呈することがある．この激しい振戦の責任病巣としては，小脳または赤核上部から視床の腹外側核にかけてが重視されているが，脊髄レベル以下の末梢求心性神経線維の関与も推定されている．

小脳半球の障害では，姿勢時振戦ないしは運動時振戦を認めるが，企図振戦とは異なるとされている．たとえば上肢を水平に前方挙上させると，上肢末梢は筋緊張の低下でわずかに下垂し，これを補正しようとして上方への運動が起こり，その反復が振戦としてみられる．小脳疾患では頭部が間断なく揺れる頭部揺動 head titubation もみられる．

## 7. 固定姿勢保持困難，羽ばたき振戦　Asterixis, Flapping Tremor

手関節を背屈させて手指は伸展させて，そのままの姿勢を保持するように指示する．すると手関節，中手指節関節の急激な掌屈と，元の背屈位への復帰が反復し，羽ばたいているようにみえる．この固定姿勢を保持できないことを固定姿勢保持困難 asterixis とよぶ．asterixis で起こる手の羽ばたき様の振戦は羽ばたき振戦 flapping tremor とよばれている．

ギリシャ語の sterigma は"支持する"の意味で，asterixis は手を一定の位置に保持することができないことをいう．すなわち本症は，四肢を一定の位置に保つために収縮している筋が間欠的に緊張を失うために起こる．羽ばたき振戦は肝性昏睡，尿毒症，$CO_2$ narcosis，低ナトリウム血症など代謝疾患による脳症の初期，ジフェニルヒダントイン中毒などに出現する重要な徴候である．また両側視床傍正中部梗塞症状（☞ p.365），視床出血でも出現する．

### 8. 羽ばたき運動 Wing Beating

肩関節で上肢全体が羽ばたくように大きく動く不随意運動をいう．これはウィルソン病で起こる．上肢を伸ばしたまま側方に水平に挙上させ，そのまま保持させると，この運動が出現してくる．

## 3 舞踏運動 Choreic Movement, 舞踏様運動 Choreiform or Choreoid Movement

これは不規則な，目的のない，非対称性の運動で，あたかも踊っているような，奇妙な不随意運動である．運動は急に始まり，迅速で多様性であるが，その持続は短い．睡眠時にも出現し，四肢を随意的に動かそうとしたり，精神的なストレスを受けると増悪する．

この不随意運動は不規則な間隔をおいて，身体の各部にあらわれるが，顔面，四肢に多く認められる．したがって，じっとしていることができず，たえず手足を動かしたり，グロテスクに顔をゆがめたり，舌を出したりする．一側の上肢また下肢のみのこともある．半身にのみ起こるのを半側舞踏運動 hemichorea という．重症になると全身に出現し，随意運動も障害され，歩行は拙劣となり，衣服を着たり，食事をとることも困難になる．また筋緊張が著しく低下しているものが多い．このため腱反射も "hung-up" の形になることがある．すなわち深く腰かけて足を床につけないようにして膝反射をみると，普通は下肢が1〜2回振れるだけなのに，4〜5回振子のように動く．これは筋緊張低下のためである．

軽いものでは顔をしかめたり，変な手つきをしたりして，何となく落着きがないという感じを受ける．子どもでは御飯をこぼす，歩きかたがおかしいなど急に行儀が悪くなったと思われるぐらいで見過ごされていることがある．

検者の手を握らせると，一定の強さで握り続けることができない．これを舞踏病性把握 choreic hand grasp という．血圧計のマンシェットを少しふくらませた状態で患者に握らせると，水銀柱が大きく動揺する．

舞踏運動を示す疾患の代表はつぎの2つである．すなわち急性舞踏病 acute chorea または小舞踏病 chorea minor〈L〉は別名シデナム舞踏病 Sydenham chorea ともいわれている．好んで学童（5〜15歳）を侵し，数日〜数ヵ月で全治する．女子のほうが罹患しやすい．原因はリウマチ熱によるものが多い（rheumatic chorea）．もう1つのハンチントン舞踏病 Huntington chorea は慢性舞踏病 chronic chorea ともよばれ，中年以後に起こり，後に知能低下をきたし，常染色体優性に遺伝し，家族的に出現し，わが国でもまれではあるが発生する．

舞踏運動または舞踏様運動はその他の種々な原因でも起こる．妊娠中の女性に発症するものを妊娠舞踏病 chorea gravidarum〈L〉という．女性では SLE による舞踏病にも注意する．フェノチアジン系の強力精神安定薬 major tranquilizer の副作用として起こることもある．また赤

核が障害されるベネディクト症候群，視床症候群，ウィルソン病なども舞踏様運動を認めることがある．60歳以後に発病し，認知症もないものでは老年舞踏病 senile chorea を考える．舞踏病にはテトラベナジンやハロペリドールが最も有効である．

## 4 バリズム　　Ballism, Ballismus 〈L〉

　舞踏様運動の一種であるが，運動はもっと急速で，粗大であり，持続性である．また四肢の末梢よりも，体幹に近い部分に強く起こり，上下肢を投げ出すような，激しい運動である．多くは一側性で，これを片側バリズム hemiballism〔us〕という．病巣は反対側の視床下核 nucleus subthalamicus 〈L〉（ルイ体 Luys body）にある．多くは中年以降に起こり，血管障害によるものが大部分である．一定期間持続して自然に消失することが多い．覚醒時はほとんど休みなく続き，深い睡眠時にのみ一時中止するので，長時間持続するときは疲労消耗する．本症の急性期にはクロルプロマジン，慢性期にはハロペリドールが有効である．

## 5 アテトーゼ様運動　　Athetoid Movement

　アテトーゼ athetosis とはギリシャ語で"固定されていない"または"変わりやすい"ことを意味する．これは舞踏様運動よりもゆっくりで，持続的である．主として手指または足趾，舌に出現し，一定の姿勢を維持しようとしても，たえずゆっくりと，くねるような不随意運動が起こる．舞踏病に比し運動は比較的一定である．本症の基本型は上肢の伸展と回内，屈曲と回外，手指の屈曲と伸展のくり返しである．四肢にはいろいろな運動が組み合わさって，あたかも虫がはうような運動（wormlike movement）である．筋緊張は亢進していることが多い．アテトーゼ様運動が激しくなると，四肢の末端のみでなく体幹に近い部位，頸部，顔面にもあらわれ，口をとがらせたり，舌を出したりもする．この運動は随意運動や，精神的ストレスで増強し，睡眠中は消失する．

　アテトーゼは多くは先天性のものである．両側性のものは両側アテトーゼ double athetosis という．核黄疸 kernicterus, 新生児脳炎 encephalitis neonatorum 〈L〉，分娩時の異常などによって起こり，脳性麻痺の一型であるいわゆるリトル病に伴うことが多く，随意運動の障害を伴う．

　片側アテトーゼ hemiathetosis の多くは先天性である．後天的には反対側の被殻がいろいろな原因で障害されて起こる．脳血管障害，外傷後にもみられることがある．またウィルソン病，フェノチアジン系薬剤によるものもある．舞踏病とアテトーゼの中間のような異常運動を舞踏アテトーゼ〔運動〕choreoathetosis とよぶが，実際には錐体外路症候としてこのような移行型の不随意運動が多い．

## 6 ジストニー　Dystonia

　ジストニー dystonia は異常姿勢であって，異常運動であるアテトーゼとは異なるとされている[3,4]．ジストニーは筋緊張の異常亢進で，異様な姿勢となり，体幹の捻転，胸郭の傾斜，頭の捻転，肘の過伸展，手首の過屈曲，指の過伸展などを呈する．この異常姿勢を dystonic posture，これに伴う緩徐な不随意運動をジストニー様運動 dystonic movement とよぶこともある．ジストニーの代表的疾患は，捻転ジストニー torsion dystonia（変形性筋ジストニー dystonia musculorm deformans〈L〉）である．このうち先天性のものは5〜15歳の小児に発生するが，まれなものである．やはり線条体ことに被殻の障害による．後天的にはウィルソン病，脳炎後パーキンソニズム，脳腫瘍などで起こる．攣縮性斜頸 spasmodic torticollis も，この運動の一種で，20〜40歳代に多く，頸筋の不随意運動により，頭を一側に回す運動を反復する．先天的のものもあるが，後天的で捻転ジストニーの1つの病型であることもある．両側顔面正中部，眼輪筋，鼻根部に不随意な攣縮（眼瞼攣縮 blepharospasm）がみられ，さらに口，下顎のジストニー（oromandibular dystonia）を伴う場合を Meige（メージュ）症候群とよぶ．またジストニーには心因（ヒステリー）性，職業性のものもある．

## 7 ミオクローヌス　Myoclonus

　ミオクローヌスとは1つまたは多くの筋の短時間の不随意収縮である．したがって限局性であれば，筋の一部がピクピクする程度であるが，広範になれば，多数の筋に周期性で迅速な筋収縮が持続することもある．関節や四肢の強い運動を伴わないのが原則とされているが，このような運動を伴うこともある．ミオクローヌスの発作は種々の要因で誘発されることもある．このうち随意運動で引き起こされるものを動作時ミオクローヌス action myoclonus または企図ミオクローヌス intention myoclonus という．ミオクローヌスは種々の原因で起こり，てんかんや知能低下，他の神経症候を伴うこともある．ミオクローヌスと各種のてんかん発作型が合併し，脳波でてんかん発作波を現す症候群をミオクローヌスてんかん myoclonus epilepsy（ME）という．

　ミオクローヌスは，小児では亜急性硬化性全脳炎 subacute screlosing panencephalitis（SSPE）赤色ぼろ線維・ミオクローヌスてんかん症候群 myoclonus epilepsy associated with ragged-red fibers（MERRF），成人では単純ヘルペス脳炎，クロイツフェルト・ヤコブ病 Creutzfeldt-Jakob disease（CJD）の重要な徴候となる．

　ミオクローヌスは脳のび漫性の変性，炎症，無酸素症ないし薬物中毒，代謝性障害（急性腎不全，肝障害，リピドーシスなど），多発性硬化症など種々の原因によって起こり，小脳皮質，視床などが関係すると推定されているが，小さな局所的病変では起こらない．したがってこの徴候

は錐体外路系の均衡が破れた状態で発症すると考えられている．

## 8 軟口蓋ミオクローヌス　Palatal Myoclonus

　軟口蓋に限局しているミオクローヌスを，軟口蓋ミオクローヌスまたは軟口蓋ニスタグムス palatal nystagmus とよんでいる．軟口蓋および口蓋帆の律動的な収縮で，毎分50～180回程度起こる．軟口蓋のみでなく，咽喉頭，眼球（ocular myoclonus），横隔膜にも同時にミオクローヌスのみられる場合があり，これを palato-pharyngo-laryngo-oculo-diaphragmatic myoclonus とよんでいる．

　軟口蓋ミオクローヌスの原因疾患は種々であるが，血管障害が多い．その病巣部位としてギラン・モラレ三角 Guillain-Mollaret triangle が重視されている．この三角はミオクローヌスと同側の小脳歯状核を頂点とし，反対側の赤核（中脳）と下オリーブ核（延髄）からなるものであり，底辺は中心被蓋束にあたっている[5]．一側性ミオクローヌスは，病変は同側の歯状核か反対側中心被蓋束にあると考えられる．

## 9 ランス・アダムズ症候群　Lance-Adams Syndrome

　ランス・アダムズ症候群とは，呼吸停止・気道閉塞・心停止などによる脳の低酸素障害の後遺症として動作時ミオクローヌスを呈するものをいう．

　安静臥位では出現しないが，立位をとらせたり，開口，舌の突出，上肢の挙上などの動作をさせたり，緊張させたりすると，四肢，体幹，頸部，顔面などにミオクローヌスが出現する．本症にはクロナゼパムが有効である．

## 10 口部ジスキネジー　Oral Dyskinesia

　舌，口唇を中心とする不随意運動をいう．たえ間なく舌を捻転させたり（舌捻型），舌を前後左右に動かしたり（舌提出型），もぐもぐと噛んだり（咀嚼型），口唇を動かしたり，口をぴちゃぴちゃさせたり（口唇型）する．この不随意運動は oro-lingual dyskinesia, oro-bucco-lingual dyskinesia, bucco-lingual-masticatory dyskinesia などともよばれている．

　この徴候は，向精神薬，ことにクロルプロマジンなどのフェノチアジン系の薬剤の副作用（遅発性ジスキネジー tardive dynkinesia）として，またパーキンソン病の治療薬である L-dopa, トリヘキシフェニジル（アーテン）などの抗コリン剤の副作用として注意されている．しかし老年

者には特発性と思われる本徴候もまれではない．特発性のものにはスルピリドやハロペリドールなどが有効である．その他，N-methyl-D-aspartate（NMDA）受容体に対する抗体を介して発症する特殊な脳炎（☞ p.425）でもしばしば認める．

## 11 兎症候群　Rabbit Syndrome

　口周辺にも兎の口の動きのような特異な振戦がみられることがある．これは兎症候群とよばれている[6]．
　この振戦は口唇のみに限局するが，パーキンソン病の静止時振戦に近いものと考えられている．本症の振戦は規則的に小さく口唇を開閉させ，閉口時には口をすぼめながら突出させる．この症候群は特発性にあらわれることもあるが，多くは向精神薬によって誘発される．
　口部ジスキネジーにハロペリドールなどの向精神薬を使用し，元来のジスキネジーが改善して，この症候群が出現することがあるので注意を要する．

## 12 レッシュ・ナイハン症候群　Lesch-Nyhan Syndrome

　まれな遺伝性疾患であるが，舞踏様運動，アテトーゼ様運動などの錐体外路症候があり，口唇や舌・手指などを発作的に噛む自傷行為があるので有名な症候群である．伴性劣性遺伝で，男子に発症する．
　生後数ヵ月で運動発達遅滞を認め，錐体外路症候としての種々の不随意運動を呈し，2歳以後には頑固な自傷行為 self-mutilation，精神発達遅滞なども出現する．先天性プリン代謝異常症の1つで，高尿酸血症を認める．

## 13 有棘赤血球舞踏病　Chorea-Acanthocytosis[7〜9]（レヴァイン・クリッチリー症候群　Levine-Critchley Syndrome）

　20歳ないし30歳代に発症する遺伝性疾患で，① 舌-口周囲の不随意運動 orofacial dyskinesia，四肢体幹の舞踏様の不随意運動，② 自咬症（self-biting），舌や口唇を咬むのが特徴である自傷行為を呈することもある．③ てんかん発症を伴う頻度が高い．④ 知能は正常か，低下があっても軽い．⑤ 筋緊張低下，腱反射の低下ないし消失．検査では，⑥ 末梢血塗抹標本で10〜50％の有棘赤血球 acanthocyte（金平糖状の棘をもつ赤血球）が認められる．これを有棘赤血球増加症 acanthocytosis とよぶ．⑦ 筋電図で四肢末梢 denervation potential，筋生検でも

末梢神経障害を示唆する所見がある．⑧血清 CK 高値，⑨CT で尾状核萎縮，側脳室前角の拡大を認める．

## 14　チック　Tic

　チックとは顔，頸部，肩などに起こる，比較的急激で，くり返して起こる運動である．顔面では，まばたきをしたり，顔をしかめたり，口唇をなめたり，額にしわをよせたり，5～10 歳の小児に起こりやすく，習慣性攣縮 habit spasm ともいう．意識的に一時抑制することができるが，不快感を伴うことがある．睡眠中にはみられず，精神的緊張で増加する．ミオクローヌスと類似し区別しにくいこともある．器質的疾患，ことに線条体を侵す疾患でも起こるが，心因性のこともある．多発性痙攣性チック multiple convulsive tic（ジル ド ラ トゥレット症候群 Gilles de la Tourette syndrome（GTS））はチックの重症型で，汚言 coprolalia，痙攣を伴う．本症にはハロペリドールが有効である．

## 15　静座不能　Akathisia

　下肢が落ち着かず 2～3 分以上じっと座っていられない現象．パーキンソン病や薬物によるパーキンソン症候群でみられ，運動過少の状態なのに，座位保持が不能で奇異な感を与える．パーキンソン病でもなく，ほかに神経学的異常がないものでは精神的要因による．

## 16　攣縮　Spasm〔us〕，痙攣　Cramp

　攣縮は断続的に生ずる，ある持続時間をもった異常な筋収縮状態をいう．運動を伴うような攣縮は，それが反復するときは間代性攣縮 clonic spasm，持続するときは強直性攣縮 tonic spasm という．攣縮は大脳皮質より筋肉までのあらゆるレベルでの障害で起こる．tetanospasm は破傷風 tetanus により起こるもので，多少とも継続的で，咬痙 trismus，痙笑 risus sardonicus〈L〉，頸部硬直 neck stiffness を伴う．

　テタニー tetany（副甲状腺機能低下による低 Ca 血症，過換気症候群や原発性アルドステロン症などのアルカローシス，低 Ca 血症で起こる）では，攣縮が主症候で，手に特徴的な産科医の手 main d'accoucheur〈F〉を認める．手のみでなく，足にも攣縮が起こるのを手足攣縮 carpopedal spasm といい，過換気症候群である．

　血圧計のマンシェットを上腕に巻き，ほぼ収縮期圧の近くまで内圧を上げると，手に強直性攣

縮が起こる．これをトルソー徴候 Trousseau sign という．4分以上圧迫しても攣縮が出なければ陰性である．顔面神経をハンマーで軽く叩き，顔筋が収縮するのはクヴォステック徴候 Chvostek sign（☞ p.78）である．この2徴候はいずれもテタニーのときに認められる．

半側顔面攣縮 hemifacial spasm は顔面半分の筋肉に間欠的に起こる攣縮である．中年の婦人に多く，顔面神経の障害に起因すると思われるが，多くは原因不明である．眼瞼攣縮 blepharospasm は，眼瞼にあらわれる攣縮である．

外眼筋の強直性攣縮では不随意に眼球が動き，ある位置に固定する．これを眼球回転発作 oculogyric crisis といい，嗜眠性脳炎後のパーキンソン症候群に起こることが多い．また薬剤（フェノチアジン系，カルバマゼピン，炭酸リチウムなど）によるものも知られている．

痙攣 cramp は本来有痛性攣縮のことをいうが，ドイツ語の痙攣 Krampf〈G〉は痛みのないものをいう．神経学用語集改訂第2版では cramp を，① 有痛性攣縮，② 痙攣としている．ふくらはぎの痙攣は"こむら返り"ともよばれており，正常人でも筋疲労時に起こるし，妊娠後期にもみられる．

また炎熱の下での労働では熱痙攣 heat cramp を起こす．これは発汗で塩分が減少しているときに，水分を多量にのむと発症する．下肢の痙攣は糖尿病，脚気でもみられるし，下肢の動脈閉塞による間欠性跛行でも起こる．

痙攣は種々な疾患でみられるが，これを主症候とする特殊疾患は全身硬直症候群 stiff-man syndrome[10]，マッカードル病 McArdle disease[11]，全身こむら返り病[12]，syndrome of continuous muscle fiber activity[13] などである．多発性硬化症では痛みを伴う強直性痙攣が四肢に起こることがある．これは有痛性強直性攣縮 painful tonic spasm とよび，一側または両側の上肢または下肢に起こる．

書痙 writer's cramp は職業性痙攣の1つである．手を他の目的に使用するときには何らの支障もないが，書字のときには指や手首，肘，肩などに痙攣が起こり，字が書けなくなる．心因性の原因が重視されている．

そのほかの職業性痙攣としてはピアニストなどの音楽家，原稿を手書きする文筆家などに起こる．練習をつんだ微妙な運動をしようとすると，痙攣が出現し，動作が障害される．

## 17 錐体外路系疾患の診断

錐体路の障害か，錐体外路性の障害かを鑑別する要点を**表10-1**に示す．
錐体外路系疾患の運動異常はつぎの2つに大別される．
① **運動減少「症」** hypokinesia (-sis)：rigidity を示すものが多く，パーキンソン症候群，ウィルソン病がこれに属する．
② **運動過多「症」** hyperkinesia (-sis)：認められる不随意運動は tremor, chorea, athetosis, ballismus, dystonia, myoclonus などである．chorea では筋緊張は低下しているが，athetosis では運動時に筋緊張が亢進していることが多い．

表10-1 錐体路性障害と錐体外路性障害の鑑別

|  | 錐体路性障害 | 錐体外路性障害 |
|---|---|---|
| 筋緊張亢進<br>　特徴<br>　分布 | spasticity<br>(clasp-knife phenomenon)<br>　上肢では屈筋<br>　下肢では伸筋 | rigidity<br>(cog-wheel rigidity または<br>plastic rigidity)<br>四肢，体幹のすべての筋肉 |
| 不随意運動 | (−) | (+) |
| 腱反射 | 亢　進 | 正常または軽度亢進 |
| バビンスキー徴候 | (+) | (−) |
| 運動麻痺 | (+) | (−) または軽度 (+) |

## 18 パーキンソン症候群の診かた

パーキンソン症候群 parkinsonian syndrome, parkinsonism とは，①振戦つまり parkinsonian tremor と，②パーキンソン〔筋〕強剛 parkinsonian〔muscular〕rigidity，③運動緩慢 bradykinesia さらには無動「症」akinesia (-sis) を3大症候とする．また姿勢反応障害も重視されている．本症候群を示すものを**図10-1**に一括する．特発性で，中年以後（多くは50歳代）に発症し，発病率に男女差なく，症候は潜行性にあらわれ，ゆっくり進行するものはパーキンソン病 Parkinson disease (PD)（振戦麻痺 paralysis agitans〈L〉）で，本症候群の大部分を占めている．続発性または症候性パーキンソン症候群には種々の原因がある．

パーキンソン病は，ふるえ，歩行や日常生活動作の障害を主訴として来院する．診察ではまず3大症候をとらえることが重要である．症候は片側の上肢から始まり，次第に同側の下肢に及び，ついで両側性になる．

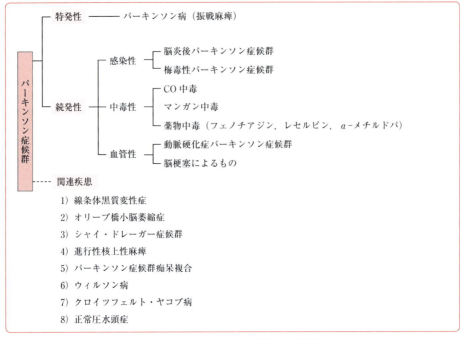

図 10-1　パーキンソン症候群の主要病型

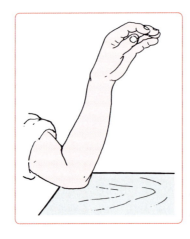

図 10-2　腕木（うでぎ）信号現象
このような姿勢で，手首の力を抜くようにさせる．普通ならば手首が屈曲するのに伸展位にある．鉄道の信号灯が上向きにあるような姿勢である（ただし，日本の鉄道の腕木信号は水平位と下垂位をとり上向きにならない）．

## 1. 振　戦　Parkinsonian Tremor

すでに本章でパーキンソン振戦として述べたが，主に静止時に起こる．

## 2. 〔筋〕強剛　Parkinsonian〔Muscular〕Rigidity

〔筋〕強剛は手関節に最もよくあらわれ，ついで肘関節，肩関節など近位部に及ぶことが多い．

また四肢のみでなく，項部にも出現する．これは歯車様強剛 cog-wheel rigidity, 鉛管様強剛 lead-pipe rigidity, 可塑性強剛 plastic rigidity として表現される．強剛は手では腕木信号現象 signpost phenomenon を示す．すなわち図 10-2 のごとく，力を抜き，肘をついて前腕を挙上させ，そのまま保持させると，手指が伸展位をとり，信号灯が上向きにあるような姿勢をとる．

強剛は各関節を受動的に動かして試験するが，ことに手関節を屈曲，伸展させて，歯車様強剛を診るのがよい．きわめて軽い筋強剛を見出すにはフロマン徴候 Froment sign（二義あり，普通は新聞徴候に用いられる☞ p.44）とよばれている手首の固化徴候（signe de poignet figé〈F〉）が有用である．すなわち患者を起立位にし，手がやっと届くぐらいのところにおかれた物を，足を踏み出すことなく，一方の手でとるように命ずる．患者が物をとる努力をするので筋緊張がたかまり，他方の手首に強剛が出現する．

下肢では前脛骨筋の逆説性収縮をみるとよい．すなわち足を他動的に背屈させると，前脛骨筋が収縮し，その腱が隆起してみえる．すなわちウェストファル現象が本症の初期に出現する（☞ p.39）．

筋強剛は発病当初には一側にのみ著明なこともある．

頸部強剛 neck rigidity については頭落下試験 head-dropping test（☞ p.38）を行うべきである．

### 3．運動緩慢および無動「症」 Bradykinesia and akinesia

表情は少なくなり，まばたきも少なく，一点を凝視するような顔つきで仮面様顔貌 mask like face を示す．随意運動の開始が困難となる．このため，歩行開始，立ちあがり，寝がえり，その他種々な日常動作が障害される．障害が高度になると無動「症」に陥る．歩行障害も特徴的で，歩行の開始に当たって足が床に膠着したようになる．これをすくみ足歩行 frozen gait, freezing of gait という．パーキンソン歩行 parkinsonian gait とは，歩幅が狭く小きざみな歩行で，歩行時の上肢の正常な振れが減少し，身体が前屈位となっているため，ゆっくり歩くことができず，次第に小走りに歩くようになる（加速運動 festination）．歩行中は急に停止できず，止まろうとしても前方へ突進する．これを突進現象 pulsion という．歩行の矛盾性運動（☞ p.64）も認められる．立位姿勢は前傾前屈位で，腰や膝も軽く屈曲している．軽く前方に押すだけで前方突進〔現象〕propulsion を起こす．側方突進〔現象〕lateropulsion, 後方突進〔現象〕retropulsion もみられる．これは姿勢反応障害によるものである．書字は小字症 micrographia となる．声は低く単調で，構語緩慢 bradylalia も起こる．

すくみ現象 freezing phenomenon とは歩行や手の運動で動き出しにくい現象であるとされている．これによりすくみ足歩行，小字症を認める．このすくみ現象は，パーキンソン症候群の無動「症」の主要な徴候である．しかし，筋強剛，振戦を伴わずすくみ現象を主とする無動「症」を呈する症例があり，純粋無動性 pure akinesia とよばれている．このような症例では L-dopa は無効である[14]．

### 4. その他

顔面ではマイアーソン徴候（☞ p.122）が出現する．ときには開眼不能になることもある．眼球運動も障害され，よくみられるのは口頭命令による上方注視の障害である．構音も障害され，単調で消え入るような声になることもある．唾液分泌過多 hypersalivation, あぶらぎった皮膚すなわち脂漏「症」seborrhea, あぶらぎった顔すなわち膏（あぶら）顔 oily face, 発汗過多「症」hyper〔h〕idrosis, 便秘, 排尿障害, 起立性低血圧, 嚥下障害, 暑がり heat intolerance などの自律神経症候をみる．筋力は普通は保たれているが，力が入るまでに時間がかかり，一見筋力が低下しているようにみえる場合がある．四肢の腱反射は原則として変化しないが，初期に亢進を示すことがある．

抑うつ気分，不安，焦燥などの精神症状や，精神緩慢 bradyphrenia を伴うことも多い．筋強剛のため，指の関節に屈曲や過伸展が起こり，関節リウマチ様の変形をみることもある．静座不能の akathisia を示すこともある．

## 19 パーキンソン症候群を伴う関連疾患

### 1. 線条体黒質変性症 Striato-Nigral Degeneration（SND）

臨床的にはパーキンソン病とほぼ同じであるが，病理的に被殻と黒質の変性が強く，パーキンソン病のようなレヴィ小体 Lewy body が少ないことにより区別されている．

パーキンソン病に有効な L-dopa が奏効しないので，L-dopa に反応しないものではこのような疾患も考えておくべきである．また腱反射亢進，病的反射出現などの錐体路徴候を伴うときには本症を疑う．

### 2. オリーブ橋小脳萎縮「症」Olivopontocerebellar Atrophy（OPCA）

中年以降に発症し，小脳性運動失調を主症候とする．脊髄小脳変性症に属する疾患で，これについては 13 章（☞ p.241）に記述した．本症でも運動失調，企図振戦とともに，四肢の〔筋〕強剛，振戦などの錐体外路症候がみられる．

### 3. シャイ・ドレーガー症候群 Shy-Drager Syndrome（SDS）

40〜60 歳で発症し，著しい起立性低血圧とそれによる失神発作，膀胱・直腸障害による失禁，陰萎，パーキンソン症候群，眼症候，錐体路徴候，小脳性運動失調，筋萎縮と線維束性収縮，無汗「症」などを示す．しかし感覚障害はない．高度な自律神経障害と，錐体外路性や錐体路障害，小脳および末梢神経などのび漫性な障害による原因不明の症候群である．

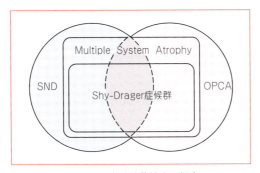

図10-3　多系統萎縮症の概念
（古和久幸，他：クリニカ，4：826：1977より）

　本症候群は臨床的概念であり，病理的には線条体黒質変性症（SND），オリーブ橋小脳萎縮症（OPCA）などの所見が認められる．すなわちSND，OPCAは臨床的に本症候群を呈しうる．現在，線条体や黒質などのpigmented nuclei と，オリーブ核・橋核・小脳皮質などに主座をもつ原発性の神経変性を多系統萎縮症 multiple system atrophy（MSA）と総称している．
　シャイ・ドレーガー症候群と，SND，OPCA，MSAとの関連は図10-3のごとくまとめられている．

### 4. 進行性核上性麻痺 Progressive Supranuclear Palsy
(スティール・リチャードソン・オルシェウスキィ症候群 Steele-Richardson-Olszewski Syndrome)

　50〜60歳代の男性に多い．核上性眼球運動障害，ことに垂直方向の共同性眼球運動が障害される．最初に下方視の障害があらわれる．その他パーキンソン症候群，体幹を中心にした筋緊張異常 dystonic rigidity（このため頸を過伸展し，頭は上方を向き，下顎をつき出し，後方にそり返る姿勢をとる），平衡障害（後方にひっくり返りやすい），精神症候（性格変化，知能低下など），偽性球麻痺などを伴う．

### 5. パーキンソン型認知症複合 Parkinsonism-dementia Complex

　平野[15]によりグアム島のチャモロ族に見いだされた内因性疾患である．パーキンソン症候群に認知症が合併し，むしろ知能低下が初発症状となる．

### 6. ウィルソン病 Wilson disease（肝レンズ核変性症 Hepatolenticular Degeneration）

　常染色体劣性遺伝による疾患で，レンズ核変性，肝硬変を有する．臨床症状はカイザー・フライシャー輪 Kyser-Fleischer ring，構音障害，振戦，筋強剛が主体である．典型的なウィルソン病は5〜10歳に発症し，筋強剛を主症候とし，肝障害が強く，知能低下も伴い，経過は急速である．一方，発症が20〜35歳と遅く，振戦が主症候で，企図振戦，hyperkinésie volitionnelle〈F〉，羽ばたき運動など種々の不随意運動を呈し，筋強剛はないか，あっても軽度で，肝障害は軽く，

経過の長いものは，ウェストファル・シュトリュンペル病 Westphal-Strümpell disease（多発性硬化症と似ているとの意味で，偽性硬化症 pseudosclerosis）とよんでいる．典型的なウィルソン病と，偽性硬化症の間には移行型があり，これらをすべて含めて肝レンズ核変性症とし，広義にウィルソン病としている．検査では血清セルロプラスミン値の低下，尿中銅排泄量（24 時間）増加が特徴的である．D-ペニシラミンが奏効する．

### 7. クロイツフェルト・ヤコブ病　Creutzfeldt-Jakob disease（CJD）

　立体構造が変化した異常なプリオン蛋白が脳に蓄積する致死性神経感染症である．50 歳代の発症が多く，痴呆を主とする精神症候，前頭葉障害によると思われる歩行障害，筋強剛，全身性のミオクローヌス，痙攣などを呈して多くは数ヵ月から半年以内，長くとも 2 年ぐらいで死亡する．

　脳波では周期性同期性発作波 periodic synchronous discharge（PSD）が特徴である．この脳波パターンは，汎発性鋭波や棘波，ときには高振幅徐波が一定の周期をもって反復しつつ出現する現象である．

### 8. 正常圧水頭症　Normal Pressure Hydrocephalus（NPH）

　本症については 7 章（☞ p.139）に付記してあり，痴呆，歩行障害，尿失禁を示し，髄圧正常，脳室拡大を示す疾患である．本症でも，筋強剛，前屈姿勢，突進現象，運動緩慢を示し，パーキンソン症候群と類似することがある[16]．

### 9. 大脳皮質基底核変性症　Corticobasal degeneration（CBD）

　痴呆，失行，注視麻痺，不随意運動，固縮，錐体外路徴候などを示す疾患で神経細胞，グリア細胞にタウ蛋白の蓄積がみられる．

## 20　パーキンソン病の重症度分類

　Yahr らは重症度をつぎの 5 つの stage に分けている[17, 18]．
　① 一側性障害のみで，機能障害はないか，軽度．
　② 両側性障害があるが，体のバランスは保たれている．
　③ 歩行時の方向変換は不安定となり，立位で押せば突進し，姿勢反射障害はあるが，身体機能の障害は軽ないし中等度．
　④ 機能障害高度であるが，介助なしで起立，歩行がかろうじて可能．
　⑤ 介助がない限り寝たきり，または車椅子の生活．

## 21 L-Dopa 長期使用による問題点

L-dopa はパーキンソン病の治療に有効であるが，その長期使用により種々の問題を生ずることとも明らかにされている．長期使用により効果の減弱を認めることが多いが，つぎに述べる種々な long-term levodopa syndrome も出現する[19]．

### 1. 上がり下がり現象，すり減り現象　Up-Down Phenomenon, Wearing-Off Phenomenon

L-dopa 1日3回の投与が有効であり，1回の服用による効果の持続が4～5時間あったものが，次第に有効時間が短縮して2～3時間以下になり，薬効も減退して症候の日内変動が出現してくることがある．薬効のある時期にはしばしば不随意運動を伴う．このように，薬効の変動により症候の日内変動を認めるのを上がり下がり現象，すり減り現象，または濃度最低時ジスキネジー end-of-dose dyskinesia とよんでいる．

この現象は線条体における有効ドパミン濃度の減少が原因と考えられており，1日の維持量は変えずに，2時間毎に分割して服用することで軽減することが多い．またドパミン受容体刺激薬などの併用である程度改善する．

### 2. オンオフ現象　On-Off Phenomenon, On-and-Off Phenomenon

L-dopa の効いている時期（on）と，効かなくなる時期（off）とが，比較的急速に交代して起こり，1日に何回もくり返す現象をいう．この現象は服薬時間に関係なく起こり，off は突然に重篤な無動，筋緊張の低下，不安感で始まり，30分ないし2～3時間続いて急に消失する．on の時期には不随意運動を伴うことが多い．その発生機序には種々の説があるが，いまだ明確ではない．

この現象が出現したら，COMT 阻害薬の併用や他の抗パーキンソン薬（ドパミン受容体刺激薬など）を用いる．

### 3. 不随意運動

L-dopa の血中濃度がピークに達している時期に出現する不随意運動（interdose dyskinesia, peak-dose dyskinesia）と，効果の出現する前と効果が減弱する時期の2相性に起こる不随意運動（biphasic dyskinesia）とがある．そのうち最も多いのが口部ジスキネジー（☞ p.177）であるが，このほか頸部，体幹，四肢に choreoathetosis（☞ p.176）をはじめ種々の異常運動が起こりうる．朝，覚醒時に起こる不随意運動，ことに下肢にみられるものを early morning dyskinesia とよぶ．

interdose dyskinesia は L-dopa の使用量を減ずれば消失することが多い．biphasic dyskinesia では，むしろドパミン受容体刺激薬など他剤を併用する．

## 4. 精神症候

　L-dopa の長期使用により起こりうる精神症候として，気分高揚，性欲亢進，不穏，不眠，興奮，躁状態，vivid dream，幻覚，妄想，意識不鮮明，意識障害，うつ状態，自殺企画，知能障害，性格変化，痴呆などが知られている．その大部分は減量により消失する．

### 文　献

1) 後藤文男，他：神経内科，1：411，1974.
2) 岩田　誠：脳と神経，28：422，1976.
3) 平山惠造：脳神経，42：276，1990.
4) 平山惠造，間野忠明訳：Rondot, R. et al., 不随意運動，p.71，文光堂，東京，1990.
5) 里吉営二郎：神経内科，2：545　1975.
6) 加知輝彦，他：神経内科，14：253，1981.
7) 布旋　滋，岩田　誠：診断と治療，72：1528，1984.
8) 岩下　宏：日本臨牀，45：春季臨時増刊号，221，1987.
9) 神経内科，15：1号，2号，1981.
10) Moersh, F.P.et al.: Mayo Clin. Proc., 31：421, 1956.
11) McArdle, B.: Clin. Sci., 10：13, 1951.
12) 里吉営二郎，他：Arch. Neurol., 16：254, 1967. 内科，28：529, 1971.
13) Issacs, H.: J.Neurol. Neurosurg. Psychiatry, 24：319, 1961.
14) 今井寿正：神経進歩，24：838，1980.
15) Hirano, A.et al.: Brain, 84：642, 1961.
16) 矢島一枝，他：神経内科，1：115，1974.
17) Hoehn, M.M.& Yahr, M.D.: Neurology, 17：327, 1967.
18) 伊藤　清：medicina, 34：194, 1979.
19) 水野美邦：神経進歩．26：5，1982.

# 11 感覚障害の診かた

## 1 表在感覚障害の診かた

　表在感覚障害のうち，末梢神経性のものと，脊髄分節および後根性，大脳および脳幹性のものについてその特徴を述べる．

### 1. 末梢神経性の感覚障害

　これは末梢神経や神経叢の損傷によって起こる．各末梢神経分布領域の境界近くは，隣の末梢神経からも一緒に支配されており，これを重畳 overlap といい，痛覚のそれは最も広く，温感覚がこれについている．したがって末梢神経の損傷で起こる痛覚鈍麻はその分布領域よりも縮小しており，痛覚消失はその中央部のみである．しかし触覚の overlap は狭く，末梢神経の分布にほぼ一致した障害をきたす．

### 2. 脊髄分節および後根損傷による感覚障害

　この感覚障害は，胴では帯状，四肢では軸の方向に沿った細長いすじ状になって出現する．このような皮膚の感覚分布を皮膚分節 dermatome という．これは分節性感覚分布と同じで，脊髄障害のレベルを知るのにきわめて重要であるが，なかなか記憶しにくい．図 11-1 のようにして覚えておくとよい．人間も進化する前は四足であったと考えられ，手足を床につけ顔をほぼ前に向けた状態での皮膚分節の大体の境を頭に入れておくとよい．
　脊髄後根の障害による痛覚鈍麻は，分節性感覚分布に一致するが，触覚はその線維が太く，抵抗が強いためその障害は軽度である．

### 3. 大脳および脳幹性の感覚障害

　半身の感覚障害を呈することが多い．中心線では左右の感覚線維は 2〜5 cm ぐらい重なりあっている．したがって片側性の感覚鈍麻ないし消失では，中心線に近づくにつれて次第に程度が弱くなるものである．パニック障害など心因性のものでは中心線あるいはそれ以上に感覚障害が伸び，しかも正常部と明確な境界を示している．

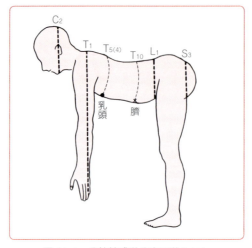

図 11-1　分節性感覚分布の覚えかた
頭頂と下顎を結ぶ線は，三叉神経と $C_2$ との境界である．上肢のほぼ中央よりやや尺骨側の境界は $T_1$，乳頭を通る線は $T_5$ または $T_4$，臍は $T_{10}$，下肢のつけね前端は $L_1$，下肢のつけね後端は $S_3$ である．

## 2　感覚解離　Sensory Dissociation, Dissociated Sensory Impairment

　ある種の感覚は障害されるが，他の感覚は正常に保たれているのを感覚解離という．たとえば感覚試験で触覚には明らかな異常がなく，痛覚と温度覚のみ障害されているのを，感覚解離という．感覚解離は，脊髄視床路，脊髄の後角または中心灰白質の病変では痛覚と温度覚のみ障害され，脊髄後索の病変では触覚と深部感覚のみの障害が起こる．中心管付近の病変では感覚解離は両側性に出現するが，後角，後索の病変によるものは一側性のことが多い．中心灰白質が侵される代表的疾患は脊髄空洞症で，その病変は下部頸髄および上部胸髄に始まることが多く，したがって感覚解離は両側の手の尺骨側より出現し，漸次橈骨側，前腕，上腕，胸部に広がる．脊髄腫瘍や脊髄の血管障害でも感覚解離を示す．後根の病変でも温度・痛覚のみ障害され感覚解離を示すことがある．また脳幹部の障害でも感覚解離を認め，ワレンベルク症候群では，障害側顔面と健側半身に温度・痛感消失を認めるが，触覚は保たれている．脊髄後索が侵される代表的な疾患は脊髄癆で，その感覚解離は脊髄癆型〔感覚〕解離 tabetic dissociation とよび，深部感覚が障害され温度・痛覚は保たれている．

## 3 原因的診断のすすめかた

　感覚障害の原因となっている病変部位や，病巣の性質を診断するには，まず感覚障害の分布，範囲，性質についてよく検討し，さらに他の神経学的所見と総合判定することが大切である．感覚障害は，皮膚から大脳までの各レベルの病変でかなり特徴ある所見を呈するので，ここでは神経系の障害部位と，その臨床所見について簡単に触れ，原因となる主なる疾患をあげておこう．

### 1. 単一末梢神経障害

　単一末梢神経の障害は，その支配領域の感覚障害を起こす．したがって比較的限局した狭い部分の感覚障害を認める．外傷などで単一神経枝の切断が起こると，中心部に触・痛・温度覚の消失した部分があり，周辺にいくにつれて次第に感覚鈍麻の程度は減少する．感覚障害の広がりは，先に述べた overlap があるため解剖学的な神経支配領域よりは狭くなるが，触覚障害の範囲が最も広く，痛覚障害の範囲は最も狭い．

　末梢神経の損傷では，運動障害や，筋萎縮を伴うこともあるが，浅在枝の障害では感覚障害のみで，運動障害を伴うことはほとんどない．神経学的には，外傷による切断のような完全な障害よりも，単神経炎 mononeuritis のような不完全な障害のほうが重要である．このときには，障害部に異常感覚を認め，ことに痛覚刺激には hyperpathia を示すことがある（☞ p.96）．単一神経障害の典型的なものは，大腿の外側に起こる．これは外側大腿皮神経（lateral femoral cutaneous nerve）の mononeuritis で，異常感覚を主症候とし異常感覚性大腿神経痛 meralgia par〔a〕esthetica〈L〉（ロート・ベルンハルト症候群 Roth-Bernhardt syndrome）とよぶ．本症の痛みは時として非常に強く，大腿外側のみでなく，周辺に放散することもある．原因は不明なことが多いが，外側大腿皮神経がその走行中に圧迫され刺激を受けるためで，腸骨前上棘直下に圧痛点を認めることが多い．男性に多く，肥満と関係があることもある．

### 2. 多発性神経障害

　多発神経炎 polyneuritis の感覚障害は図 11-2A のように四肢の末端に強く，体幹に近づくにつれ次第に感覚鈍麻の程度は弱くなる　感覚障害部と健常部の移行ははっきりしないが，障害部は手袋や靴下をはいたような分布を示すので，これを手袋靴下型感覚消失 glove and stocking anesthesia という．上肢よりも下肢が先に侵され，その程度も強い．感覚障害とともに，運動障害や，反射減弱などを伴い，かつ感覚障害は左右対称性である．

　原因は多種多様でウイルス感染後，代謝障害，膠原病，中毒などがあげられるが，中には neuritis という言葉が適当でないものが多いので，これらを末梢性ニューロパチー peripheral neuropathy として一括しており，たとえば糖尿病性ニューロパチー diabetic neuropathy などとよぶ．

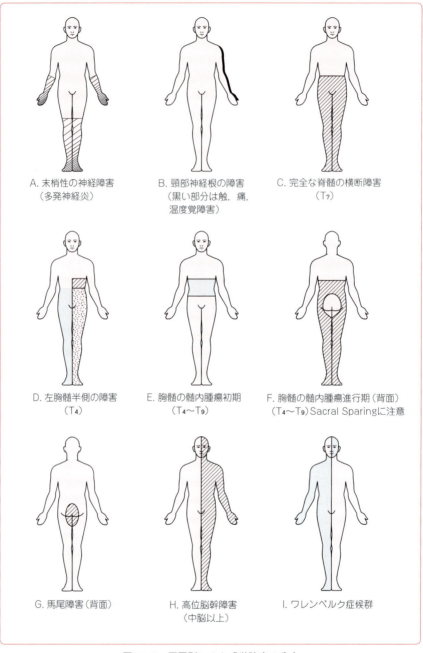

図 11-2 原因別にみた感覚障害の分布
　　　触覚，痛覚，温度覚の障害（Aは四肢末端になるほど著明な触，痛，温度障害を示す）
　　　温度・痛覚のみの障害（D，E，Iに認む）
　　　振動覚，位置覚のみの障害（Dのみに認む）
　　（Collins, R.D.: Illustrated manual of neurologic diagnosis, 1962 より）

## 3. 脊髄後根の障害

　脊髄後根の障害による感覚障害は**図 11-2B** のように dermatome に一致した形をとり，その部分に特有な痛みがあり，他覚的には感覚鈍麻，あるいは異常感覚を認める．このような後根障害による症候群を神経根症候群とよんでいる．特有な痛みは，神経根痛 radicular pain, root pain とよばれ，咳嗽，くしゃみ，怒責，起立などで増悪する．また，たとえばラゼーグ徴候のような神経枝を伸張させるような力を加えると，痛みが惹起される．後根の障害ではすべての感覚線維が侵されるが，触覚を伝える線維のみは，他の温度・痛覚線維に比して太く，かつ厚い髄鞘を被るので抵抗が強く侵されにくいため，感覚解離を生ずることがある．

　神経根障害は一括して神経根炎 radiculitis とよばれているが，必ずしも炎症があるわけではなく，いろいろな原因で起こる．たとえば脊髄癆では脊髄の後索，後根に病変があり，よく体幹に帯状の感覚消失があり，電撃痛を伴う．radiculitis を起こすときには，これに隣接する末梢神経や脊髄にも病変を伴うことが多く，radicluoneuritis, neuroradiculomyelitis の形をとる．

## 4. 脊髄障害

　脊髄の障害部位により，感覚障害の様相もいろいろに異なる．

### a. 完全な横断性障害

　いわゆる脊髄横断性症候群を示し，**図 11-2C** のように障害部以下に対称性の感覚消失をみ，痙性の運動麻痺ことに対麻痺，膀胱・直腸障害を伴う．

　障害部のすぐ上では，病変により後根が刺激され，異常感覚や感覚過敏などを示すことがある．このような病変は，脊髄損傷，脊髄の完全圧迫，脱髄疾患であるドゥヴィック病 Devic disease（neumomyelitis optica〈L〉），その他種々な原因による横断性脊髄炎 transverse myelitis で起こる．

### b. 半側障害

　有名なブラウン—セカール症候群 Brown-Séquard syndrome を呈し，その感覚障害は**図 11-2D** のように障害側では，障害部以下に深部感覚の障害があり，その上部には狭い全感覚消失帯がある．反対側では感覚解離を認め，温度・痛覚は消失するが触覚は保たれている（☞ p.327, 図 18-9）

　もちろんブラウン—セカール症候群では障害側に運動障害が起こり，脊髄の前角障害による麻痺と，錐体路障害による痙性麻痺，腱反射亢進，病的反射を示す．この症候群は外傷による場合以外は，典型的なものは認めにくいが，髄外腫瘍，椎間板ヘルニアの初期像として起こることがある．

### c. 脊髄視床路（前側索）障害

　この経路は脊髄の種々な病変で侵され，温度・痛覚障害を示す．脊髄腫瘍のときには，髄外腫瘍と髄内腫瘍により前側索の障害のされかたも異なり，特異な感覚異常を示すことがある．

脊髄視床路は身体の下部からの線維ほど表層に位置し，これを lamination とよぶ．すなわち上部頸髄では仙髄からの線維が最も外側を通り，その内側に腰髄，胸髄，最も内側に下部頸髄よりの線維が通ることになる（☞ p.328, 図 18-10）．

脊髄視床路が髄外腫瘍で圧迫されると，まず外側の線維から侵されるので，早期に下肢の温度・痛覚障害があらわれ，次第に体幹に上昇する．

髄内腫瘍では逆に図 11-2E のように障害部の数節下の脊髄節領域から温度・痛覚障害が始まる．進行すると温度・痛・触覚のすべてが障害されるが仙髄領域は侵されにくく，その部位の感覚は保たれている．これを仙部回避 sacral sparing という（図 11-2F）．腫瘍が髄内か髄外かの鑑別に重要であるとされている．しかし，髄外腫瘍でも仙部回避を示すこともあり，絶対的なものではない．

脊髄の血管障害で，脊髄視床路を侵すものとしては前脊髄動脈症候群がある（☞ p.331, 図 18-13D）．この動脈は脊髄の前半に血液を送っているので，その閉塞により両側の脊髄視床路，錐体路は障害されるが，後索は侵されない．したがって障害部以下に両側性の温度・痛覚消失をみるが，深部感覚は正常で，対麻痺，膀胱・直腸障害を伴う．

### d. 後索障害

後索の障害では深部感覚，触覚などが障害される．その代表的疾患として脊髄癆がある．深部感覚の障害により脊髄性運動失調を認め，ロンベルク徴候陽性となる．末梢神経の障害で，脊髄癆様の深部感覚障害を示すものに糖尿病性偽性脊髄癆 diabetic pseudotabes がある．

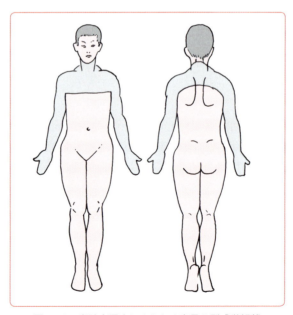

図 11-3　脊髄空洞症にみられる宙吊り型感覚解離
　　　　温度・痛覚の障害

### e. 中心灰白質部障害

この部位の病変を起こす代表的疾患は，脊髄空洞症 syringomyelia で，感覚解離を示す．脊髄空洞症は下部頸髄，上部胸髄に起こり，進行例は腰髄にまで及ぶ．したがって上肢，胸部上部に両側性の温度・痛覚消失を認める．図 11-3 に示すように温度覚，痛覚の障害が宙吊り型 forme suspension〈F〉にあらわれる．

### f. 円錐・馬尾障害　Conus and Cauda Equina Lesion

円錐は第 3～5 仙髄および尾髄よりなり，$L_{2～3}$ 以下の神経根で囲まれている．一方，下肢筋の大半は第 2 仙髄以下の髄節支配を受けていない．したがって，純粋な円錐障害では膀胱・直腸障害と肛門・性器周囲の左右対称性の感覚消失 perianogenital anesthesia をきたすが，運動障害や，腱反射の障害はない．しかし円錐部だけが侵されることはまれで，そのほとんどは馬尾障害を伴っている．馬尾は円錐より下にあり，$L_2$ 以下の神経根の集合である．その上部の切断では $L_2$ 以下，中部では $L_4$ 以下の運動，反射，感覚障害症候を示す．

しかし下部馬尾障害では図 11-2G のように肛門周囲，会陰部を主とした乗馬ズボンの尻あてに似た全感覚障害を認める．これを鞍状，騎跨状またはサドル状感覚消失 saddle anesthesia という．第 1 腰椎以下の骨折，腫瘍などで起こる．馬尾障害では尿閉，大便失禁，陰萎を伴う．

## 5. 脳幹部障害

脳幹では，感覚線維のほかに，種々な脳神経核や，運動神経維が密集しているので，この部の障害では感覚のみが侵されるということはなくて，いろいろな脳神経症候，運動障害などを伴う．

脳幹の病変による感覚障害の特徴は，延髄や橋下部の限局性病変では感覚解離を示すが，中脳以上視床までの病変では図 11-2H のように反対側の頭，顔面を含めて半身の全感覚障害を示す．

後下小脳動脈閉塞によるワレンベルク症候群では，延髄の外側が侵され，障害側顔面と，反対側半身に図 11-2I のような感覚解離を認める．脳幹部の障害は，椎骨脳底動脈系の循環障害，腫瘍，延髄空洞症 syringobulbia などで起こる．

## 6. 視床障害

視床障害はいろいろな原因で起こりうるが，最も重要なものは血管障害である．視床障害では反対側のすべての感覚が侵され，ことに深部感覚が強く障害される．視床の外側核が侵されるときには，いわゆる視床症候群 thalamic syndrome を呈し，反対側の半身に疼痛刺激を与えると，不快感を伴う激痛を訴える．この激痛は hyperpathia の一種で，視床過剰反応 thalamic overreaction として知られている．また反対側に，自発的な激しい疼痛を感ずることがあり，これを中枢性疼痛 central pain（視床痛 thalamic pain）とよぶ．視床の限局性障害で，一側の手掌と口周辺の感覚障害が起こり，これを手口感覚症候群 syndrome sensitif à topographie chéiro-orale（cheiro-oral syndrome[1]）という．

## 7. 大脳障害

　頭頂葉，すなわち感覚領野の皮質・皮質下が障害されると，反対側に知覚の障害が起こる．すなわち，刺激部位，関節の受動運動感覚，位置感覚などの認知が障害され，複合感覚が障害される．すなわち物をさわったり，持ったりしてもその物体が何であるかわからないといった立体〔感〕覚消失が起こる．皮膚に書かれたものをあてる（皮膚書字覚）こともできない．2点識別〔感〕覚，2点同時刺激識別〔感〕覚も障害される．また，重さの異なったものを識別する重量知覚 weight perception も障害される．

　感覚領野の障害では，反対側に表在性の感覚障害を生ずるが，その程度は軽く，感覚消失を示すことはない．もし感覚消失があれば，皮質下の障害も存在すると考えねばならない．視床—皮質路の障害で，視床痛のような自発痛を呈することがあり，これを suprathalamic pain という．劣位半球の頭頂葉弁蓋部の皮質下障害と関連したものと考えられている[2]．内包後脚の障害では片麻痺と半身の感覚鈍麻を呈し，患者自ら感覚障害を認めていることが多い．

## 8. ヒステリー　Hysteria

　特徴は感覚障害の範囲が解剖学的な神経分布に一致しないことである．一側の手や足に手袋状，靴下状にあらわれることがあり，腕の中程，あるいは膝から下に境界の鮮明な感覚消失があらわれることもある．半身の感覚消失では，その境界が全く中心線に一致し overlap がないのが特徴である．また検者の暗示によって起こったり，消えたり，変化することもある．前額部あるいは胸骨の中心線から等しい距離のところに音叉をあて，振動覚を比較してみる．同じ骨で検査しているのに，左右差を訴える．また咽喉後壁を刺激して起こる催吐反射 gag reflex が両側に消失していることも参考になる．

　ヒステリーという病名は，世界保健機関（ICD-10）では解離性（転換性）障害に分類される．一般に神経症との用語も使用される．

---

**文　献**

1) 平山惠造：脳神経，39：234，1987．
2) 亀山正邦：現代医療，2：7，1970．

# 12 脳神経障害の診かた

## 1 嗅（I）神経

① 一側性の嗅覚消失は前頭葉下部の腫瘍（ことに髄膜腫）の診断に重要である．

② 頭部外傷で嗅覚の消失，低下を認めることが多い．前頭蓋底骨折で起こるのは当然であるが，明らかな骨折がなくても起こる．むしろ味覚が変だと訴え，本人は嗅覚消失に気づかないこともある．

③ 幻嗅 olfactory hallucination は統合失調症などでもみられる．また側頭葉の鉤が腫瘍などで刺激される鉤発作 uncinate fit を起こす．このときには一過性の不快な嗅覚が起こる．この発作はてんかん発作の前駆症として出現することがある．

## 2 視（II）神経

① 一側の視力消失つまり黒内障 amaurosis は視神経交叉部より前方の視神経の病変 prechiasmal lesion によるものである（図 12-1A の障害）．

② 視野の半分がみえないのを半盲 hemianop〔s〕ia といい，両眼とも同じ側がみえないのを同名性半盲 homonymous hemianop〔s〕ia という．同名性半盲は視神経交叉部より後方の障害で起こり，図 12-1D のごとくである．

しかし視索障害による視野の特徴は不一致性同名性半盲である．ことに視索の前方で障害されるほど，左右の視野欠損は不一致性 incongruous である．

外側膝状体の障害は，やはり不一致性同名性半盲である．

視放線の障害は，その前部である内包部，中部にあたる側頭–頭頂葉部，後部すなわち後頭葉部に分けて診断する．視放線の前部，すなわち内包部の後端で障害されると，外側膝状体を出た線維がまだ十分散開していないので，完全な同名性半盲も起こりうる．したがって脳血管障害で内包後脚後部が障害されると，障害側と反対側に片麻痺と同名性半盲を示す．たとえば右片麻痺があれば，右同名性半盲を伴う．

側頭—頭頂葉では視放線は広く開散している．Meyer's loop は側頭葉前端にあり，この部の障害では同名性四分盲 homonymous quadrantanopsia をみる．側頭—頭頂葉では上下視野の線

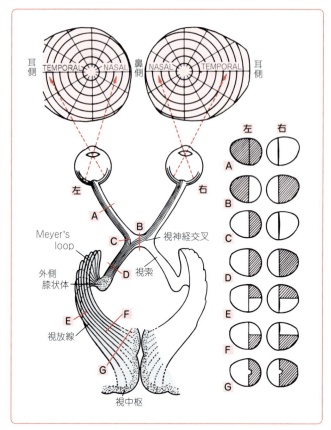

図 12-1 視神経の障害部と視野の異常との関係
視神経および脳の A〜G までの障害と，A〜G までの視野異常を示す．G は中心視力が保たれており，黄斑回避という．
(Homans, J. : Textbook of Surgery より)

維が分かれており，**図 12-1E** のごとく側頭葉病変で視放線の下部が障害されれば上同名性四分盲，**図 12-1F** のごとく頭頂葉病変で上部が障害されれば下同名性四分盲となる．後頭葉に近づくにつれて同名性半盲の形になる．後頭葉の障害では完全同名性半盲となることが多い（**図 12-1G**）．

③ 視野は中央線より内側を鼻側 nasal，外側を耳側 temporal とする．

両耳側半盲 bitemporal hemianop〔s〕ia は，視交叉部障害 chiasmal lesion で起こる（**図 12-1B**）．下垂体腫瘍，頭蓋咽頭管腫 craniopharyngioma，髄膜腫などが原因となる．両鼻側半盲 binasal hemianop〔s〕ia は交叉部が側方より圧迫されて起こるが，きわめてまれなものである．

④ tubular vision とはヒステリーにみられるもので，視野は遠方でも拡大せず，トンネルをのぞいているような特異なものである．

⑤ 視野計を用いた検査では，半盲の相似性や，黄斑回避，暗点，視野狭窄などがわかる．黄

斑回避 macular sparing は図 12-1G のように半盲の際，黄斑部の中心視力が半円形に残存することで後頭葉の病変（ことに血管障害）でみられる．

同名性半盲で黄斑回避がなく，視野が固視点を通る垂直線で完全に分けられるのを黄斑分割 macular splitting（図 12-1D）という．視索障害による同名性半盲のときにみられる．

⑥ 急激な視力消失は球後視神経炎によることが多い．視力消失と前後して脊髄炎を示すものは視束脊髄炎 neuromyelitis optica〈L〉（ドゥヴィック病 Devic disease）である．多発性硬化症では視力障害，運動障害，小脳症候などを認め，寛解と増悪を起こす．

⑦ 一側に視神経萎縮があり，その側の嗅覚も消失し，反対側の眼底にうっ血乳頭が認められるのを，フォスター ケネディ症候群 Foster Kennedy syndrome という．前頭葉底部の腫瘍，ことに髄膜腫でみられる．

## 3 動眼(Ⅲ)，滑車(Ⅳ)，外転(Ⅵ)神経

### 1. 眼瞼下垂 Ptosis

一側の眼瞼下垂は上眼瞼挙筋を支配する動眼神経の麻痺で起こる．

一側の動眼神経麻痺は，内頸動脈の動脈瘤 aneurysm，ことに内頸動脈（IC）の後交通動脈（PC）分岐部動脈瘤によく合併する．したがって，くも膜下出血で，一側の眼瞼下垂を認めたら，IC-PC aneurysm を疑うべきである．上瞼板筋を支配する頸部交感神経の障害でも一側性に眼瞼下垂を起こすが，これはホルネル症候群の一徴候である．動眼神経麻痺による眼瞼下垂は高度なものもあり，ときには眼瞼裂を完全に閉じるものまである．しかし頸部交感神経障害によるものは軽度で，遠方視では上眼瞼下縁が瞳孔をおおわない．

また先天性眼瞼下垂も一側性で，さらに下垂側の上直筋麻痺に伴うことがある．

これに反し重症筋無力症によるものは，しばしば両側性に起こる．本症の眼瞼下垂は朝起床時には軽いが，午後になると次第に著明となる．眼瞼運動をくり返させると，疲労して眼瞼下垂が目立ってくる．塩酸エドロホニウム（テンシロン，アンチレクス®）を静注すると改善される（☞ p.167）．

### 2. 眼球の異常所見

眼球突出 exophthalmos (-mus) や陥没 enophthalmos に注意する．眼球突出は甲状腺機能亢進症，高度近視などでみられるが，一側性のものは眼窩部腫瘍，海綿洞動静脈瘻などでみられ，後者では眼球に拍動を触れ，眼球周辺に血管雑音 bruit が聞こえるものもある．眼球の位置については眼筋麻痺による斜視 paralytic squint，眼球共同偏倚 conjugate deviation of eyes についても注意する．眼球共同偏倚は昏睡時に認められる重要な所見である（☞ p.285）．

角膜周囲に gray-green または golden-brown の色素沈着が，2～3 mm の幅で輪状にみえることがある．これは眼球カイザー・フライシャー輪 Kayser-Fleischer ring とよばれるもので，肝脳疾患であるウィルソン病に認められる．

　一般に遠方を普通にみているときには，黒目（角膜）の上には白目（球結膜）は認められない．眼球突出がないのに明らかに白目が認められるようであれば眼瞼裂開大で，上眼瞼後退「症」upper lid retraction である．これは種々の原因で起こり，ヒステリー状態でもみられるし，歯痛による反射性のものもある．正面視または上方で，上方注視不全を伴うときには，中脳障害を考える（コリエー徴候 Collier sign）．

## 3. 瞳孔の異常

### a. 大きさの異常

　縮瞳 miosis，散瞳 mydriasis，瞳孔不同 anisocoria（☞ p.109）に注意する．縮瞳は脊髄癆や進行性麻痺など神経梅毒，頸部交感神経などによるホルネル症候群，モルヒネ中毒などで起こる．散瞳では緑内障に気をつける．一側の散瞳は動眼神経の圧迫性障害によることが多い．これは瞳孔括約筋を支配する副交感神経は，動眼神経の起始部では上部表層にあり，外方からの圧迫で早期から障害されるからである．

　動眼神経麻痺の初期症候として同側の散瞳と瞳孔反射の消失を認めたら（麻痺性散瞳 paralytic mydriasis），内頸動脈の後交通動脈分岐部動脈瘤（IC-PC aneurysm）による圧迫，テント上の占拠性病変 space-occupying lesion や脳浮腫による鉤ヘルニア uncal herniation による圧迫を考える．

　外傷後一側性にあらわれる散瞳は中硬膜動脈よりの出血による鉤ヘルニアを意味している．また瞳孔不同を認め，瞳孔の形が正円でないときは梅毒性疾患を考える．頸部交感神経障害，脳幹，間脳障害によるホルネル症候群でも瞳孔不同になる．瞳孔の大きさがリズミカルに変動するのを瞳孔動揺 hippus というが，診断的価値はない．

### b. 位置と形の異常

　瞳孔の形が正円でないときには，疾患としてはまず神経梅毒を疑うことはすでに述べた．瞳孔が虹彩の中央からはずれており，さらに形が正円でなく，楕円や不規則な変形を呈することがある．白内障などの手術をしていないのに，このような所見を呈するのを瞳孔偏倚 corectopia とよんでいる．

## 4. 瞳孔反射の異常

　対光反射や調節反射は，いずれも求心路は視神経で，遠心路は動眼神経である．

　図 12-2 のごとく，対光反射の求心線維は，視神経，視交叉，視索の中では，視覚の求心路と同じ経路をとる．しかし視覚の求心路が外側膝状体でシナプスを変えるのに，対光反射のそれは外側膝状体の少し手前で視索と分かれ，上丘に入り，中脳の視蓋前域でニューロンを変える．こ

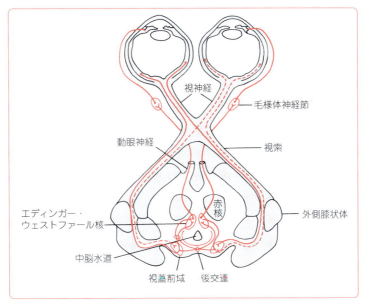

図 12-2　対光反射の反射弓
（Walsh & Hoyt : Clinical Neuro-ophthal., p.473　石川　哲編，神経眼科．医学書院より）

こから出た線維の半分は同じ側の瞳孔括約筋の中枢である**エディンガー・ウェストファール核** Edinger-Westphal nucleus（E-W 核）に入り，残りの半分は後交連を通って反対側の E-W 核に入る．E-W 核より出た瞳孔括約筋支配の副交感神経は，動眼神経に入って大脳脚内側より脳幹を出る．動眼神経中の副交感神経は脳幹を出た直後は上部表層にあるが，次第に内方，下方表層に移り，眼窩に入る．眼窩内では毛様体神経節でシナプスを変え，瞳孔括約筋に達する．以上から正常では，対光反射の直接と間接反射が等しいことが分かる．直接反射の方が，間接反射より強いのは alternating contraction anisocoria とよび，後交連から上丘腕にかけての障害で起こるとされている．近見反射（☞ p.110）は，大脳皮質注視中枢（随意的には前頭葉 Area 8，反射的には後頭葉 Area 17，18，19）の働きで発現する．この反射の脳幹の中間中枢はペルリア核よりも EW 核とされ，ここから動眼神経を経て内直筋の収縮と，対光反射と同じ経路による縮瞳を起こす．

　視力が侵されていないのに散瞳し，対光・調節反射が消失しているのは中脳の障害か，動眼神経障害，瞳孔括約筋自体の障害によるものである．これを**麻痺性散瞳** paralytic mydriasis という．鉤ヘルニア，脳動脈瘤，脳腫瘍などでみられる．

　視神経が侵されると，対光反射は障害側の直接反射，健側の間接反射ともに障害されるが，障害側の間接反射は保たれる．動眼神経の障害では障害側の直接および間接反射が障害されるが，健側の間接反射は正常である．

## 5. 瞳孔異常を呈する症候群

### a. アーガイル ロバートソン瞳孔　Argyll Robertson Pupil

　対光反射は消失しているが近見反射は正常に保たれていることをいう．原則的には瞳孔は縮小し，反射異常は両眼性に起こる．これは神経梅毒に特有な所見である．しかし，中脳を障害するような他の疾患，たとえば腫瘍，血管障害，脳炎でも起こる．

　この徴候を示す病巣部位は，対光反射の求心線維が E-W 核に接近するところと推定されている．

### b. アディー症候群　Adie Syndrome, ホームズ・アディー症候群　Holmes-Adie Syndrome
### （アディー瞳孔　Adie Pupil, 強直性瞳孔　Tonic Pupil）

　対光反射消失を示すので，よくアーガイル ロバートソン瞳孔と混同される．本症は 30 ～ 40 歳の女性に多い．梅毒とは関係なく，原因不明である．瞳孔症候は多くは一側性で，障害側は散瞳し，瞳孔不同となる．患者の対光反射は普通の方法では，直接，間接とも消失しているが，強い光ではゆっくり反応する．調節反射は，迅速にはあらわれないが，眼前の物体を注視させておくと 15 秒あるいはそれ以上でゆっくり縮瞳する．しかし近見反射も消失することがある．その他腱反射の消失がみられ，アキレス腱反射の消失が最も多く，膝反射，上肢反射の順に侵される．障害側の眼に 2.5 % methacholine（メコリール）溶液を点眼すると強く縮瞳する．健側の眼では縮瞳しないか，起こっても微弱である．

### c. ホルネル症候群　Horner Syndrome

　一側の眼瞼下垂，縮瞳および眼球陥没 enophthalmos を，ホルネル症候群という．しかし眼球陥没は exophthalmometer で計測してもほとんど確認できず，むしろ眼瞼裂狭小による見かけ上のものとされている．またこうした眼の徴候のほかに障害側の顔面に無汗症 anhidrosis がみられる．図 12-3 のごとく，障害側（右）の縮瞳はわかりやすい．なるべくうす暗いところでみるほうがよい．健側が散瞳するので障害側の縮瞳を見い出しやすい．

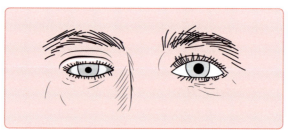

図 12-3　右ホルネル症候群
1）右縮瞳．
2）右上眼瞼下縁と瞳孔上端との距離は左より小さい．
　つまり右眼瞼下垂がある．
3）右下眼瞼は上昇し，眼瞼裂は狭小している．

眼瞼下垂は上眼瞼板筋（Müller筋）の麻痺による．下眼瞼にも同様な筋があるので，下眼瞼は上昇し眼瞼裂狭小が出現する．

　眼瞼下垂は軽度なことが多い．図でみるごとく，右は縮瞳しているのに上眼瞼下縁と瞳孔上縁との距離が左より小さい．これは眼瞼下垂のためである．角膜下端は左に比べ右では下眼瞼により接している．これは眼瞼裂狭小を意味している．

　本症候群は交感神経の障害で起こるが，交感神経の遠心路には3つのニューロンがあり，そのいずれが侵されても発症する．第1ニューロン（中枢性下行ニューロン）は視床下部より毛様体脊髄中枢 ciliospinal center まで下降する．この中枢は1，2胸髄が主で，上は第8頸髄，下は第3胸髄にも広がり，脊髄灰白質の中間外側核にある．第1ニューロンは脳幹，頸髄障害で侵される．ワレンベルク症候群では延髄外側を通る第1ニューロンの障害でホルネル症候群を示す．第2ニューロン（末梢節前ニューロン）は脊髄の中枢から頸部交感神経節までである．いわゆるパンコースト腫瘍 Pancoast tumor では，第2ニューロンの圧迫で本症候群を合併することがある．第3ニューロン（末梢節後ニューロン）は頸部交感神経節より末梢である．内頸動脈系の動脈瘤，閉塞などで，第3ニューロンが障害され，本症候群を呈することがある．

### d. レイダー傍三叉神経症候群
　Raeder Paratrigeminal Syndrome, Paratrigeminal Sympathetic Syndrome

　顔面の発汗異常を伴わないホルネル症候群と，同側の三叉神経障害を伴うものをいう．ホルネル症候群は不全型のことも多い．

　三叉神経障害は眼や頭の疼痛として起こるが，支配領域の感覚鈍麻を示すこともある．病巣は同側の中頭蓋窩の三叉神経節付近にあり，髄膜腫や内頸動脈の動脈瘤が原因となることが多い．同側の脳神経Ⅱ，Ⅲ，Ⅳ，Ⅵ障害を伴うこともあるとされているが，このような異常があれば，ジャコ症候群（☞ p.234，表12-11）とホルネル症候群の合併とも考えられる．歯根膿瘍からの病巣感染として発症することもある．原因不明のこともあるが，このようなものは，①30～60歳の男性に多く，②疼痛は早期に多く，飲酒で増悪し，③高血圧を伴い，④予後良好とされている．

### e. 中脳性瞳孔偏倚　Midbrain Corectopia
　瞳孔が虹彩の中央からはずれ，形も正円でなくなるのを瞳孔偏倚とよんでいる．中脳背側の障害で本症が起こるのを中脳性瞳孔偏倚という[1]．また本症と同じような卵形の瞳孔を oval pupil とよび[2]，脳ヘルニアによる動眼神経障害および中脳のエディンガー・ウェストファール核やその核上性線維の障害過程で一過性に出現するとされている．oval pupil は高度な意識障害を伴う重篤な脳血管障害で，一側または両側性に出現する徴候で，生命の予後は悪いので注意を要する．

## 6. 眼筋麻痺　Ophthalmoplegia

### a. 斜　視　Strabismus
　眼筋麻痺によりしばしば斜視を起こす．外直筋の麻痺では，障害側の眼球は鼻側に偏倚するが，健側の眼球も鼻側に固定される．これを内斜視 convergent strabismus, internal strabismus,

esotropia という．内直筋麻痺でも障害側のみならず健側の眼球も耳側に固定される，これを外斜視 divergent strabismus, external strabismus, exotropia という．眼球に偏倚のあるときには，片方の眼を手でおおって他の眼球の動きをみると健側の眼球は正中位にもどるが，障害側の眼球は斜視のままである．

### b. 複　視　Double Vision or Diplopia

眼球運動に異常があるときには，しばしば複視を訴える．

先天性の斜視は多くは複視を訴えない．また麻痺が強くなって単眼視を行うようになるとかえって複視を訴えなくなる．

### c. 滑車神経麻痺

滑車神経麻痺では下内方をみることができないので，階段を下りるのが困難になる．眼筋麻痺では頭の位置をかえて視線を調節するのも特徴で，滑車神経の麻痺では図 12-4 のごとく健側の肩に向かって頭を傾けており，この特異な姿勢が本症の初発症候となることもある．

滑車神経麻痺を推定させるような，頭位の異常があったら，頭を反対側，すなわち障害側に傾けて眼球の動きをみる．これがビールショウスキー頭部傾斜試験 Bielschowsky head-tilt test で，図 12-5 のごとく，障害側に頭を傾けると，障害側の眼が上転する（ビールショウスキー徴候）．滑車神経麻痺は単独に起こることはまれで，それも頭部外傷によるものがあるぐらいである．

### d. 動眼神経麻痺があるときの滑車神経の診かた

動眼神経麻痺があると，眼球は内転位をとれないので，上斜筋の機能は検査できない．しかし，動眼神経麻痺にさらに滑車神経麻痺も加わっているかどうかを診断することは，上眼窩裂症候群や海綿静脈洞症候群など（☞ p.234，**表 12-11**）で重要である．

図 12-6 に示すように，右動眼神経麻痺があると右眼は外転位をとっている（**a**）．下方視をさせると，右滑車神経が正常なら，上斜筋の作用により右眼は内方捻転（intorsion）する（**b**）．このわずかな内方捻転は球結膜の血管の動きに注目するとわかりやすい．

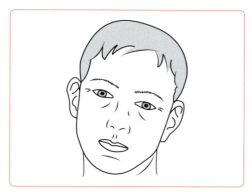

図 12-4　右滑車神経麻痺による代償的頭位
頭を健側（左）に傾けている．

障害側（右）に頭を傾けると右眼の偏倚が増強する
健側（左）に頭を傾けているときには，眼球の偏倚ははっきりしない．
正面視

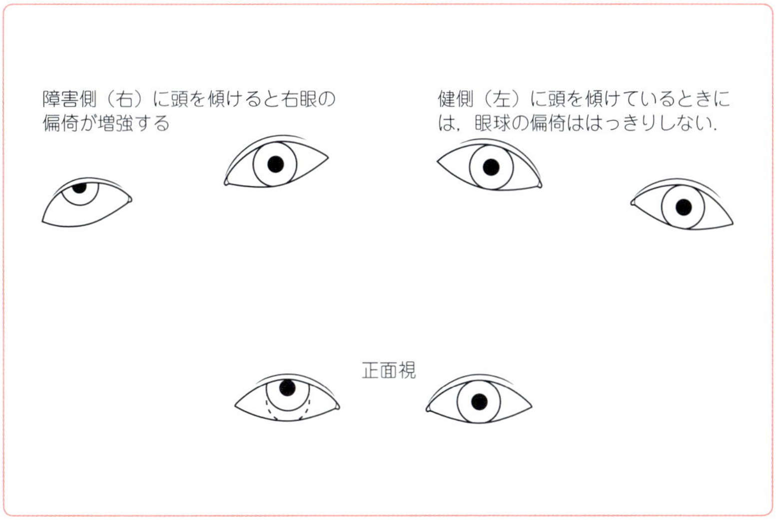

図 12-5　ビールショウスキー頭部傾斜試験（右滑車神経麻痺）

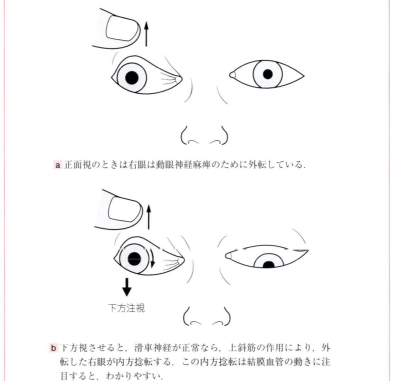

a 正面視のときは右眼は動眼神経麻痺のために外転している．
下方注視
b 下方視させると，滑車神経が正常なら，上斜筋の作用により，外転した右眼が内方捻転する．この内方捻転は結膜血管の動きに注目すると，わかりやすい．

図 12-6　右動眼神経麻痺時の滑車神経の検査

### e. 原因的診断のすすめかた

#### ■ 外転神経麻痺　Abducens Nerve Paralysis

　眼筋麻痺を起こす障害部位はさまざまであり，原因もいろいろである．外転神経麻痺は眼筋麻痺のうち最もしばしばみられるものである．外転神経は脳底と頭蓋底との間を長く走るので障害を受けやすく，特に脳底の動脈瘤，腫瘍，髄膜血管梅毒，糖尿病，外傷などで侵されるからである．

　しかし脳圧亢進のみでも，一側性，時には両側性の外転神経麻痺が起こるので局在診断的価値は少ない．外転神経核は橋の下部にあり，顔面神経の運動核から出た線維は後からこの核をとりまいて走っているので（☞ p.325，図 18-7B-e），外転神経核付近に障害があると，一側の外直筋と顔面神経の末梢性麻痺が起こる．これは診断的意義が大きいので注意すべき徴候である．顔面，側頭の疼痛すなわち三叉神経の刺激症候と外転神経麻痺を伴うものをグラデニーゴ症候群 Gradenigo syndrome という．中耳炎などの合併症として起こる側頭骨岩様部先端の炎症による症候群である．

#### ■ 動眼神経麻痺　Oculomotor Nerve Paralysis

　動眼神経が完全に麻痺すると，眼瞼下垂，外眼筋麻痺とともに，散瞳，対光反射の消失，調節反射の消失が起こる．これを全眼筋麻痺 total ophthalmoplegia という．外眼筋のみの麻痺を外眼筋麻痺 external ophthalmoplegia，対光反射や調節反射の消失を内眼筋麻痺 internal ophthalmoplegia という．

　内頸動脈―後交通動脈分岐部動脈瘤 IC-PC aneurysm で，動眼神経が圧迫されると，最初は縮瞳線維が障害され，散瞳，対光反射消失が早期にあらわれる．このような場合，眼瞼下垂による閉眼は必ず瞳孔症候より遅れる．"幕は最後に下りる"と覚えておいて，まず瞳孔症候に注意すべきである．

　糖尿病性動眼神経麻痺の特徴はつぎのごとくである．① 瞳孔症候を欠くことがある．すなわち pupillary sparing が特徴である．これは動眼神経が海綿静脈洞の部分で，栄養血管の閉塞による虚血で障害されることと関連があると思われる[3]．② 動眼神経麻痺は同じ側あるいは反対側に再発する傾向がある．③ 眼痛が前駆することがある．④ 三叉神経の第 1, 2 枝領域の軽度な感覚麻痺を伴うこともある．

#### ■ 動眼神経核症候群　Oculomotor Nerve Nuclear Complex Syndrome

　一側の動眼神経核の障害で，障害側の動眼神経麻痺症候とともに健眼の上転障害を認めることをいう．これは上直筋には交叉性支配があるためとされている[4,5]．

#### ■ 神経性全外眼筋麻痺

　神経性全外眼筋麻痺は，ギラン・バレー症候群の 1 つの variation として出現することがある．これがフィッシャー症候群 Fisher syndrome で，全外眼筋麻痺，小脳性の運動失調，腱反射消失を特徴とし，髄液に蛋白細胞解離がみられる．眼痛あるいは頭痛を伴う眼球運動障害ではトロサ・ハント症候群 Tolosa-Hunt syndrome も考えておく．本症候群では一側の，Ⅲ，Ⅳ，Ⅴ（第

1枝），Ⅵ脳神経障害の種々な組み合わせでみられる（☞ p.397）．

　障害部位が外眼筋運動に関する核か，それより末梢であるかを判定するのはなかなか困難である．障害が一側の眼のみに限局し，ほかに脳幹性の症候がなければ，末梢性のものと考えられる．脳幹内のものでは，一般に他の脳神経や錐体路，感覚路の障害を伴う．これにはいろいろな症候群があり表12-10に一括してある．

### ■ その他

　神経筋接合部の障害，眼筋そのものの異常による眼筋麻痺もある．この場合は多くは両眼が侵され，神経的障害では説明できない麻痺症候を示す．たとえば重症筋無力症の眼症候は，疲労で増悪し，テンシロンの注射で改善される．甲状腺機能亢進による甲状腺異常性眼症 dysthyroid ophthalmopathy もある．

　両側眼瞼下垂で始まり，徐々に進行性に全外眼筋麻痺を起こすものは，進行性眼筋麻痺 progressive ophthalmoplegia とよばれ，神経性障害によると考えられていたが，現在では筋原性疾患であり，眼筋ミオパチー ocular myopathy とよばれるようになった．眼筋ミオパチーには，純粋に外眼筋のみの麻痺をきたすものから，他部の随意筋障害を伴うものまで種々な病型が知られている．ことに外眼筋障害以外に網膜色素変性，心伝導障害，種々な神経・筋症候（知能低下，小脳性運動失調，錐体路症候，四肢脱力，難聴，髄液蛋白増加），体格異常（小体格），内分泌障害など広範な他組織，他臓器の異常を有するものは眼筋麻痺プラス ophthalmoplegia plus とかカーンズ・セイヤー症候群 Kearns-Sayre syndrome とよばれている．本症はミトコンドリア脳筋症である慢性進行性外眼筋麻痺（chronic progressive external ophthalmoplegia: CPEO）に含まれ，40歳以前，多くは20歳以前に発症する．

## 7. 共同性眼球運動の麻痺　Paralysis of Conjugate Eye Movement

　両眼を同じ方向に同時に動かすことを共同性眼球運動，共同性注視 conjugate gaze という．共同性眼球運動の麻痺した状態を注視麻痺 gaze palsy という．

### a. 共同性注視の経路

　共同性注視は水平性と垂直性に分けられる．眼球の水平性共同性注視すなわち側方注視の経路は図12-7aに示すごとくである．また，動眼神経核，滑車神経核，外転神経核にある眼球運動ニューロンの活動は，脳幹の水平性注視中枢である傍正中橋網様体 Paramedian pontine reticular formation（PPRF），垂直性注視中枢である内側縦束吻側間質核 Rostral interstitial nucleus of the medial longitudinal fasciculus（riMLF），眼位や眼球運動速度を統合している注視保持機構 gaze holding system によって制御されている（図12-7a, b）．また，眼球運動には，迅速な眼球運動（衝動性運動 saccadic movements）と緩徐な眼球運動（滑動性追従運動 smooth pursuit movements）があり，それぞれ独自の神経経路がある．

　水平性衝動性眼球運動の中枢は対側の大脳皮質にあり，Brodmann の Area 8 にある前頭眼野 Frontal eye field と頭頂眼野 Parietal eye field と呼ばれる後部頭頂皮質 Posterior parietal cortex がある（図12-7a）．前頭眼野は随意的な衝動性眼球運動の中枢であり，頭頂眼野は主に視覚的ガイドがある時に働いている．対側の前頭眼野から出た衝動性眼球運動の指令は，基底核，上丘を経由し，脳幹上部で交叉し，外転神経核近傍にある PPRF に伝えられる（図12-7a）．

外転神経核は，外直筋を神経支配している運動ニューロン motor neurons と対側の動眼神経核に投射している核間ニューロン internuclear neurons によって構成される異なるニューロンの小集団である．後者は，対側の内側縦束 Medial longitudinal fasciculus（MLF）を経由し対側の動眼神経核に投射し，内直筋を同時に収縮させ水平性共同性眼球運動を行っている（図12-7a, b）．このように，外転神経核は単なる運動ニューロンの集合体ではなく，水平性共同性眼球運動の調節機構として働いていることから，水平性注視中枢ともよばれている．

外転神経核近傍に存在しているPPRFは，生理学的に定義されているニューロンの集団であり，水平性衝動性眼球運動の中枢と考えられている．PPRF は，興奮性バーストニューロン Excitatory burst neurons（EBNs），抑制性バーストニューロン Inhibitory burst neurons（IBNs），オムニポーズニューロン Omnipause neurons（OPNs）の3つのニューロンで構成されている（図12-7b）．EBNs は外転神経核より吻側にあり，同側の外転神経核に興奮性インパルスを伝えている．IBNs は外転神経核より尾側に存在し，EBNs が発火した際に対側の外転神経核を抑制し，滑らかな衝動性運動が遂行できるようにしている．OPNs は橋傍正中部の中間縫線核付近に存在し，衝動性運動遂行時以外のすべてのバーストニューロンを抑制している．OPNs の持続的抑制により，バーストニューロンが勝手に発火しないように調節されている．上丘からの刺激により OPN が抑制されると，EBNs が抑制から解放され，バースト刺激を外転神経核に伝え，刺激側向きの水平性衝動性眼球運動が生じる．大脳皮質の側方注視中枢から，対側の PPRF を経由し外転神経核に至るまでの水平注視経路が障害されると，共同性注視麻痺や共同性眼球偏倚が生じる．

また，外転神経核は舌下神経前位核 Nucleus prepositus hypoglossi（NPH）と内側前庭神経核 Medial vestibular nucleus（MVN）からも投射線維を受けている．側方注視後，眼球位置を維持（注視を保持）するためには持続的なインパルスを外転神経核に送る必要がある．これを行っているのがNPH と MVN であり，水平性注視保持機構と考えられている（図12-7b）．外転神経核は，同側のNPH と対側のVMN から強直性シグナルを受けている．つまり，NPH や VMN は一定の頻度で発火し，一側の外転神経核を興奮させ，同時に対側の外転神経核を抑制することにより注視を保持させており，これらの神経核は神経インテグレーター Neural integrator とも呼ばれている．この注視保持機構が障害されると注視誘発性眼振 Gaze evoked nystagmus が生じる．

垂直性衝動性眼球運動は両側性大脳皮質支配と考えられており，両側の前頭眼野から出た衝動性眼球運動指令は，中脳吻側にある riMLF に伝えられる．riMLF は左右に分布しており，上転筋群 Elevator muscles（上直筋と下斜筋）を神経支配している動眼神経核内の運動ニューロンに対しては両側性に投射しているが，下転筋群 Depressor muscles（下直筋と上斜筋）を神経

支配している動眼神経核と滑車神経核の運動ニューロンに対しては主に同側性に投射している（図 12-7c）．riMLF が障害されると核上性の垂直性注視麻痺が生じる．

　また，三半規管からの平衡情報は，前庭神経核を経由して各眼球運動ニューロンに伝えられており，上下左右に頭を素早く動かした際に像がぶれて見えないように補正するための機構が働いている（図 12-7b,c）．これが前庭眼反射 Vestibulo-ocular reflex（VOR）あるいは頭位変換眼球反射 Oculocephalic reflex（OCR）である（☞ p.288）．

b. 注視麻痺　Gaze Palsy

　注視運動の障害は，垂直性共同性注視障害，側方注視障害，輻輳麻痺，MLF 症候群などが主である．迅速な眼球運動（衝動性運動 saccades）による注視が消失し，緩徐な眼球運動（滑動性追従運動 smooth pursuit）のみで注視するのは緩徐眼球運動 slow eye movement（☞ p.113）である．

■ 垂直性共同性注視麻痺　Vertical Gaze Palsy

　中脳に垂直性共同性注視の重要な中枢とされている riMLF があり，中脳の障害で垂直性共同性注視麻痺を起こす．ことに上方注視麻痺 upward gaze palsy が多く，視床出血，視床・中脳梗塞，松果体腫瘍，パーキンソン病などでみられる．高齢者ではしばしば上方注視の制限が認められるので注意を要する．下方注視麻痺 downward gaze palsy は進行性核上性麻痺の重要な徴候であるが，単独に起こることはまれである．

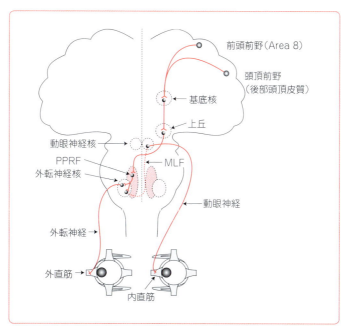

図 12-7a　水平性共同性衝動性眼球運動の経路

MLF: medial longitudinal fasciculus, PPRF: paramedian pontine reticular formation

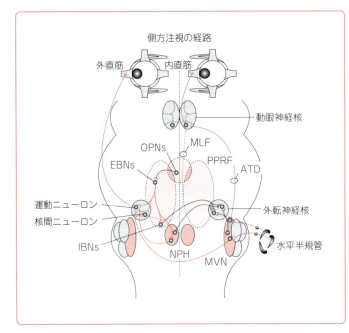

図12-7b 側方注視の経路
EBNs: excitatory burst neurons, IBNs: inhibitory burst neurons, OPNs: omnipause neurons, MLF: medial longitudinal fasciculus, PPRF: paramedian pontine reticular formation, NPH: nucleus prepositus hypoglossi, MVN: medial vestibular nucleus, ATD: Ascending tract of Deiters.

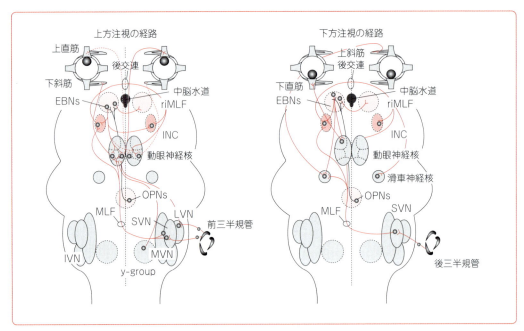

図12-7c 垂直注視の経路
riMLF: rostral interstitial nucleus of the medial longitudinal fasciculus, EBNs: excitatory burst neurons, IBNs: inhibitory burst neurons, OPNs: omnipause neurons, NPH: nucleus prepositus hypoglossi, MVN: medial vestibular nucleus, SVN: superior vestibular nucleus, LVN: lateral vestibular nucleus, IVN: inferior vestibular nucleus. INC: interstitial nucleus of Cajal.

## ■ パリノー症候群　Parinaud Syndrome

両眼を上に向けることができない状態，すなわち上方への共同性眼球運動障害を一般にパリノー症候群とよんでいる．しかし原著にもどって症候群をあげると，① 垂直性共同性注視障害，② 輻輳麻痺であるとされている[6]．これは四丘体の障害で起こるとされていたが，現在では両側の視蓋前野 pretectum または後交連の正中部が責任病巣とされている．松果体腫瘍が本症の原因となることが多い．

> **【付】人形の目試験　Doll's Eye Test**
>
> パリノー症候群を認めた患者について行う．まず患者の眼前にある検者の指をじっとみつめさせる．つぎに患者の頭を受動的に前屈させて眼球の動きをみる．頭が前屈すると，両眼が上を向いて指を凝視するようになれば人形の目試験陽性である．ちょうど眼の動く人形でみられる現象と同じである．これは病巣部位を知るのに有用で，障害が大脳皮質と眼筋運動神経核の間にあるとき，すなわち核上性麻痺ならこの試験が陽性となる．一方核麻痺，核下性麻痺なら陰性となる．四丘体障害によるパリノー症候群では，本試験は陽性になる．

## ■ 進行性核上性麻痺　Progressive Supranuclear Palsy[7]

本症はスティール・リチャードソン・オルシェウスキィ症候群（病）Steele-Richardson-Olszewski syndrome（disease）ともよぶ（☞ p.185）．その特徴は，

① 50歳代から60歳代にかけて発症し，2：1で男に多い．
② 核上性眼球運動障害で，垂直方向に障害される．最初に障害されるのが下方視である．人形の目試験は陽性である．
③ 偽性球麻痺（構音障害，嚥下障害）．
④ 項筋や上半身の筋緊張亢進，ことに dystonic rigidity of the neck のため，頭をうしろにそり返らせ，下顎をつき出すような姿勢をとる．
⑤ パーキンソン病様症候：仮面様顔貌となり，マイアーソン徴候陽性．
⑥ 認知症．
⑦ 小脳症候としての平衡障害（うしろにひっくり返りやすい）や運動失調も認められる．錐体路徴候として腱反射亢進，バビンスキー徴候陽性を示すこともある．

## ■ 側方注視麻痺　Lateral Gaze Palsy

橋下部の側方注視中枢 PPRF の障害側では，障害側への高度な側方注視麻痺を起こす．大脳から中脳までの側方注視の経路が障害されると，病巣と反対側への側方注視麻痺が起こる．橋での障害では，障害側への側方注視麻痺が起こる．

## ■ フォヴィル症候群　Foville Syndrome

1858年 Foville は，橋下部の病変で，① 障害側への側方注視麻痺，② 障害側での末梢性顔面神経麻痺，③ 健側の不全片麻痺が起こることを報告した．これが本来の意味でのフォヴィル症

候群である．しかし広義には側方注視麻痺をフォヴィル症候群とよぶこともあるし，狭義には側方注視麻痺を伴う片麻痺を本症候群とすることもある．狭義のフォヴィル症候群はつぎの3型に分けられる．

① 上フォヴィル症候群（大脳脚型）：病巣と反対側への側方注視麻痺と，病巣の反対側の中枢性顔面神経麻痺と片麻痺．
② 中フォヴィル症候群（上橋型）：障害側への水平注視障害，反対側の中枢性顔面神経麻痺と片麻痺．
③ 下フォヴィル症候群（下橋型）：先に述べた原著どおりの症候．

■ **内側縦束症候群，MLF 症候群**　Medial Longitudinal Fasciculus（MLF）Syndrome

外側をみつめさせるときに，左右の眼球の動きが一致しない．たとえば左 MLF に障害がある場合には右を注視させると右眼は外転するが眼振を示し障害側の左眼は内転しない（図12-8）．

しかし輻輳運動は正常で，そのときには左眼は内転する．このように外側を注視させると左右の眼球運動に解離が起こり，障害側の眼球が内転しないものを内側縦束症候群という．多発性硬化症，脳腫瘍，脳血管障害のときに注意すべき徴候である．病巣は内転障害を示す側の脳橋にあり，動眼神経核と外転神経核とを連絡する内側縦束が障害されて起こり，MLF 症候群，核間性眼筋麻痺 internuclear ophthalmoplegia（INO）ともよぶ．

両側性のMLF症候群は多発性硬化症によるものがほとんどである．MLF症候群をLutz（1923）は2型に分け，輻輳は正常だが側方視で内転ができないものを前部型，外転ができないものを後部型とした．前部型は現在のMLF症候群にあたり，後部型は外転神経（核）麻痺がほとんどであるとされている．Cogan（1956）はMLF症候群を3型に分け，前部型は輻輳障害と，側方視で内転障害のあるものとしたが，これは内直筋（核）麻痺である．中部型は現在のMLF症候群

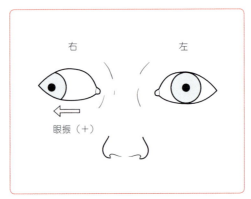

図12-8　左 MLF 症候群

右を向かせると右眼は外転するが，左眼は内転しない．
右眼に眼振を認める．

である．後部型は輻輳正常で，側方視ができないもので，側方注視中枢の麻痺である．

### ■ 一眼半水平性注視麻痺症候群　One-and-a-half Syndrome

Fisher[8]が命名したもので，側方注視麻痺とMLF症候群を合併したものである．たとえば橋下部被蓋の傍正中部が障害されると，側方注視に重要な役割を果たすPPRFと，MLFとが障害される．たとえば右に障害があると右への側方注視麻痺があり，左方視では右眼の内転が障害され，左眼のみ外転する．つまり右眼は正中位固定で水平には動かず，左眼は外転のみ可能である．しかし垂直性注視および輻輳は保たれている（図12-9）．

### ■ 麻痺性橋性外斜視　Paralytic Pontine Exotropia[9]，非麻痺性橋性外斜視　Non-Paralytic Pontine Exotropia[10]

外斜視 exotropia で脳幹の障害によるものといえば，普通は中脳の動眼神経およびその核の障害によるものである．ところが橋障害で外斜視を呈することがあり，この場合には外斜視を呈している眼の反対側の橋で，側方注視中枢（PPRF）とMLFとが障害されている．

正面視では左眼が外転し，外斜視を呈している（a）．右方視をさせると右眼は正中位に固定したままであり，外転位の左眼は正中位になるが，それ以上は内転はしない（b）．左方視させると，右眼は内転しないが，左眼はさらに十分に外転し，水平性眼振を伴う（c）．しかし輻輳は保持され，動眼神経など中脳障害を示す症候はない．

これは一側のPPRF，MLFの急性障害で起こり，障害側の眼，たとえば図12-10の右眼は正中に固定して内転も外転もしない．健側の眼はPPRFの障害で健側に外斜視を呈する．この外転は数日ないし数週の経過で軽快ないし消失する．これに対し，非麻痺性橋性外斜視では障害側のMLF症候群を呈するが，障害側への側方注視麻痺を示さず，健側の外斜視のみを呈する．

これはPPRF，MLFの障害はあるが，PPRFの障害が不完全なためと考えられている．脳梗塞の急性期にみられる．

### ■ 輻輳麻痺　Convergence Palsy

輻輳運動は完全に麻痺することはまれで，軽度な麻痺を示すことが多い．近くのものをみるときに複視を訴えるが，遠方をみるには差し支えない．輻輳の皮質下中間中枢は一般にペルリア核とされていたが，むしろエディンガー・ウェストファール核の周囲が重視されており，中脳の障害，たとえば外傷，腫瘍，血管障害，炎症，脱髄などでこの領域が侵されて起こる．またパーキンソン症候群の早期症候，バセドウ病のメービウス徴候 Mobius sign としても重要である．高齢者では異常がなくても本症を認めることがある．

### ■ 開散麻痺　Divergence Palsy

近くをみるときに両眼は輻輳するが，遠方をみるときには両眼はわずかに左右に開散する．開散麻痺があると，近くのものより遠くをみるときに物がぼやけ，遠くをみるほど複視が増大する．この時，視線を左右に動かしても複視の程度は変化しない．本症は中脳障害で起こり，松果体腫瘍，水頭症などでみられる．

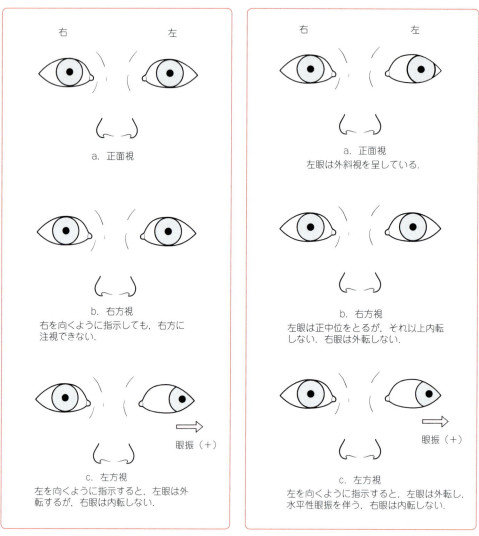

図12-9　一眼半水平性注視麻痺症候群
（右病巣による）

図12-10　麻痺性橋性外斜視
（右病巣による）

## c. 眼球位置の異常

### ■ 眼球共同偏倚　Conjugate Deviation

側方注視の皮質中枢，または皮質中枢と脳幹の皮質下中枢（PPRF）との連絡が障害されると反対側への共同性眼球運動が麻痺し，両眼は病巣をみつめるような位置に偏倚する．このように両眼が一方をみつめることを眼球共同偏倚という．

側方への眼球共同偏倚は橋のPPRFの障害でも起こる．橋の障害による眼球共同偏倚は健側に向く．側方への眼球共同偏倚の方向と障害部位との関係は複雑で理解しにくいので，これを**図12-11**に示す．病変部位が橋にあるか，それより上にあるかで，偏倚の方向が逆になること，病

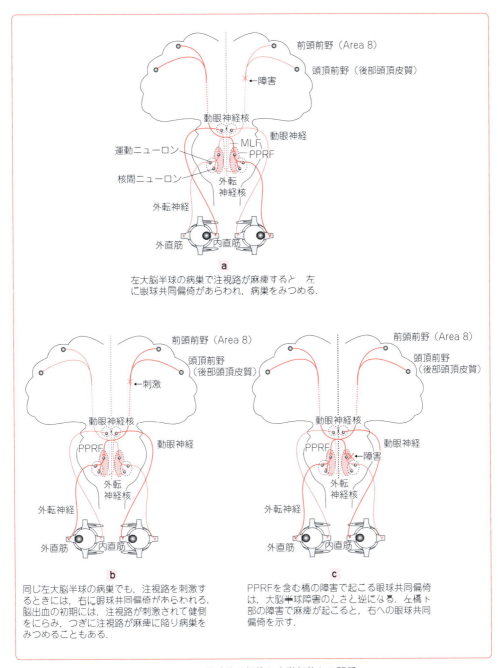

図12-11 眼球共同偏倚と病巣部位との関係

変が麻痺性か刺激性かでも偏倚方向が反対になることを記憶しておけばよい．

■ 下方眼球共同偏倚

　視床出血のときに，しばしば上方注視障害や両眼の下方への偏倚，ことに下内方への偏倚（鼻

先をみつめるようになる）を認める（☞ p.355, 図 20-1）．これを視床の眼 thalamic eye とよぶこともある．これは視床出血が下方に進展し，ホルネル症候群（縮瞳）を伴うときにみられ，中脳吻側正中部への障害によると推定される．

■ **斜偏倚** Skew Deviation（☞ p.286）
■ **眼球側方突進** Ocular Lateropulsion

非注視時や閉眼時に眼球が障害側へ偏倚する．前庭神経核の障害が関与して発現するとされ，延髄外側症候群（ワレンベルク症候群）でみられる．

### 8. 眼振の診断的意義について

眼振は3つに分けて検査される．すなわち，①注視下，②非注視下（Frenzel 眼鏡着用下で，主として頭位眼振をみる），③電気眼振計（ENG）記録による検査である．ベッドサイドで一般に行うのは①で，②，③は神経耳科または眼科に依頼する．

眼振は振子様眼振 pendular nystagmus と，律動性または衝動性眼振 rhythmic or jerky nystagmus に分けられる．振子様眼振は幼児期に視力を失った状態や，視力低下がないときには先天的異常として出現する．今ではなくなったが坑夫眼振 miner's nystagmus は，暗いところで長時間働いたために起こり，振子様眼振を示すこともあり，眼振は速く，上方をみると増加する．

注視による律動性眼振は，薬物ことにバルビタール中毒でもみられるが，他は末梢前庭路，脳幹，小脳の障害と関係がある．

注視眼振を小松崎は図 12-12 のごとく A〜E 群に分け，さらに各群に 1〜3 の順序をつけている．これらの眼振の診断的意義はつぎのごとくである．

**A** 水平，回旋混合性の要素をもった，定方向性の眼振　1が最も強く，3が最も軽い．これは末梢前庭性障害でみられる．原則として眼振緩徐の方向に障害がある．1, 2 のごとく正面視でも眼振が出るものは回転性めまい，悪心，嘔吐を伴うことが多い．

**B** 左右側方視で，注視方向性眼振を示す．左右への眼振がほぼ同程度であれば，後頭蓋窩（脳幹，小脳）の非特異的な障害を意味する．図の B では 1, 2 とも右方視の眼振のほうが振幅が大きい．このように一側注視で振幅大，頻度小，他側注視で振幅小，頻度大の眼振は，いわゆるブルンス眼振 Bruns nystagmus とよばれている．これは，小脳橋角部の腫瘍でみられ，振幅大，頻度小の側の脳幹に障害がある．B 群の ENG で，眼球の追跡運動をみると，衝動性 saccadic または運動失調性 ataxic な場合があり，その際には脳幹障害が疑われる．

**C** 純回旋性眼振で，定方向性である．つまり右方視，左方視でも反時計回りの眼振を示している．1, 2 のごとく正中視でも回旋性眼振があったら，下部脳幹，特に延髄の障害を疑う．たとえば延髄空洞症，ワレンベルク症候群で出現する．延髄空洞症のように，慢性に経過する疾患では，病巣は反時計回り眼振では右側に，時計回りでは左側に多い．ワレンベルク症候群の急性期などでは眼振の方向は短時間の間に変化することがある．この群ではめまい感は少なく，む

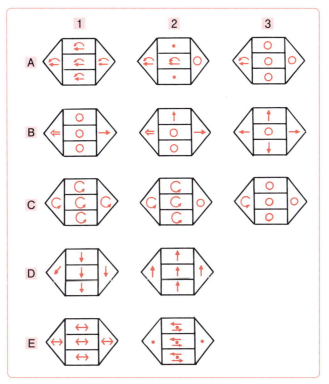

図12-12 注視眼振の分類（小松崎 篤：脳と神経，27：369，1975 より）

しろ平衡障害が目立つとされている．

D 垂直性眼振である．これは正面視でも垂直性眼振が出現するもので，上方視したときには上眼瞼向け，下方視したときには下眼瞼向けに出現する注視眼振とは異なる．

1は下眼瞼向眼振 downbeat nystagmus で，正面視でも眼振があるときには延髄下部の障害を推定する．アルノルド・キアリ奇形 Arnold-Chiari malformation，またはこの奇形を伴う頭蓋底陥入「症」basilar impression でみられる．また脊髄小脳変性症でも下眼瞼向眼振を認める．この眼振の発現には小脳正中部の障害も推定されている．

2の上眼瞼向眼振 upbeat nystagmus はまれであり，その発生機序は不明とされている．これにはまれに先天的なものや，薬物中毒によるものもあるが，一般に小脳，脳幹の障害と関係があるという．①正中位で粗大な上眼瞼向眼振があり，上方視でさらに著明となり，下方視で減少するのは小脳前虫部（anterior vermis）の病変と関係する．②正中位でわずかな上眼瞼向眼振があり，下向視でそれが強くなり，上向視でかえって弱くなるときには延髄の病変，ことに梗塞が推定される[11]．

E 先天性眼振を示す．1は振子様眼振．2は水平性眼振の方向が周期的に変化するので，交代性眼振 alternating nystagmus とよばれる．めまいや，平衡障害は伴わない．

### 9. 異常眼球運動と病巣部位

異常眼球運動と病巣部位との関係を**表 12-1** に一括した．眼球共同偏倚は，側方注視路の障害で出現することが多い．大脳での側方注視路の経路は疎であるため，広範な障害でないと眼球共同偏倚はあらわれない．したがって脳卒中急性期に一過性に認められることが多い．これに反し，脳橋ではその経路は密で，PPRF のような部位もあるので，これらの部位の障害では眼球共同偏倚，側方注視障害は持続する．

中脳障害では，垂直性注視障害が起こり，特に上方注視麻痺が出現しやすい．また上方注視麻痺の前に，上方視の際に上眼瞼向眼振を認めることがある．

#### a. 中脳水道症候群　Sylvian Aqueduct Syndrome

中脳水道周辺灰白質の障害によって起こる症候群で，Koerber-Salus-Elschnig 症候群，Kestenbaum 症候群，periaqueduct syndrome ともよばれている．中脳の視蓋前野 pretectum と後交連 posterior commissure の障害による pretectal syndrome も同義語とされている．

その症候群はつぎのごとくである．

① 輻輳による輻輳眼振 convergence nystagmus
② 後退性眼振 retraction nystagmus（律動的に急速に眼球が陥没し，ゆっくりと元にもどる運動を反復する）
③ 上方または垂直性注視障害
④ 垂直眼振
⑤ 瞳孔障害
⑥ 輻輳攣縮 convergence spasm
⑦ 外眼筋麻痺

本症の原因としては腫瘍ことに松果体腫瘍，血管障害（中脳梗塞，視床出血）などがあげられている．

#### b. 眼球浮き運動　Ocular Bobbing

橋の広範な障害で起こる，周期性垂直性眼球運動である．意識障害時に認めることが多いので 16 章（☞ p.290）に記述した．

#### c. 眼球ミオクローヌス　Ocular Myoclonus

軟口蓋ミオクローヌス palatal myoclonus（☞ p.177）としばしば合併し，軟口蓋ミオクローヌスと同期する自発性で律動的 rhythmic な眼球不随意運動である．両眼の運動は共同性で，その方向は多様であるが，規則的で振子様であり，眼振のような迅速相と緩徐相との区別はない．持続して出現し，閉眼，睡眠中にもみられる．

#### d. 眼球クローヌス　Opsoclonus

眼球クローヌスは両眼が共同性,非律動性 arrhythmic に迅速多方向性に動く（multidirectional

表12-1 異常眼球運動と病巣部位

| 病巣部位 | 眼　振 | 異常眼球運動 |
|---|---|---|
| 大脳 | | 障害側への眼球共同偏倚 |
| 間脳 | | 眼球下方偏倚 |
| 中脳 | 1) 上方視による上眼瞼向眼振<br>2) 輻輳眼振<br>3) 後退眼振<br>4) 垂直性OKN解発の抑制 | 1) 動眼神経麻痺<br>2) 垂直性注視障害<br>3) 輻輳障害<br>4) 水平性注視障害（健側に）<br>5) 中脳水道症候群<br>6) 稲妻様眼球運動 |
| 橋 | 1) 水平性注視眼振<br>2) ブルンス眼振<br>3) 一側の外転時の眼振<br>　（MLF症候群）<br>4) 水平性OKN解発の抑制 | 1) 外転神経麻痺<br>2) 水平性注視障害（障害側へ）<br>3) 眼球共同偏倚（健側へ）<br>4) MLF症候群<br>5) 斜偏倚<br>6) 眼球浮き運動 |
| 延髄 | 1) 回旋性眼振<br>2) 上眼瞼向眼振<br>　（下眼瞼向眼振） | 1) 眼球ミオクローヌス<br>2) 眼球側方突進 |
| 小脳 | 1) 上眼瞼向眼振<br>　（下眼瞼向眼振）<br>2) 固視眼振<br>3) 反跳眼振<br>4) OKN解発の異常 | 1) 眼球運動測定異常<br>2) はためき様眼球動揺 |

（小松崎　篤，他：神経進歩，19：979，1975より）

saccades）．眼球の動きは方向も振幅も不規則である．この眼球運動は自発的にも出現するが，視線を変えるとき，特に輻輳するなどの眼球運動により増強したり，誘発されたりする．そのため，眼球クローヌスは注（凝）視ミオクローヌスと表現したほうがよいともされている[12]．この眼球運動は持続的 continual に出現する場合も，間欠的 intermittent に数秒出現する場合もある．また開眼時のみでなく，閉眼時，睡眠時，意識障害時にも出現する．

　本症と体幹運動失調，全身のミオクローヌスが同時にみられる場合，眼球クローヌス多発ミオクローヌス症候群 opsoclonus-polymyoclonia syndrome とよばれている[13]．責任病巣としては，成人では小脳歯状核が推定されている．本症の病因としては，成人ではウイルス脳炎によるものが多いが，脳血管障害，癌性ニューロパチーもあげられている．乳児では神経芽細胞腫 neuroblastoma との合併を常に考慮して検索する必要があるとされている．

### e. はためき様眼球動揺　Flutter-like Oscillation

　規則的な水平性の振子様の両眼の異常運動である．この眼球運動は注視中，あるいは視線を変えているとき，特に視線を変え終わるときに出現する．視線の方向と関係なく，この異常運動は常に水平方向で，振幅はほぼ一定し，その持続は1秒ほどで，数回の速い振子様運動として認められる．本症と眼球クローヌスはお互いに移行したり，混在することがある．責任病巣としては小脳が推定されている．

### f. 稲妻様眼球運動　Lightning Eye Movements

　律動性の（jerky）両眼の異常運動である．この眼球運動も視線を変えたときに出現し，水平性または垂直性の動きで，振幅は一定であるが，きわめて小さく，持続は1/2秒以下とされている．責任病巣としては中脳の視蓋前野または後交連が推定されている．

### g. 眼球運動測定異常　Ocular Dysmetria

　注視させると，眼球がovershoot したり，undershoot したりする．注視方向に固定する前に両眼球に規則的な，振子様の，注視方向に向け次第に振幅が小さくなる眼球運動が，1～2秒出現する．本症は小脳障害で出現する．

### h. 反跳眼振　Rebound Nystagmus

　これには2つの眼振が知られている．
① 注視方向の眼振が，10～20秒程度の経過で，その方向が逆転するもの．
② 注視方向，たとえば左方視で左方への眼振が一過性に出現するが，その後急激に正中視にすると逆方向，つまり右向きの一過性眼振が起こるもの，本症は慢性に経過する小脳障害で出現する．

### i. シーソー眼振　Seesaw Nystagmus

　両眼の垂直性眼振が上下反対方向を向くものである．一眼が上転すると，他眼が下転し，両眼が交互にシーソーのように動き，間欠的に出現するまれな眼振である．上転眼は内旋しながら，下転眼は外旋しながら動く．本症はトルコ鞍近傍の腫瘍（下垂体腺腫，頭蓋咽頭腫など）で半盲を伴うものに多く認められ，責任病巣として中脳・間脳が重視されている．しかし，橋，延髄の障害や，外傷によるものも知られている．

## 4　三叉（V）神経

### 1. 障害部位の診かた

　三叉神経は，解剖学的に広範な分布を示すので，完全に運動枝，感覚枝のすべてが障害されることはまずないと考えてよい．
　これに反し，三叉神経の部分的障害，ことに感覚系の部分的障害はしばしば認められる．三叉神経障害は，脳幹内で起こる場合と，末梢部で起こる場合とがある．

#### a. 顔面の感覚解離

　顔面半側の温度・痛覚は消失するが，触覚は保たれている．すなわち感覚解離は脳幹内での障害を示している．
　三叉神経の感覚線維は脊髄路核，主知覚核，中脳路核に終わる．橋から入った三叉神経感覚線維は下行し，第2～4頸髄まで達する．これが脊髄路で，その終末部が脊髄路核であり，温度・

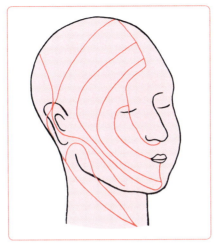

図 12-13 玉ネギ様の感覚解離
顔面周辺より鼻，上唇に向け玉ネギ様に
(onion-skin pattern) 感覚解離が進行する．
(Brain : Clinical Neurology より)

痛覚を司っている．ここから出た第2次ニューロンは交叉して腹側三叉神経毛帯を上行し視床の後内側腹側核に終わる．

主知覚核は三叉神経の入るレベルの橋にあって触覚，圧覚などを司る．中脳路核は咀嚼筋などの固有感覚に関係している．

三叉神経の脊髄路および核が障害されれば，障害側に顔面の感覚解離を起こす．延髄外側の障害によるワレンベルク症候群でも障害側顔面の感覚解離が認められる．

#### b. 玉ネギ様の感覚解離

延髄空洞症 syringobulbia では特有な顔面の感覚解離を示すことがある．図 12-13 のように，玉ネギ様または求心性に進行し，顔面の周辺よりあらわれ，次第に鼻先，上唇に向かって進行する．このような感覚解離の進みかたを onion-skin pattern という．

三叉神経の温度・痛覚の求心線維は脊髄路を下行する．顔面周辺部からのものは頸髄まで下行するが，鼻先や上唇は橋部で終わる．したがって延髄下部より病巣が上昇し，三叉神経脊髄路およびその核が侵されるときには顔面の周辺から感覚解離が始まり玉ネギ様に進行する．

#### c. 難聴と角膜反射消失

難聴のある側の角膜反射が消失していたら，小脳橋角部 cerebellopontine angle (CP angle) の聴神経鞘腫 acoustic neurinoma を考える．腫瘍により難聴を生ずるとともに，三叉神経が圧迫され，角膜反射の消失が早期に起こり，次第に顔面の感覚障害を伴うようになる．

#### d. 顔面半側の感覚鈍麻

内包付近の血管障害では，一側上下肢，顔筋の麻痺とともに，顔面を含む半身の感覚鈍麻を伴

## 2. 三叉神経痛 Trigeminal Neuralgia or Tic Douloureux ⟨F⟩ (☞ p.393)

　三叉神経支配領域に突然，激しい痛みが起こる．第2，第3枝に多く，数秒から30秒ぐらいの持続である．何か誘因になるものがあり，3枝では食事中，しゃべっているとき，2枝では鼻をかむときに起こりやすい．また，2,3枝は洗顔などで刺激されて起こる．また誘発点（帯）trigger point or zone といって，そこをさわると発作を誘発するところがしばしば証明される（☞ p.389, **図 21-2a**）．発作のないときにも感覚神経の出口である上眼窩部内側に圧痛がある．中年以上の女性に多いことも参考になる．原因は蛇行した血管あるいは小腫瘍などによる神経根部の圧迫によるものが多いとされている．まれに多発性硬化症によって起こることもあり，その際は両側性のこともあるので注意を要する．

## 3. 三叉神経第1枝にあるぶどう酒様血管腫 Port-Wine Mark

　このぶどう酒様アザは血管腫であって，これを認めたらスタージ・ウェーバー病 Sturge-Weber disease を疑う．本症では，大脳皮質，ことに後頭葉，頭頂葉に限局性萎縮と石灰化があり，てんかん発作を伴う．知能低下，対側の片麻痺，半盲を伴うことも多い．頭蓋単純 X 線撮影で石灰化を認める．網膜や髄膜にも血管腫があり，前者は眼底検査で確認できる．

# 5　顔面(Ⅶ)神経

## 1. 中枢性障害と末梢性障害との鑑別

　顔面神経麻痺が核上性か，核性また核下性かを知ることは，臨床上重要である．前額部にしわをよせることができ，眼輪筋の麻痺症候も軽いが，下顔面筋に麻痺があるのは中枢性障害である．末梢性障害では顔面筋が一側全部麻痺するので一見明瞭であることが多い．原因のはっきりしない一側末梢性顔面神経麻痺はベル麻痺 Bell palsy (☞ p.118, **図 6-14**) といわれ，最も多くみられ，冷たい風にあたって起こることもある．

## 2. 末梢性障害の診かた

　末梢性顔面神経麻痺では舌前2/3の味覚障害，唾液分泌の低下，聴覚過敏，さらには涙分泌の減少を伴うかどうかを観察する．障害部位と症候との関係は**図 12-14**に示す．また**表 12-2**には障害部位と，顔筋麻痺以外の症候，原因疾患を一括する．

　**両側性末梢性顔面神経麻痺** facial diplegia は一見して判別が困難なことがある．このときには両側の口角が下がり，顔面全体の緊張が低下している．本症は多発神経炎，ことにギラン・バ

レー症候群あるいはサルコイドーシスで起こることがある．

末梢性顔面神経麻痺で難聴を伴うものは，内耳疾患や聴神経腫瘍によることが多い．

### 3. 橋障害による顔筋麻痺

橋の病変で顔面神経麻痺を起こすときには，外転（Ⅵ）神経麻痺を合併することが多い．橋腹側の障害で，一側の末梢性顔面神経麻痺および眼球の外転障害と，反対側の片麻痺を伴うものを，ミヤール・ギュブレール症候群 Millard-Gubler syndrome という．

### 4. ラムゼイハント症候群　Ramsay Hunt Syndrome

膝神経節が帯状疱疹ウイルスで侵されて起こる．耳痛が先発し耳介，外耳道，鼓膜などに水疱ができ，強い顔面神経麻痺を起こし，舌の前2/3の味覚障害を伴う．ときに聴神経が侵されて難聴をみる．

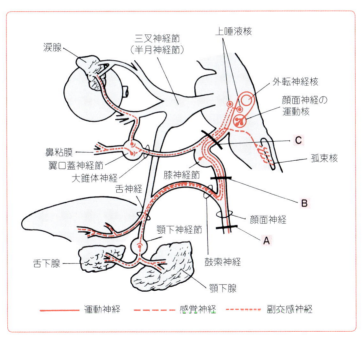

図12-14　顔面神経の障害部位と症候との関係

顔面神経の障害部位により，その症候は異なっている．鼓索神経分岐部より末梢の障害では（A），障害側の顔面筋麻痺のみを起こす．鼓索神経分岐部より上で，膝神経節以下であれば（B），障害側顔面の麻痺と，麻痺側の舌前2/3の味覚消失，唾液分泌の障害がみられる．またこの部ではアブミ骨筋への分岐が出ており，この分岐より中枢側で障害されると聴覚過敏がみられるが，それより末梢の障害では聴覚に異常はない．脳橋と膝神経節との間に障害があると（C），その側の顔面筋の麻痺，唾液，涙分泌の減少，舌前2/3の味覚障害などが起こる．

(Mayo Clinic : Clinical Examinations in Neurology より)

表 12-2　末梢性顔面神経麻痺の障害部位と随伴症候，原因

| 障害部位 | 顔筋麻痺以外の症候 | 原因疾患 |
|---|---|---|
| 橋 | 外転神経麻痺（顔筋麻痺と同側）<br>その他，反対側の片麻痺（ミヤール・ギュブレール症候群） | 血管障害<br>腫瘍<br>多発性硬化症<br>ポリオ |
| 小脳橋角 | 難聴，耳鳴，めまい<br>角膜反射消失<br>小脳症候 | 小脳橋角腫瘍<br>聴神経腫瘍<br>髄膜腫 |
| 膝神経節以上の側頭骨内 | 聴神経障害があると聴力障害，ないと聴覚過敏．涙・唾液分泌の減少．舌前2/3の味覚障害 | 外傷，帯状疱疹（ラムゼイハント症候群），炎症（中耳より波及），腫瘍 |
| 鼓索神経以上<br>膝神経節まで | 舌前2/3の味覚消失，唾液分泌障害，聴覚過敏（アブミ骨筋神経より上） | 炎症，中耳炎，外傷，多発神経炎 |
| 鼓索神経分岐部より末梢 | なし | ベル麻痺，炎症，外傷，<br>多発神経炎<br>ニューロパチー |
| 茎乳突起孔より末梢 | なし<br>（顔筋麻痺は部分的） | 外傷，耳下腺腫瘍，炎症 |

### 5. メルカーソン・ローゼンタール症候群　Melkersson-Rosenthal Syndrome

再発性の顔筋麻痺と，顔面特に口唇の浮腫，さらに舌の乳頭萎縮によるひだ状舌 lingua plicata〈L〉, plicated tongue, scrotal tongue, fissured tongue があるものをいう．

### 6. マーカスガン現象　Marcus Gunn Phenomenon or Syndrome（下顎瞬目現象 Jaw-Winking Phenomenon）

まれなものであるが，比較的よく知られている現象である．一側に先天性の眼瞼下垂があり，随意的には眼瞼を挙上できない患者が，口を開け，ことに下顎を反対側に動かすと不随意かつ自動的に眼瞼が挙上する現象である．

### 7. 顔筋攣縮（顔面麻痺）　Facial Spasm

多くは一側顔筋の攣縮 hemifacial spasm である．椎骨脳底動脈の動脈瘤，小脳橋角部腫瘍などによって顔面神経が圧迫されるときなど続発性に起こることがある．最も多いのは原因の不明なもので cryptogenic（idiopathic）hemifacial spasm（facial myoclonia）という．中年以後の女性に多い．眼瞼の攣縮が起こるのを眼瞼攣縮 blepharospasm という．治療にはボツリヌス毒素製剤（ボトックス®）の局所皮下注射が有効である．

### 8. メージュ症候群　Meige Syndrome

両眼輪筋を主とする顔面上半部の筋と，口輪筋を主とする顔面下半部の筋に，非律動的な強直

性攣縮 tonic spasm，すなわち眼瞼攣縮 blepharospasm と口・顎部ジストニー oromandibular dystonia が認められる．この不随意運動は，日内変動，日差変動が著明で睡眠で消失する．平均発症年齢は50歳前後で，頻回の瞬目で発症し，しだいに眼輪筋全体の同期した収縮で特有の"しかめつら顔貌"を呈する．原則として両側性であるが，初期には一側性のこともある．本症候群は眼瞼攣縮を主訴・主徴とする症例が多く，口・顎部ジストニーは随伴症候である場合が多い．大部分は孤発例である．治療薬としてはトリヘキシフェニジル（アーテンなど®），ジアゼパム（セルシン®，ホリゾン® など）が有用である．ボツリヌス療法も有用である．

### 9. 両側性眼瞼攣縮と開眼失行　Apraxia of Lid Opening

眼瞼攣縮は顔面神経支配の眼輪筋の異常収縮で起こり，両側性に起こる場合はメージュ症候群以外に，パーキンソン症候群でみられる parkinsonian blepharospasm，心因性の psychic blepharospasm など，種々の続発性のものが知られている．開眼失行は，上眼瞼挙筋を支配する動眼神経の核上性機能の障害による開眼障害である．したがって開眼失行と診断するには，上眼瞼挙筋の核性，核下性障害はもちろん，眼瞼攣縮があってはならない．

開眼失行では，随意的あるいは反射的閉眼後の開眼が困難で，開眼努力時に前頭筋は収縮し，眉毛はつりあがり，上眼瞼の皮膚は伸張している[14]．しかし重症例でも転倒しそうなとき，あるいは誘因なく自然に暫時開眼することがある．一方眼瞼攣縮では，眼輪筋の収縮で眉毛が下がり（Charcot eyebrow sign〔眉毛徴候〕），上眼瞼の皮膚にしわがよっている．眼瞼攣縮のないときには開眼はほぼ正常で，強い閉眼から開眼への移行は容易である．

## 6　聴(Ⅷ)神経

### 1. 神経性難聴

これはいろいろな部位の障害で起こる．原因となる疾患は内耳障害が最も多く，中枢に近づくほど頻度は少なくなる．メニエール症候群，急性内耳炎，流行性耳下腺炎，頭部外傷などによるものが多い．ストレプトマイシンなどの薬物によるものも重要である．聴神経そのものが侵されるのは聴神経の神経鞘腫や小脳橋角その他の腫瘍，外傷である．脳幹の障害で難聴を起こすのはまれであるが，ガスペリニ症候群や上小脳動脈閉塞症でも起こる．側頭葉障害は一側では難聴を起こさないが，両側が障害されれば起こしうる．

突発性難聴は，いわゆる難病とされ，わが国では診断の手引きがあるので，表12-3に示す．本症はかなりの率で聴力の完全ないし部分回復を示すが，約1ヵ月で聴力は固定する．本症の再発はまれである．

**表 12-3 突発性難聴診断の手引き**

Ⅰ. 主症状の特徴
  1. 突然に難聴が発生すること.
     (説明) 文字通り即時的な場合もあるが, 朝, 目がさめて難聴に気づく例もある. これが就寝中に突発的に起こったのか, ある程度の時間がかかったかは不明であるが, 要するに, そのとき, 自分がどうしていたのかを明言できるもの.
  2. 難聴の性質は高度の感音難聴である.
     (説明) ① 必ずしも「高度」である必要はないが, 実際問題としては「高度」でないと突然に難聴になったことに気がつかないことが多い. ② 補充現象の有無は一定せず. ③ 聴力の改善・悪化のくり返しはない. ④ 一側性の場合が多いが, 両側同時罹患例もある.
  3. 難聴の原因が不明であること (原因が不確実なものを含む).
     (説明) すなわち, 当時カゼ気味であったという例や, ウイルス感染を疑わせる例などがあるが, 難聴との因果関係が明瞭でないものはすべて含める.

Ⅱ. 随伴症状の特徴
  1. 耳鳴が, 難聴の発生と同時, または前後して生じる例が多い.
  2. めまい (悪心, 嘔吐を伴うことがある) が, 難聴の発生と同時, または前後して生じることがあるが, めまい発作をくり返すことはない.
  3. 第Ⅷ脳神経以外に顕著な神経症状を伴うことはない.

〔診断の基準〕
  1. 確実例:ⅠおよびⅡの全条件を充たすもの.
  2. 疑い例:Ⅰの1と2を充たすもの.

(厚生省特定疾患調査研究班による)

## 2. めまい

めまいの問診については, 1章で述べた. 重要なことは末梢性のめまい, つまり内耳, 前庭神経およびその核, これらと密接な関係にある小脳の障害によるものか, 中枢性のめまい, つまり上述の部位より高位の神経系の障害によるものかを区別することである. 末梢性障害では回転性めまい vertigo (定型的または真性) を訴え, 回転感が主体で, ときには床が傾いたり, 壁が倒れるとか, 一定の運動感として表現する. 中枢性障害ではふらつくとか, 身体の不安定感, 宙に浮いた感じ, 眼の前が暗くなると訴え, 浮動性めまい dizziness (非定型的または偽性) と表現する. 起立の際に起こるめまいは, 起立性低血圧 (降圧剤服用, 糖尿病性ニューロパチー, 低カリウム血症, 家族性アミロイドーシス, 本態性起立性低血圧, シャイ・ドレーガー症候群 Shy-Drager Syndrome など) によるものである. 末梢性と中枢性障害によるめまいの鑑別は**表 12-4**に一括した. めまいを伴う代表的疾患は**表 12-5**にかかげた. めまいの診断に必要な調査表を**表 12-6**に示す.

以下に回転性めまいを起こす主要な疾患をかかげた.

### a. メニエール病　Ménière Disease

内耳障害により発作性に vertigo を起こし, 耳鳴, 難聴などの蝸牛症候を伴う. 30〜60歳に発症する. 厚生省特定疾患調査研究班による診断の手引きを**表 12-7**に示す.

### 表 12-4　めまいの鑑別

| 症　候 | 末梢性障害<br>(内耳・前庭神経とその核) | 中枢性障害<br>(前庭核より上位の中枢神経) |
|---|---|---|
| 1) めまい<br>　a) 性　質<br>　b) 程　度<br>　c) 頭位・体位との関係 | 回転性めまい vertigo<br>回転感<br>激しい<br>⊕ | 浮動性めまい dizziness<br>身体不安定感など<br>軽い<br>⊖ |
| 2) 耳鳴・難聴 | (＋)* | (－) |
| 3) 脳・脳神経障害の合併 | (－) | (＋) |

\* 脳幹性のときには耳鳴や難聴を伴わないことが多い．これは前庭神経と蝸牛神経とは脳幹に入るとすぐ分かれるからである．両神経が同時に侵されるのは内耳か第8脳神経そのものが障害されるときである．

### 表 12-5　めまいを伴う代表的疾患

| 回転性めまい　vertigo | 浮動性めまい　dizziness |
|---|---|
| ① 耳疾患によるもの<br>　1. メニエール病<br>　2. 薬物中毒(ストレプトマイシン, カナマイシン, アスピリン, キニーネなど)<br>　3. 外傷性内耳障害<br>　4. 耳石疾患(良性発作性頭位めまい, 特発性位置めまい)<br>　5. 炎症(中耳炎, 迷路炎, 迷路梅毒など)<br>　6. 突発性難聴<br>　7. 耳硬化症<br><br>② 第8脳(聴)神経障害によるもの<br>　1. 小脳橋角部腫瘍, 聴神経鞘腫<br>　2. ウイルス性内耳聴神経炎, 耳性帯状疱疹(ラムゼイハント症候群)<br>　3. 前庭神経炎<br>　4. 外傷<br><br>③ 前庭核および脳幹の障害によるもの<br>　1. 椎骨脳底動脈循環不全症<br>　　(一過性脳虚血および脳血管不全)<br>　2. 鎖骨下動脈盗血症候群<br>　3. 椎骨脳底動脈系の閉塞<br>　　(ワレンベルク症候群など)<br>　4. 小脳出血<br>　5. 脳腫瘍(ブルンス症候群)および膿瘍<br>　6. 頭部外傷<br>　7. 多発性硬化症<br><br>④ 頸部に起因するもの<br>　1. 頸部変形性脊椎症<br>　2. むち打ち損傷<br>　3. 頸筋筋膜異常による椎骨動脈圧迫<br>　4. バレー・リエウ症候群 | ① 循環障害によるもの<br>　1. 脳循環障害(脳梗塞, 頭蓋内出血, 一過性脳虚血, 脳血管不全, 高血圧性脳症)<br>　2. 高血圧<br>　3. 低血圧および起立性低血圧, シャイ・ドレーガー症候群<br>　4. アダムス・ストークス症候群<br>　5. 頸動脈洞症候群<br>　6. 大動脈炎症候群(脈なし病)<br>② 貧血をきたす血液疾患<br>③ 中枢神経の機能的障害(てんかん, 片頭痛, 外傷)<br>④ 脳の器質的疾患(外傷, 腫瘍, 炎症, 変性)<br>⑤ 頸性のもの(変形性頸椎症, むち打ち損傷)<br>⑥ 眼科的疾患(眼鏡不適, 眼精疲労, 外眼筋麻痺など)<br>⑦ 過換気症候群<br>⑧ 心因性めまい(神経症, 心気症, 不安神経症, うつ状態)<br>⑨ 自律神経失調症<br>⑩ 鼻疾患(副鼻腔炎)<br>⑪ 耳疾患(外耳, 中耳炎, 耳管狭窄)<br>⑫ 月経, 妊娠, 更年期障害, 子宮発育不全<br>⑬ 中毒(アルコール, ニコチン, 眠剤など)<br>⑭ 低血糖症など代謝異常, 甲状腺機能低下, 副甲状腺機能低下など<br>⑮ 顎関節症候群(コステン症候群 Costen Syndrome)<br>⑯ 頭蓋の異常によるもの(頭蓋底陥入症)<br>⑰ 加速度病(乗り物酔い) |

## 表 12-6 「めまい」についての調査表

各質問についてあなたの症状にあてはまる項目に○をつけ____のところに記入して下さい

記入年月日　　平成____年____月____日
姓名_____　性別　男・女　年令____歳　職業_____

### 1. どんな性質の「めまい」ですか
① ㋑ 周囲のものが回る．自分の身体が回る．床と体が一緒に回る．
　㋺ エレベーターで降りる時のようにスーッとする．舟で大波にゆられているようにフワーッとする．寝ているとスーッと頭の方からひきずりこまれる．ブランコに揺られているようになる．
　㋩ 立って歩こうとすると右か左に引っぱられる，または倒れてしまう．
② ㋑ 何となくフラフラする．頭の中がクラクラする．頭の中がスーッとする．何となく足元がふらつく．
　㋺ 乗りものに酔っているようになる．
　㋩ 目の前がくらくなる．物が急にぼやけて見える．
　㋥ 気が遠くなるようになる．
　㋭ 頭が重くなるような，または頭が急に軽くなる感じ．
　㋬ 何となく気分が悪くなる．手足の力がぬけたようになる．

### 2. どの程度の「めまい」ですか
① ひどくて寝たきりであった．
　㋑ 目もあけられなかった．　㋺ 目はあけられた．
② 起きていられた．
　㋑ 歩けなかったのでじっとしていた．　㋺ 物につかまってやっと歩いた．
③ 大したことはない，しようと思えばふつうに動作ができそうであった．

### 3. 次のような耳の症状がありますか
① きこえがわるい
　㋑ 右，左，両側．（どれかに○をつけて下さい）
　㋺ いつごろからですか．（平成____年____月____日から）
　㋩ だんだん悪くなる．　よくなったり悪くなったりする．　めまいの発作前後に悪くなる．
　　だんだんよくなる．　かわらない．（どれかに○をつけて下さい）
② 耳なりがする．
　㋑ 右，左，両側．　㋺ 平成____年____月____日から．
　㋩ だんだん悪くなる．　よくなったり悪くなったりする．　めまいの発作前後に悪くなる．
　　だんだんよくなる．　かわらない．（どれかに○をつけて下さい）
③ 耳のつまった感じ．（右，左，両側）　耳痛．（右，左，両側）
　大きい音が耳にひびいて不快になる．（右，左，両側）　音がわれてきこえる．（右，左，両側）

4. 「めまい」はどのようにして起こってきましたか
① はじめての「めまい」はいつ頃起こりましたか． 平成___年___月___日，午前，午後___時頃
② 起こりかたはどうでしたか．
　㋑ 急に起きる．
　㋺ 「めまい」は発作性で，発作は___（分，時間）持続する．今までに発作は___回あった．
　㋩ 立ちくらみとして起こった．
　㋥ 一定の姿勢や頭の位置をとると起こる．（首を前後左右に動かす，右または左を下にして寝る，床の上で寝がえりをする，その他___）
　㋭ 徐々に起きてきた．
　㋬ いつも持続している．
　㋣ どんな経過をとっていますか．（○をつけて下さい）
　　だんだん悪くなる．　よくなったり悪くなったりする．　だんだんよくなる．
　　あまりかわらない．

5. 「めまい」の時に次のような症状が起こりましたか（○をつけて下さい）
① はきけ，嘔吐．
② 冷汗をかいた．　どうきがした．　顔が赤くなった．　顔が青くなった．　あくびが出た．
　尿意または便意をもよおした．
③ 頭痛，頭重，項部痛，肩こり．　④ 失神．
⑤ 手足のしびれ感．顔や口の周囲のしびれ．手足が利かなくなる．目がかすむ，またはよく見えない．物が二重に見える．ろれつがまわらない．のみこみにくくなる．よろついて歩けない．急に倒れる．
⑥ 息苦しくなる．　息がはずむ．　⑦ けいれん．

6. 「めまい」の誘因として関係がありそうな事項がありますか（○をつけて下さい）
① 過労，気づかれ　② 睡眠不足　③ 天候の変化　④ 食事やあくび　⑤ 感冒　⑥ 胃腸障害
⑦ 月経，月経不順，妊娠　⑧ 勉強，読書，テレビ　⑨ 酒　⑩ タバコ　⑪ 便秘
⑫ くすり（___）の服用　⑬ その他___

7. 今までに次のような病気にかかったり治療をうけたことがありますか（○をつけて下さい）
① 交通事故，頭のけが　② 肺結核　③ 貧血　④ 低血圧　⑤ 高血圧，動脈硬化症　⑥ 脳卒中
⑦ 心臓病　⑧ 腎臓病　⑨ 胃腸病　⑩ 自律神経失調症　⑪ 中耳炎　⑫ 鼻炎，副鼻腔炎（蓄膿症）
⑬ 近視，眼精疲労　⑭ 性病　⑮ 神経病　⑯ ストレプトマイシン，カナマイシンの注射

8. 次の項目のうちあてはまるものに○をつけて下さい
① 酒，ビール，ウイスキーなどを飲む．1日___位
② タバコをのむ．1日___本位
③ 便通はどうですか．___日に___回
④ よくねむれない．
⑤ 月経は不順です．平成___年___月___日からとまっています．
⑥ 乗りものに酔いやすい．

（北里大学病院神経内科）

**表 12-7 メニエール病の診断の手引き**

Ⅰ．メニエール病確実例
　　難聴，耳鳴，耳閉塞感などの聴覚症状を伴うめまい発作を反復する．

Ⅱ．メニエール病非定型例
　　下記の症状を示す症例をメニエール病非定型例と診断する．
　①　メニエール病非定型例（蝸牛型）
　　難聴，耳鳴，耳閉塞感などの聴覚症状の増悪・軽快を反復するが，めまい発作を伴わない．
　②　メニエール病非定型例（前庭型）
　　メニエール病確実例に類似した，めまい発作を反復する．一側または両側の難聴などの蝸牛症状を合併している場合があるが，この聴覚症状は固定性で，めまい発作に関連して変動することはない．この病型の診断には，めまい発作の反復の状況を慎重に評価し，内リンパ水腫による反復性めまいの可能性が高いと判断された場合にメニエール病非定型例（前庭型）と診断すべきである．

原因既知の疾患の除外
　　メニエール病確実例，非定型例の診断にあたっては，メニエール病と同様の症状を呈する外リンパ瘻，内耳梅毒，聴神経腫瘍，神経血管圧迫症候群などの内耳・後迷路性疾患，小脳，脳幹を中心とした中枢性疾患などの原因既知の疾患を除外する必要がある．

（厚生労働省前庭機能異常調査研究班（2008年改訂版）による）

### b. 椎骨脳底動脈循環不全「症」　Vertebrobasilar Insufficiency（VBI）

50歳以上の，動脈硬化の強い患者に起こる．頸椎の変形性脊椎症が高度だと頭の回転によりめまいを起こしやすい．vertigo, dizziness, 立ちくらみを訴える．一過性脳虚血発作の一症候としてこれらのめまいを呈するが，めまいのみでは椎骨脳底動脈系のTIAとは診断しえない．本症と鎖骨下動脈盗血症候群の詳細は（☞ p.379）参照．

### c. 良性発作性頭位めまい　Benign Paroxysmal Positional Vertigo（BPPV）

これは特定の頭位をとったときのみに起こる．その診断の手引きは表12-8に示した．

### d. ブルンス症候群　Bruns Syndrome

頭位または体位を変えることによって激しい頭痛，vertigo, 嘔吐が発作的に起こる．また発作時に視力障害，頻脈，呼吸不整，呼吸停止を伴う失神などを示すこともある．主に第四脳室付近の腫瘍によって起こり，発症機序は不明であるが，髄液の流れが遮断されるためと推定されている．

### e. バレー・リエウ症候群　Barré-Liéou Syndrome

第3～4頸椎の変化により，椎骨動脈周囲の交感神経が刺激されて，めまいを含む複雑な症候を呈するものとされていた．現在，その発症には頸部交感神経緊張亢進，椎骨動脈循環障害，頸部軟部組織緊張亢進いわゆる緊張性頸反射 tonic neck reflex などが関与しているとされている．

### f. むち打ち損傷　whiplash injury

本症の慢性難治期には頭症，vertigo, 耳鳴，耳痛，眼痛，視力障害，顔面の自律神経異常，咽喉頭の異常感などを訴える．確定診断は困難で，1つの symptom complex としてあつかうべきであるとされている[15]．

表 12-8　良性発作性頭位めまい症診断の手引き

1. 特定の頭位により誘発される回転性めまい．

2. めまいの出現時に眼振が認められ，つぎの性状を示す．
   ① 回旋性成分の強い頭位眼振．
   ② 通常眼振の出現に潜時がある．
   ③ 眼振は「めまい頭位」を反復してとらせることによって，軽快または消失する傾向をもつ．

3. めまいと直接関連をもつ蝸牛症状，頸部異常および中枢神経症状を認めない．

〈解説〉
① 特定の頭位の変化によって誘発されるめまいとは，空間に対し特定の頭位変化をさせたときに，ある頭位ではめまいがないが，特定の頭位をとらせると，めまいが出現することをいい，この頭位を「めまい頭位」とよぶ．
② 眼振の観察には，フレンツェル眼鏡使用が望ましい．
   眼振の潜時は通常数秒で眼振の強さは増強ついで減弱の傾向を示す．
③ 「めまい頭位」から，もとの頭位に戻した時に「めまい頭位」の際の眼振とは逆方向の眼振が，めまいとともに認められることがある．
④ 頭位の変化によって誘発されるめまいには，いわゆる頸性めまいや，中枢性めまいもあるので，注意深く鑑別しなければならない．

（厚生省特定疾患調査研究班による）

# 7 舌咽(Ⅸ)および 迷走(Ⅹ)神経

## 1. 舌咽神経痛　Glossopharyngeal Neuralgia

嚥下運動や扁桃部の刺激で，一側の咽頭や耳に激痛を訴える．

## 2. 反回神経麻痺　Recurrent Nerve Paralysis

迷走神経の分枝で，大動脈瘤や腫瘍により圧迫され，嗄声ないし，失声，呼吸困難を呈する．

## 3. 球麻痺　Bulbar Palsy or Bulbar Paralysis

　延髄の病変で，Ⅸ，Ⅹ，Ⅻ神経が両側性に障害され，発語，嚥下・咀嚼ができなくなるのを球麻痺という．両側性の皮質延髄路の障害で，構音と嚥下が障害されるのを偽性球麻痺 pseudobulbar palsy（paralysis）という．咽頭反射は球麻痺では減弱ないし消失し，偽性球麻痺では減弱ないし消失することもあるが多くはよく保たれている．軟口蓋反射は偽性球麻痺ではかなり早い時期から減弱，消失するのに対し，球麻痺ではかなり後期まで保たれているとされている[16]．下顎反射は球麻痺では三叉神経運動核の障害で減弱，消失するが，偽性球麻痺では亢進し，ときに下顎の間代を伴うことがある．

## 8 副(XI)神経

　一側の副神経麻痺で胸鎖乳突筋に著明な筋力低下があるときは筋の萎縮を認め，触診によっても知ることができる．両側胸鎖乳突筋麻痺では頭が後方に倒れやすくなる．副神経麻痺では僧帽筋の筋力も低下する．

## 9 舌下(XII)神経

　一側の舌下神経麻痺による舌の一側性麻痺では，舌の運動障害は軽く，発語，嚥下・咀嚼にも強い障害はない．両側舌下神経麻痺ではこれらの機能はまったく障害される．両側性の麻痺は核障害でみられ，筋萎縮性側索硬化症や延髄空洞症などで起こり，舌の萎縮，線維束性収縮などを示し，球麻痺を伴う．舌下神経の末梢性の単独麻痺はまれである．内包付近の血管障害でも，よく舌下神経麻痺をみる．このときには核上性障害で，障害側に舌は偏倚するが，萎縮は起こらない．両側大脳半球の障害で偽性球麻痺を呈すると，舌の著しい運動障害を示すが，萎縮は起こらない．

## 10 脳神経障害と局在診断上の意義

　脳神経に障害を認めたら，それが脳幹内のものか，それより末梢のものかを鑑別する必要がある．これはなかなか困難なことが多いが，脳幹内のものでは，意識障害を伴ったり，除脳硬直，偽性球麻痺を示したり，錐体路症候，感覚伝導路の障害を伴うことが多い．脳幹外のものでは，隣接して走る脳神経の末梢性障害を合併しやすい．また頭蓋のX線検査や頭部CTで骨の異常や，脳神経が通る孔の拡大を認めることがある．

　**多発脳神経炎** cranial polyneuritis とは，脳神経が多発性に末梢性に侵されるもので，サルコイドーシス，糖尿病，伝染性単球増加症などによる続発性のものが多いが，原因不明なものは特発性と診断する．

　**ギャルサン症候群** Garcin syndrome とは，①一側のみの脳神経が広範に障害されること，②四肢の運動麻痺や感覚障害などの脳症候のないこと，③うっ血乳頭などの脳圧亢進症候も伴わないものをいう．本症候群の病因は頭蓋底から発生した腫瘍，ことに肉腫と，頭蓋の下の組織から発生した病変，たとえば鼻咽腔腫瘍が多い．したがって脳神経が一側性につぎつぎと麻痺してゆき，上記条件を満たすときには，一側全脳神経の障害がなくても本症候群と診断し，X線，CTで頭蓋底部の骨破壊像の有無を検討すべきである．

表 12-9 脳神経を侵す脳幹障害

| 症候群名 | 障害部位 | 障害側の症候 | 反対側の症候 | 主な原因疾患 |
| --- | --- | --- | --- | --- |
| ウェーバー症候群<br>　Weber syndrome<br>　（上交代性片麻痺） | 中脳腹内側<br>（大脳脚，<br>動眼神経根） | Ⅲ（動眼）の麻痺 | 片麻痺<br>（顔面，舌を含む） | 梗塞，動脈瘤，<br>腫瘍 |
| クロード症候群<br>　Claude syndrome | 中脳内側<br>（被蓋） | Ⅲ（動眼）の麻痺 | 小脳性運動失調（赤核<br>下部の障害による．下<br>赤核症候群） | 同上 |
| ベネディクト症候群<br>　Benedikt syndrome | 中脳背側<br>（被蓋） | Ⅲ（動眼）の麻痺 | 不随意運動，振戦（赤<br>核障害），ときに不全<br>片麻痺 | 梗塞，出血<br>腫瘍 |
| ノートナーゲル症候群<br>　Nothnagel syndrome | 中脳背外側<br>（四丘体，<br>被蓋） | Ⅲ（動眼）の麻痺 | 小脳性運動失調（上小<br>脳脚の障害），注視麻<br>痺（上方または反対側） | 腫瘍 |
| パリノー症候群<br>　Parinaud syndrome | 中脳背外側<br>（上丘） | 両側の垂直性注視障害，<br>輻輳麻痺 | | 松果体腫瘍 |
| レモン・セスタン症候群<br>　Raymond-Cestan syndrome | 橋上部背側 | 小脳性運動失調，<br>障害側への注視麻痺 | 感覚障害（顔を含む），<br>ときに不全片麻痺 | 梗塞，腫瘍 |
| ミヤール・ギュブレール症候群<br>　Millard-Gubler syndrome<br>　（中交代性片麻痺） | 橋下部腹側 | Ⅶ（顔面）の麻痺<br>（ときにⅥの麻痺を含む） | 片麻痺（顔面を除く，<br>舌は含む） | 同上 |
| フォヴィル症候群<br>　Foville syndrome | 橋下部背側 | 障害側への注視麻痺，<br>Ⅶの麻痺 | 片麻痺（〃） | 同上 |
| ブリソー症候群<br>　Brissaud syndrome | 橋下部腹側 | Ⅶの刺激<br>（顔面筋の痙攣） | 片麻痺（〃） | 同上 |
| ガスペリニ症候群<br>　Gasperini syndrome | 橋下部背側 | Ⅴ，Ⅵ，Ⅶ，Ⅷの麻痺 | 半身感覚解離<br>（顔面を除く） | 同上 |
| デジュリン症候群<br>　Dejerine syndrome<br>　（下交代性片麻痺） | 延髄傍正中側 | Ⅻの麻痺 | 片麻痺，半身深部<br>感覚障害 | 同上 |
| ワレンベルク症候群<br>　Wallenberg syndrome | 延髄外側 | Ⅴ（感覚解離）<br>Ⅸ，Ⅹの麻痺，<br>ホルネル症候群，<br>小脳性運動失調，眼振 | 半身感覚解離<br>（顔面を除く） | 椎骨動脈血栓，<br>後下小脳動脈<br>血栓 |
| バビンスキー・ナジョット<br>症候群<br>　Babinski-Nageotte syndrome | 延髄半側 | 同上<br>（しかしⅨ，Ⅹは著明でな<br>い） | 半身感覚解離＋片麻痺 | 梗塞，腫瘍，<br>炎症 |
| セスタン・シュネ症候群<br>　Cestan-Chenais syndrome<br>　（Babinski-Nageotteとの区<br>　別は困難） | 延髄半側 | 同上<br>（Ⅸ，Ⅹの麻痺あり） | 半身感覚解離＋片麻痺 | 梗塞 |
| アヴェリス症候群<br>　Avellis syndrome | 延髄背外側 | Ⅸ，Ⅹの麻痺 | 半身感覚解離<br>（顔面を除く） | 同上 |
| シュミット症候群<br>　Schmidt syndrome | 同上 | Ⅹ，Ⅺの麻痺 | | 同上 |
| ジャクソン症候群<br>　Jackson syndrome | 同上 | Ⅹ，Ⅺ，Ⅻの麻痺 | | 同上 |

表 12-10　脳神経障害による症候群

| 症候群または障害部位 | 障害される脳神経 | 原　因 |
|---|---|---|
| 上眼窩裂症候群<br>superior orbital fissure syndrome | Ⅲ，Ⅳ，Ⅵ麻痺による片側の眼運動の全麻痺<br>Ⅴの第1枝の麻痺，眼痛 | 楔状骨の腫瘍，<br>動脈瘤 |
| 眼窩先端症候群<br>orbital apex syndrome | 同上＋<br>Ⅱ障害 | 腫瘍，<br>炎症など |
| 海綿静脈洞症候群<br>cavernous sinus syndrome<br>（フォア症候群　Foix syndrome） | Ⅲ，Ⅳ，Ⅵ麻痺<br>Ⅴの第1枝（洞の前部型V$_1$，中部型V$_{1,2}$，後部型V$_{1,2,3}$麻痺），眼球突出，眼瞼浮腫 | 海綿静脈洞部の動脈瘤，動静脈瘻，静脈血栓症など |
| ジャコ症候群　Jacod syndrome<br>錐体蝶形骨症候群　petrosphenoidal syndrome | Ⅱ，Ⅲ，Ⅳ，Ⅴ，Ⅵの麻痺<br>一側失明<br>全外眼筋麻痺　}三徴候<br>三叉神経痛 | 中頭蓋窩腫瘍 |
| グラデニーゴ症候群　Gradenigo syndrome | Ⅵの麻痺<br>Ⅴの第1枝の疼痛 | 錐体先端化膿症，岩様骨窩の腫瘍 |
| 内耳道症候群　internal auditory meatus | Ⅶ，Ⅷ | 岩様骨の腫瘍，炎症 |
| 小脳橋角症候群　cerebellopontine angle | Ⅴ，Ⅶ，Ⅷ，ときにⅨ，Ⅹ | 聴神経鞘腫，髄膜腫 |
| ヴェルネ症候群　Vernet syndrome<br>（頸静脈孔症候群　jugular foramen syndrome） | Ⅸ，Ⅹ，Ⅺ | 頭蓋底骨折，腫瘍，動脈瘤 |
| コレ・シカール症候群　Collet-Sicard syndrome<br>（後頭顆・頸静脈孔接合部の障害） | Ⅸ，Ⅹ，Ⅺ，Ⅻ | 頭蓋外および頭蓋底の腫瘍，転移性腫瘍，外傷 |
| ヴィラレ症候群　Villaret syndrome<br>（posterior retroparotid space の障害） | Ⅸ，Ⅹ，Ⅺ，Ⅻ<br>ホルネル症候群 | 耳下腺付近の腫瘍 |

　脳幹障害では特有な症候群を示し，これにより局在診断を下すことができる．表12-9にこれらを一括する．また脳神経は特定な部位で障害されると特異な症候群を示す．これを表12-10に一括する．さらに，頭蓋底の神経孔と各種症候群を図12-15に一括する．

　脳幹膠腫 brainstem glioma では，脳神経麻痺が初発症候となることが多い．

　その初発年齢は5～9歳をピークとし，脳神経麻痺はⅥ，Ⅶが多く，Ⅴ，Ⅸ，Ⅹ，Ⅻがこれにつぎ，Ⅴを除いては初期には片側性に進行する．錐体路症候は必発で，小脳症候，排尿障害も多く，感覚異常，精神症候をも伴うことがある．

　うっ血乳頭は，初期にはまれであるが，嘔吐は高率にみられる．放射線療法が有効なので，MRIによりその早期発見に努力すべきである．

　最後に運動性の脳神経のうちで顔面神経（Ⅶ）が支配する下部顔面筋，舌下神経（Ⅻ）は反対側の大脳皮質から主に支配されている．他の脳神経はすべて両側の大脳から支配を受けている．すなわち脳血管障害などで片麻痺があるときに，Ⅶ，Ⅻなどの脳神経は，核上性障害で一側性の麻痺を起こしうるが，他の脳神経は核以下の末梢性障害でなければ一側性麻痺を起こさない．

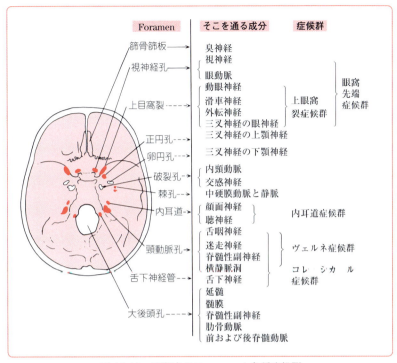

図 12-15 頭蓋底の Foramen と各種症候群

## 文献

1) Selhorst, J. B. et al.: Arch. Neurol. 33 : 193, 1976.
2) Fisher, C. M.: Arch. Neurol, 37 : 502, 1980.
3) Asbury, A. K.: Brain, 93 : 555, 1970.
4) 梶 龍兒, 他：臨床神経, 23 : 242, 1983.
5) Kobayashi, S. et al.: Neuro-ophthalmology, 6 : 55, 1986.
6) 後藤文男, 他：最新医学, 27 : 539, 1972.
7) Steele, J. C. et al.: Arch. Neurol, 10 : 333, 1964.
8) Fisher, C. M.: J. Neurol. Neurosurg. Psychiatry, 30 : 383, 1967.
9) Sharpe, J. A. et al.: Neurology, 24 : 1076, 1974.
10) 小宮山 純, 他：臨床神経学, 25, 1311, 1985.
11) Daroff, R. B.: JAMA, 225 : 312, 1973.
12) 平山惠造：神経進歩, 28 : 701, 1984.
13) 濱口勝彦：神経内科, 10 : 116, 1979.
14) 広瀬和彦：神経内科, 9 : 313, 1978.
15) 平山惠造, 他：medicina, 11 : 1384, 1974.
16) 平山惠造：神経症候学, p.542, 文光堂, 1971.

# 13 小脳障害の診かた

## 1 小脳障害と小脳症候

　小脳に障害があっても，小脳症候のすべてが出そろうということは，むしろ珍しい．変性疾患により小脳が障害されるときには種々な症候をあらわすが，良性腫瘍が存在するときなどは，代償作用が働き，ほとんど小脳症候を認めえないこともある．また運動麻痺や意識障害があると，小脳機能を検査することができないので，小脳に障害があっても，これを確認することは困難である．

## 2 小脳障害の部位診断

　小脳は両側の半球と中央の虫部からなっている．これまでに知られている小脳症候はいずれも，小脳障害による脱落症候である．
　最近，脳外科の進歩とともに，小脳腫瘍や血管障害では，その局在を診断する必要に迫られている．これは臨床所見のみでは容易なことではないが，一応つぎのような症候群を参考にするとよい．

### 1. 小脳虫部の症候群

　平衡障害が強く，起立，座位の障害や歩行障害が著明である．運動失調は主に体幹運動失調（☞p.141）で，臥位をとれば，四肢に明らかな運動失調は認められない．

### 2. 小脳半球の症候群

　障害のある側の四肢に運動失調が出現する．筋緊張の低下，反跳現象もみられる．構音障害，眼振も出現する．
　また小脳は発生学的には3つに分けられる．すなわち，①古（原始）小脳 archicerebellum，②旧小脳 paleocerebellum，③新小脳 neocerebellum である．現在では，このような発生学的分類による臨床症候が重視されるようになっている．

### a. 古小脳症候群　Archicerebellar Syndrome

　古小脳は，前庭核と連絡して，片葉小節葉 flocculonodular lobe が主体で，その障害は小脳底部症候群 caudal vermis syndrome ともよばれている．症候は歩行時の平衡障害，起立や座位での障害など，体幹運動失調である．水平性眼振をみるが，多くは一過性である．頭位の異常を伴うことがある．

### b. 旧小脳症候群　Paleocerebellar Syndrome

　旧小脳は脊髄小脳路と連絡しており，小脳前葉 anterior lobe が主体で，その障害は小脳前葉症候群 rostal vermis syndrome ともよばれている．歩行障害が主で，下肢の運動失調がある．眼振，構音障害はない．

　筋緊張は低下しているが，起立ないし歩行時には下肢が固くつっ張る（陽性支持反応亢進）．また extensor thrust reflex が陽性に出ることもある．すなわち患者を背臥位にして，検者の手で足底部に圧を加えると，その手を押しやる運動が起こり，同時に大腿四頭筋の緊張も亢進する．小脳発作として強直性痙攣 tonic convulsion をみることもある．小脳性カタレプシー cerebellar catalepsy もあげられている．カタレプシーでは背臥位にして，股および膝関節を90°屈曲させ，足を離しておくと，その位置で固定してしまう．

### c. 新小脳症候群　Neocerebellar Syndrome

　ほぼ小脳半球に相当し，小脳後葉 posterior lobe である．小脳外側症候群，小脳半球症候群 cerebellar hemisphere syndrome ともいう．新小脳は橋，大脳皮質と連絡をもっている．障害側の上下肢に運動失調，筋緊張の低下がみられ，歩行障害も起こる．起立時にも両下肢をそろえ

**表13-1　小脳の病巣部位と症候**

| 病巣部位 | 症候群 | 症候の出現部位 | 運動失調 | | | 眼振 | 構音障害 | 筋緊張低下 | 反跳現象 | その他 |
|---|---|---|---|---|---|---|---|---|---|---|
| | | | 歩行 | 体幹 | 上肢 | 下肢 | | | | | |
| 古（原始）小脳 | 小脳底部（下虫部） | | + | 0 | ± | ± | 0 | ± | 0 | ＊ |
| 旧小脳 | 小脳前葉（上虫部） | | + | ± | + | 0 | 0 | + | ± | ＊＊ |
| 新小脳 | 小脳外側（小脳半球） | | + | + | + | + | + | + | |
| 全体 | 全小脳 | | + | + | + | + | + | + | |

　＊　頭位異常
　＊＊　extensor thrust reflex ⊕，小脳発作，小脳性カタレプシー

（DeMyer, W. : Technique of the Neurologic Examination, 1969 より）

ると障害側へ倒れやすいが，ロンベルク徴候は陰性である．障害側の筋は易疲労性となり，脱力もみられる．眼振，構音障害，書字障害，重量感覚障害も起こる．

**歯状核障害**では企図振戦があり，さらには静止時振戦，舞踏様運動を示すこともある．小脳の障害部位と，その臨床症候を表13-1に一括する．

## 3 小脳障害の原因と症候

　小脳障害の原因はさまざまであるが，症候からある程度の推定ができる．症候が一側性のときは出血，梗塞などの血管障害，腫瘍，膿瘍などが考えられる．血管性のときには症候は突発的であり，ほかは発症がもっと緩徐で，進行性である．症候が両側性のときには，変性，中毒，代謝異常などのび漫性小脳障害が考えられる．ことに歩行障害で始まるときには，正中部に近い病巣，つまり虫部の障害が推定される．小児で，歩行障害で発症したら古小脳の髄芽〔細胞〕腫 medulloblastoma を考える．中年以上で，歩行障害で発症したらアルコール中毒，晩発性小脳皮質萎縮症，オリーブ橋小脳萎縮症，癌性ニューロパチー（亜急性小脳変性症）などを疑う．

　中毒では有機水銀（水俣病，ハンター・ラッセル症候群 Hunter-Russel syndrome），てんかん治療剤フェニトイン（アレビアチン®）などが原因として注目されている．

## 4 小脳の血管障害に注意

　小脳の血管障害はそれほどまれなものではない．出血は歯状核を中心として小脳髄質に，梗塞は小脳皮質に多い．したがって脳血管障害と思われる患者の診察にあたって，小脳損傷の可能性を常に念頭に入れておくことが大切である．しかし急性期には小脳症候をとらえることは困難である．なぜなら，小脳症候の本体をなすものは運動失調で，これは一定の運動負荷をしないとわからないからである．そこで意識障害や片麻痺を示す急性期には小脳症候なしと，軽々しく断定してはならない．

　高血圧やアテローム性動脈硬化の著明な高齢者で，急激に悪心，嘔吐，めまい，後頭痛などの出現をみたら，一応小脳を含む血管障害を念頭に浮べることが必要である．小脳出血の劇症型では，これらの症候に引き続いて多くは数時間以内に昏睡に陥り，呼吸障害を呈して死亡する．

　小脳に分布する動脈は多数の吻合をもっているので，血管の一部に閉塞が起こっても症候を示さないことが多い．また小脳動脈は同時に脳幹をも灌流しているので，小脳動脈の障害により小脳が損傷されるときには，脳幹部損傷を伴うことがしばしばある．

　小脳の梗塞で多いのは，上小脳動脈領域あるいは後下小脳動脈領域である．上小脳動脈の血栓では，小脳皮質とともに歯状核も障害されるので定型的な小脳症候群を示すが，その発症頻度は

## 5 小脳腫瘍診断上の要点

　小脳の腫瘍は頭蓋内腫瘍の大きな部分を占め，ことに小児においてその発生が多い．症候はほかの一般の頭蓋内腫瘍と同様に，頭蓋内圧亢進症候と，それが小脳を侵しているために生ずる局在徴候とに分けられる．一般症候としては頭痛，嘔吐などが初発し，軽度ながら項筋の硬直を示し，頭を動かすのをいやがる．子どもでは頭痛，悪心を訴えずに，突然に発射するような，ひどい嘔吐（噴出性嘔吐 projectile vomiting）が起こることがある．うっ血乳頭は常に認められる．

### 1. 腫瘍は小脳の内か外か

　腫瘍が小脳に関係ありと見当をつけたら，つぎの段階では，腫瘍が小脳外にあるか，小脳内にあるかを推定する．

　小脳外腫瘍では脳神経障害が早期に出現し，錐体路症候を伴う．脳圧亢進症候は遅れて出現する．小脳内腫瘍では頭痛，嘔吐，うっ血乳頭などの脳圧亢進症候が早期に出現する．診断の確定はCT, MRIなどによる．

### 2. 腫瘍の種類

　小脳外腫瘍で多いのは，小脳橋角腫瘍 cerebellopontine angle tumor で，その大部分は聴神経鞘腫 acoustic neurinoma である．これは50歳代に多く，腫瘍による局在症候が早期にあらわれる．まず聴神経障害による，一側の耳鳴，難聴，三叉神経障害による角膜反射の消失を示す．

　小脳内腫瘍で虫部症候群を示すものは，5～10歳の男子に多く，原因のほとんどは神経膠腫 glioma, ことに髄芽〔細胞〕腫 medulloblastoma である．半球症候群を示すのは小児では glioma が多く，成人ことに男子では血管芽〔細胞〕腫 hemangioblastma に注意する．後者では眼底にも血管腫があるかどうかに気をつける．これがあるとフォンヒッペル・リンダウ病 von Hippel-Lindau disease を疑う．

### 3. 腰椎穿刺は禁忌

　小脳腫瘍の場合には，腰椎穿刺は禁忌である．なぜなら，これにより小脳の扁桃部が大後頭孔内にはみ出し，嵌入して，延髄を圧迫し，死に至る危険があるからである．脳圧亢進症候があり，小脳障害の疑いがあったら腰椎穿刺は絶対に行ってはいけない．

## 6 小脳変性疾患の分類

小脳変性疾患は多くの場合，脊髄の退行変性を合併するので，一般に**脊髄小脳変性症** spinocerebellar degeneration（SCD）と総称されている．また遺伝性のものもあり，これらは**遺伝性運動失調症** hereditary ataxia とよばれている．これらの疾患は次第に進行する運動失調を主症候としている．遺伝性が明らかもの，または家族的発生が認められるものでは，脊髄小脳変性症の診断は容易であるが，実際には遺伝性が明らかでない場合も多い．そこで進行性の小脳性運動失調を示す症例では，腫瘍，炎症，多発性硬化症，血管障害，外傷などの原因の明らかなものを除外できる場合には，一応本症を疑う．徐々に始まる下肢の運動失調「症」は本症の初期症候として重要であり，「暗いところでふらつく」，「坂や階段を下りるのに足許が危ない」「つまずきやすい」と訴える．さらにすすむと，「うまく歩けない」ということを主訴にするものが多い．

わが国では，脊髄小脳変性症の分類は厚生労働省特定疾患運動失調症調査研究班による分類と診断基準（**表13-2**）が用いられている．

**表13-2 厚生労働省特定疾患運動失調症調査研究班による分類，診断基準および概念**

1. **概念**
   脊髄小脳変性症は，運動失調を主要症候とする原因不明の神経変性疾患の総称である．したがって，ここには臨床，病理あるいは遺伝子的に異なるいくつかの病型がある．臨床的には以下の特徴を有する．
   ① 小脳性ないしは後索性の運動失調を主要症候とする．
   ② 徐々に発病し，経過は緩慢進行性である．
   ③ 病型によっては遺伝性を示す．その場合は優性遺伝のことが多いが劣性遺伝もある．
   ④ その他の症候として，錐体路徴候，錐体外路徴候，自律神経症状，末梢神経症状などを示すものがある．
   ⑤ 頭部のX線CTやMRIにて小脳や脳幹の萎縮を認めることが多く，大脳基底核病変を認めることもある．
   ⑥ 脳血管障害，炎症，腫瘍，多発性硬化症，薬物中毒など二次性の運動失調症を否定できる．

2. **各疾患の診断基準**
   1) **オリーブ橋小脳萎縮症** olivopontocerebellar atrophy（OPCA）
      ① 中年以降に発病する孤発性疾患で，遺伝性はない．
      ② 初発・早期症状として小脳性運動失調が前景に現れる．
      ③ 経過とともにParkinson症候，自律神経症候（排尿障害や起立性低血圧）を呈することが多い．
      ④ 頭部のX線CTやMRIで，小脳，橋（特に底部）の萎縮を認める．
   2) **皮質性小脳萎縮症** cortical cerebellar atrophy（CCA）
      ① 中年以降に発病する孤発性疾患で，遺伝性はない．
      ② 初発・早期症状として小脳性運動失調が前景に現れる．
      ③ パーキンソニズム，自律神経症候が出現することはほとんどない．
      ④ 頭部のX線CTやMRIで小脳萎縮を認めるが，脳幹萎縮は認めない．
      ⑤ アルコール中毒症，悪性腫瘍，甲状腺機能低下症，抗てんかん薬中毒症など二次性に生じる小脳性運動失調あるいは小脳萎縮などが除外できる．
   3) **Machado-Joseph病**（MJD）
      ① 優性遺伝性を示す．
      ② 若年～中年，時に高齢に小脳性運動失調を初発する．
      ③ 眼振，錐体路徴候（痙縮を示すことが多い）がほぼ共通にみられ，その他アテトーシス，ジストニア，びっくり眼，顔面ミオキミア，眼球運動障害，筋萎縮などもある．晩期には感覚障害，自律神経症状（特に排尿障害）も認められることがある．
      ④ 頭部のX線CTやMRIで小脳萎縮，脳幹萎縮を認める．
      ⑤ 第14染色体長腕に遺伝子座をもつMJDI遺伝子内のCAGリピートに異常伸長があることを証明すれば診断は確定

する．
4) 遺伝性オリーブ橋小脳萎縮症
① 優性遺伝性を示す．
② 発病は若年～中年である．
③ 小脳性運動失調が主体であるが，そのほかに目の異常（眼振，緩徐眼球運動，複視など），深部反射の異常（亢進，低下，消失）などを伴う．まれには筋萎縮，舞踏アテトーシスをみることもある．
④ 頭部の X 線 CT や MRI で小脳萎縮，脳幹萎縮を認める．
⑤ 第 6 染色体短腕や遺伝子座をもつ ataxin-1 遺伝子，もしくは第 12 染色体長腕に遺伝子をもつ ataxin-2 遺伝子の CAG リピート異常伸長（SCA2）を証明すれば診断は確定する*．しかし，このいずれにも属さないものもある．
5) 遺伝性皮質性小脳萎縮症
① 若年～中年に発病し，優性遺伝を示す（例外的に劣性遺伝もある）．
② 初発・早期症状として小脳性運動失調が前景に現れる．
③ パーキンソニズムはなく，自律神経症状が出現することはほとんどない．
④ 頭部の X 線 CT や MRI で，小脳萎縮を認めるが，脳幹萎縮は認めない．
6) 歯状核赤核淡蒼球ルイ体萎縮症 dentato-rubro-pallido-luysian atrophy（DRPLA）
① 優性遺伝性を示す．
② 発病は小児から中年まで幅広く，発病年齢によって臨床症状が異なる．
③ 20 歳以下の若年発病では，ミオクローヌス，てんかん，精神発達遅滞または痴呆，小脳性運動失調が主症状である．40 歳以上の発病では小脳性運動失調，舞踏アテトーシス，性格変化，痴呆などが主症状である．20～40 歳では上記の移行型を示す．
④ 眼瞼や錐体路徴候を呈することがあるが，外眼筋麻痺，筋萎縮，感覚障害などはほとんどない．
⑤ 頭部の X 線 CT や MRI で小脳萎縮，脳幹萎縮を認める．また，経過が長い場合には MRI T2 強調画像で大脳白質にびまん性の高信号域を認める．なお，尾状核の萎縮は認めない．
⑥ 第 12 染色体短腕に座をもつ遺伝子内の CAG リピートに異常伸長があることを証明すれば診断は確定する．
7) 遺伝性痙性対麻痺
① 劣性遺伝の場合と優性遺伝の場合とがある．孤発性も少なからずみられ，やや若年に発病する．
② 主要症候は下肢優位の錐体路徴候で，痙性麻痺を呈する．
③ 後索症候がみられることがある．その他，視神経萎縮，眼振，痴呆などさまざまな症状を合併することがある．
④ 頭部の X 線 CT や MRI での異常所見に乏しい（ただし，まれに脳梁低形成をみる報告はある）．
⑤ 脊髄腫瘍，多発性硬化症，頚椎症など症候性痙性対麻痺が除外できること．
8) Friedreich 運動失調症
① 常染色体劣性遺伝を示す（したがって同胞例の発病が多い）．
② 20 歳以下の若年発病が多い．
③ 主要徴候は下肢優位の後索症状であり，腱反射は消失することが多い．
④ Babinski 徴候，構音障害，知能障害，拡張型心筋症，足変形，脊柱側彎などが高率にみられる．
⑤ 頭部の X 線 CT や MRI で軽度の小脳萎縮がみられることもある．

＊最近の進展を踏まえて，一部を追記．

（田代邦雄：高久史麿，他　監修，新臨床内科学Ⅲ，第 8 版，p.1590-1591，医学書院，2002 年より）

　一方，遺伝性脊髄小脳変性症に対しては，遺伝学的な分類も用いられており，特に優性遺伝性の脊髄小脳変性症（spinocerebellar ataxia: SCA）は遺伝子座が決定された順に命名されている．SCA1, 2, 3, 6, 7 および DRPLA では遺伝子翻訳領域の CAG リピートが異常に伸長しており，そこから翻訳される異常蛋白が核内に凝集し封入体を形作る．そのため，これらの疾患群を CAG リピート病あるいはポリグルタミン病とよぶことがある．さらにこのような 3 塩基のくり返し配列の異常増幅に基づく疾患はトリプレットリピート病とよばれている．

# 14 失語「症」，失行「症」，失認「症」の診かた

## 1 言語障害の種類　Disorders of Speech

　言語障害といっても，その内容はさまざまである．神経症候として重要なのは構音障害 dysarthria, anarthria と失語「症」aphasia, dysphasia である．この両者は必ず鑑別すべきものである．構音障害というのは，発語に関係する神経や筋肉の障害によって起こり，うまくしゃべれないということである．患者自身は言葉の理解も正常で，いうことも，考えていることも正常であるが，思うように発語できない．書字，読書に関しては異常がない．声帯の障害で声が出ないのを失声 aphonia という．一方失語「症」は，発語に関する筋や末梢神経には異常がなく，知能や意識の低下もなく，聴力の障害もないのに言語による表現や文字の理解ができないものをいう．

　その他，意識は清明で，構音障害と失語「症」もないのに全くしゃべらないのを無言「症」mutism という．解離性（転換性）障害などの精神障害者にみられる．また目を開いているが，全く無言で，随意運動もせず横たわっている一種特有な意識障害の状態を無動性無言「症」akinetic mutism といい，網様体賦活系の部分的障害などによって起こる（☞ p.129）．

　同じ言葉を何度もくり返していうのを，同語反復 palilalia という．たとえば「先生，カエリタイ，カエリタイ，カエリタイ……」などである．言葉の末節だけを何回もくり返す，たとえば「トウキョウエキ，エキ，エキ」などというときは，言語間代症 logoclonia という．進行性麻痺，初老期認知症の一型であるアルツハイマー病など認知症患者に認められる．

## 2 構音障害における診断のすすめかた

　構音器官というのは，口唇，舌，咽頭，喉頭などである．構音障害はこうした器官の筋や，それを支配する神経系の異常で起こる．まず顔筋麻痺の有無を調べる．麻痺があれば，口笛がうまく吹けないし，唇音であるパ行がうまく発語できない．舌の筋萎縮，偏倚，運動障害などがあれば，舌音であるラ行がうまく発音できない．

　歯の脱落でも言語は不明瞭となる．声が鼻にぬけるときは，軟口蓋の麻痺，奇形の有無をみておく．嗄声を示すものでは，喉頭麻痺の有無を耳鼻科的に検査する．

つぎに他の神経学的所見をも合わせてつぎのように原因的診断をすすめる．

### 1. 脳血管障害

片麻痺と同側の顔面および舌下神経麻痺を示すものでは，軽度な構音障害を認めることがしばしばある．両側大脳半球や，脳幹部の血管障害では，いわゆる偽性球麻痺 pseudobulbar palsy に陥り，著明な構音障害を示す．

### 2. パーキンソン病

口唇や舌の筋強剛のために構音障害を示す．発語は不明瞭となり緩徐および不明瞭 slow and slurred で，これを言語緩慢 bradylalia, bradyarthria という．調子は単調 monotonous になる．

### 3. 小脳疾患

不明瞭発語 slurred speech で，とぎれとぎれで言語緩慢となり，調子は不規則である．重症になると爆発性発語 explosive speech となる．音節ごとにとぎれ，発音不明瞭な運動失調性発語を断綴〔ダンテツ〕性発語 scanning speech という．

### 4. 球麻痺

進行性球麻痺 progressive bulbar palsy では，構音筋の麻痺と萎縮により障害を示す．
まず唇音が侵され，ついで舌音，歯音（サ行），喉頭音（カ行）なども障害され，軟口蓋麻痺に陥れば鼻音になる．筋萎縮性側索硬化症の末期によく認められる．

### 5. 重症筋無力症

本症では，しゃべっているうちに言語は次第に緩徐，不明瞭になる．休息させると，もとにもどる．

## 3 失語「症」検査の注意事項

### 1. 検査前の注意

#### a. 右利きか，左利きか？　Right or Left Handed

右利きなら言語中枢は 95％以上左大脳半球にある．左利きでも中枢は，70〜80％は左大脳半球にあるが，左利きのなかには，右半球に中枢のあるものもある．生来左利きでも，右で字を書き，両手利き ambidextrous ということもある．

b. 読み書きなどの教育程度はどうか？

　教育程度によって，言語理解，書字，読字の能力も異なるので，臨機応変に検査する．

c. 意識は清明であるか？

　意識障害は，たとえ軽度でも存在すれば，失語「症」があっても，ほとんど局在診断に意義をもたない．

d. 視力，聴力はどうか？

　これらの障害があるときには，失語「症」の詳細な検査は困難である．

e. 発病前にすでに知的発達障害ではなかったか？

　こういうときには失語「症」の検査は無意味である．

## 2. 検査時の注意

　① 失語「症」を認めるような患者は，検査にきわめて疲労しやすいものである．一方，患者の応答が不確実なので，検査はつい長引きやすい．1回の検査はせいぜい15〜20分にとどめ，何回にも分けて行うべきである．

　② 患者が気持ちよく検査に協力してくれるように努力する．そのためには検査の目的をわかりやすく説明する．患者がうまく答えられなくても同情と理解をもって激励するようにする．

# 4　失語「症」の検査法

　つぎのような一定の項目について行い，これらの検査結果を総合して，病型を診断することができる．

## 1. 自発言語　Spontaneous Speech

### a. 話しかた

　自発言語に異常はないかを確かめるため，まず姓名，住所，生年月日などを聞く．つぎに患者の病状，職業，家庭の状況などについて話をさせる．この際に発語の量（正常か，多いか，少ないか），発語に努力を要するか，韻律 prosody（言葉の速さ，リズム，抑揚など）は正常かどうか，句の長さはどうか，単語を組み合わせて正しい文になっている（統語）かどうか，誤り言葉（錯語）があるかどうか，多弁で止まらない状態（言語促迫 press of speech）があるかどうかに注意する．

　失語「症」は以上の点から表 14-1 のごとく，非流暢性失語 nonfluent aphasia と流暢性失語 fluent aphasia に鑑別しうる．

### b. 語想起　Word Recall

　意図した言葉を必要に応じて適切に用いるのを語想起という．失語「症」では語想起障害が起

表 14-1 流暢性 fluency と失語

| | 非流暢性失語 | 流暢性失語 |
|---|---|---|
| 発語の量 | 少ない | 正常または多い |
| 発語に対する努力 | 努力を要する | 正常 |
| 韻　律 | 障害されている | 正常 |
| 句の長さ | 短い | 長い |
| 統語障害 | 単語の羅列が多い（失文法） | 言葉としてはつながっているが，内容はよくわからない（錯文法） |
| 錯　語 | まれ | 多い |
| 言語促迫 | 減少 | 増加 |
| 障害部位 | ブローカ野 | ウェルニッケ野 |

こる．語想起を簡単に試験するには，鉛筆とかタバコなど日常用いる物品や，その絵などをみせて，何であるかを言わせる．これを呼称 naming という．物品の名称を思い出せないのを語健忘「症」word amnesia という．その際，患者はまわりくどく，その用途を述べたりする．たとえば「コップ」という名称を思い出せないで，「これは，その，水を飲むためのものです」という．これを迂言，迂回操作 circumlocution という．

c. 保　続　Perseveration

たとえば，鉛筆をみせると，「エンピツ」と答える．つぎに時計をみせても「エンピツ」，茶わんをみせても「エンピツ」と答えるような場合を保続という．

d. 錯　語　Paraphasia

たとえば，タバコを「タビコ」，時計を「タケイ」というように，1つの文字の読みが誤っているものを字性錯語 literal paraphasia という．タバコを「トケイ」，時計を「マッチ」というように単語全体の読みが誤っているものを語性錯語 verbal paraphasia という．これはウェルニッケ失語によくみられる．

e. ジャルゴン失語　Jargon Aphasia

患者はしきりに話しをする．すなわち多弁でテンポも速いが，錯語が多くて，わけのわからぬ発語（ジャルゴン）である．言語促迫となり，言語が止まらない状態になる．これを語漏 logorrhoea という．患者は自分が誤った言葉をしゃべっていることを自覚しない．

f. 統語性失語障害　Syntactical Aphasia

失語「症」では単語を組み合わせて正しい文を作る機能が障害される．単語の羅列で，助詞や助動詞が省略され，動詞などの活用もできず，ちょうど電報の文章のようになるのを失文法 agrammatism とよぶ．これは非流暢性失語，ブローカ失語に特徴的である．

これに対し，単語はつながっているが，文法的な誤りが多く（錯文法），錯語も加わって，言っていることがわからないのは，流暢性失語，ウェルニッケ失語である．

## 2. 復唱 Repetition

　検者の言った言葉を患者に復唱させる．まず「ア」，「エ」，「ウ」のような単音から始め，日常用いられている単語，短い文章，さらに無意味な音の羅列，たとえば，「アマウサタナミ」などを模倣させる．復唱ができるかどうかは後に述べる失語「症」の分類に大切である．復唱させるときには，構音障害はないか，錯語はないかに気をつける．

　言語野に病変のある失語「症」のときには，復唱は障害され，言語野をとりまく周辺部に病変のある失語「症」では復唱は障害されない．しかし周辺領域が広範に損傷され，言語野のみが残存する状態では，反響言語 echolalia が著しい．反響言語とは，他人の言葉や文章を不随意的に反復することで，例えば問いかけに「おうむ返し」にくり返す状態である．

## 3. 言語了解 Auditory Comprehension

　自発言語についての検査で，大体患者の了解が正常か，障害されているかはわかるが，一応つぎのように検査する．まず単純な命令，たとえば「眼を閉じて下さい」，「口を開けて下さい」，「舌を出して下さい」から始める．次第に複雑な命令にして「左手の母指と人差指で，右の耳をつかんで下さい」などの命令に正確に応じるかどうかをみる．

## 4. 読 字 Reading

　字が読めないのを失読「症」alexia という．たとえば「口を開けなさい」などと書いた紙を見せる．指示に従えば了解が可能なわけである．日本人では，学歴に応じて細かく検査する．漢字，平仮名，片仮名，ローマ字，英語などについても試験する．失語「症」の場合には漢字を読む力は比較的に保たれており，仮名のほうが障害されるので注意を要する．音読 reading aloud をさせてみて，誤りがあるのを錯読 paralexia という．数字についても一応検査しておく．

## 5. 書 字 Writing

　手に運動麻痺がないのに，字が書けないものを失書「症」agraphia という．右手の麻痺で字が書けないときには，新聞などをみせて，その中から検者の指示した字を左手で指すようにさせる．書字の検査は鉛筆を用い，紙に氏名，住所などを書かせる．これができるなら，鉛筆，時計などの物品を示して，その名前を書かせる．さらに適当な文章を書かせる．これは自発書字の検査である．つぎに書取りをさせる．また検者の書いたものを写させる．

　一般に自発書字が最も障害され，つぎに書取りがむずかしい．写字はほとんどの失語「症」では侵されない．漢字と仮名について分けて検査するとよい．書字の誤りを錯書 paragraphia という．

### 6. 失行「症」，失認「症」の有無

失語「症」と合併することがあるから，必ず検査する．

### 7. 知能，感情の検査

計算，記憶，感情についても検査しておく（☞ p.130）．

### 8. 神経学的診察

片麻痺，半身感覚障害，半盲などの神経学的徴候の有無に気をつける．

## 5 失語「症」における診断のすすめかた

### 1. 失語図式について

　失語の古典論的立場から失語図式（Wernicke-Lichtheim 1884）が作られている（**図 14-1**）．その解剖学的な根拠はきわめて薄弱ではあるが，臨床的には失語「症」の種々の病型を理解するのに便利である．すなわち**図 14-1** の，**A** は聴覚言語中枢（ウェルニッケ中枢 Wernicke center），**M** は運動言語中枢（ブローカ中枢 Broca center），**B** は概念中枢とする．言語了解は **a（聴覚）→ A → B** で，言語表出は **B → M → m（言語運動）**，あるいは聴覚による統制が必要であるから **B → A → M → m**，復唱は **a → A → M → m** の経路をとる．

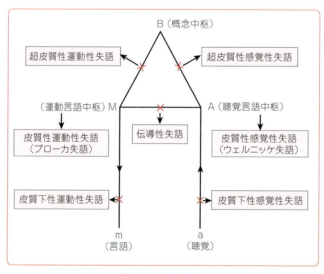

図 14-1　失語図式

a. 皮質性運動性失語「症」Cortical Motor Aphasia またはブローカ失語「症」Broca Aphasia
　ブローカ中枢の障害で自発言語，復唱などが侵される．
b. 皮質性感覚性失語「症」Cortical Sensory Aphasia またはウェルニッケ失語「症」Wernicke Aphasia
　ウェルニッケ中枢の障害で，言語了解，復唱が侵される．自発言語はできるが，錯語になる．
c. 伝導性失語「症」 Conduction Aphasia
　ウェルニッケ中枢からブローカ中枢（A → M）の伝導路が切断されたときには，復唱が侵される．自発語にも錯語がある．
d. 超皮質性運動性失語　Transcortical Motor Aphasia
　概念中枢（B）とブローカ中枢（M）の間の切断により，自発言語は減少するが，復唱は保たれる．
e. 皮質下性運動性失語　Subcortical Motor Aphasia
　内言語の障害はないが，自発言語，復唱が侵される．
f. 超皮質性感覚性失語　Transcortical Sensory Aphasia
　ウェルニッケ中枢（A）→概念中枢（B）の切断により，言語の了解はできないが，復唱はできる．
g. 皮質下性感覚性失語　Subcortical Sensory Aphasia
　内言語は侵されないが，言語の了解，復唱ができない．自発言語は正しい．

## 2. 失語「症」の分類

大橋[1]はつぎのごとく分類している．

> A．運動性失語「症」Motor Aphasia
> 　1．ブローカ失語「症」Broca Aphasia
> 　2．純粋運動性失語「症」Pure Motor Aphasia
> 　　（純粋語啞　Pure Word Dumbness）
> B．感覚性失語「症」Sensory Aphasia
> 　1．ウェルニッケ失語「症」Wernicke Aphasia
> 　2．純粋感覚性失語「症」Pure Sensory Aphasia
> 　　（純粋語聾　Pure Word Deafness）
> C．全失語　Total Aphasia
> D．伝導性失語「症」Conduction Aphasia
> 　（中枢性失語「症」Central Aphasia）
> E．健忘性失語　Amnestic Aphasia
> F．超皮質性失語　Transcortical Aphasia
> 　1．超皮質性運動性失語　Transcortical Motor Aphasia
> 　2．超皮質性感覚性失語　Transcortical Sensory Aphasia
> 　3．超皮質性運動性失語と感覚性失語の混合型　Mixed Type

その他，失語症の分類には種々なものがあるが，Weisenburg & McBride（1935）のものはつぎのごとく単純で，実用的である．

① 表出性失語「症」 Expressive Aphasia
② 受容性失語「症」 Receptive Aphasia

表14-2　失語「症」の分類

| 病　型 | | 自発言語 | 復唱 | 言語了解 | 文字了解 | 音読 | 自発書字 | 書取り |
|---|---|---|---|---|---|---|---|---|
| 運動性失語（表出性失語） | ブローカ（皮質性運動性） | × | × | △ | △ | × | × | × |
| | 純粋運動性（皮質下性運動性） | × | × | ○ | ○ | × | ○ | ○ |
| 感覚性失語（受容性失語） | ウェルニッケ（皮質性感覚性） | 語健忘 保続 錯語 錯文法 | × | × | × | × | 錯書 | × |
| | 純粋感覚性（皮質下性感覚性） | ○ | × | × | △ | ○ | ○ | × |
| 全失語（表出—受容性失語） | | × | × | × | × | × | × | × |
| 伝導性失語（中枢性失語） | | 錯語 | × | ○ | ○ | 錯読 | 錯書 | 錯書 |
| 健忘性失語 | | 語健忘 | ○ | ○ | ○ | ○ | △ | △ |
| 超皮質性失語 | 超皮質性運動性 | × | ○ | ○ | ○ | △ | △ | △ |
| | 超皮質性感覚性 | 錯語 | ○ | × | × | 錯読 | 錯書 | △ |

○正常　×障害　△軽度障害

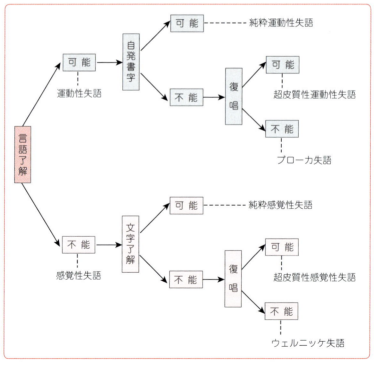

図14-2　失語「症」の鑑別

③ 表出—受容性失語「症」 Expressive-Receptive Aphasia
④ 健忘性失語「症」 Amnestic Aphasia

失語「症」の各病型の症候を表 14-2 に一括した．これら各病型の鑑別の要点は図 14-2 に示した．

## 3. 失語「症」の病型と障害部位

言語領域については，古くから論議されているが，今日でも問題が多い．

図 14-3 は，失語の古典論を総合した Dejerine（1914）による言語領域であり，ブローカ野，ウェルニッケ野，角回の存在が認められている．

Penfield & Roberts（1959）らは，てんかん患者の脳手術の際に行った皮質刺激実験から，図 14-4 のような言語領域を想定している．すなわちシルビウス溝上縁では前部言語皮質 anterior speech cortex（ブローカ野），シルビウス溝下縁から後方は後部言語皮質 posterior speech cortex（広義のウェルニッケ野で，側頭葉後半部と頭頂下葉を含む），上部言語皮質 superior speech cortex（補足運動野 supplementary motor area）の 3 領域である．

### a. 言語野 Language Area に病変のある失語「症」

#### ■ブローカ失語　Broca Aphasia

会話は非流暢失語を呈し，高度になると無言状態 mute state に陥る．言語了解の障害は軽度であるが，複雑な命令には了解困難を示すことが多い．復唱は障害されている．

構音障害，韻律の障害を伴うものが多く，発語失行 apraxia of speech とよばれている．

文字の音読も困難で，文字了解すなわち読解力も低下することが多い．読解力では仮名文字の障害が漢字より目立つことが多い．自発書字，書取りも障害されている．神経学的にはしばしば右片麻痺を伴うので，右手による書字の検査は不能のことが多い．

また顔面失行 facial apraxia を呈することがある．これは顔面部の随意運動を命令に従って行うことができない状態である．たとえば「口を開けて下さい」，「舌を出して下さい」と指示して

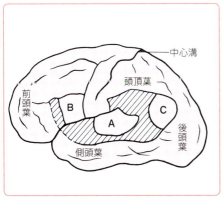

図 14-3　言語領域（Dejerine による）
A：ウェルニッケ野，B：ブローカ野，C：角回

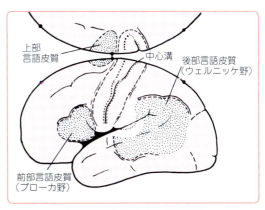

図 14-4　優位半球の言語領域
（Penfield and Roberts, 1959）

も，これに応ずることができない．

　障害部位は優位半球の前頭葉（下前頭回の後部，弁蓋部および三角部）に位置するブローカ野とされていた．しかしブローカ野そのものの破壊では，ブローカ失語は起こらず，現在ではその発生にはブローカ野のみでなく，その周辺領域（中心前および後回の下部，頭頂葉弁蓋部，島葉など）の皮質および皮質下白質の広範な障害が関与しているとされている．こうした部位を障害する原因は中大脳動脈の閉塞が最も多いが，脳出血，脳腫瘍，脳外傷でも起こりうる．

■ **純粋運動性失語「症」** Pure Motor Aphasia（**純粋語啞** Pure Word Dumbness）
　自発言語と復唱は障害されているが，言語や文字の了解や書字は侵されないものである．ブローカ失語の回復期にみられることが多い．障害部位はブローカ失語の場合とほぼ同じとされているが，左中心前回下部の病変が重視されている．

■ **ウェルニッケ失語** Wernicke Aphasia
　言語や文字の了解は障害されるが，自発言語は流暢で流暢失語を呈する．すなわち，よくしゃべり，発語には異常はないが，錯語，語健忘，保続，錯文法があり，何を言おうとしているのかわからない．高度になるとジャルゴン失語を呈する．言語や文章の了解障害の程度は，軽いものから重いものまで，さまざまである．復唱は障害される．音読させると，字性または語性の錯読 paralexia がある．自発書字では paragraphia がみられ，書取りはできない．

　神経学的には，しばしば同名性半盲（通常右側）を伴うが，片麻痺を合併することは少ない．病巣はウェルニッケ野で，優位半球上側頭回の後1/2とされているが，あまりはっきりしていない．現在はシルビウス溝後下縁から上側頭回，中側頭回の後半部を中心とした領域とみなされている．原因は中大脳動脈皮質枝の閉塞によるものが多い．

■ **純粋感覚性失語「症」**（**純粋語聾** Pure Word Deafness）
　言語の了解だけが侵され，そのため復唱や書取りもできない．自発言語には異常がない．ウェルニッケ失語の回復期，または初期にみられることが多い．病巣はウェルニッケ野にあるとされている．

■ **全失語** Total Aphasia, Global Aphasia
　自発言語は非流暢となり，言語了解も障害されている．復唱，文字了解，音読，自発書字，書取りもすべて障害される．片麻痺（右），片側感覚障害（右）を伴うことが多い．同名性半盲（右）をも合併するがよく検査できないことが多い．

　中大脳動脈の全領域が侵されて起こり，原因は中大脳動脈の梗塞である．回復しにくいが，回復してもブローカ失語に似た状態に移行する．

■ **伝導性失語「症」** Conduction Aphasia, **中枢性失語** Central Aphasia
　言語や文字の了解はできるが，復唱が著しく侵される．自発言語は流暢であるが，錯語があり，読み違いや，書き違いも起こる．障害部位はまだ確定されていないが，ウェルニッケ野とブローカ野との連絡路である弓状束 arcuate fascicle が障害されるからとされていた．しかし，現在では弓状束障害も疑問視され，病巣は多様で1ヵ所には特定できず，優位半球のシルビウス溝上下部に分散した障害によるとされている．

## b. 境界域の障害による失語「症」

言語野は障害されていないが，その周辺領域が障害されて失語症を呈するのを**超皮質性失語** transcortical aphasia とよぶ．

この領域は大脳動脈の境界域 border zone にあたり，脳梗塞で起こることが多く，境界域失語 borderzone aphasia ともよばれている．この型の失語では，復唱が保たれているのが特徴である．

### ■ 超皮質性運動性失語 Transcortial Motor Aphasia

非流暢失語で，自発言語は少ないが，言語了解，文字了解，音読，復唱は良好である．病変はブローカ野前方から上方の領域である．ブローカ失語から回復して，この失語に移行することが多い．

### ■ 超皮質性感覚性失語 Transcortical Sensory Aphasia

流暢失語で，言語了解，文字了解も障害されているが，復唱は良好である．しばしば反響言語がみられ，言われたことをおうむ返しにくり返すが，内容は理解していない．錯読・錯書を伴い，特に漢字の読み・書きが障害される．語義失語では漢字の読み書きがほとんどできないが，仮名は流暢に音読できる．しかし，その意味内容の理解は障害されている．

病巣はウェルニッケ野の後方部で，ウェルニッケ失語から回復して，この失語になっていくことが多い．

### ■ 言語野孤立症候群 Syndrome of Isolation of Language Area

自発言語も言語了解も障害されているが，復唱のみが残り，反響言語を呈する．

また検者がきまり文句を言いかけると，それを終わりまで言うことがある．これを補完現象 completion phenomenon という．これは言語野は残っているが，周辺領域が広範な障害に陥って起こるとされている．

## c. その他の失語

### ■ 健忘性失語 Amnestic Aphasia

語想起の障害を主体とした失語で，自発言語は流暢ではあるが，錯語や遠回りな言い回し，すなわち迂回操作が混じる．物品の呼称 naming の障害が著しい．患者は示された物品が何であるかはよくわかっていても，その名称が言えない．復唱，言語や文字の了解，音読は良好である．名辞性失語 nominal aphasia は名辞の正しい理解・使用の障害による失語である．

病巣としては左角回または左中側頭回後端部の障害が強調されてきたが，現在では単独の責任病巣をもたない，び漫性障害によるとされている．

### ■ 優位半球皮質下病巣による失語

視床，内包および被殻障害による失語が認められている．ことに視床障害による**視床性失語** thalamic aphasia は，超皮質性失語と似ており復唱は良好であるとされている．また自発言語の減少，音量の減衰，語句の省略傾向，口頭言語の加速傾向などの特徴を有するとされている[2]．

■ **交叉性失語** Crossed Aphasia

利き手と同じ側の大脳半球の障害により生じた失語を交叉性失語という．右利きの人での右大脳半球病変で生ずる失語，交叉性失語の症例では総頸動脈内 10％アミタール注入試験（和田法）により，言語の優位半球が利き手と同じ側にあることが実証されている．一応，家系に左利きの遺伝があるかどうかを検討すべきである．

■ **失語「症」を伴わない失読「症」**

失語「症」では失読・失書を伴うことが多いが，時に発症時から失語を伴わず，読み書きの障害のみがみられることがある．

① **失読失書** Alexia with Agraphia, Alexia-Agraphia

読み書きは全くできないこともあるが，通常は仮名の読みは不良でも，漢字の読みは可能なことが多い．書くほうは，仮名・漢字とも障害される．

病巣は左頭頂葉の角回で，失算や構成失行を伴うことが多い．回復するときには，失読が軽快し，失書が残り，頭頂葉性失書に移行する．

② **純粋失読** Alexia without Agraphia, Pure Alexia

読むことが強く障害されるが，書字は侵されない．しかし，漢字の想起困難があり，漢字の書字はかなり困難である．書取りは比較的よくできるのに，それを自分で読み返すことができない．しかし，文字を指や筆でなぞらせると読むことができる（なぞり読み schreibendes Lesen 〈G〉）．写字は障害される．

病巣は優位半球（左）後頭葉と脳梁膨大 splenium corporis callosi にある．

本症では左後頭葉内側面の障害で右同名性半盲がある．このため視覚情報はすべて右半球で受容されている．この情報は脳梁を介して左角回に伝えられる．しかし脳梁膨大の障害でこの経路が離断され（離断症候群 disconnection syndrome）て失読になる．

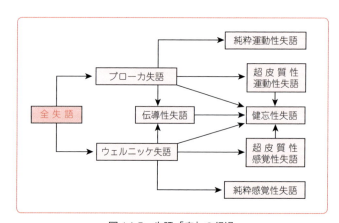

図 14-5　失語「症」の経過
（大橋博司：失語症，中外医学社，1970 より）

## 4. 失語「症」の経過

　失語「症」の病態は必ずしも固定したものではなく，1つの病型から他の病型へ移行するものもある．大橋はその経過を図 14-5 のごとくまとめている．

# 6　失行「症」　Apraxia

　失行「症」とは，運動麻痺や，運動失調，不随意運動など，いわゆる運動障害がなく，しかも行うべき動作とか行為も十分わかっているのに，これを行うことができない状態である．失行は，失語，失認とは密接な関係にある大脳の局在徴候である．検査はつぎのような順序で，系統的に行うべきである．

### ① 自分の身体を使って簡単な運動なり動作をさせる

　まず簡単な動作，たとえば手指を順次屈伸させるとか，箸が使えるかなどの手指の微細な動作，眼を閉じる，口を開く，舌を出す，口笛を吹くなどの顔面の動作，起立，歩行などをさせてみる．これらの動作に失行があったら，肢節運動失行 limb-kinetic apraxia である．これは手指失行 hand-finger apraxia，顔面失行 facial apraxia，起立—歩行失行に分かれる．左右いずれの運動領域（中心前回，ブロードマン分野 4 および 6aα）の障害でも起こり，病巣と反対側に失行を認める．失行のなかでも，麻痺との移行型とみなされるものである．起立—歩行失行には，上前頭回（$F_1$）のかなり広範な病巣が必要とされている．

　さらにジャンケンのチョキの手つきや，影絵でキツネをまねさせる．下肢では，足で空中に円や三角などを描くことがうまくできるかどうかを試験する．このように単純な動作が口頭命令や模倣ではできないが，自発的運動では保たれているのを観念運動性失行 ideomotor apraxia という．優位（左）半球の頭頂葉下部の広範な障害によって起こる．

### ② 日常用いる物品を，正当に使用できるかどうかをみる

　たとえばマッチ箱をわたして，タバコに火をつけて吸うなどの動作をさせる．失行患者ではマッチをどうしてするのか，タバコにどうやって火をつけるのか，どうやって吸うのかわからず，お

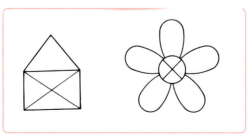

図 14-6　構成失行「症」のテスト
（上の図をまねて描かせる）

かしな動作をする．このように運動観念の障害により物品使用動作手順の企画が困難な状態を**観念性失行** ideational apraxia という．優位（左）半球頭頂葉を中心とする広範な病巣によるとされている．

### ③ **構成失行「症」** constructional apraxia の有無

まず鉛筆で紙に図を描かせる．三角，四角，円などの単純なものから，船や家の絵などを描かせる．また検者が描いた絵，たとえば図14-6のごときものを模写させる．またマッチ棒で三角や四角を作らせたり，積木でテストする．このような構成機能が侵されているのを構成失行とよぶ．手本から離れたところに描けず，手本に重なったりするのを closing-in 現象という．

病巣は優位（左）半球の頭頂─後頭葉とされている．しかし劣位の同じ部位の障害でも起こる．劣位病巣によるものは半側視空間失認による可能性が強い．両側病巣では構成失行「症」は高度である．

### ④ **衣類を着たり，脱いだりする動作を観察する**

失行患者では，衣類を着たり，脱いだりする動作がうまくできないことがしばしばある．付添人に介助をさせずに，よくその動作を観察することが大切である．右側（劣位）大脳半球の頭頂から後頭葉に病変があると，衣類を着るときにのみ失行が起こる．これを**着衣失行** dressing apraxia という．失行の多くは優位大脳半球の症候であるのに，高度な着衣失行は劣位半球頭頂－後頭葉の症候である．軽い着衣失行は優位半球の障害でも起こる．

### ⑤ **失書「症」** Agraphia

失行によって失書が起こることも知られている．**失行性失書** apraxic agraphia は，観念運動性失書や観念失行性失書に相当する．構成失行に基づく失書，頭頂葉性失書なども知られている．

## 7　失認「症」　Agnosia

物を見たり，聞いたり，触ったりして，それが何であるかを判定するには，それらの感覚路と，これを認知する大脳の機能が正常でなければならない．こうした感覚路（視覚，聴覚，触覚など）を通じて対象が何かを判定することができないことを失認「症」という．もちろん認知症や，意識障害などがあるときにはこういう症候があっても失認とはいわない．

### 1. **視覚性失認** Visual Agnosia

日常用いている物を見せても，それが何であるかがわからない．すなわち視覚による物体の認知障害で，使用法も説明できないのを**視覚性失認**という．触ったり，音を聞いて初めてわかることが多い．両側の後頭葉が侵されたときに生じ，原因はほとんど両側後大脳動脈閉塞である．まれに左後頭葉の一側性病変で起こることもある．色紙を用いて，色彩がわかるかどうかを検査する．この際，色盲表を用いて数字を読ませ，色盲でないことを確認しておくべきである．色彩に

ついての障害は**色彩失認** color agnosia で，優位半球（左）の後頭葉の障害によって起こる．

字を読めない失読は，失語に伴う失語性失読を除いては後頭葉性失読（失書を伴わない失読）と頭頂葉性失読（失書を伴う失読）に分けられる．後頭葉性失読は純粋失読 pure alexia ともよび，視覚性失認の一型である．これは優位半球（左）後頭葉と脳梁膨大の障害で起こることはすでに述べた．

物体を認知することができるが，人の弁別，表情の理解などができないのを**相貌失認** prosopagnosia という．劣位（右）また両半球の後頭葉症候とされている．視覚性同時認知障害 simult〔an〕agnosia とは，視覚刺激を同時に総合的に認知することの障害で，視覚性全体把握障害ともいわれる．たとえば一定の情況を描いた図の細部はわかるが，全体の意味が了解できないものをいう．ことにつづき絵の漫画などがわからない．優位（左）側頭−後頭葉症候であるが，び漫性病巣によるものもある．

## 2. 視空間失認　Visual-Spatial Agnosia

視空間的情報の知覚と操作に関する障害である[3]．

### a. 視覚性定位障害　Visual Disorientation

対象物が空間内のどこにあるかを認知することができないとか，複数の対象物の相互の位置関係や大きさを比較する能力などが障害される．一側頭頂葉障害では反対側空間に出現する．

### b. 半側視空間失認　Unilateral Visual Spatial Agnosia, Hemispatial Agnosia,
### 　　半側空間無視　Hemispatial Neglect

視空間的情報の操作の障害で最も代表的なのが，半側視空間失認である．これは一側大脳半球の障害により，病巣と反対側の視空間を無視することである．

重症になると視線を障害側に向け，反対側をみようとしないとか，歩行時に次第に障害側に片寄るとか，病巣と反対側にある障害物にぶつかるとかいった現象が観察される．

しかし，より軽いものではつぎのような試験でとらえることができる[4]．

① 直線の2等分（**図 14-7**）
② 線分抹消テスト（**図 14-8**）
③ 図形模写（**図 14-9**）
④ 時計描写（**図 14-10**）

半側視空間失認の病巣部位としては，右頭頂葉ことに右頭頂・側頭・後頭葉の接合部が重視されてきたが，右半球の他の部位の障害でも出現することが知られている．

### c. 地誌的障害　Topographical Disturbance

■ **地誌失認**　Topographical Agnosia

地図の上での見当識障害で，**図 14-11** のごとく，日本の白地図によく知られている都市の所在を示すことができない．責任病巣は右頭頂葉後部，右海馬とされている．

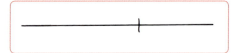

**図 14-7　直線の2等分**

20cm 位の直線を目測で2等分させる．左半側視空間失認があると，2等分線は上図のごとく障害側である右側に偏る．

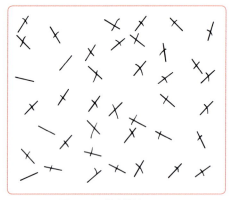

**図 14-8　線分抹消テスト**

(1) 縦20cm×横26cmの紙に2.5cm線が40本描かれている．〔線は縦に6本から成り，左右それぞれ2本，中央部は3本（中心の線は縦に4本）〕
(2) 鉛筆で線を上図のごとく抹消させる．抹消されない線が1本以上あれば異常である．上図は左に4本抹消されない線が残っている．

（Albert, M. L. : Neurology, 23：658, 1973 より）

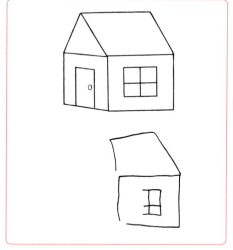

**図 14-9　図形模写**

上図を模写させると下図のごとく左半分が省略され，絵は完成されない．

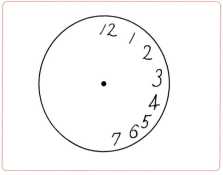

**図 14-10　時計描写**

円内に時計を描写させる．右半分のみ書き入れるが，左側の空間が残される．

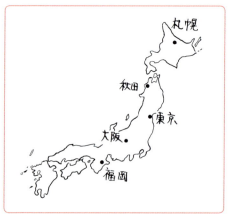

**図 14-11　地図上定位**

日本地図上に札幌，秋田，東京，大阪，福岡，高知，鹿児島を記入させるが，うまくできない．

■ **地誌見当識障害** Topographical Disorientation

よく知られているはずの場所や道を認知することができなくなる．患者はよく知っている場所で迷子になってしまう．右頭頂‒後頭葉の障害によるものとされている．

### d. バーリント症候群　Bálint Syndrome

この症候群はつぎの3症候から成っている．

■ **精神性注視麻痺**　Psychic paralysis of gaze

視線が一点に固定する．しかし一点を凝視していないときには視線はあちこちと動く．

■ **視覚性運動失調**　optic ataxia

凝視したものをつかもうとして手を出しても，大きく見当がずれてしまう．

■ **視覚性注意障害**　disorders of visual attention

視覚性の刺激に対する注意が低下しており，注視した狭い視野にしか注意を払わない．音などの刺激には正常に注意する．

バーリント症候群は両側の頭頂‒後頭葉の広範な病巣で起こる．

## 3. 聴覚性失認　Auditory Agnosia

### a. 精神聾　Psychic Deafness

あらゆる音（音声，音楽，雑音）が聞こえるのに，それを識別したり，認知することができないのを精神聾とよんでいる．

しかし，これは古典的概念で，現在ではわかりにくいものとされている．これに該当するものは狭義の聴覚性失認で，言葉や音楽を除く，あらゆる音への認知障害である．

### b. 純粋語聾　Pure Word Deafness

すでに失語の項で述べたごとく，言語の了解だけが侵されているものである．純粋感覚性失語で，病巣は左側のウェルニッケ野，または両側側頭葉（第一次聴覚野）とされている．

### c. 感覚性失音楽「症」　Sensory Amusia

脳障害のために音楽能力が喪失したり，障害された状態を失音楽「症」amusia とよんでいる．このうち樂音を発声できないものを運動性失音楽「症」motor or vocal amusia，樂音の理解ができないものを感覚性失音楽「症」sensory amusia という．失語患者で失音楽を伴うことがあるが，失語があっても歌唱能力が保たれている例，失語がないのに失音楽を呈する例もある．

運動性失音楽の病変は右半球とされ，側頭葉障害がやや多いが，前頭葉障害によるものもある．感覚性失音楽は両側側頭葉障害や純粋語聾に伴ってあらわれることが多い．

### d. 皮質「性」聾　Cortical Deafness

大脳皮質損傷で聾が起こることには疑問がある．現在では一側性の側頭葉障害，純粋に皮質だけの限局性障害では純音聴力にはあまり影響はあらわれないとされている．したがって純音域値が明らかに上昇している場合には障害は両側性で，しかも皮質下にも及んでいると考えられている．

## 4. 触覚性失認　Tactile Agnosia

　日常用いている物を手でさわっても，それが何かわからないのを触覚性失認という．これには触れたものの材料（金属・紙・布など）がわからない素材失認，触れたものの形がわからない形態失認，素材も形もわかるが物品名がわからない狭義の触覚性失認（☞ p.102　立体〔感〕覚消失）などがある．

　病巣は一側の頭頂葉で，半球優位は明らかではない．

## 5. ゲルストマン症候群　Gerstmann Syndrome

　これはつぎのような4つの症候を示すものをいう．

### a. 手指失認　Finger Agnosia

　最も大切な症候で手指がわからなくなる．試験は患者に命令した指を示すようにさせる．たとえば「あなたの左の母指を出して下さい」と命令する．つぎに検者が触れた指が，何指であるかをいわせる．最後に「私の中指をつかんで下さい」というように，検者の指を用いて検査する．

### b. 左右識別障害　Right-left Disorientation

　左右がわからなくなることである．「左手をあげて下さい」，「右手であなたの左の耳をつかんで下さい」などと指示する．また「私の左手をつかんで下さい」と命令してみる．

### c. 失書〔症〕　Agraphia

　自発書字と書取りが侵される．写字は良好なことが多い．

### d. 失計算〔症〕　Acalculia

　暗算も筆算も侵される．

　以上の4つの症候をもつものが典型的であるが，1あるいは2症候を欠く不全型もしばしばみられる．4症候のなかでは手指失認が最も重要視されており，ついで左右識別障害である．この症候群には感覚性失語〔症〕あるいは構成失行，失読などの合併が多く，本症の独立性に疑いをもつものもある．

　病巣は左半球の頭頂-後頭葉移行部，ことに角回とされている．本症候群は脳血管障害，脳腫瘍などで起こり，日常よくみられる．

## 6. 身体失認　Asomatognosia

　身体認知の障害で，つぎのように分けられる．

### a. 両側身体失認

　両側の手指失認はゲルストマン症候群の重要な一症候である．自己身体部位失認 autotopagnosia とは身体部位を指示したり，呼称することができない状態である．病巣は多くは両側性で，頭頂-後頭葉の広範囲に及んでいる．一側性の場合は左半球に障害があるとされている．

b. 半側身体失認
■ **病態失認**　Anosognosia

（左）片麻痺があるのに，これを否認するのを Babinski（1914）は anosognosia とよんだ．Anton（1983）が同様な症例を報告していることからアントン・バビンスキー症候群 Anton-Babinski syndorome とよばれることもある．Anton は皮質盲（☞ p.318）・皮質聾の否認を報告（1896, 1899）し，これらはアントン症候群 Anton syndorome とよばれている．現在，病態失認は普通は片麻痺の否認を指している．脳血管障害による右頭頂葉障害の急性期に起こることが多い．

■ **半側身体失認**　Hemiasomatognosia

身体半側を無視し，運動麻痺がなくても無視した側の上肢を使おうとしない．右頭頂葉障害により左に出現することが多く，半側視空間失認を伴うことが多い．

■ **半身喪失感**

身体半側またはその一部がなくなってしまったと訴える．喪失感のほか，変形感，異物感などの訴えもある．病巣は視床を含めて頭頂葉皮質下が重視されており，左右の別はないとされている．脳血管障害の急性期に起こることが多い[5]．

## 8　失語・失行・失認と障害側との関係

　失語，失読などはすべて優位（左）半球障害で起こる．失書「症」，失計算「症」も原則として優位半球病巣によるものである．失行の多くは優位半球障害で起こるが，肢節運動失行は左右いずれの運動領域の病巣でも起こる．また着衣失行の高度なものは劣位（右）半球頭頂－後頭葉障害による．構成失行は左右いずれでも起こるが，両側頭頂－後頭葉障害で著明になる．

　失認のうち視覚性失認は両側性，色彩失認，ゲルストマン症候群は優位半球に障害がある．劣位半球の障害によるものは，半側視空間失認や地誌失認，半側身体失認，病態失認（頭頂葉）などである．相貌失認は劣位または両半球の後頭葉症候とされている．触覚失認は左右いずれの頭頂葉障害でも起こる．

　両側半球の障害で出現するのはアントン症候群（後頭葉），バーリント症候群（頭頂－後頭葉背側部），聴覚失認である．皮質下病変との関係では視床が重視されている．左視床障害で失語を呈することはすでに述べたが，右視床障害で視床性失認（thalamic neglect）が起こる．thalamic neglect では左半側視空間失認，病態失認，地誌失認，相貌失認などが起こるとされている[6]．

**文　献**

1) 大橋博司：失語症，中外医学社，1970.
2) 鈴木則宏：Clinical Neuroscience 18：906, 2000.
3) 久保浩一：精神科 Mook No.1，失語・失行・失認，83，金原出版，1982.
4) 佐藤睦子，他：脳神経，35：403, 1983.
5) 鈴木則宏，他：臨床神経 22：543, 1982.
6) Watson, R. T. et al. : Neurology, 29：690, 1979.

# 15 ベッドサイドにおける補助的検査

## 1 補助的検査法の意義

　神経疾患の多くは問診と，神経学的診察，内科的診察でほぼ診断がつくものである．しかし最近は種々の補助的検査法により，診断をさらに一段とすすめることができるようになった．このうち眼底検査，髄液検査，頭蓋・脊椎の X 線単純撮影などはどこでも行われている．その他，脳波，筋電図および末梢神経伝導速度測定，脳血管撮影，computed tomography（CT），magnetic resonance imaging（MRI），脳循環測定，ミエログラフィー，脊髄血管撮影，RI cisternography，超音波検査，薬剤を用いる検査，自律神経機能検査，血液の酵素あるいは生化学的検査，筋および末梢神経生検などがある．いわゆる特殊検査のうち，診断を確定し，治療方針を決定するのに是非行うべき主要なものは，てんかんの脳波，脳腫瘍，脳外傷，脳血管障害でのCT, MRI および脳血管撮影，正常圧水頭症でのRI cisternography，重症筋無力症のテンシロン試験などである．また筋疾患，末梢神経障害では，筋電図，末梢神経伝導速度測定など電気的検査が有用であり，筋疾患の鑑別には，筋生検や血清中の諸酵素の測定が役立ち，特殊な代謝障害による疾患では，血液，尿の生化学的検査が必要である．こうした特殊なものを除けば，神経疾患のほとんどはベッドサイドの診察のみで診断できる．

　ここではベッドサイドで行える補助的検査として，頭・頸部の聴診，眼底検査，髄液検査，自律神経検査のみをあげておく．

## 2 頭・頸部聴診の意義

　脳血管障害のときに，動脈の触診（頸動脈，側頭動脈の拍動）とともに頭，頸部の血管雑音 bruit〈F〉の有無を確かめておくとよい．もちろん，病的意義のない血管雑音もあるので，臨床的意義については慎重でなければならない．最近，頸部，胸郭内の動脈病変による脳循環障害が重視されるようになりつつあるが，その診断には，鎖骨上窩，頸部，頭部の血管雑音を聴取することが重要である．橈骨動脈の拍動が触れない患者や，一側の拍動が微弱なもの，左右の上腕動脈血圧差の大きいものなどでは必ず検査すべきである．大動脈弓よりの分岐，たとえば鎖骨下動脈，頸動脈，椎骨動脈に閉塞性病変があれば，その部位に血管雑音を生ずる．また頸腕痛を訴え

る患者では，斜角筋症候群，頸肋症候群を考え，これらの疾患でも鎖骨下動脈に圧迫があるので，その部に血管雑音があるかどうかを検査する．頭蓋内に動静脈瘻のあるときには，頭部に血管雑音を聴取する．聴診の部位は図 15-1 に示すように，鎖骨下動脈より椎骨動脈が分岐する部分，総頸動脈が内・外頸動脈に分岐する下顎角のすぐ下の部分，乳様突起部，眼窩などである．

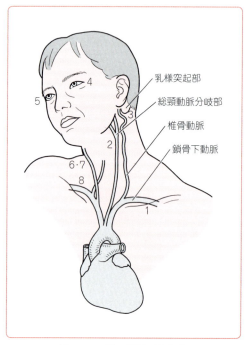

図 15-1　頭・頸部の聴診法
1・8　鎖骨上窩の椎骨動脈起始部
2・6　頸動脈，ことに下顎角のすぐ下の総頸動脈分岐部
3・7　乳様突起部
4・5　眼窩部

## 3　血管雑音 bruit 〈F〉の聴取法

### 1. 頸 部

　聴診器は低音をよく聞くためにベル型のものを用いる．聴診器は強く押しつけると，動脈圧迫による雑音が出てしまう．もちろん静かな部屋で，頸動脈，椎骨動脈，鎖骨下動脈について聴診する．まず心雑音の有無を確かめておく必要がある．心雑音の著明な患者では，頸部，鎖骨上窩にも一様な血管雑音を聴取する．つぎに総頸動脈を聴診し，特に下顎角のすぐ下の高さで聴診する．これは大体，内外頸動脈の分岐部にあたり，血管雑音を聞くことが多い場所である．血管雑

音が聞こえないときには，頭位を正中位から右向き，左向きに変えて聴診する必要がある．頭位の変化で初めて血管雑音を生ずることがある．総頸動脈で血管雑音を聞いたら，その最強点はどこか，頭位の変化でどう変わるかをみる．また血管雑音の発生部より，心臓側をゆっくり圧迫すると，血管雑音は軽い圧迫で一時増強し，さらに強い圧迫で血流が遮断されると消失する．ただし脳血管障害，脳腫瘍では動脈の圧迫は慎重に行うべきで，両側頸動脈の同時圧迫は行ってはいけない．つぎに反対側の頸動脈を圧迫し，血管雑音が増強するかどうかをみることもあるが，十分な注意を要する．

血管雑音の聞こえる時期は収縮期のみか，持続的かなどということも注意すべきである．呼吸音と鑑別するために，呼吸を止めても聞こえるかどうか検査する．

椎骨動脈の聴診は，まず胸鎖乳突筋の鎖骨付着部の外側で行う．これは，動脈の起始部に閉塞が多いからである．やはり頭位を変えて聴診すべきである．この部位では静脈性雑音 venous hum もよく聞こえる．この音は雑音聴取部より上を指で軽く圧迫するだけで消えるし，患者が臥位をとると消失することが多い．上述の部位に血管雑音がないときにも，鎖骨上窩，側頭部を全般に簡単に聴診しておく．

## 2. 頭　部

眼窩，頭頂部，乳様突起を左右で聴診する．眼窩では眼を閉じさせ，眼球上にぴったりと聴診器をあて，つぎに眼を開いて遠くの物をみるように指示し，眼輪筋を弛緩させるようにして聴診する（図 15-2）．眼窩に血管雑音が聞こえたら，同側および反対側の総頸動脈を圧迫して，変化するかどうか試みておくとよい．眼窩は，その先端が内頸動脈およびその枝に近いところに位置しており，一種のメガフォンとして作用し，よく雑音が伝えられる．また乳様突起部も，側頭骨の錐体部が音を伝えるので，血管雑音をよく伝える．一側の耳鳴，難聴，耳周辺の血管雑音があれば頸静脈グロムス腫瘍 glomus jugular tumor を疑う．

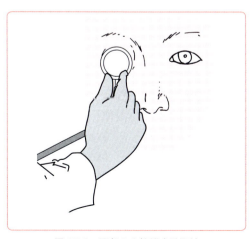

図 15-2　頭部の血管雑音聴取法

### 3. 判定法

　小児では特別な異常がなくても，約20％ぐらいに，頭頸部の血管雑音を聴取する．成人でもまれには血管雑音があってもほかになんらの病的所見もなく，経過も良性なことがある．

　心雑音の著明なもの，貧血のあるものでは，頸部の血管雑音は特別の意義はない．頸動脈狭窄による血管雑音の特徴はつぎのごとくである．ある部位からはっきりした血管雑音が聞こえ，その部位より心臓側を強く圧迫すると消失する．反対側の頸動脈を圧迫するとさらに増強し，ときには収縮期のみに聞こえたものが持続的に聞こえるようになる．一側の頸動脈が閉塞したために健側頸動脈の血流が増加し，血管雑音を聴取することもあるが，左右の頸動脈拍動を比較すると，障害側頸動脈の拍動は消失しているか，または微弱であり，血管雑音の聞こえる側の拍動が著明である．椎骨脳底動脈血栓症のときには，頸動脈の血流が増加し，一側または，両側の頸動脈，眼窩に血管雑音を聞くこともある．

　眼窩で著明な持続性の強い血管雑音を聴取するときには，まず頸動脈海綿静脈洞瘻 carotid-cavernous sinus fistula（CCF）（☞ p.380）を考える．これは同側の頸動脈を圧迫すると，血管雑音が消失するので診断しうる．頭蓋内の動静脈瘻でも，頭部に持続性の血管雑音を聴取するが，同側の頸動脈を圧迫すると，収縮期性の血管雑音は消失し，頸静脈圧迫では拡張性の血管雑音は減弱することが多い．

## 4　眼底検査の要領

　検眼鏡 ophthalmoscope を用いて眼底を検査する（検眼鏡検査「法」ophthalmoscopy）．瞳孔に散瞳薬を点眼すれば検査は容易であるが，こうした点眼薬を用いずに観察できるよう訓練しておくべきである．なぜなら昏睡時や，脳卒中，脳外傷では瞳孔の大きさを経過を追って観察することが大切で，散瞳薬を用いると4～5時間その影響が持続するので瞳孔の変化がわからなくなってしまうからである．検査をするときには患者に両眼を開いたまま遠方正面をみつめるように命じ，患者の右眼をみるときは検者は右手に検眼鏡を保持し，示指をレンズ回転盤にかけ，患者の右前方に立つ．検眼鏡の覗き穴を自分の右眼にあて，45°ぐらい外側から患者の瞳孔に光をあてると，猫の眼のように黄色く反射する．その部を目標にして患者の瞳孔に近づき眼底を観察する．患者の左眼をみる場合は検者は以上の操作を左手で行い，左眼で観察する．まず目標となる視神経乳頭をさがし，回転盤を回して焦点を合わせる（図 15-3）．

　日本人では，眼瞼裂の狭い人が多いので，これを開く必要がある．患者の右眼をみるときには，検者は左手を患者の前頭部にあて，その母指または示指で軽く上眼瞼のみを挙上させるのがよい．母指と示指で患者の上下眼瞼を開くと，検眼鏡を十分患者の眼に接近させることができない．臥位の患者でも同じ要領で検査するが座位よりむずかしい．

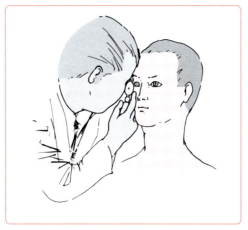

図15-3　眼底検査の要領

表15-1　Keith-Wagener 分類（慶大変法）（1957）

| 眼底病名 | Keith-Wagener 群別 | | 眼底所見 |
|---|---|---|---|
| 眼底正常 | 0 群 | | 所見なし |
| 高血圧性眼底 fundus hypertonicus〈L〉 | I 群 | | 網膜動脈の軽度の狭細および硬化（Scheie I 度） |
| | II 群 | a | 動脈硬化が明らかとなり（Scheie II 度以上），狭細もI群に比し高度となる． |
| | | b | 上記に加えて，動脈硬化性網膜症または網膜静脈血栓がある． |
| 高血圧性網膜症 retinopathia hypertonica〈L〉 | III 群 | | 著明なる動脈硬化に加えて血管攣縮性網膜症がある．すなわち網膜浮腫，綿花状白斑，出血が認められ，動脈の狭細が著しい． |
| | IV 群 | | 上記III群所見に加えて，測定可能の程度以上の乳頭浮腫がある． |

　脳血管障害など緊急に診察するときには，臥位で検査することが多いので，臥位で診察することを練習しておく必要がある．眼底所見では乳頭の形，大きさ，色，突出に注意する．色は耳側半分のほうは鼻側半分にくらべ正常でも淡い色を呈しているが，正常以上に耳側半分が蒼白なときは耳側蒼白 temporal pallor とよび，多発性硬化症の疑いがある．乳頭全体が蒼白あるいは月のように白く，境界が鮮明なときは視神経萎縮 optic nerve atrophy である．乳頭が発赤し，その境界が部分的または全般に不鮮明となっているときは，乳頭浮腫 papilledema である．乳頭が膨隆していることもあり，そのときには中心部と周辺部をみるのに，多少ピントを変えねばならないし，血管が乳頭周辺で多少屈曲している．うっ血乳頭 choked disk（disc）というのは乳頭浮腫，網膜動脈の狭小化，静脈の怒張蛇行，乳頭および網膜の出血を伴うもので，脳腫瘍など脳圧亢進のときにみられる．乳頭のつぎには網膜の血管を観察する．網膜の静脈と動脈の直径の比は約3：2が正常であり，それ以上に動脈が細いときは動脈の攣縮や硬化が疑われる．静脈は正常では多くは拍動を示すものであるが，片側のみで欠如しているときには，その側の静脈系が圧迫されている疑いがあり，早期うっ血乳頭を考えておく必要がある．しかし網膜静脈拍動が両

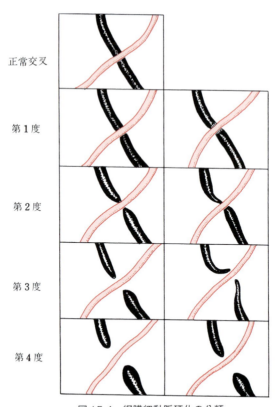

図 15-4　網膜細動脈硬化の分類
（Scheie の分類，慶大変法）

第1度：動静脈交叉部において，動脈の下を走る静脈が，動脈に接する部で軽度に混濁しあるいはわずかに陥没を示す．
第2度：動静脈交叉部において，一見明らかな変化がみられるが，静脈血柱が動脈壁に接する部分で隠伏杜絶してみえる現象がない．
第3度：交叉部において，静脈血柱が隠伏杜絶して動脈壁に達しない．
第4度：銀線動脈を認め，かつ第3度所見が一層著明となる．

側で欠如しているときには病的な意義はない．脳血管疾患の診断には眼底所見の Keith-Wagener 分類，網膜細動脈硬化の分類が有用なのでこれを**表 15-1**，**図 15-4** に示す．

## 5　髄液検査での注意

　腰椎穿刺 lumbar puncture の注意事項のみを述べておく．髄液検査は神経疾患の診断に大切なものの1つであるが，軽々しく行ってはいけない．

　髄液検査は原則として入院させて行うことが望ましい．なぜなら外来などで行うと，穿刺後の安静が十分でないために，脳圧低下による頭痛 low pressure headache を引き起こすことが多

いからである．また穿刺前に必ず眼底検査を行っておくべきである．うっ血乳頭のような脳圧亢進の徴候があるときには腰椎穿刺は行ってはいけない．なぜなら脳腫瘍で，うっ血乳頭を呈しているときには，髄液圧の上昇は検査しなくても明らかであり，その他の髄液検査をしても診断上大した価値がなく，しかも髄液を排除することによって脳ヘルニアを起こす危険があるからである．したがって髄液検査を行う前に，それが診断上どのような意義があるかを十分考えるべきである．すなわち，うっ血乳頭のある脳腫瘍，脳外傷，脳血管疾患では腰椎穿刺は禁忌である．

　腰椎穿刺は普通 19～21 gauge の針を用いる．

　穿刺部位は Jacoby 線（左右の腸骨稜の最上端を結ぶ線）が第4腰椎棘突起に相当するので，その上，つまり第3～4腰椎間腔に行う．穿刺は側臥位で行うのが原則である．どうしても入らぬときは座位で刺入し，側臥位にしてから髄液圧を測定し，採液する．

　穿刺直後の髄液圧は，患者が緊張しているために高値を示すことが多いので，穿刺したまま，「これからは痛くないから，体の力を抜いて楽にして下さい」と患者に説明して，なるべく緊張をほぐすようにさせ，姿勢は穿刺時のままではなく，足の屈曲，頭の前屈もなるべくゆるめて，楽な状態にさせ，頸静脈にも圧迫が加わらないように配慮する．このような注意をすると穿刺後，約3分ぐらいで安定した値を得る．この圧が正確な〔脳脊〕髄液圧である．正常な髄液圧は側臥位で，60～150 mmH$_2$O である．針が髄腔内に確実に挿入されているか否かは，呼吸性に圧が上下すること，腹に力を入れさせると圧が上昇することにより確認することができる．いくら待っても 200 mmH$_2$O 以下に下らぬときは明らかに脳圧亢進があるものとみてよいし，180～200 mmH$_2$O も十分注意を要する．こういうときには髄液採取は慎重に行い，最少必要量に止めるべきである．頸髄の圧迫が疑われるようなときには，頭を屈曲，伸展させてみる．正常では髄液圧の変化が起こるのに，頸髄腔の閉塞があると髄液圧はほとんど変化しない．

　**クエッケンシュテット試験** Queckenstedt test は症例を選んで行うべきで，頭蓋内出血や脳腫瘍などには行ってはならない．本法を行う意義がある疾患は脊髄疾患で脊髄管腔のブロックの疑いがあるときと脳静脈洞の血栓が疑われるときのみである．すなわち頭蓋内と脊髄腔内との交通をみる方法であるから脳疾患では静脈洞血栓を除いてはほとんど意味がなく，かえって危険なので行ってはならない．したがって髄液圧が 200 mmH$_2$O 以下で，髄腔のブロックが疑われるときに本法を行う．まず助手に患者のうしろから両側の頸静脈を同時に強く10秒間圧迫させる．この方法で髄液圧が初圧より 100 mmH$_2$O 以上速やかに上昇し，頸静脈の圧迫を中止すると髄液圧が速やかに下降するのが正常である．これをクエッケンシュテット徴候陰性とする．圧が緩徐に上がる，上がっても速やかに下ってこない，圧の上昇が 100 mmH$_2$O に達しないときには異常で，クエッケンシュテット徴候陽性とする．この場合には髄腔の不完全ブロック partial block があると診断する．髄液圧がまったく上昇しないときには完全ブロック complete block を疑う．その記載法は単にクエッケンシュテット徴候陰性，陽性とするのでなく，髄液圧を記入しておくべきである．たとえば初圧 100 mmH$_2$O，圧迫で 300 mmH$_2$O に上昇，再び 100 mmH$_2$O にもどったら，100～300～100 とし，判定はクエッケンシュテット徴候陰性とする．不完全ブロッ

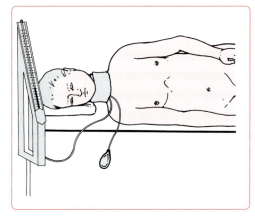

図 15-5　血圧計を用いたクエッケンシュテット試験

クなら，110 〜 150 〜 130，完全ブロックなら 100 〜 100 〜 100 となる．

　頸静脈を手指で圧迫する代りに血圧計の腕帯を首に巻いて圧迫し，精密に検査する方法 manometric Queckenstedt test もある（図 15-5）．始め 30 秒間は，10 秒ごとに髄液圧を測定し，つぎに腕帯内圧を急速に 40 mmHg に上げ，そのまま 20 秒間圧迫し，再び腕帯圧を速やかに下げる．この間 10 秒ごとに髄液圧の変動を記録する．これによりわずかな変化をも発見できる．たとえば圧迫を中止した後で，髄液圧の下降が遅れるのは ball-valve block といい，部分的なブロックのときに度々みられる．脳静脈洞や頸静脈の血栓が疑われるときには，一側ずつ頸静脈を圧迫する．横静脈洞や頸静脈の血栓があると，障害側で圧迫しても髄液圧は上昇せず，健側を圧迫すると正常な反応がみられる．これを Tobey-Ayer 徴候とよんでいる．採液するときには，その量は 10 〜 15 mL までに止めるべきである．ことに髄液圧が 50 mmH$_2$O 以下，200 mmH$_2$O 以上なら採液量は最少必要量とする．髄液については血液の混入，黄色調 xanthochromia，日光微塵 Sonnen-stäubchen〈G〉，線維素析出に注意する．さらに細胞，蛋白についての諸検査，必要があればワッセルマン反応，糖，クロールなどを測定する．穿刺による出血は数滴排除するうちに消失する．最後に終圧を測定して針を抜く．

　検査が終わったら穿刺部は再び消毒し，しばらく圧迫し，滅菌ガーゼで止め，絆創膏を直接傷口にあてないようにする．穿刺後は頭を低くして，髄液の漏出を防ぐために腹（臥）位とし，少なくとも 30 分ぐらいは安静にさせる．つぎに 2 〜 3 時間は背臥位で臥床させておく方がよい．ときには頭痛が起こりうることを知らせておくのもよいが，強調すると，かえって暗示的に頭痛を起こさせることがある．頭痛は長いもので 2 〜 3 日で治るものであるが，座位，立位で増悪するから，頭を低くして臥床させておく．髄液圧および髄液の外観を表 15-2，髄液の生化学的検査所見を表 15-3，顕微鏡的検査所見を表 15-4 に一括する．各種神経疾患の髄液所見は表 15-5 に示した．

　正常の髄液蛋白の主成分はアルブミンであり γ-グロブリンの占める割合は小さいが，免疫性

表 15-2　髄液圧および髄液の外観

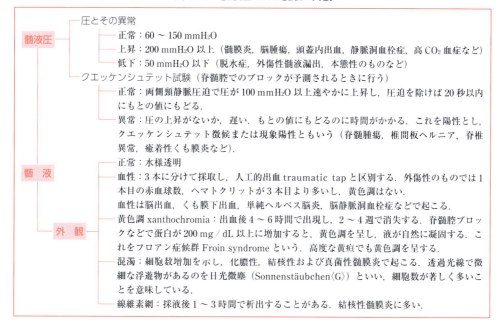

表 15-3　髄液の生化学的検査

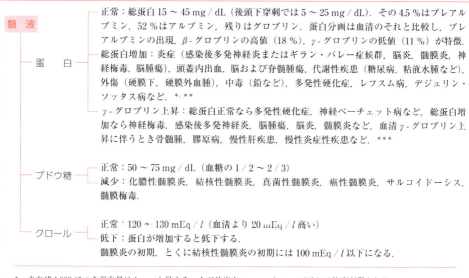

\*　赤血球 1,000 につき蛋白量は 1 mg 上昇する．人工的出血 traumatic tap ではこの比率が保たれる．
\*\*　蛋白細胞解離はギラン・バレー症候群，脊髄腔通過障害によるフロアン症候群のときに認められる．
\*\*\*　グロブリン反応としてはパンディ反応（Pandy），ノンネ・アペルト反応（Nonne-Apelt）が用いられているが，パンディ反応はアルブミンにも鋭敏に反応し非特異的である．ノンネ・アペルト反応はグロブリンに特異的に反応し，ことに γ-グロブリン濃度と相関をもっている．トリプトファン反応はグロブリンには非特異的で，結核性髄膜炎にも特異的ではない．

表 15-4　髄液の顕微鏡的検査

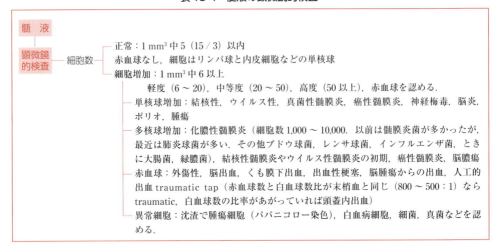

神経疾患では，診断や治療経過の判断に髄液中の $\gamma$-グロブリンの変化が重要な所見となる．免疫活動の活性化にともない，髄液中の $\gamma$-グロブリンの割合は増加するが，これが中枢神経内産生によるものか，全身性の産生亢進の影響であるかの鑑別はきわめて重要である．そのためには，IgG index の算出とオリゴクローナルバンドの検出を行う．

$$IgG\ index = \frac{髄液\ IgG \times 血清アルブミン}{血清\ IgG \times 髄液アルブミン}$$

で算出する．正常は，0.34〜0.85 で，より高値は中枢神経内での IgG 産生の亢進を示す．オリゴクローナルバンド陽性は，髄液中での液性免疫活動の亢進を示す．

ミエリン塩基性蛋白 myelin basic protein（MBP）は中枢性髄鞘の破壊亢進を示唆し，多発性硬化症で高値を示す．

# 6　自律神経機能検査について

自律神経機能の検査には理学的検査法と，薬物学的検査法とがある．

## 1．理学的検査法

### a. アシュネル眼球圧迫試験　Aschner eyeball pressure test

患者に閉眼させて，一方の眼球（反応が弱ければ両眼）を眼瞼の上から指で中等度に 10〜15 秒ずつ，3〜4 回くり返して圧迫する．これにより三叉神経末梢が刺激され，反射的に迷走神経

表 15-5　各種神経疾患における髄液所見

| 疾患＼髄液所見 | 髄液圧 | 外観 | 細胞（1 mm³） | 総蛋白（mg/dL） | 糖（mg/dL） |
|---|---|---|---|---|---|
| 正常 | 60〜150 | 水様透明 | 5以下（M） | 15〜45 | 50〜75 |
| 髄膜炎 A．ウイルス性 | 上昇（200〜300） | 透明 | 増加（M病初期にP*10〜1,000） | 正常ないし増加（100以下） | 正常 |
| B．細菌性 | 上昇（200〜800） | 混濁 | 増加（P500〜10,000） | 増加（50〜1,500） | 減少（40以下） |
| C．結核性 | 上昇（200〜800） | 水様〜混濁，日光微塵 | 増加（Mときに P25〜1,000） | 増加（50〜500） | 減少（45以下） |
| D．真菌性 | 上昇（200〜500） | 水様〜混濁 | 増加（Mときに P10〜1,000） | 増加（50〜500） | 減少（40以下） |
| ポリオ | 正常ないし上昇（600以下） | 透明ときに日光微塵 | 正常〜増加（MまたはP500以下） | 正常〜増加（200以下） | 正常 |
| 脳炎 A．日本脳炎 | 上昇（200〜300） | 透明ときに日光微塵 | 増加（Mときに P50〜500） | 増加（40〜100） | 正常ときにわずかに増量 |
| B．単純ヘルペス脳炎 | 上昇 | 透明ときに黄色調 | 増加（MまたはP100〜1,000）ときに赤血球 | 増加（50〜200） | 正常 |
| 神経梅毒 A．髄膜血管性 | 正常 | 透明 | 増加（M10〜100） | 増加（50〜100） | 正常または減少 |
| B．脊髄癆 | 正常 | 透明 | 正常〜増加（M75以下） | 正常〜増加（30〜70） | 正常 |
| C．進行麻痺（髄液梅毒反応陽性，金ゾル反応は麻痺型） | 正常 | 透明 | 増加（M15〜150） | 増加（50〜150） | 正常 |
| ギラン・バレー症候群 | 正常 | 透明または黄色調 | 正常 | 増加（50〜1,500） | 正常 |
| 腫瘍 A．脳腫瘍 | 上昇〜正常 | 透明または黄色調 | 正常〜増加（PまたはM100以下） | 増加（50〜1,000） | 正常 |
| B．脊髄腫瘍（クエッケンシュテット徴候陽性） | 上昇 | 透明または黄色調 | 正常〜増加（M50以下） | 増加（100〜1,500） | 正常 |
| C．び漫性髄膜癌腫症 | 上昇 | 透明，微濁 | 増加（M50〜500，腫瘍細胞あり） | 増加（50〜500） | 減少（35以下） |
| 脳膿瘍 A．被包時（encapsulated） | 上昇 | 透明 | 正常〜増加（P800以下） | 増加（45〜200） | 正常 |
| B．破裂時 | 上昇 | 混濁，膿性 | 増加 | 増加（200） | 正常または減少 |
| 脳血管障害 A．くも膜下出血 | 上昇 | 血性，黄色調 | 赤血球，白血球数は血液に類似 | 増加 | 正常 |
| B．脳出血 | 上昇 | 血性，黄色調 | 赤血球多数 | 増加 | 正常 |
| C．硬膜外血腫 | 上昇〜正常 | 透明〜血性 | 正常〜赤血球多数 | 正常〜増加 | 正常 |
| D．硬膜下血腫 | 上昇〜正常 | 透明〜血性 | 正常〜赤血球多数 | 正常〜増加 | 正常 |
| 多発性硬化症 | 正常 | 透明 | 正常〜増加（M20以下） | 正常〜増加（100以下）γ-グロブリン（特にIgG）増加 | 正常 |
| 脊髄空洞症 | 正常 | 透明 | 正常〜増加（M20以下） | 正常〜増加（45〜75） | 正常 |

＊Mは単核細胞，Pは多核細胞

が興奮し，脈拍が減少したり，悪心，嘔吐を伴うことがある．
- ●**判　定**　脈拍減少 10〜19（＋），20〜29（＃），30以上（＃），心拍が数秒停止し，悪心，嘔吐などのある場合（＃），副交感神経系の過敏を示す試験である．

### b. Czermak-Hering 頸動脈洞圧迫試験

一側の頸動脈洞（下顎角の少し下で，総頸動脈が内・外頸動脈に分岐する部分）を脊柱に向かって指で圧迫する．これにより迷走神経が圧迫で刺激され，脈拍減少，血圧下降が起こる．
- ●**判　定**　a）と同じ，（＃）では心拍停止とともに，めまい，失神などを起こす．

### c. 起立試験　Postural Testing（シェロング試験 Schellong test）

患者を約10分間安静臥位にして，脈拍数と血圧が安定したら起立させて，1分ごとに5分間脈拍と血圧の変動をみる．平均動脈圧 20 mmHg 以上の下降は異常である．

### d. ヴァルサルヴァ試験　Valsalva Test

患者を半臥位 semirecumbent にし，静かに呼吸させ，脈拍数と血圧が安定したら，深く息を吸いこませたまま，口を閉じ，約10〜15秒間力ませて胸腔内圧を上昇（40〜50 mmHg に）させる．その後普通の呼吸にもどらせて，この間の心電図と血圧を連続記録する．

正常者では胸腔内圧が上昇すると，血圧は最初上昇し（1相），続いて下降し（2相），胸腔内圧が元にもどる瞬間にさらに血圧は低下し（3相），続いて最初の値より上昇（4相）する．交感神経の障害では，4相の血圧の overshoot と徐脈の出現が消失する．心電図による Valsalva ratio をみる．これは試験中の最も長い pulse interval を，最も短い pulse interval で割ったもので，3回試験して，そのうち最大のものをとる．正常は 1.45〜2.00 で，交感神経の障害では，正常値以下になる[1]．

### e. 寒冷昇圧試験　Cold Pressor Test

患者を 20〜30 分安静にし，血圧と脈拍を安定させる．一側の手を手関節の上まで 4℃ の氷水中に浸し，15秒ごとに反対側の腕で血圧を測定する．1分後に手を氷水から出し，その後2分ごとに血圧を測定し，冷浴前の値にもどるまで行う．
- ●**判　定**　正常者では最大血圧 12 mmHg，最小血圧 10 mmHg 上昇する．最大血圧上昇 20 mmHg 以上は血管運動神経緊張亢進で，20〜29（＋），30〜39（＃），40以上（＃）とする．また最小血圧上昇 10 mmHg 以内を hyporeactor，10〜20 mmHg を normoreactor，20 mmHg 以上を hyperreactor とする．

### f. 皮膚紋画　Dermography (-phia)

ハンマーの柄など，先のとがったもので皮膚をこすると 10〜30 秒後に線を生ずる．白線を生じ（dermographia alba〈L〉）2〜3分で消えるものはほとんどすべての人に出る．赤い線（dermographia rubra〈L〉）は，副交感神経末端刺激による毛細管拡張のため生ずるので，自律神経不安定状態で出現しやすい．蕁麻疹様の腫脹（dermographia elevata〈L〉）は，やはり自律神経不安定と関係している．

## 2. 薬物学的検査法

### a. 瞳孔検査（薬物点眼試験）

点眼試験は，ホルネル症候群やアディー症候群（瞳孔緊張症）（☞ p.202）の診断や交感神経障害部位の診断に行われる．自律神経が末梢性に障害された際に，交感神経支配下の瞳孔散大筋と副交感神経支配下の瞳孔括約筋に生じる徐神経状態に伴う過敏性を調べることによって，障害部位を診断する．さらに交感神経障害であるホルネル症候群においては，チラミンとコカインが詳細な障害部位診断に利用される．

瞳孔緊張症には 2.5％メサコリン（メコリール）や低濃度ピロカルピンを使用する．交感神経障害には 1％エピネフリン・5％チラミン・5％コカインを用いた点眼試験を順次行い障害部位を診断する（表 15-6）．

**表 15-6 交感神経障害部位判定の点眼試験**

| | 節後障害 | 節前障害 | 中枢障害 | 判定時間 |
|---|---|---|---|---|
| Neosynesine® (1％) l-epinephrine | 散瞳反応：増強<br>点眼 5 分前後で患側の上眼瞼挙上され眼瞼下垂，軽減または消失 | 散瞳反応：増強 | 過敏性獲得（−）<br>眼瞼不変 | 60 分 |
| Tyramine (5％) | 散瞳反応：減弱，消失 | 散瞳反応：正常 | 散瞳反応：正常 | 45 分 |
| Cocaine (5％) | 散瞳反応：消失 | 散瞳反応：消失 | 散瞳反応：減弱 | 90〜120 分 |

（日本自律神経学会編：自律神経機能検査　第 2 版．p.256，文光堂，1997 より）

自律神経機能は，単一な検査で判定できるものではないので，なるべく数種類の方法を実施して総合的に判定する．ことに臨床的には種々の自律神経性の異常徴候，特に発汗，排尿，排便などの異常，インポテンツ，起立性低血圧に注意すべきである．著明な起立性低血圧を起こし，失神を伴うことがある疾患は，シャイ・ドレーガー症候群，糖尿病性ニューロパチー，家族性アミロイドーシス，ギラン・バレー症候群，脊髄癆，パーキンソン病，脊髄空洞症などである．

### 文献

1) Jow, P. A. et al.: Brain，98：341，1975.

# 16 意識障害患者の診かた

## 1 診察の前に注意すること

　意識障害ことに昏睡のときには，まずその原因を知ることが必要であるが，診断よりも救急処置を先に行わなければならないこともしばしばある．様子がわからないために，長々と家族に問診し，そのため診断が遅れるというようなことがあってはいけない．患者に接したら，まずチアノーゼはないか，気道は保たれているか，呼吸，脈拍はどうか，ショック状態ではないか，外傷ことに出血個所はないかをしらべることである．膀胱が充満している場合には導尿が必要である．こうした異常があるときには適切な処置をとりながら家族および付添人より事情を聴取する．意識障害における診断のすすめかたを図 16-1 に示す．

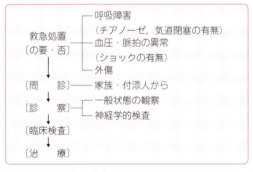

図 16-1　意識障害における診断のすすめかた

## 2 問診の要領

　意識障害の患者では，患者の家族，付添人などから発病時の状況を聞く．意識障害は急速に始まったものか，徐々に進行してきたものか，今回初めてか，くり返して起こっているか，また発病の日時，あるいは発見された日時はいつかなどである．また発症後意識障害の程度は次第に強くなっているか，変わらないか，軽くなっているか，発症前または発症時に痙攣，頭痛，嘔吐，発熱を伴ったかなどについても詳しく聞いておく．ことに積極的治療，たとえば脳外科手術，人

エ腎臓または腹膜灌流，その他適切な原因療法で回復可能なものかどうかを常に考慮しつつ，その診断に必要な資料を詳しく聞き出すように努めるべきである．今まで何の既往もない人が突然昏睡になったとき，または昏睡状態で発見され，その人の既往がわからないときには，まず頭・頸部に外傷はないか，自殺の目的で睡眠剤やその他の毒物を服用していないか，CO中毒ではないかと考え，発見時の周囲の状況をできるだけ詳しく聞く．

　外傷，中毒の疑いがなければ，最も多い原因は脳血管障害であり，中年以上では脳出血，脳梗塞を考え，高血圧，腎疾患，糖尿病の既往があったか，前から頭痛やめまいを訴えていたかを聞く．青壮年では，脳動脈瘤や脳動静脈奇形からの出血，脳塞栓症などが考えられ，頭痛やてんかん発作，塞栓源となる心臓病があったかをたずねる．糖尿病，腎疾患，肝疾患，妊娠中毒症，心疾患，慢性肺疾患（低肺胞換気のあったもの）では種々のメカニズムで意識障害を起こす．しかも何らかの誘因が加わり，昏睡になることも多い．たとえば慢性肺気腫で呼吸困難が強いので，$O_2$吸入をさせたら昏睡になったというようなときには二酸化炭素ナルコーシス $CO_2$ narcosis が考えられる．これは$O_2$吸入のため，呼吸が抑制され，$CO_2$が体中に蓄積して脳症を起こしたのである．徐々に始まり，原因が明らかでなく，見逃しやすいものに慢性硬膜下血腫，脳腫瘍がある．慢性硬膜下血腫は，高齢者では軽い頭部外傷でも起こり，受傷後2～4ヵ月で発症することもあるので，一般に家族は外傷について記憶していないことが多い．高齢者や大酒家では外傷の

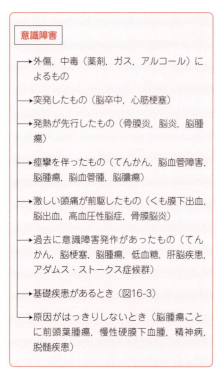

図16-2　問診のすすめかた

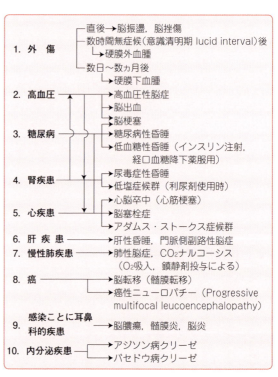

図16-3　既往歴による鑑別

既往が明らかでなく，頭痛が先行し，パニック障害，老年認知症と誤られているうちに意識障害に陥ることもあるので注意を要する．

　脳腫瘍でも前頭葉などに発生すると，運動麻痺などの身体症候もなく，いろいろな精神症候を呈しながら，意識障害に陥ることがある．したがって，最近，性格や人格の変化があったかどうかも聞いておく必要がある．短時間の意識喪失をくり返すものについては，発作は何時頃からあるのか，どのくらいの間隔で起こるか，それは失神であるのか，てんかん発作か，発作の誘因があるか，どんな状態で起こるか，随伴症候があるかなどを，患者や家族から聞き出す．問診のすすめかたのポイントを図 16-2，3 に一括する．

## 3　意識障害程度の記載

　意識障害の程度は用語のみで表現せずに，具体的にこのような刺激に，こういう反応を示したが，もっと弱い別の刺激では反応しなかったなどと，誰にでもわかりやすく記載しておくほうがよい．昏睡状態の記載法はまずつぎのような 4 段階に分けて表現し，さらに具体的にその程度を付記しておくとよい．

### 1. 昏　睡　Deep Coma, Coma

　自発運動はまったくなく，筋肉は弛緩し，尿や糞便の失禁が起こる．皮膚をつねったり，針でつついたりしてもまったく反応しない．これを昏睡とよぶ．しかし眼窩上縁内側や，手指の爪根部，向こう脛の上，胸骨の中央などを指，ボールペンの先，拳の中指などで強く圧迫したり，乳頭，アキレス腱や大胸筋を強くつまんで刺激を与えると反応がみられることもある．このような反応が最初はあったが，次第に消失するときには昏睡の進行したことを物語っている．腱反射，角膜反射も消失すれば深昏睡 deep coma である．

### 2. 半昏睡　Semicoma

　皮膚を針で強く刺激すると逃避反射を示したり，その他のごく簡単な反応を示す．腱反射，瞳孔反射は存在するが，やはり便尿失禁がある．自発運動はほとんどない．

### 3. 昏　迷　Stupor

　自発運動もしばしば認められる．種々な刺激，たとえば疼痛，触る，高い音，明るい光などに反応し，刺激を避けようとして，手足を引っ込める．ときには追い払おうとすることもある．刺激を続けると簡単な質問や指示に応ずることもある．便尿失禁は必ずしも伴わない．

## 4. 傾 眠 Somnolence

いろいろな刺激で覚醒し，質問に答えたり，動作を行う．覚醒時には精神状態はほぼ正常か，軽度に障害されている．刺激がなくなると再び眠ってしまう．錯覚，妄想，せん妄なども起こる．一般に自発運動，自発語などを示す．傾眠と昏迷の間を昏眠 sopor，嗜眠 lethargy とよぶこともある（☞ p.128）．

脳卒中の外科研究会では，急性期意識障害を分類して Japan Coma Scale（JCS，3-3-9 度方式）とよんでいる．すなわち grade を I, II, III に分け，各 grade をさらに 3 段階に分類して，1, 2, 3, 10, 20, 30, 100, 200, 300 の点数で表現している（**表 16-1a**）．簡単で，医師以外の人々にも理解でき，点数であらわされるので便利である[1]．国際的な意識障害の評価法としては，Glasgow Coma Scale（GCS）が用いられている（**表 16-1b**）．GCS では意識状態の表現に，開眼，発語，運動機能の 3 つの因子を用い，それぞれの最大刺激による最良反応をもって評価する．急性期頭部外傷患者で，GCS の合計点数（最高 15）が 7 以下の例は重症例で，一般に予後が悪いとされている．

**表 16-1a　Japan Coma Scale（JCS）による意識障害の分類**

I. 刺激しないでも覚醒している状態（1 桁で表現）
 　（delirium, confusion, senselessness）
 　1. だいたい意識清明だが，今ひとつはっきりしない
 　2. 見当識障害がある
 　3. 自分の名前，生年月日が言えない

II. 刺激すると覚醒する状態―刺激をやめると眠り込む（2 桁で表現）
 　（stupor, lethargy, hypersomnia, somnolence, drowsiness）
 　10. 普通の呼びかけで容易に開眼する
 　　　合目的な運動（例えば，右手を握れ，離せ）をするし，言葉も出るが，間違いが多い
 　20. 大きな声または体をゆさぶることにより開眼する
 　　　簡単な命令に応ずる，例えば離握手*
 　30. 痛み刺激を加えつつ呼びかけをくり返すと辛うじて開眼する

III. 刺激しても覚醒しない状態（3 桁で表現）
 　（deep coma, coma, semicoma）
 　100. 痛み刺激に対し，はらいのけるような動作をする
 　200. 痛み刺激で少し手足を動かしたり，顔をしかめる
 　300. 痛み刺激に反応しない

注　R：restlessness，I：Incontinence，A：Akinetic mutism, apallic state
例　100-I：20-RI
＊なんらかの理由で開眼できない場合

表 16-1b　Glasgow Coma Scale（GCS）（1977 年）による意識

| | | スコア |
|---|---|---|
| A. 開　眼<br>　　（eye opening） | 自発的に（spontaneous）<br>言葉により（to speech）<br>痛み刺激により（to pain）<br>開眼しない（nil） | E 4<br>3<br>2<br>1 |
| B. 言葉による最良の応答<br>　　（best verbal response） | 見当識あり（orientated）<br>錯乱状態（confused conversation）<br>不適当な言葉（inappropriate words）<br>理解できない言葉（incomprehensible sounds）<br>発語みられず（none） | V 5<br>4<br>3<br>2<br>1 |
| C. 運動による最良の応答<br>　　（best motor response） | 命令にしたがう（obeys）<br>痛み刺激部位に手足をもってくる（localises）<br>四肢を屈曲する（flexes）<br>　　逃避（withdraws）<br>　　異常屈曲（abnormal flexion）<br>四肢伸展（extends）<br>まったく動かさない（nil） | M 6<br>5<br><br>4<br>3<br>2<br>1 |

# 4　まず一般状態の観察から

　呼吸，脈拍，血圧の観察，その他簡単な内科的診察，検温などを行うことが必要である．ことに頭部外傷，脳出血，脳腫瘍などでは患者の容体は時々刻々と変わるので，呼吸，脈拍，血圧は少なくとも 30 分ごとに観察すべきである．

## 1. 呼　吸

　呼吸と中枢神経の障害部位とは関係がある．延髄が障害されると呼吸は図 16-4c のように全く不規則になる．これを失調性呼吸 ataxic respiration という．橋の上部または中脳下部が障害されると図 16-4b のようなメトロノーム状の規則正しい過呼吸 metronomically regular hyperpnea となる．呼吸数は 1 分間に 25〜30 以上になり，深く力強い呼吸で換気量は正常の 1.5〜4 倍になる．動脈血 $CO_2$ 分圧は 30 mmHg 以下になる．昏睡時に深く速い呼吸を伴う内科疾患は糖尿病性昏睡，尿毒症などで，クスマウル〔大〕呼吸 Kussmaul respiration を呈し，代謝性アシドーシスが原因である．肝性昏睡でも過呼吸となり呼吸性アルカローシスを示すことが多い．チェーン・ストークス呼吸 Cheyne-Stokes（C-S）respiration は図 16-4a に示すごとくで両側大脳の皮質下および間脳の障害によって起こる．これは種々な疾患の末期にも起こることは周知のところである．

　C-S 呼吸よりも周期が短い周期性呼吸 periodic breathing は脳幹上部障害でも起こる．髄膜炎の末期にはビオー呼吸 Biot respiration を示し，呼吸は不規則で失調性呼吸に属する．

　まれではあるが橋障害で起こる異常呼吸では持続性吸息呼吸 apneustic breathing が知られて

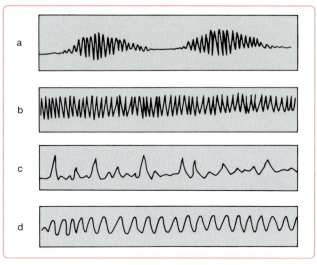

図 16-4　中枢神経障害と呼吸障害
a：チェーン・ストークス呼吸（両側大脳皮質下および間脳の障害）
b：中枢神経性過呼吸（橋被蓋の上部または中脳の下部障害）
c：失調性呼吸（延髄障害）
d：正常呼吸
　　　（Plum, F. & Posner, J.B. : Diagnosis of stupor and coma, 1980 より）

いる．apneusis というのは一杯に吸い込んだまま休止している状態である．典型的なものはきわめてまれで，吸気終末で 2 〜 3 秒休止し，呼吸リズムも不規則で呼気性休止もみられる異型のほうが多い．

　この異常呼吸の責任病巣は橋で，三叉神経根が出る高さおよびそれ以下，すなわち橋中部または下部のレベルで，背外側の被蓋を主とする広範なものとされている．

　橋下部ないし延髄上部の障害では群発呼吸 cluster breathing が認められる．これは呼吸が数回群がって起こると，不規則な休止期が続き，このような無秩序な呼吸が連続する．

　中毒のときにも種々な呼吸の変化があり，モルフィンやバルビツール剤の服用による昏睡では呼吸はゆっくりしているが，メチルアルコールのような有機溶剤の中毒では，代謝性アシドーシスにより過呼吸となる．またサリチル酸製剤（salicylate）の中毒でも過呼吸を示す．

　このように昏睡を起こす原因疾患により，特異な呼吸異常を示す場合があるが，逆に呼吸障害が原因となり昏睡となることもある．これを肺性脳症という．もともと慢性肺気腫や肺線維症などの基礎疾患があり，気道感染，うっ血性心不全，バルビツール剤またはモルフィンなどの鎮静剤の投与，高濃度 $O_2$ 吸入などにより，さらに肺胞換気が低下するために起こるものである．肺性脳症のうち $CO_2$ の蓄積による意識障害を二酸化炭素ナルコーシス $CO_2$ narcosis とよぶ．

　つぎに呼気の臭い，たとえばアルコール臭（アルコール中毒），果物の腐ったような臭い spoiled fruit odor またはアセトン臭（糖尿病性昏睡），尿のような臭い uriniferous odor（尿毒症），カビ様口臭 musty fetor またはアンモニア臭（肝性昏睡）にも気をつける．

## 2. 脈拍と血圧

　徐脈があれば脳圧の急激な亢進，またはアダムス・ストークス症候群などを考え，脈拍160以上では，上室性または心室性頻脈による脳循環不全も一応考慮に入れるべきであろう．

　急激な血圧上昇は，高血圧性脳出血，椎骨脳底動脈血栓症，高血圧性脳症などで起こる．今まで高血圧に罹っていたかどうかを聞き，血圧の経過が明らかなものではどのくらい上昇しているかを確認しておく．頭部外傷による急性頭蓋内血腫では，緊張のよい，ゆっくりした脈，すなわち圧脈拍（Druckpuls〈G〉）を触れるが，これが頻脈になり血圧も下降すれば死期の近いことを示している．

　一方，急激な血圧降下があるときは心筋梗塞に伴う脳血管不全，すなわち心脳卒中や，外傷直後では外部に出血がなくても腹部内臓出血などを考えるべきである．内科的疾患のうち，肺塞栓症も急激に呼吸困難，頻脈となり血圧も下降し，昏睡に陥るが，こういうときにこの疾患を思いあたらないことも多いので注意を要する．糖尿病性昏睡でも血圧が下降することはよく知られている．薬物ではバルビツール中毒，アルコール中毒，降圧剤などで急激な血圧下降を起こすことを銘記しておくべきである．

## 3. 体　温

　脳炎，髄膜炎，脳膿瘍などの感染症では昏睡に陥る前から発熱があることが多い．体温が急激に上昇し，41℃以上ときに44℃にも達し，皮膚が乾燥し，顔面蒼白，ショック状態であれば，熱中症が疑える．この場合，倒れたときの環境に注意することが大切である．急激に昏睡となり，その後発熱を伴うときには中枢神経の障害を考える．ことに脳出血で脳室に穿破しているような場合や，脳幹部出血では発熱することが多く，脳梗塞による発熱は椎骨脳底動脈系の広範な血栓症を考えさせる．脳腫瘍や脳外傷で発熱しているときには脳幹の圧迫も考えられ予後の重篤なことを物語っている．

　体温下降はアルコール中毒，バルビツール中毒，脱水状態，末梢性の循環不全で起こる．冬，泥酔して倒れ，そのまま寒冷で昏睡に陥ってしまうこともあるが，こういう場合はアルコール臭が残っているはずであり，またどんなところに倒れていたか，外傷はないかなどを参考にして診断する

## 4. 皮膚，粘膜

　頭蓋，顔面の外傷性皮膚変化，出血に注意する．外傷時に結膜出血，鼻出血を伴うことも多く，耳や鼻よりの出血や髄液の漏出は頭蓋底骨折を示している．バットル徴候 Battle sign というのは耳の後側に皮下出血があることで，やはり頭蓋底骨折の徴候である．顔色が蒼白であるか，赤色であるかにも気をつける．蒼白なときは一般に血圧下降を意味し，外傷などでは内臓出血の可能性がある．このほか尿毒症では貧血と浮腫により蒼白となる．CO 中毒によるものではさくら

んぼ赤色 cherry-red colour である．心不全，肺機能不全があればチアノーゼを示す．肺性脳症の主体をなす $CO_2$ narcosis では発汗，皮膚発赤を呈することが多く，warm-flushed skin と表現される．

## 5　神経学的診察はどうするか

　患者の協力がほとんど，あるいは全然得られない状態での診察であるが，まず自発行動があるかどうかを観察し，ついで患者の名をよび，眼を開けるかどうか，「舌を出せ」，「手を上げよ」などの簡単な指示に応じられるか，痛みなどの刺激を与えて反応があるかなどをみる．このようにして意識障害の程度を判断する．つぎには，① 髄膜刺激症候 syndrome of meningeal irritation としての項部硬直，ケルニッヒ徴候があるかどうか調べる．さらに，② 四肢が異常な位置をとっているか，③ 眼症候，④ 脳の局在徴候または偏在性の神経徴候 focal or lateralizing signs があるかどうかをみる．

## 6　項部硬直 Nuchal Rigidity の診かた

　髄膜刺激徴候として最も重要なのは項部硬直である．これは背臥位で，枕をはずし，頭部を持ち上げ前屈させ，その際の頸部の抵抗をみる．通常，項部はしなやかで（supple），頤（オトガイ）を胸にほとんど接触させるまで前屈することができるが，項部硬直のあるときには屈曲は不十分で，抵抗を感ずる．髄膜炎，くも膜下出血では頭を前屈させるときのみに抵抗があり，伸展させたり，左右に回転させるときには抵抗を感じない．これが髄膜刺激による項部硬直である．脳出血や脳腫瘍などでも項部硬直を認めるが，これは脳圧亢進による小脳扁桃ヘルニアによるものである．この際に不用意に頭部を前屈させると，急激に呼吸停止を起こすから注意すべきである．頭部を屈曲，回転させ，あらゆる方向に頸部の抵抗が認められたら，頸椎の疾患か，全身的筋硬直または頸部強剛（除脳硬直，パーキンソン症候群など）があると考える．くも膜下出血でも，発作後数時間以上たたないと，項部硬直が出現しないことがある．したがって同時にケルニッヒ徴候をみるべきである．

## 7　姿勢についての注意

　患者が体を丸めていたり，下肢を組んでいたりして，姿勢が睡眠時と似ているときには，生命の危険性はない．閉眼し，四肢をまったく動かさず，いわゆる昏睡状態のときには，種々な刺激

を加えて，その反応をみる．刺激としてはまず針でつついたり，皮膚をつねったりする．昏睡ではこの程度の刺激には反応しないこともあるから，眼窩上縁の内側で三叉神経第1枝を強く圧迫するとか，大胸筋や乳頭を強くつまむなどする．除皮質硬直や除脳硬直はこのような刺激で誘発されることが多い．

## 8 除皮質硬直 Decorticate Rigidity とは

　上肢を屈曲する，すなわち肩を内転し，肘と手首，手指を屈曲する．下肢は伸展，内転する．いわゆる Wernicke-Mann の肢位（☞ p.32）である．これは内包とそれに隣接する基底核，視床など大脳半球のかなり広範な障害でみられる．

## 9 除脳硬直 Decerebrate Rigidity とは

　四肢が伸展内旋し，上肢は伸展，内転，内旋し，股関節は内転し，膝は伸展し，足は足底に屈曲する．ときには弓なり反張 opisthotonus を示すこともある．また頭を左右いずれかに向けるとその側の上肢，下肢は伸展し，反対側の上肢，下肢は屈曲する．これを強直性頸反射 tonic neck reflexes といい，やはり除脳患者に起こる．除脳というのは，中脳ないし橋が部分的ではあるが両側性に障害され，それより上部の脳との連絡が断たれていることを意味し，このような徴候は脳出血，脳底動脈血栓症，脳腫瘍などで起こり，予後の悪いことを示している．

## 10 眼症候に気をつけること

　昏睡時の眼の所見はきわめて重要なものであり，眼を開けているときには，眼瞼裂の左右差，斜視，瞳孔不同などに気をつけるべきで，これらは脳神経Ⅲ（動眼），Ⅳ（滑車），Ⅵ（外転）の障害を示している．眼を閉じたままのときは，眼瞼を持ち上げて眼球の位置を確かめてみる必要がある．昏睡では輻輳調節が低下しているので，眼球は両側とも正常より多少外側を向いていることが多い．

### 1. 眼球共同偏倚 Conjugate Deviation of Eyes

　両眼が持続して一側に偏倚しているのを眼球共同偏倚という（図16-5）．水平性眼球共同偏倚の方向と，脳病巣との関係はなかなかむずかしいが，被殻出血で片麻痺があるときには，患者は障害側をみつめることが多い（☞ p.215）．

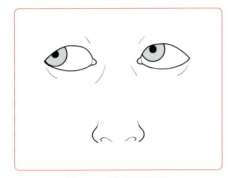

図16-5 眼球共同偏倚
両側の眼球は，一側をみつめるような位置に偏倚する．

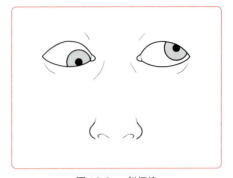

図16-6a 斜偏倚
障害側の眼球は内下方に，もう一方の眼球は外上方に向く．

　一般に脳出血や脳外傷などで，テント上の脳に病変があれば眼球は障害側に向き，橋に病変があれば眼球は病巣の反対側に向くとされている．発病初期に眼球共同偏倚がたとえば右に向いていたのがやがて左に変わることがある．これは当初テント上の病巣が注視経路に刺激性に作用し，眼球が病巣と反対側に向いていたのが，やがて注視路が麻痺し，障害側に向くようになったと理解すればよい．

　<u>垂直性眼球共同偏倚</u>では下方視 downward deviation が重要である．これは視床出血や中脳の障害でみられ，両眼が鼻先をみつめるような型となることもある．上方への眼球共同偏倚は，睡眠時に起こるが，てんかん発作，失神，チェーン・ストークス呼吸の無呼吸期に一過性に出現する．

## 2. 斜偏倚　Skew Deviation

　一側の眼球が下内方へ，他側の眼球は上外方へ偏倚する特異な眼位（図16-6a）であるとされていた．その責任病巣としては，下内方へ偏倚した眼球側の橋腕（中小脳脚）があげられていた．しかし，今日では斜偏倚はつぎのごとく，もっと広義に用いられるようになっている[2]．

　すなわち，斜偏倚とは後天性の核上性病変，前庭・眼運動系の機能異常によって生ずる左右眼球の上下へのずれ，すなわちすべての眼球の垂直性開散を意味する（図16-6b）．その障害側は，一般に下位の眼球側にあることが多いが，一側性 MLF 症候群を合併する例では障害側は上位の眼球側にあることも知られている．

　また責任病巣は中脳，橋，延髄と広範にわたるので，脳幹のどの部位かという局在徴候としての意義は少ないとされている．

　一般に椎骨脳底動脈系の障害，頭部外傷，多発性硬化症の急性増悪期などに急性に発症する．発症時には上下複視（ことに斜め下の方向で強い）を訴える．また眼や頭を動かしたときに外界のものがゆれ動く（動揺視）を訴えることもある．眼球の垂直性開散の程度は，発症時が最も高度で，経過とともに軽度化する傾向がある．

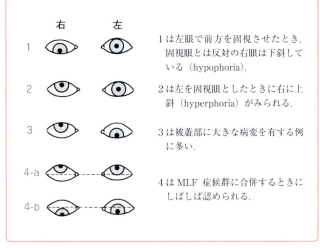

図 16-6b 斜偏倚の種々な眼位
（石川　哲：臨床神経学，28：1398，1988 より）

## 3. 瞳孔異常

　瞳孔不同の有無を確かめる．たとえば頭部外傷後意識障害に陥り，一側性に散瞳があれば中硬膜動脈の出血による硬膜外血腫の存在を示すものでただちに手術をして血塊の除去と止血をしなければならない．このように一側だけ散大した瞳孔を**ハッチンソン瞳孔** Hutchinson pupil（☞ p.417）という．

　両側の瞳孔の著しい縮小は**針先（針穴）瞳孔** pinpoint（pinhole）pupil（☞ p.354）とよび，脳橋の出血に特有である．その他，縮瞳は間脳の障害，モルフィン中毒のときに認められる．両側瞳孔の散大はアトロピン，スコポラミンの大量服用，脳の重症なアノキシア，低血糖のときに起こる．多くの代謝障害による脳症では，交感神経系の機能異常のために瞳孔は縮小するが，対光反射は末期まで保たれる．一側の散瞳は動眼神経麻痺で起こり，臨床的意義は大である（☞ p.200）．脳幹の障害部位と瞳孔症候は図 16-7 に示す．

## 4. 対光反射

　対光反射の消失は，光を入れた眼の視神経の障害，または中脳，動眼神経およびその核の障害を示している．また一側の眼に光を入れたとき，他側の眼にも縮瞳反応，すなわち間接瞳孔反応（共感性瞳孔反応）があるかどうかも調べておく（☞ p.110）．

## 5. 毛様体脊髄反射

　頸部をつねって，両側の瞳孔が 1 ～ 2 mm 散大すれば正常である．反射が消失していれば，

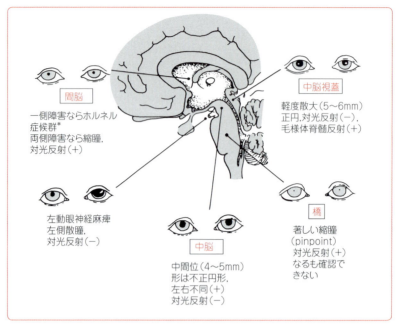

**図 16-7 脳幹障害と瞳孔所見**
＊視床下部障害によるときは，無汗症は半身すべてに及ぶ．頸部交感神経障害による無汗症は顔，首，上肢までに限局する．
（Plum, F. & Posner, J.B.：Diagnosis of stupor and coma, 1980 一部変更）

脳幹が障害されていることを意味しているとされている（☞ p.110）．しかし，この反射弓の中枢は頸髄から上部胸髄にあるので，脳幹障害を評価するには適切でないとの説もある．

## 6. 角膜反射

角膜反射は昏睡時には両側で減弱，あるいは消失する．意識障害で一側のみ角膜反射の異常があれば，反対側大脳半球の障害か，同側の脳幹あるいは三叉または顔面神経の末梢性障害を意味している．

## 7. 眼球運動

### a. 頭位変換眼球反射　Oculocephalic Reflex（OCR）

意識障害があり，外眼筋に麻痺のない場合には，頭を受動的に急速に左右，上下に回転させると眼球はその反対側に動く（**図 16-8**）．これを OCR または人形の頭・目現象 doll's head eye phenomenon とよぶ．覚醒しているときには，はっきりした反射を示さない．外眼筋麻痺があると，障害側の眼球の動きは障害される．この反射が両側性に出現しないときには，脳幹障害の有力な所見となる．脳圧亢進のある昏睡時には，上下への回転は危険なので行わない．

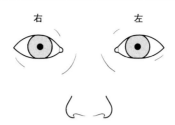

1.背臥位で上を向いているときには眼球はほぼ正中位にある.

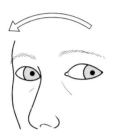

2.頭を受動的に,急に右に回転させると,両側の眼球は左に偏倚し,左側に白眼が残らない.反射は十分に出現し,full である.

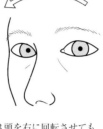

3.頭を右に回転させても,左の眼球は十分に左に偏倚しない,つまり白眼が残る.これは左の外眼筋麻痺を意味する.左眼の反射は制限された limited.

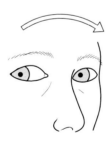

4.頭を左に回転させると両眼は右に偏倚し,右端に白眼が残らない.反射は十分に出現し,full である.

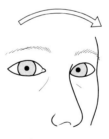

5.頭を左に回転させたのに,右眼球は右に偏倚しない.これは右の外眼筋麻痺を意味する.

図 16-8　頭位変換眼球反射（OCR）

### b. 前庭眼反射　Vestibulo-Ocular Reflex（VOR），Oculovestibular Reflex（OVR）

　これは温度刺激 caloric stimulation で,鼓膜が破れていないことを確認したら,頭を水平より 30°上げ,水平半規管を垂直にして,カテーテルを通して外耳に冷水を注入する.眼振か眼球共同偏倚が起こるまで注入するが,120 mL 入れても反応がなければ陰性とする.覚醒時にはこの方法で,刺激側と反対側へ急速相をもった眼振を生ずる.意識障害で脳幹が正常なら,眼振の急速相のみ消失し,眼球は刺激側に偏倚する.

### c. OCR，VOR と障害部位

① OCR 正常，VOR で注入側への偏倚出現は脳幹障害がなく危険は少ない．
② OCR 亢進，VOR で注入側への偏倚出現は脳幹障害はないが，間脳障害が出現している．
③ OCR 両側消失，VOR で反応なしは，脳幹の重篤な障害．
④ OCR で一側のみの内転が障害されているが，外転が残っているのは動眼神経麻痺か MLF 症候群，逆に外転のみが障害され，内転が残っているのは外転神経麻痺である．
⑤ OCR で MLF 症候群（☞ p.212）を認めることもできる．
⑥ OCR で左右いずれか一側への反応のみが両眼とも消失しているときは，橋の注視中枢の障害である．
⑦ 代謝障害による脳症では OCR は正常である．しかし，バルビタール中毒では OCR は消失する．

### d. 自発性眼球運動

意識障害では眼球のゆるやかな左右への振子様運動をみることもある．これは眼球彷徨 roving eye movement とよび，脳幹障害がないことを意味している．

眼振の急速相は，大脳皮質と前庭神経系との相互作用で出現するから，大脳皮質の機能が低下する昏睡では自発性眼振はあまりみられない．バルビタール中毒で意識障害が軽いときには，あらゆる眼球の動きに，眼振を伴う．

#### ■ 眼球浮き運動　Ocular bobbing

間欠的に起こる正中位より下方向への両眼球の急速な沈下運動で，暫時下転位を保った後，ゆっくりもとの位置にもどる．これは魚釣りの「浮き」の動きと似ており，急に沈み，ゆっくりともとにもどってくる．この眼球運動は規則正しく，持続性である．橋出血など，橋の広範な障害で起こり，予後不良な徴候である．

#### ■ 眼球沈み運動　Ocular dipping[3]

両眼球が下方に沈下運動を示すが，ocular bobbing とつぎの点で異なる．すなわちゆっくり沈下して，急速に上昇する．眼球の沈下はきわめて高度で，軽く両眼球は外転し，数秒間その位置を保持する．水平性の眼球運動は自発的にも，頭位変換眼球反射でも保たれている．この徴候はアノキシアによる昏睡 anoxic coma で認められる．

## 8. 眼底検査

意識障害患者では，必ず行われねばならない．脳圧亢進によるうっ血乳頭，網膜静脈のうっ血の有無，脳動脈硬化の指標としての網膜動脈の硬化，視神経萎縮，網膜の出血，白斑などに注意する．

## 11 顔面で気をつけること

三叉神経の障害を診るには角膜反射の異常のみでなく，一側顔面を針でついてそれに対する反応を確かめる．痛みを感ずるときには顔をしかめたり，刺激をそらすようにする．特に，反応に左右差があるかどうかが重要である．顔面神経麻痺の有無は，顔面が対称的かどうかを観察する．ことに呼吸とともに障害側の頬が受動的にふくらむかどうかに注意する．麻痺が疑われるときは，上眼窩縁内側で三叉神経を圧迫し，疼痛を起こさせ，顔をしかめるかどうかをみる．

まぶた持ち上げ試験 lid lifting test, eyelid release test は一側の顔面神経麻痺を診る便利な方法である．患者の両まぶたを，検者の両母指で持ち上げて急にはなす．障害側の上眼瞼は健側にくらべてゆっくり下降し，しかも健側ほど完全には閉じない（**図 16-9**）．まぶたを持ち上げ開眼させるときに，抵抗が感じられるなら，意識障害は軽度で，眼輪筋の収縮があることを示している．耳もとで大きな声でよんでみて，まばたきをするようならば聴覚は存在している．すなわち求心路蝸牛神経，遠心路顔面神経は保たれ，下部橋は健在なことを示している．

患者が開眼しているときに，眼に向かって検者の指をつっ込むような動作（visual threat）をすると閉眼する（視覚性おどし反射 menace reflex）ことがある．これは視覚系，大脳皮質，顔面神経を含めて，中枢神経のかなりの部分が機能していることを意味している．これは locked-in syndrome や akinetic mutism, persistent（chronic）vegetative state など（☞ p.129～130）で認められる．またこの方法で半盲の有無を推定できる．すなわち，右側からの visual threat で閉眼するが，左側からでは反応しないときには右半盲の存在を推定させる．

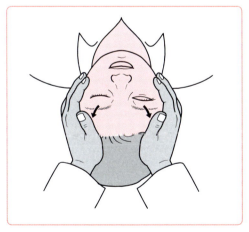

**図 16-9　まぶた持ち上げ試験**
患者の枕もとに立って，両まぶたを持ち上げ急にはなすと，障害側のまぶたはゆっくりと閉じ，しかも完全に閉眼しない．
（DeMyer, W. : Technique of the Neurologic Examination, 1969 より）

また，光をあてることでまばたきが起これば，視神経→視索→外側膝状体→脳幹→顔面神経の経路がほぼ健全なことを示している．

無動，無言で昏睡様にみえても，指示により開閉眼，眼球の上下運動が可能かどうかみておく．これらが指示通りに行え，さらにこの動作で意志の疎通をはかることができればlocked-in syndrome（☞ p.130）で，意識障害ではない．

## 12　口腔，咽頭の診かた

嚥下運動が自発的に起こっているかどうかを確かめる必要があるときには，数滴の水を口中にたらして調べるとよい．嚥下運動は，昏睡や，両側大脳半球，脳幹の障害で消失する．咽頭粘膜を左右別々に触れて咽頭反射が出るかどうかをみる．その消失は脳神経Ⅸ（舌咽），Ⅹ（迷走）の麻痺を示す．球麻痺では舌は沈下して気道を閉塞している．舌の運動をみるには，口唇をなでるか，軽く叩いて，舌なめずりをしたり，声を出したり，咀嚼運動が起こるかどうかを観察する．

## 13　四肢の麻痺側の判定

患者の一側の手足はよく動くが，他側の手足は動かさないか，動きが少ないというときには，すぐ麻痺がわかる．痛み刺激でも四肢を動かさないときには，仰臥している患者の上肢を垂直に

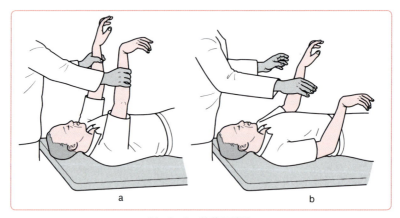

図16-10　腕落下試験

aのごとく両上肢を引っぱり上げ，bのごとくはなすと麻痺側の上肢は健側よりも速やかに，胸の上に落下する．
両上肢とも胸の上に落ち，判定しにくいときは，顔の上まで両上肢を引っぱり上げる．麻痺側は顔面に速やかに落下するので，鼻出血を起こさせないように注意する．

（DeMyer, W. : Technique of the Neurologic Examination, 1969 より）

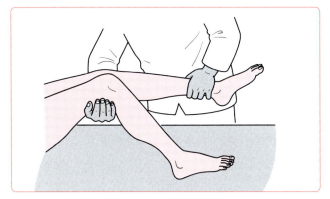

図 16-11 下腿落下試験
膝の下に検者の腕を入れて支え，下腿をそれぞれ持ち上げて落下させる．麻痺側のほうが，健側より速く落ちる．
（DeMyer, W.: Technique of the Neurologic Examination, 1969 より）

持ち上げて急にはなす腕落下試験 arm-dropping test を行う．麻痺側の上肢は崩れるようにどさりと落ちて，顔を打つこともしばしばあり，不都合な位置でもそのままになっている．健側では落ちかたが麻痺側ほど急速でなく，顔面を避け，体の側方に落ちる（図 16-10）．しかし昏睡の深いときには，なかなか判定に苦しむことも多い．

下肢では伸展位で，麻痺側は健側より外転，外旋をとるから，よく観察する．検査するには患者の膝関節を屈曲し，受動的に膝を立てさせる．ついで支えている検者の手をはなすと，麻痺側はただちに外側へ倒れるが，健側は暫くそのままの肢位を保つか，あるいは膝が伸びて伸展位に復する．また図 16-11 のような下腿落下試験 leg-dropping test をする．四肢を伸展，屈曲させて，筋緊張の変化にも注意しておく．錐体路障害では，前腕は回内位をとりやすく，下肢は外旋位をとるので肢位を注意して観察すべきである．

## 14 感覚検査はどうするか

感覚検査では痛刺激を用いる．針で刺激する．また皮膚をつねって，手足を引っ込め刺激を避けるようにするか，呼吸が増したり，唸ったり，顔をしかめたりするかをみる．一側でこうした反応があり，他側でそれが消失していれば，半身の感覚障害がある．また唸ったり，顔をしかめたりするが，手足を動かさないときには，四肢麻痺があると考えてよい．睾丸やアキレス腱を圧迫し，圧痛に反応するかどうかをみるのもよい方法である．

## 15 反射で注意すること

　上下肢の腱反射，腹壁および挙睾筋反射などの表在反射，病的反射を綿密に調べる．腱反射は一般に脳卒中による片麻痺の初期には減弱し，時間がたつと亢進してくる．反射は両側を比較し，左右差 laterality があるかどうかをみることが大切である．腱反射の亢進，表在反射の欠如があっても，それが両側対称性であるときには診断上それほどの意義をもたせることはできない．昏睡が深いときには両側の腱反射，表在反射が消失し，病的反射のみが出現することがしばしばある．

## 16 鑑別診断のすすめかた

　意識障害の鑑別は，問診，一般症候，神経学的検査，臨床検査によりほぼ決定することができる．臨床検査のうち最も重要なものは腰椎穿刺であるが，昏睡時の実施にあたっては常に慎重でなければならない．

　昏睡を神経学的な局在徴候または左右差（focal or lateralizing neurologic signs），ことに片麻痺（表 16-2），髄膜刺激徴候の組み合わせにより表 16-3 のように分類する．

　表 16-3 の I は髄液検査が必要である（くも膜下出血は CT 検査で出血が確認できない場合にのみ行う）．

　II は髄液検査は鑑別診断上必要な場合もあるが，不用意に行ってはならない．この群の意識障害は，しばしば脳ヘルニアつまり圧迫円錐 pressure cone によって起こるからである．したがって腰椎穿刺をして不注意に採液すると，圧迫円錐を増強させて，患者を死なせてしまうことがある．

　したがって，腰椎穿刺の前に必ず眼底検査をする．うっ血乳頭があるときは頭蓋内圧の亢進があるため，腰椎穿刺により脳ヘルニアを起こす危険性があるので行うべきでない．II では，できるだけ頭部 CT，MRI 検査を行い，原因を検索する．

　III は，髄液検査を必要としない．一般身体所見，一般的な検査が重要である．検査のすすめか

**表 16-2　昏睡時における片麻痺の診かた**

1. 眼瞼裂の一側開大
2. まぶた持ち上げ試験
3. 顔面の非対称（一側鼻唇溝浅く，口角下垂）
4. 腕落下試験
5. 下腿落下試験
6. 自発運動の一側欠如
7. 疼痛への反応一側欠如
8. 反射の一側異常（ことにバビンスキー徴候）

たのポイントは図 16-12 に一括した．また動脈血酸塩基平衡所見と意識障害の原因との関係は図 16-13 に示した．

**表 16-3 意識障害の鑑別**

Ⅰ．髄膜刺激症候（＋），脳局在徴候（－）
① 突発して激烈な頭痛が先行したもの
　　　くも膜下出血（脳動脈瘤，脳動静脈奇形の破裂）
② 発熱が先行したもの
　　　髄膜炎，脳炎
③ その他
　　　神経梅毒

Ⅱ．髄膜刺激症候（＋）または（－），脳局在徴候（＋）
① 外傷と関係あるもの
　　　脳挫傷，硬膜外血腫，硬膜下血腫
② 突発したもの
　　　脳出血，脳血栓症，脳塞栓症
③ 発熱が先行したもの
　　　脳膿瘍，脳脊髄炎，脳静脈洞血栓症
④ 徐々に発症し特徴が少ないもの
　　　脳腫瘍，慢性硬膜下血腫

Ⅲ．髄膜刺激症候（－），脳局在徴候（－）
① 尿に異常所見があるもの
　　　尿毒症，糖尿病性昏睡，急性ポルフィリン症
② ショック状態のとき
　　　低血糖，心筋梗塞，肺梗塞，大出血
③ 中毒の原因がつかめるとき
　　　アルコール・麻薬・睡眠剤・一酸化炭素・ガスによる中毒
④ 黄疸があるとき
　　　肝性昏睡
⑤ チアノーゼがあるとき
　　　肺性脳症（$CO_2$ ナルコーシス）
⑥ 高熱があるとき
　　　重症感染症，熱射病，バセドウ病クリーゼ
⑦ 低体温
　　　アルコール中毒
⑧ 頭部外傷
　　　脳振盪
⑨ てんかん，ナルコレプシー，パニック障害

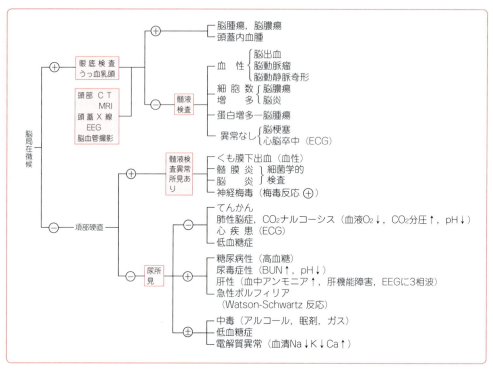

図 16-12　検査のすすめかた

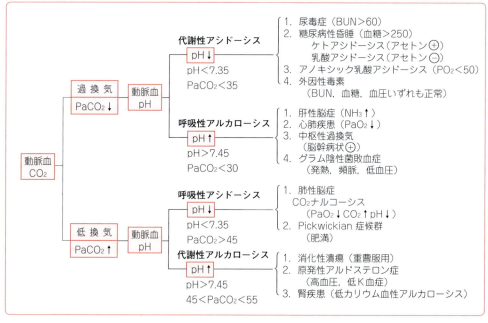

図 16-13　動脈血酸塩基平衡所見と意識障害

## 17 生命の予後について

　脳卒中のように脳に原因疾患があるときには，つぎのような所見があると生命の予後が悪い．すなわち，①意識障害が高度で持続するもの，②生命徴候 vital signs（呼吸，脈拍，血圧，体温など）に変化が起こるものなどである．しかし，脳卒中，脳外傷，脳腫瘍，脳炎，ライ症候群 Reye syndrome[4]（インフルエンザ，水痘などのウイルス感染症罹患後の小児にみられる急性脳症，急性肝機能不全を伴い，肝脂肪変性を呈し，死亡率が高い）などでは脳浮腫，脳圧亢進をきたし，これによる脳ヘルニアが生命の予後を決定する．

　テント上，すなわち大脳の病変では，病巣周辺の浮腫，脳アノキシアによる変化，血管反応性の消失すなわち血管麻痺なども加わって，まず障害側半球が腫大し，大脳鎌下，テント切痕などにヘルニアを起こす（図16-14）．テント下の圧が亢進すると，大後頭孔にもヘルニアが起こる．こうした脳のヘルニアにより二次的に脳幹が障害されれば重症である．

### 1. 大脳鎌下ヘルニア

　大脳鎌下で一側の帯状回が反対側に押しつけられるとヘルニアを起こす．これを帯状回ヘルニア cingulate herniation とよぶ．これにより前大脳動脈や内大脳静脈が圧迫され，脳循環障害が強くなって脳浮腫は助長され，テント上の頭蓋内圧はさらに亢進する．

### 2. テントヘルニア　Tentorial Herniation

　テント上の脳圧が高くなるとテント切痕に脳が押し込まれるが，これにはつぎの2つの機序がある．まず間脳が下方に圧迫され，テント切痕にはまり込み，間脳障害を示すのが，中心性ヘル

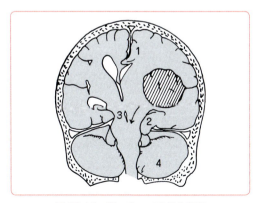

図16-14　脳ヘルニアの発生部位
1：帯状回ヘルニア cingulate herniation　　2：鉤ヘルニア uncal herniation
3：中心性ヘルニア central herniation　　4：小脳扁桃ヘルニア tonsillar herniation
（Plum, F. & Posner, J.B. : Diagnosis of stupor and coma, 1980 より）

ニアまたは経テント性ヘルニア central or transtentorial herniation である．これに対し側頭葉の鉤または海馬回がテント切痕にヘルニアを起こすのが鉤ヘルニア uncal herniation である．鉤ヘルニアの発生により，まず同じ側の動眼神経が障害され，さらに中脳も圧迫障害される．テント切痕のヘルニアは次第に進行し，当初は可逆的な病態も，やがては不可逆的なものとなる．つまり脳幹に二次的な虚血，出血（デュレー病変 Duret lesion），浮腫が起こり，間脳，中脳，橋，延髄へと上から下へ rostral-caudal に障害され，死の転帰をとる．

### 3. 大〔後頭〕孔ヘルニア

大後頭孔には小脳扁桃が嵌入する．これを小脳扁桃ヘルニア tonsillar herniation とよぶ．これにより延髄が圧迫され，呼吸停止をきたす．

大脳基底核出血，中大脳動脈閉塞では，帯状回ヘルニア，テント切痕での鉤ヘルニア，小脳扁桃ヘルニアを剖検で認めることが多い．中心性ヘルニアは，剖検ではあまり記載されていないが，実際にはよく起こっていると思われる．脳ヘルニアによる死亡は，上述のように病態が進行して起こるものであり，数時間ないし数日の経過を要する．したがって脳ヘルニアによる症候が出現したものは重症である．

## 18 脳ヘルニアによる二次的脳幹障害の診かた

Plum and Posner らは，テント上脳疾患による，二次的脳幹障害を診断する方法としてつぎの項目を挙げている[5]．この診断法はベッドサイドで有用であるので述べておこう．チェックするものはつぎのごとくである．

① **呼吸**：チェーン・ストークス呼吸，中枢神経性過換気，失調性呼吸の出現に注意する．
② **瞳孔**：左右不同（動眼神経麻痺，ホルネル症候群），瞳孔の大きさ，対光反射，毛様体脊髄反射などをみる．
③ **眼球運動**：頭位変換眼球反射（doll's head eye movement），前庭眼反射の有無．
④ **姿勢**：疼痛刺激による除皮質硬直，除脳硬直の出現をみる．

Plum らは，二次的脳幹症候を，先に述べたように central syndrome と uncal syndrome に分けている．central syndrome は間脳障害に始まり，次第に中脳から橋上部，橋下部より延髄上部障害に進展し，延髄障害で死亡する．uncal syndrome は動眼神経の麻痺症候で始まり，やはり中脳から橋上部，橋下部より延髄上部，さらに延髄の障害に発展する．

### 1. Central Syndrome の間脳障害

図 16-15 のごとく，呼吸は正常にみえても，ため息，あくび，ときに休止をまじえる．すすむと，チェーン・ストークス型を示す．両側瞳孔は 1～3 mm に縮小している．強い光を用いれば，

対光反射があり，毛様体脊髄反射も保たれている．頭位変換眼球反射は正常よりも活発で，ゆっくり頭を回転しても出現し，眼球はしばらく偏倚を続ける．温度刺激では冷水の注入方向に眼球共同偏倚が起こる．疼痛刺激には，健側の手で払いのけようとしたりする．またバビンスキー反射は両側に出現する．四肢を受動的に動かすと無意識に力の入る現象が起こる．これをパラトニー paratony（-nia）または抵抗症 Gegenhalten〈G〉という（☞ p.36, 136）．さらにすすむと図 16-16 のように疼痛刺激を加えると除皮質硬直を示す．

## 2. Uncal Syndrome の初期

呼吸は初期には普通（図 16-17），進行すれば過呼吸になる（図 16-18）が，まれにはチェーン・ストークス型になる．障害側の瞳孔は散大し，初期には対光反射は遅鈍となり，進行すれば，消失する．頭位変換眼球反射は，初期には正常，進行すれば障害側で消失する．温度刺激では障害側の眼球の内転が消失する．すすんだ時期では疼痛刺激で両側バビンスキー徴候，除脳硬直を示すことがある．

## 3. 中脳から橋上部への障害

図 16-19 のように呼吸は 1 分間 25〜30 以上で力強い過呼吸を呈する．またチェーン・ストークス型のこともある．瞳孔の大きさは正常となるが瞳孔反射は消失する．頭位変換眼球反射は消失する．温度刺激で眼球の動きは dysconjugate になる．疼痛刺激では除脳硬直を示す．

## 4. 橋下部より延髄上部の障害

図 16-20 のように呼吸は頻数となるが浅く弱く，不規則となる．瞳孔の大きさはほぼ正常で，瞳孔反射は消失する．頭位変換眼球反射，前庭眼反射は共に消失する．四肢は弛緩性で疼痛を加えると両側にバビンスキー反射が出現したり，下肢を屈曲したりする．

## 5. 延髄障害

呼吸は失調性，下顎呼吸を伴う．血圧は下降し，瞳孔反射その他すべての反射も消失している．末期状態である．

### 文　献

1) 太田富雄，他：脳神経外科，2：623, 1974.
2) 山尾　哲，他：神経内科，10：107, 1979.
3) Ropper, A. H.：Arch. Neurol. 38：297, 1981.
4) 鴨下重彦：内科，65：1343, 1990.
5) Plum, F. and Posner, J. B.：Diagnosis of stupor and coma, 3 ed., Contemp. Neurol Ser. 19, F. A. Davis., Philadelphia, 1980.

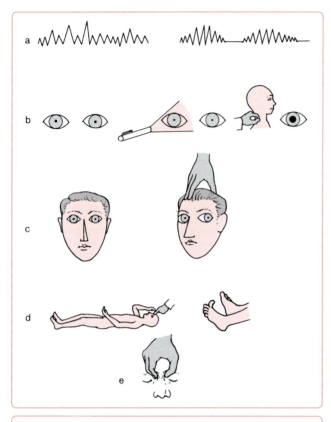

図 16-15 間脳障害（central syndrome）の初期
a：呼吸はほぼ正常か，チェーン・ストークス呼吸（C.S.R.）
b：瞳孔は縮小（1～3 mm），対光反射正常．頸部をつねると両側の瞳孔は開大する（毛様体脊髄反射）．
c：患者の頭をもち，左右に回転させて，眼球の動きをみる（頭位変換眼球反射）と正常よりも活発で，ゆっくりした頭の回転でも反応し，頭を正中位にもどしても，眼球はしばらくの間偏倚を続ける．
d：三叉神経を刺激すると，麻痺していない方の手で払いのけようとする．バビンスキー反射は両側に出現するが，ことに片麻痺側で著明．
e：三叉神経は眼窩上縁内側で圧迫する．
（Plum, F. & Posner, J.B.：Diagnosis of stupor and coma, 1980 より．以下図 16-17 まで）

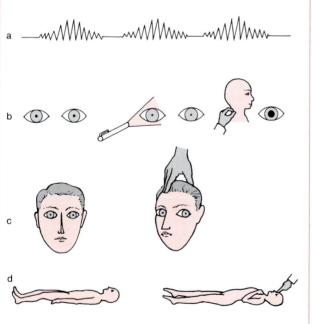

図 16-16 間脳障害の進んだ時期
a：呼吸は C.S.R.
b：瞳孔は縮小，反射は保たれている．
c：眼球運動は初期と同じ．
d：刺激しなければ四肢を動かすことはないが，三叉神経刺激で上肢は屈曲，硬直し，下肢は進展し除皮質硬直を示す．

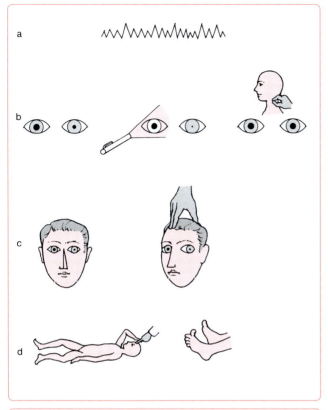

図 16-17 uncal syndrome の初期
a：呼吸はほぼ正常．
b：障害側の瞳孔は散大し（5～9 mm），対光反射，毛様体脊髄反射遅鈍．
c：頭位変換眼球反射正常．
d：三叉神経に圧痛を加えると避けようとする．片麻痺側にバビンスキー反射（＋）．（uncal syndrome のごく初期には障害側の瞳孔散大はまだ起こっていない．この時期には項部硬直をみる要領で頭を10秒ぐらい，できるだけ前屈させると，瞳孔の散大が起こる．頭をもとにもどすと，瞳孔ももとの大きさになる．注意しながら一応はこころみるとよい）．

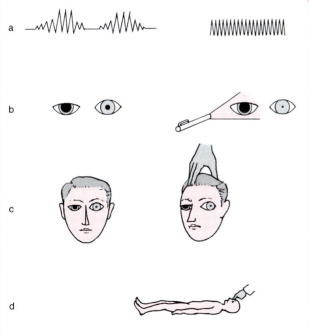

図 16-18 uncal syndrome の進んだ時期
a：呼吸は多くは過呼吸，まれに C.S.R.
b：障害側の瞳孔は著明に散大，対光反射消失．
c：頭位変換眼球反射は障害側のみ障害される．
d：圧痛により両側にバビンスキー反射（＋）や除脳硬直が出現する．

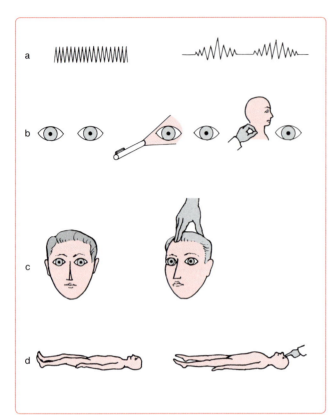

図 16-19 中脳より橋上部の障害（間脳障害または uncal syndrome より進展する）

a：呼吸は過呼吸（25以上／分），まれに C.S.R.
b：瞳孔は両側正常な大きさで，対光反射，毛様体脊髄反射消失．
c：頭位変換眼球反射は障害される．
d：刺激がなければ四肢を動かさない．圧痛を加えると除脳硬直を示す．

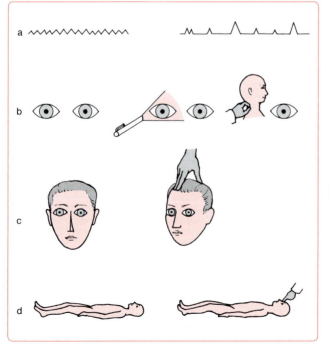

図 16-20 橋下部より延髄上部の障害（最も進展し，危険な時期）

a：呼吸は正常よりやや浅く，速い（20〜40／分），失調性呼吸では大きさも，間隔も不規則．
b：瞳孔は大きさほぼ正常，対光反射，毛様体脊髄反射消失．
c：頭位変換眼球反射消失．
d：四肢は弛緩しており，圧痛により両側にバビンスキー反射（＋）や下肢の屈曲を生ずる．

# 17 総合診断の要領

## 1 診断のすすめかた

　神経疾患の診断は**図 17-1** のごとく，① 問診による病歴の作成，② 一般的診察による身体所見，③ 一般臨床検査，④ 神経学的診察による神経学的所見，⑤ 神経系の補助的検査所見〔脳波，頭蓋・脊椎 X 線写真，computed tomography（CT），magnetic resonance imaging（MRI），脳血管写，ミエログラフィー，脳スキャン，超音波エコー，髄液検査，血液検査，筋電図など〕をもとにして行われる．

　④，⑤ により神経系の障害部位が診断される．これにより局在診断，機能的診断ができる．さらに病巣の性質を知るため，原因を診断するが，これには①，②，③ が有力な資料を提供する．病巣の局在と，原因がわかれば，これらを総合して神経疾患を診断しうる．

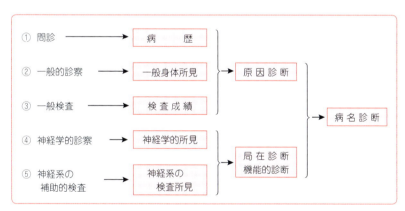

図 17-1　神経疾患診断のすすめかた

### 1. 局在診断

　病巣が神経系のどの部位，あるいはどの系統にあるかを診断する．

　局在診断のすすめかたは，18 章（☞ p.313）に述べるごとくであるが，神経学的診察所見と補助的検査によって，病巣の局在を推定ないし決定する．病巣はある局所のみに限局するもの（脳血管障害，脳腫瘍など）と，広範に存在するもの（脳脊髄炎，多発性硬化症など）と，特殊な神

経細胞または伝導路のみを侵すもの（筋萎縮性側索硬化症では運動ニューロンのみを，悪性貧血に伴う亜急性脊髄連合変性症 subacute combined degeneration of spinal cord では脊髄の後索と側索を侵す）とに分ける．病巣の解剖学的部位，分布は疾患による特異性を示すことが多く，これを知ることは診断の第一歩となる．

### 2. 機能的診断

病巣が神経機能にどのような障害をもたらしているかを診断する．

#### a. 麻痺症候と刺激症候

障害部位の機能が麻痺あるいは脱落しているか，刺激されているかを判断する．機能の麻痺を起こすものは paralytic or negative lesion とよび，最も多い機能障害である．たとえば錐体路の病変では運動麻痺を，脊髄視床路の切断では感覚消失を，末梢神経損傷では運動および感覚麻痺を起こす．機能の刺激を起こすものは irritable or positive lesion とよばれ，生理学的に問題のあるところであるが，痙攣は臨床的には運動系の刺激症候とされており，自発的な激しい疼痛は視床や脊髄後根の刺激症候とされている．

#### b. 神経ショック　Neural Shock

臨床所見と病巣とは必ずしも対応するものではない．ことに，病巣が急激に起こったときには，しばしば病巣周囲，ときにはかなり離れた部位の神経機能の障害をも伴ってくる．その原因の一部は神経ショックによるものである．ショックにより，病巣から遠く離れた部位が侵されるときには遠隔機能障害 diaschisis ともいう．たとえば脊髄が外傷，血管障害などで急激に損傷されると脊髄ショック spinal shock を起こし，弛緩性麻痺，筋緊張の低下，反射消失などを示す．ショックから回復すると，機能は正常化するか，あるいは病巣による直接・間接の症候を示すようになる．脳外傷，脳血管障害などの徴候も，初期には diaschisis により意識障害など広範な脳の機能障害を示す．したがって神経ショックを起こしうる疾患では器質的病巣の大きさの診断は困難である．

#### c. 解放現象　Release Phenomena

神経機能の中には，高位の神経機構により，正常では抑制されているものがある．病変により高位の神経機構が障害されると，抑制が解放され，いわゆる解放現象が起こる．たとえば錐体路が侵されれば上肢，下肢の筋緊張は痙縮性になる．パーキンソン病の筋強剛，除脳硬直もその一種である．

#### d. 偽性局在性徴候　False Localizing Signs

脳腫瘍や脳血管障害などでは，病巣そのものによる症候ではなく，間接的に病巣とは離れた部位が障害されて症候を呈することがある．これを偽性局在性徴候とよんでいる．たとえば，脳腫瘍で脳圧亢進があるときに，よく眼球の外転障害が起こる．これは外転神経は脳腫瘍による直接の圧迫のみでなく，脳圧亢進による圧迫によっても障害されるからである．脳腫瘍，頭蓋内血腫，脳浮腫などで脳組織が抵抗の少ないところに圧排移動されるときにも，このような偽性局在性徴

候を示す．その代表的なものは脳ヘルニアによる圧迫円錐である．このときには脳幹の機能が障害され，意識障害患者では重要な徴候となる．

### e. 症例による解説

　機能的診断は病態の理解に大いに役立つものである．高血圧性大脳半球出血の患者を例にあげると，突然片麻痺になるのは，病巣による内包後脚の運動線維の麻痺症候である．病巣をにらむ眼球共同偏倚が出現するのは，やはり内包で大脳皮質からの側方注視の運動線維が麻痺するからである．このため反対側からの側方注視の機能が優位となり出現する．逆に病巣と反対側をにらむ眼球共同偏倚が出現するのは，注視路が刺激されるためである．

　次第に意識障害に陥るのは大脳が遠隔機能障害になるからである．痙攣を伴うことがあるのは出血による大脳皮質の刺激症候である．やがて一側の瞳孔が散大し，深昏睡になるのは脳ヘルニアによる動眼神経障害，上部脳幹障害のための偽性局在性徴候である．意識障害から回復すると片麻痺や一側の顔筋麻痺が明らかになる．これは脱落症候である．片麻痺は当初弛緩性であるが，次第に痙縮性になる．これは解放現象である．片麻痺は慢性化すると，手指や腕関節の変形を起こす．これは機能障害によって起こる二次的現象 secondary phenomena である．脊髄癆や脊髄空洞症では，深部覚や痛覚の消失，栄養神経障害による二次的現象として関節の変形を起こす．これはシャルコー関節 Charcot joint とよぶ．

## 3. 原因診断

　障害の原因が何かを決定する．

### a. 原因的診断のすすめかた

　神経疾患の原因は先天的なものから，外傷，血管疾患，腫瘍，感染，中毒，変性，脱髄，アレルギー，内分泌および代謝障害，原因不明な機能異常，心因反応まで，まさに多種多様である．

　しかし原因的診断は病歴を注意深くとり，思いあたる原因の有無，発症の様式や，その後の経過，既往歴や家族歴などを知れば，ほぼ見当をつけることができる．さらに全身の内科的診察，必要に応じた臨床検査によりほぼ決定することができる．

### b. 発症の様式とその経過

　これには問診が大切なことはいうまでもない．

■発症が突発的なものは，血管疾患によると考えてよい（図17-2a）．急性期を過ぎれば不完全回復，ときには完全回復を示す．典型的な例は脳出血，脳塞栓症などで，短時間のうちに症候はピークに達する．

■急性に発症するが，脳出血のように突然ではなく，1日ないし数日でピークに達し，その後は症候が改善してくるものは炎症によるものが多い．これはポリオ，日本脳炎などでみられ，発熱が前駆する（図17-2b）．

■発症の日時が不明で，症候が次第に進展していくものは，腫瘍あるいは進行性の変性疾患である（図17-2c）．脳腫瘍，筋萎縮性側索硬化症などは，このような経過を示す．

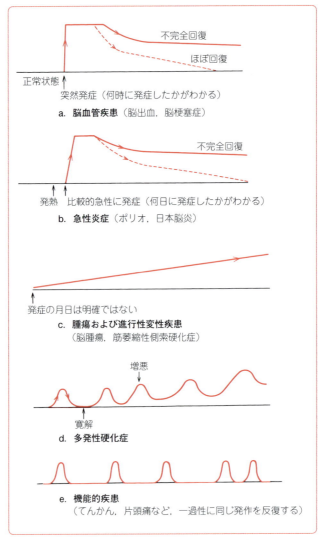

図17-2　原因疾患とその典型的な経過

■発症は急性または亜急性であるが，寛解 remission と増悪 exacerbation をくり返す．発作が反復すれば寛解期の後遺症も次第に明らかとなり，増悪期の症候も進展する．これが多発性硬化症である（**図 17-2d**）．

■突然発症するが，一過性で，しかも同じような発作を反復し，間欠期には異常がない．これは，てんかん，片頭痛，メニエール症候群，周期性四肢麻痺などである（**図 17-2e**）．

　以上，典型的経過を挙げたに過ぎないが，脳血管障害では，その経過が原因決定に重要な資料となるので注意すべきである（☞ p.384）．

### c. 内科的所見の重要性

神経疾患の中には，他の臓器障害により二次的に起こるものと，系統的全身疾患の部分症候として神経症候を示すものとがある．前者は心臓弁膜症による脳塞栓症のように，二次的に神経障害を合併し，後者は結節性動脈周囲炎（多発動脈炎）のように，全身の臓器が侵されるとともに種々な神経症候をも示す．また下垂体腫瘍のように神経疾患で全身症候を示すものもある．

#### ■ 神経障害の原因となる内科的疾患

心臓弁膜症や，アテローム硬化で動脈壁に血栓があると脳塞栓症を起こしやすいので，心所見，動脈病変の有無に注意する．肺癌その他全身の悪性腫瘍は中枢神経に転移したり，遠隔作用 remote effects を起こすことがある．また他臓器の感染症で脳に膿瘍を生ずることもある．

意識障害を起こす内科的疾患として注意すべきものは，重症肝疾患，腎不全，重症肺機能障害ことに純酸素を吸入させた場合（$CO_2$ ナルコーシス），糖尿病性アシドーシス，低血糖，粘液水腫，ADH 分泌異常症 syndrome of inappropriate secretion of antidiuretic hormone, SIADH などである．

多発神経炎または末梢性ニューロパチーを伴う内科的疾患は，糖尿病，急性間欠性ポルフィリン症 acute intermittent porphyria，脚気，粘液水腫，家族性アミロイドーシス familial amyloidosis，癌ことに肺癌などである．

痙攣は種々な原因による低血糖，テタニーなどでも起こる．低血糖では糖尿病の治療中に起こるもののほか，膵島細胞腺腫 insulinoma によることもあるので注意を要する．

血液疾患では，白血病など出血傾向を示すときの脳出血，赤血球増加症での脳血栓症，悪性貧血での亜急性脊髄連合変性症，播種性血管内〔血液〕凝固 disseminated intravascular coagulation, DIC による脳血管障害などに注意する．

内分泌疾患のうち，甲状腺機能亢進症や原発性アルドステロン症では，周期性四肢麻痺やその他のミオパチーを伴うことがあるので注意すべきである．副腎皮質ステロイドホルモン投与中も精神障害，ミオパチーの出現に気をつける．

#### ■ 神経系統を直接侵す慢性疾患

症候が多彩で，種々な神経症候（たとえば痙攣，脳血管疾患，多発神経炎，ミオパチーなど）をも示すものでは膠原病を考える．血管障害を主とするものは結節性動脈周囲炎（多発動脈炎）である．紅斑などの皮膚症候を主とし，痙攣，精神症候，脳神経症候をも示すものは全身性エリテマトーデスで，皮膚症候とともに筋肉症候を示すものは皮膚筋炎（多発筋炎）である．サルコイドーシス sarcoidosis では脳神経ことに顔面神経，視神経が侵され，その他の神経障害をも伴う．リンパ筋腫大，皮膚，眼，肺，骨所見などにも注意すべきである．

ベーチェット症候群では種々な脳神経症候を示す．眼症候，口腔，性器粘膜の潰瘍に注意する．

#### ■ 皮膚症候に注意

母斑症 phacomatosis とは，先天的に発現する皮膚症候を有する神経皮膚症候群である．したがってその代表的な皮膚症候と，神経障害とを知っておく必要がある（表 17-1）．

表 17-1　母斑症の皮膚・神経障害

| 疾患名 | 性差,<br>遺伝発症期 | 皮膚症候 | 神経障害 |
|---|---|---|---|
| レックリングハウゼン病<br>Recklinghausen disease<br>（神経線維腫症<br>neurofibromatosis） | ♀＞♂<br>優性遺伝<br>思春期〜<br>成人期 | 1. ミルクコーヒー斑<br>　（café au lait〔spots〕〈F〉）<br>2. 結節<br>3. 皮膚症候のあるものの，少なくとも50％は神経症候を呈する. | 1. 脊髄神経根，馬尾，頭蓋内脳神経，交感神経節の神経線維腫（ことに両側性聴神経腫が多い）．2％は肉腫性変化を起こす.<br>2. 神経線維腫があるとき10％に頭蓋内腫瘍（髄膜腫，視神経膠腫など）を合併 |
| 結節性硬化症<br>tuberous sclerosis<br>（ブルヌヴィーユ病<br>Bourneville disease） | ♀＞♂<br>優性遺伝<br>3カ月〜6歳 | 1. 顔面蝶形部の痤瘡様皮疹<br>　（脂腺腫 sebaceous adenoma）<br>2. 爪郭線維腫 | 1. 痙攣発作<br>2. 知的障害 |
| スタージ・ウェーバー病<br>Sturge-Weber disease | ♀＝♂<br>優性遺伝<br>1〜2歳 | 顔面のブドウ酒色血管腫<br>（一側性） | 1. 痙攣発作<br>2. 知的障害<br>3. 片麻痺など |
| 毛細血管拡張運動失調症<br>ataxia telangiectasia<br>（ルイ・バー症候群<br>Louis-Bar syndrome） | ♀＝♂<br>劣性遺伝<br>12〜13カ月 | 結膜と皮膚の毛細血管拡張 | 小脳性運動失調（副鼻腔，肺の感染症合併多し） |

### d. 補助的検査

これについては 15 章（☞ p.263）で述べたので省略する.

### e. 発症年齢

発症年齢は診断上の有力な資料となる．たとえば脳血管疾患が 40 歳以下で起こったら，まず脳塞栓症，脳動脈瘤，脳動静脈奇形，血液疾患，動脈炎，膠原病，脳血管モヤモヤ病などによるものを考える．40 〜 70 歳で高血圧があれば高血圧性脳出血，脳動脈瘤，脳梗塞がほとんどであり，80 歳以上では大部分が脳血栓症である．

脳腫瘍は全年齢に発生するが，髄膜腫 meningioma，聴神経鞘腫，下垂体腫瘍，転移性腫瘍は 20 歳以後に，頭蓋咽頭管腫 craniopharyngioma は 10 〜 20 歳に多い．

脳腫瘍のうち最も多いのは神経膠腫 glioma であるが，成人のそれは大脳に多く，小児のそれは小脳，脳幹に多い．小脳腫瘍も小児に多いもの（medulloblastoma, astrocytoma などの神経膠腫）と，青壮年から成人に多いもの（hemangioblastoma などの血管性腫瘍）とがある．

下肢の痙性対麻痺をみたら，青壮年では多発性硬化症を疑い，中年および初老では頸部脊椎症，脊髄腫瘍，亜急性脊髄連合変性症などを考慮する．

てんかんについては 22 章（☞ p.407）に述べるが，発症の年齢と原因とは密接な関係がある．

### f. 遺伝性疾患

発症年齢，家族歴から遺伝性疾患を診断する．常染色体性優性遺伝ならば，発症年齢は遅く，症候は比較的軽度である．常染色体性劣性遺伝ならば発症年齢も早く，ときに生来発現し，進行も速やかである．遺伝性神経疾患の診断に役立つと思われる遺伝基準を示すとつぎのごとくである．

■ **常染色体性優性遺伝**　Autosomal Dominant Inheritance

　これは親から子へと代々伝達していくので，患者と健康者との結婚から生まれた子供には，ほぼ50％の割に，男女の性に関係なく発病する．その家系は**図17-3**のようである．

■ **常染色体性劣性遺伝**　Autosomal Recessive Inheritance

　外見まったく正常な両親から患者がほぼ25％の割で出現し，しばしばその両親が血族同士である．その家系は**図17-4**に示す．

■ **伴性劣性遺伝**　X-linked Recessive Inheritance

　病気の頻度が男女で異なる．父または母のいずれが患者であるかによって，発病する子供の性に一定の偏りがある．たとえば父が患者のときは，その子供は全部健康だが，娘の生んだ男孫には患者が発生する．色盲がこうした遺伝をとることはよく知られている．家系を示すと**図17-5**のようになる．

■ **常染色体性優性または劣性遺伝と思われるもの**

　遺伝性疾患を**表17-2**に示す

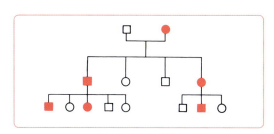

図17-3　常染色体性優性遺伝病の家系
□男，○女，■男性患者，●女性患者

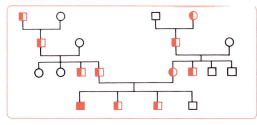

図17-4　常染色体性劣性遺伝病の家系
□男，○女，■男性患者
◐◨ 変異遺伝子をもっているが発病しない

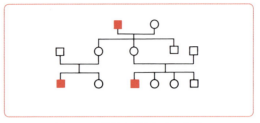

図17-5 伴性劣性遺伝病の家系
□男，○女，■男性患者

**表17-2 single major gene による遺伝性神経疾患**

| | |
|---|---|
| 1. 常染色体性優性遺伝<br>　進行性筋ジストロフィー<br>　（facio-scapulo-humeral type）<br>　ハンチントン舞踏病<br>　神経線維腫症（レックリングハウゼン病）<br>　結節硬化症<br>　フォンヒッペル・リンダウ病（von Hippel-Lindau disease）<br>　家族性アミロイドニューロパチー<br>　家族性片頭痛<br>　家族性振戦<br>　遺伝性小脳失調症（Marie ataxia, Holmes 型, Menzel 型）<br>　家族性筋萎縮性側索硬化症<br>　先天性筋緊張症（トムセン病）<br>　筋強直性ジストロフィー<br>2. 常染色体性劣性遺伝<br>　進行性筋ジストロフィー（limb-girdle type）<br>　福山型先天性筋ジストロフィー<br>　クーゲルベルク・ウェランダー病<br>　ウィルソン病<br>　家族性黒内障性知的障害 | 　ウェルドニッヒ・ホフマン病<br>　毛細血管拡張性運動失調（ルイ・バー症候群）<br>3. 伴性劣性遺伝<br>　進行性筋ジストロフィー（Duchenne あるいは pseudohypertrophic type）．<br>　家族性眼振<br>　レッシュ・ナイハン症候群<br>　球脊髄性筋萎縮症<br>　ペリツェーウ・メルツバッハー病（Pelizaeus-Merzbacher disease）．<br>　メンギーズ病（Menkes kinky-hair disease）<br>4. 常染色体優性または劣性遺伝<br>　フリードライヒ運動失調症……………R<br>　遺伝性痙性対麻痺…………………D<br>　遺伝性感覚性ニューロパチー…………D<br>　間質肥厚性神経炎（Dejerine-Sottas）……R<br>　神経性進行性筋萎縮症（Charcot-Marie-Tooth）<br>　　…………………………………D<br>　家族性周期性四肢麻痺<br>　異染性白質ジストロフィー……………R |

（注）Dは主に優性を，Rは主に劣性を意味する．

（Zellwerger, H. : Arch. Int. M., 115：387, 1965 一部変更）

# 2 総合診断に際しての注意事項

　局在診断，機能的診断，原因的診断を総合すると，多くの疾患の診断が決定される．
　しかし患者の症候，徴候は教科書に記してある通りではないことが多い．
　同じ病変でも，その起こりかた，発症してからの時期，代償機能などによって，個々の症例でかなり異なった臨床像を示す．したがって病像が複雑ですぐ診断がつかないものでは，最も近似した，しかも確率の多い疾患を1つ考えてみる．つぎに局在診断でどうしても1つの病巣で理解

**表 17-3　多発性硬化症の診断基準**

| | |
|---|---|
| 1. 多発性硬化症（MS）<br>　a. 発症年齢 15～50 歳（若年成人に多い）<br>　b. 中枢神経に多発性の病巣に基づく症候がある（脳，脊髄，視神経などに 2 ヵ所以上の病巣を有す．）<br>　c. 症候の寛解や再発がある（時間的多発性という．）<br>　d. 他の疾患を除外できる（腫瘍，梅毒，脳血管性障害，痙椎症，血管腫，SMON，ニューロベーチェット病，小脳変性症など）<br><br>2. 視神経脊髄炎（ドゥヴィック病）<br>　急性両眼視力障害（視神経炎）と横断性脊髄炎があいついで起こる（数週間以内）<br><br>3. MS の疑い<br>　a～b の条件のうちいずれかを欠くもの | 〔参考〕<br>　A. 以下のような場合には MS を考える<br>　　1）視神経炎に他の神経症候（反射異常，麻痺，しびれ，運動失調など）を示すもの<br>　　2）脊髄症候に眼筋麻痺や眼振を伴うもの<br>　　3）小脳症候（運動失調，眼振など）と脊髄症候（下半身麻痺など），脳症候（片麻痺など）がつぎつぎと起こるもの<br>　　4）脊髄炎の反復するもの<br>　　5）視神経炎の反復するもの<br>　B. 急性散在性脊髄炎，急性脊髄炎も将来 MS になる可能性がある<br>　C. 症候の左右差：SMON はほとんど左右対称的に起こるが，MS は左右非対称を示すことが多い |

（厚生省　多発性硬化症調査研究班　1972）

できない徴候については，他の病巣を考えれば解決がつくかどうかを検討する．2 つ以上の病巣があるときには，それが同じ原因で起こりうるかどうかを調べる．たとえば肺癌による脳転移は，ただ 1 つの病巣ではなく多発することが多い．また肺癌があり，小脳障害や筋無力症の徴候があったら，これらは癌性のミオパチー，ニューロパチーの疑いがあると診断してよい．

　脱髄疾患ことに多発性硬化症では，シャルコーの三徴 Charcot triad（企図振戦，断綴性発語，眼振）は早期診断にはあまり重要ではない．むしろ病巣が多発性で寛解と増悪をくり返し，発症年齢が 15～42 歳であることのほうが大切である．すなわち多様な臨床像をつかみ，病巣の多発性を知り，その経過を観察することによって初めて診断が下される（**表 17-3**）．

　簡単に解決のつかない症候，徴候については，その経過を追求して診断を下すべきである．

　正確な診断は，神経学的試験で得た所見を，十分な知識で忠実に理解することである．不可解な所見でも，再現性のあるものが残っている限りはまだ正しい診断がついていないと考えるべきである．

　変性疾患では，いろいろな異型がありうるから，疾患の本質が，これまで知られているものと，ほぼ一致していれば，その亜型として診断する．所見が，まったく不合理で理解に苦しむときには心因性のもの，たとえばヒステリーによるものではないかと考える．

　積極的な治療ができる神経疾患は，正確な診断をつけて，なるべく早く治療しなければならない．これらの疾患を**表 17-4**に一括する．一方，神経疾患には慢性経過をとり，積極的な治療法もなく，社会的活動さらには日常動作も不能になる疾患が多い．したがって神経疾患の診断は，単に病気そのものの診断に終わることなく，病気に悩む患者を，全体としてとらえ診断し，治療，リハビリテーション，指導，援助をしなければならない．神経疾患の診療記録には是非 Problem-Oriented System をとり入れ[1]，医師のみでなく，看護士，リハビリテーション関係の療法士など医療従事者の協力を得て診察すべきである．たとえば脳卒中患者の本当の work up

をするためには，少なくとも48種に及ぶ専門の医師，またはコメディカルの人々たちの協力が必要である（勝木司馬之助による）とされている．

表17-4 治療ができる主要な神経疾患

1. **外科的治療の適応となるもの**
   a. space-taking (occupying) lesions（占拠性病巣）
   1) 腫瘍（放射線治療も行う）
   2) 脳膿瘍（脳実質内のみでなく，硬膜外・硬膜下のものをも含む．脳膿瘍は内科的治療が奏効せず慢性期にはいったときに手術する）
   3) 脳動脈瘤および脳動静脈奇形（くも膜下出血の原因となる）
   4) 頭蓋内血腫（硬膜外・硬膜下・脳実質内の血腫）
   5) 椎間板ヘルニア herniated disks
   b. その他
   1) 内頸動脈閉塞症（適応を十分に検討し，TIAやRINDのうちは血栓除去，内膜剥離，浅側頭動脈（STA）と中大脳動脈（MCA）側頭葉皮質枝の吻合などを行う）
   2) 頭部外傷による陥没骨折
   3) 水頭「症」hydrocephalus
   4) メニエール症候群（保存的治療を数カ月ないし半年行ってもまったく改善されないときに行う）
   5) パーキンソン症候群（内科的治療が奏効しないとき，定位脳手術で不随意運動や筋固縮を除去する）
   6) 三叉神経痛（保存的治療が奏効せず，持続するとき）
   7) 末梢神経の外傷
   8) 重症筋無力症（胸腺摘出術）

2. **内科的治療の適応となるもの**
   a. 代謝性神経障害
   1) 脚気，ペラグラ，糖尿病，アルコール中毒におけるニューロパチー（ビタミン $B_1$，ニコチン酸アミドなどの投与，適切な食事療法，理学的療法）
   2) 悪性貧血による亜急性脊髄連合変性症（ビタミン $B_{12}$ 投与）
   3) ウェルニッケ脳症（ビタミン $B_1$，ニコチン酸アミドの大量投与）
   b. 炎症性神経障害
   1) 脳膿瘍（硬膜外・硬膜下膿瘍を含む．急性期には強力な抗生物質を使う．脳膿瘍では脳浮腫に対し，マンニトール，グリセロール，副腎皮質ステロイドなどを用いる）
   2) 単純ヘルペス脳炎（アシクロビル，ビダラビン）
   3) 髄膜炎（細菌・真菌に対する抗菌薬を主とする）
   4) 神経梅毒（ペニシリンなどの抗菌薬，発熱療法）
   5) 静脈洞血栓症 sinus thrombosis（抗菌薬，血栓溶解液，脳圧降下薬）
   6) 結核性髄膜炎および中枢神経障害（ストレプトマイシン，イソニアジド，リファンピシンなど抗結核薬）
   c. 中毒性疾患
   1) 水銀中毒（D-ペニシラミン，チオプロニン（チオラ），BAL）
   2) 鉛中毒（EDTA）
   3) 有機リン中毒（PAM，アトロピン）
   d. 脳血管疾患（グリセロールなど脳浮腫治療薬，血栓溶解薬，抗凝固薬，血小板機能抑制剤，脳循環改善薬，脳代謝改善薬，副腎皮質ステロイド，理学的療法）
   e. その他
   1) 末梢性顔面神経麻痺 Bell palsy（副腎皮質ステロイド，ビタミン $B_{12}$，理学的療法）
   2) てんかん（大発作にはフェニトイン，フェノバルビタール，プリミドン，バルプロ酸ナトリウム，重積にはジアゼパムなど）
   3) 急性感染多発神経炎（ギラン・バレー症候群を呈することが多い．副腎皮質ステロイド）
   4) 片頭痛（トリプタン製剤）
      三叉神経痛（カルバマゼピン）
   5) 重症筋無力症（塩化アンベノニウム（マイテラーゼ），臭化ピリドスチグミン（メスチノン），臭化ジスチグミン（ウブレチド），KCl，トリアムテレン，副腎皮質ステロイド，免疫抑制剤など，血漿交換療法，放射線療法）
   6) 周期性四肢麻痺（低K血症にはK製剤，抗アルドステロン薬など）
   7) パーキンソン症候群（L-dopa，dopa脱炭酸酵素阻害剤，塩酸トリヘキシフェニジル（アーテン）などの抗コリン剤，アマンタジン，ブロモクリプチン，ドロキシドパ（ドプス）など）
   8) ウィルソン病（D-ペニシラミン，BAL，EDTA，グルタチオン）
   9) 多発筋炎（副腎皮質ステロイド，免疫抑制剤）
   10) 多発性硬化症（副腎皮質ステロイド，血漿交換療法）
   11) 本態性振戦（クロナゼパム，プロプラノロールなどの $\beta$ 遮断薬）
   12) 口部ジスキネジア（チアプリド，ハロペリドールなど）

### 文献

1) 日野原重明：POS，医学書院，1973．

# 18 局在診断のすすめかた

## 1 局在診断の要領

　神経学的診察により，病変が神経系のどの部位に存在するかということと，どのくらいの広がりをもった病変かを診断する．局在診断の原則は，まず正確な神経学的所見をとらえ，CT，MRI，脳血管造影などの補助的検査も加えて，それらを総合判定することである．神経疾患の障害部位を大きく分けると，大脳，間脳，脳幹，小脳，脊髄，末梢神経および筋肉，神経筋接合部などである．患者を診た場合，これらのどの部分にどのくらいの広さの病巣があるかを推定せねばならないが，もちろん病巣は一ヵ所のみでなく多発する場合もあることを念頭に入れておく必要がある．またある系統，たとえば運動神経系，感覚系，自律神経系が広範に侵され，局在決定の困難な疾患もある．神経学では，ある局所，ある系統が侵されたときに出現する症候が知られているので，この原則さえ覚えてしまえば，局在診断を誤ることは少ない．

## 2 病巣の大体の局在をつかむこと

　病巣がおおよそ大脳，間脳，脳幹（中脳，橋，延髄），小脳，脊髄，末梢神経および筋肉のどこにあるかをまず推定すべきである．これは問診と視診だけでも大体見当がつく．精神症候，たとえば認知症などの知能低下，人格や感情の変化，痙攣，失語「症」などがあれば大脳疾患を示すものである．頭痛，嘔吐，めまいなどの訴えや，意識障害，片麻痺などは，頭蓋内のいろいろな障害で起こる．筋力はあるが身体がふらついて立てない，動作がうまくできないなどの運動失調を示す訴えがあり，特有なゆっくりした話しかたであれば小脳疾患を思わせる．振戦，その他不随意運動を示す錐体外路系疾患は視診だけでわかり，基底核（脳底にある灰白質で尾状核，レンズ核などの諸核を主とするものをいう）に障害があることを意味している．両下肢の麻痺（対麻痺）で膀胱・直腸障害を伴うときは脊髄障害である．
　問診と視診で大体の見当をつけたら，つぎに一般的な神経学的診察を行う．すなわち精神状態，脳神経，運動機能，反射，感覚試験などである．手足の不自由を訴えるが，一見して明らかな麻痺がなく，簡単に病巣の局在を知りたいときにはまず反射をみるとよい．下顎反射も含め上肢下肢の腱反射がすべて亢進していれば，大脳の広範な病変か，患者が神経質になっていることを示

している．一側上下肢のみの腱反射亢進は大脳半球，下顎反射は亢進していないが両側上下肢の腱反射が亢進していれば橋中央部以下の脳幹部の障害か神経質な患者ではないかと考える．両下肢のみの腱反射亢進は脊髄障害を示している．四肢の腱反射が減弱ないし消失していたら，末梢神経あるいは筋疾患である．頭蓋内疾患を疑ったら，脳圧亢進症候，髄膜刺激症候（☞ p.422），脳の局在徴候の有無に注意する．局在診断の要点は，患者の症候がまず1つの病巣で説明がつくかどうかを検討し，どうしても理屈に合わない症候があれば，ほかにも病巣があると考えることである．患者が種々な訴えをするが，それを裏づけるだけの神経症候がなければ，機能的疾患か，心因性のものである．

## 3 脳圧亢進の診かた　Increased Intracranial Pressure

　脳圧亢進は，脳腫瘍，頭部外傷，脳血管疾患，脳炎など種々な原因で起こる．したがってこれらの疾患では，脳圧亢進による一般症候のほかに，病巣自体による局在徴候，脳実質が移動偏倚して脳ヘルニア cerebral hernia を起こしたための症候にも注意する必要がある．局在徴候は脳圧亢進の原因となっている病巣部位の診断に，脳ヘルニア形成 cerebral herniation による徴候は生命の予後の判定にきわめて重要である．
　脳圧亢進症候はつぎのごとくである．

#### a. 頭　痛
　頭痛は全般的であるが，とくに前頭部と後頭部に強い．脳腫瘍による頭痛は，はじめは間欠的で，夜間，早朝，頭を下げる，力むときなどに起こるが，次第に持続性になる．

#### b. 嘔　吐
　悪心を伴うことなく起こることもある．小児ではピストルより発射するように吐く噴出性嘔吐 projectile vomiting が起こる．嘔吐すると頭痛は一時楽になる．

#### c. 乳頭浮腫　うっ血乳頭
　最も重要な所見である．うっ血乳頭が2ヵ月以上存続すると視神経萎縮を起こしてくる．

#### d. 外転神経麻痺
　外転神経はその走行が長いので，脳圧亢進により圧迫され，一側または両側性の麻痺を生じやすい．これは偽性局在性徴候である（☞ p.304）．

#### e. その他
■痙　攣：これは急速に脳圧が亢進するときに起こりやすく，徐々に脳圧が亢進するときには痙攣は起こりにくい．痙攣は腫瘍の部位と関係があり，大脳皮質を侵す腫瘍に多く，脳幹，小脳腫瘍では少ない．
■徐　脈：脳腫瘍による脳圧亢進で徐脈が起こるのは，むしろ末期である．頭蓋内出血による

急激な脳圧亢進では脳ヘルニアによる脳幹障害で意識障害の悪化とともに徐脈をきたし，呼吸障害，血圧上昇なども伴う．

■ **精神症候**：多種多様である．初期には精神的に疲労しやすく，思考力が低下する．

## 4 脳圧亢進で注意すべき脳ヘルニア徴候

　脳腫瘍，脳血管障害などで脳圧亢進が起こっているときに，局在徴候以外に注意すべきことは脳ヘルニアによる間接的な動眼神経，脳幹部の圧迫症候である．これは生命の危機を知る重要な徴候であり，腫脹した脳組織が比較的抵抗の少ない方向に圧排され，脳幹を圧迫していわゆる圧迫円錐 pressure cone を起こすからである．その代表的なものはテント（鉤）ヘルニア tentorial（uncal）herniation，大〔後頭〕孔（小脳扁桃）ヘルニア foraminal（tonsillar）herniation で，その徴候は 16 章（☞ p.297）に述べてある．

　注意すべき徴候をあげると，つぎのごとくである．

　呼吸の異常（チェーン・ストークス呼吸，過呼吸，失調性でまったく不規則な呼吸），脈拍の異常（徐脈，頻脈），血圧の下降，瞳孔異常（縮瞳，瞳孔不同，対光反射および毛様体脊髄反射消失），外眼筋麻痺（眼筋麻痺は頭位変換眼球反射でみる），除脳硬直，項部硬直などである．脳ヘルニア徴候が持続した状態では死の危機が大きいので，このような徴候を早期につかむよう努力すべきである．

## 5 脳病巣の局在診断

　脳病巣の局在徴候 focal sign をつかむことは，脳腫瘍，脳血管障害などの診断に重要である．脳血管障害による障害部位の診断については 20 章（☞ p.353）で述べる．ここでは脳腫瘍の局在診断についてその要点のみを挙げておく．

　脳腫瘍には局在徴候が前景に出やすいものと，腫瘍による直接の局在徴候は出にくいが，間接的にいろいろな部位に影響して複雑な症候を呈するものとがある．局在徴候は，病巣の大まかな部位診断には役立つが，病巣の大きさの判定の資料にするには慎重でなければならない．今日では，頭部 CT，MRI などの補助診断法の進歩により，病巣の正確な部位，広がり，性質が判定できるようになっている．

　つぎに脳の局在徴候を列記する．各症候について参照すべき個所とその原因となる障害部位を図 18-1 の記号で示す．

## 1. 大脳皮質　Cerebral Cortex

### a. 前頭葉　Frontal Lobe

#### ■ 前前頭葉領野（図18-1a）

精神障害

　　両側性に侵されたときに起こるのが普通．知能低下，すなわち記憶や計算の障害，見当識障害，常識の障害（☞ p.131），道徳的障害，人格の崩壊，感情的異常，ふざけ症 Witzelsucht〈G〉，モリア moria〈Gr〉（多幸状態を基盤として，多弁，冗談，軽口などをとばす．ふざけ症は純粋な感情障害で，モリアは精神運動面の興奮を伴うという説もある．）

種々の異常反射

①把握反射 Grasp Reflex および強制把握反射 Forced Groping〔Reflex〕（☞ p.81）
②吸引反射 Sucking Reflex（☞ p.78）
③緊張性足底反射 Tonic Plantar Reflex：足底反射を行うと，足趾の屈曲反射が起こるが，刺激が終わった後までも数秒持続する（☞ p.87）．
④交叉屈曲反射 Crossed Flexion Reflex：下肢または上肢を受動的に屈曲させると，反対側も自動的に屈曲させる．

運動失調「症」　Frontal Ataxia

　　早期にはつぎ足歩行の障害として認められる．小脳性運動失調と同じような運動失調「症」を呈する．前頭葉と小脳との連絡線維の遮断によるものとされている．

受動運動持続

　　上肢または下肢の伸展・屈曲あるいは回内・回外といった拮抗運動を受動的に行わせ，急

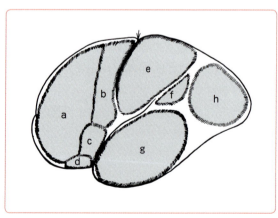

図18-1　大脳の局在徴候を説明するための模型図

a：前前頭葉領野 prefrontal area
b：前運動領野 premotor area ＋運動領野 motor area
c：ブローカ野（優位半球，普通は左半球）
d：前頭葉下面 subfrontal area
e：頭頂葉 parietal lobe
f：頭頂─側頭葉接合部 parieto-occipital junction
g：側頭葉 temporal lobe
h：後頭葉 occipital lobe

に中止する．しかし患者は自動的にその運動を持続する．

カタレプシー　Catalepsy

疲労することなく一定の姿勢を保持する．たとえば上肢を受動的に上げさせると，不動で，その位置を保持する．精神分裂病にもよくみられる．

■ 運動領野および前運動領野（☞図 18-1b　Area 4, 6 症候群）
- 単麻痺または片麻痺（単麻痺のこと多し）
- 病的反射出現
- 腱反射低下または亢進
- 表在性腹壁反射減弱〜消失
- 筋緊張異常（痙縮，硬直，強剛，弛緩性）
- 焦点運動発作，ジャクソンてんかん
- 運動性失行，歩行失行
- 眼球共同偏倚

■ ブローカ野（図 18-1c）
- 運動性失語または表出性失語（☞ p.249）

■ 前頭葉下面（図 18-1d）
- 嗅覚消失
- フォスター・ケネディ症候群（☞ p.199）

b. 頭頂葉　Parietal Lobe（図 18-1e）
- 焦点性（ジャクソン型）感覚発作 Focal (Jacksonian) Sensory Seizures（☞ p.408）．
- 皮質性感覚障害：部位認知，位置感覚，受動運動感覚，2点識別〔感〕覚，皮膚書字覚の障害，立体〔感〕覚消失 astereognosis, 2点同時刺激による消去現象（☞ p.100），触覚性失認（☞ p.259）．
- 優位半球では失行「症」（☞ p.255）．
- 非優位（右）半球では左方の空間や身体の失認，病態失認 Anosognosia（☞ p.260）．
- 構成失行（☞ p.256）．
- 優位半球では失読（失書を伴う）Alexia-Agraphia（☞ p.254）．
- 対側半身の筋萎縮．
- 視野の欠損（反対側の下四分盲）．
- 運動失調「症」（深部感覚障害によるものが主体）．

c. 優位半球側頭頂－後頭葉接合部（角回）　Parieto-Occipital Junction（図 18-1f）

ゲルストマン症候群：手指失認，左右識別障害，失書「症」，失計算「症」（☞ p.260）

d. 側頭葉　Temporal Lobe（図 18-1g）
- 側頭葉てんかん Temporal Lobe Epilepsy，精神運動発作 Psychomotor Seizure（☞ p.408），鉤発作（嗅の幻覚）Uncinate Fits or Seizures（☞ p.132）．

- 感覚性失語または受容性失語 Receptive Aphasia（☞ p.249）．
- 記銘・記憶障害（両側性障害で高度）．
- 聴覚性失認，皮質聾（☞ p.259）．
- 視野欠損：同名性半盲，または同側上四分盲（☞ p.197）．
- クリューヴァー・ビューシー症候群 Klüver-Bucy syndrome（両側の側頭葉の切除で出現）：視覚性失認，口運び傾向 oral tendency（すべての物を口へもって行く），hypermetamorphosis（目に入るものすべてを触れようとする抑えがたい衝動），情動行為の変化，性行動の亢進，大食，異食．

### e. 後頭葉　Occipital Lobe（図 18-1h）

- 同名性半盲を示すが，黄斑部は侵されない（macular sparing）（☞ p.199）．
- 視覚性失認 Visual Agnosia，相貌失認 Prosopagnosia，色彩失認，純粋失読，視空間失認などが起こる（☞ p.256）．
- 視覚消去現象 Visual Extinction：はっきりした半盲はないのに，対座法で左右の指を同時に動かすと一方のみを無視することをいう（☞ p.107）．これは障害側の視覚が，健側の視覚により消去されるためである．これも軽度な半側視空間失認である（☞ p.257）．
- 視覚性てんかん Visual Auras and Seizures：閃光をみたり，視覚性幻覚をみる．
- バーリント症候群（☞ p.259）．
- 皮質〔性〕盲 Cortical Blindness，アントン症候群 Anton Syndrome：皮質〔性〕盲は後頭葉皮質の視覚領の障害で，盲になった状態をいう．大脳性盲 cerebral blindness とは広義には大脳の障害による盲であるが，狭義には後頭葉以外の側頭葉，頭頂葉，皮質下の外側膝状体などの障害による盲をいう．皮質〔性〕盲のほとんどは血管障害，すなわち後大脳動脈の梗塞で起こるが，この際に盲が本当に皮質病変のみで起こっているのか，皮質下病変も加わっているのか問題なことが多い．そういう意味で，皮質〔性〕盲を広義に大脳性盲とよぶこともある．

　皮質〔性〕盲では，すべての視感覚が完全に消失し，明暗を弁じない．しかし対光反射や輻輳反射での縮瞳反応は保たれている．もちろん，眼底検査で視神経萎縮や網膜病変はない．皮質〔性〕盲の患者が，自分の盲に気づかず，無関心であったり，盲を否認したりすることがある．これは病態失認で，アントン症候群（☞ p.261）とよぶ．

## 2. 内　包　Internal Capsule

　内包は図 18-2 のごとく，皮質延髄路および皮質脊髄路のごとき随意運動の線維が，膝部から後脚を通り，その後部に視床から感覚線維，視放線などがある．
　したがって内包障害では，病巣と対側につぎの症候を認める．
① 片麻痺（上肢に強い．顔，舌を含む）
② 腱反射亢進

⑱ 局在診断のすすめかた　319

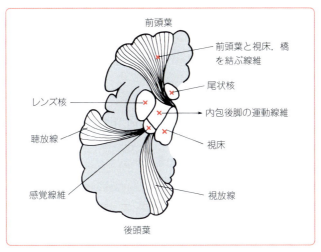

図18-2　内包水平断の線維構成

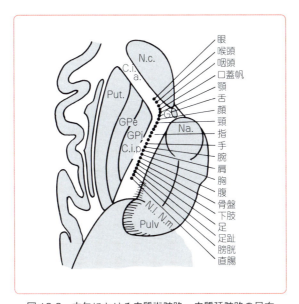

図18-3　内包における皮質脊髄路，皮質延髄路の局在
　　　　（Foerster による）

N. c. ＝尾状核　　　　C. i. p. ＝内包後脚
G. ＝内包膝部　　　　GPe ＝淡蒼球外節
Put. ＝被殻　　　　　GPi ＝淡蒼球内節
Na. ＝視床前核　　　　N. l. ＝視床外側核
N. m. ＝視床内側核　　Pulv ＝視床枕
C. i. a. ＝内包前脚

（亀山正邦：脳卒中の臨床病理，田崎義昭編，成人病診療講座，3．脳卒中，p.55，金原出版，1975より改変）

③ 病的反射出現
④ 腹壁反射消失
⑤ 筋緊張異常（急性期には弛緩，慢性期には痙縮となりウェルニッケ・マンの肢位をとる）
⑥ 顔面神経，舌下神経の中枢性麻痺
⑦ 半身感覚鈍麻（顔面を含む：三叉神経障害）

内包における皮質脊髄路，皮質延髄路については図18-3のごとき局在が挙げられている．しかし亀山は内包前脚および後脚の2/3の障害と，後脚の後1/3の障害とではその臨床像が異なることを示している（☞ p.345）．すなわち後脚後部の障害ではいわゆる錐体路徴候が主徴となっている．したがって，亀山は錐体路の主成分は，むしろ後脚後部を下降するとし，図18-3のごとき模型は訂正を要するとしている．

### 3. 基底核　Basal Ganglia（大脳核 Cerebral Nucleus）

基底核とは，尾状核，被殻，淡蒼球が主要なもので，これらはまたつぎのようによばれている．

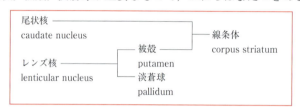

その他，基底核には前障 claustrum，扁桃体 amygdala も加えられる．

これらは錐体外路系の機能を司っており，視床，視床下部，赤核，黒質，中脳網様体などと密接な関係を有している〔大脳核の病変では不随意運動を示す．視床下核 subthalamic nucleus（ルイ体 Luys body）も，その障害で不随意運動を起こす〕．大脳核は脳血管疾患の好発部位であり，尾状核とレンズ核との間には内包前脚が，レンズ核と視床との間には内包後脚がある（図18-2，3）．

### 4. 間　脳

a. 視　床　Thalamus

■ **病巣反対側の全感覚鈍麻**（手口感覚症候群，☞ p.195）
■ **視床痛**　Thalamic Pain：耐えられない激しい自発痛（☞ p.195）．痛覚鈍麻があるにもかかわらず，刺激で激しい疼痛が起こる．これをヒペルパチーという（☞ p.96）．
■ **運動失調**：深部感覚の障害により起こるものと，小脳性のものとがある．
■ **不随意運動**：2種類あり，第1は深部感覚の障害によって起こる．手を前方に伸ばして，閉眼すると，手指が不随意に動き，開眼すると消失する．第2は開眼していても起こり，手のアテトーゼに似ている．これは視床からの自発運動とされている．
■ **視床手**　Thalamic Hand：中手指節関節は軽度に屈曲し，指節間関節は伸展ないし過伸展し

ている．中手指節関節の屈曲は小指側の方が強い．手指を同じ平面に並べることはできない．この場合，母指は内転し，他の指は広がっていることが多い．手関節は屈曲し，軽く尺骨側に曲がる．

こうした指位の異常だけでなく，手指にアテトーゼ様の不随意運動を伴う．患者に宣誓するときの手位をとらせると，最初は同一平面上に並んでいた指が，あるものは伸展位を，あるものは屈曲位をとり，互いにバラバラの指位をとるようになる．閉眼させると，この傾向は更に強くなる[1]．

■ **失語**：左視床後部の障害で，まれであるが視床性失語が起こる（☞ p.251）．
■ **視床性無視** Thalamic Neglect：右視床内側核群の障害で，左半側視空間失認，病態失認，地誌的障害，相貌失認などが起こる（☞ p.256）．
■ **視床性認知症** Thalamic Dementia：両側性ないし優位側の，視床前内側部に限局性に病変を生じたときに認知症を呈する．血管障害によるものが多い．記憶低下による健忘症候群が中核症候で，意欲や自発性の低下，失計算，失見当識なども伴う．

### b. 視床下部　Hypothalamus

■ 縮瞳，ホルネル症候群：交感神経中枢の障害
■ 尿崩症
■ 体温異常
■ 高 Na 血症または低 Na 血症（SIADH（ADH 分泌異常症））
■ 肥満またはやせ
■ 睡眠障害

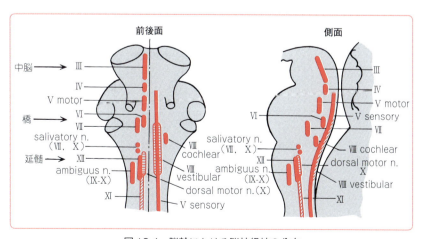

図 18-4　脳幹における脳神経核の分布

## 5. 脳　幹 Brainstem

　脳幹は，その特異な構造に基づいて，障害部位によりそれぞれ特有な症候群を示す．脳幹の解剖学的な特徴としてつぎのものが挙げられている[2]．

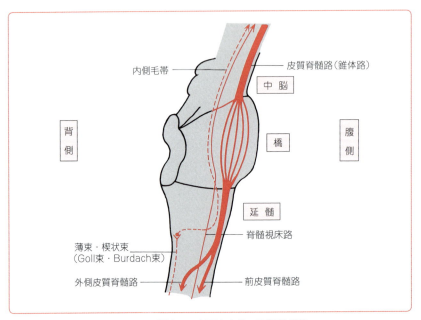

図 18-5　脳幹での主要な上行・下行性線維

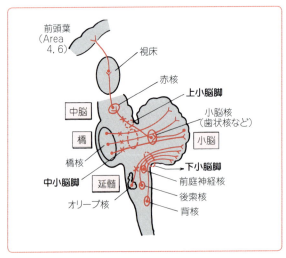

図 18-6　小脳と脳幹との連絡
×は反対側に交叉することを示す．

■ 脳神経のうちⅢ～Ⅻまでは図 18-4 のごとくすべて脳幹に核がある．したがってこれらの神経が障害されているかどうか，侵されているとすれば，それが中枢性麻痺か末梢性麻痺かを知ることにより脳幹障害の高さを診断できる．
■ 脳幹という狭い部位に，運動および感覚に関する上行性，下行性の線維が走っている．臨床診断に役立つ主要経路を図 18-5 に示す．皮質脊髄路（錐体路）は，脳幹部の腹側にあるので，錐体路徴候があれば病巣は脳幹腹側を侵していると判定できる．

　深部感覚を伝える上行経路は，延髄下端で薄束（Goll 束）核および楔状束（Burdach 束）核に終わる．これらの核からの線維は反対側に交叉して上行し，内側毛帯 medial lemniscus を形成する．内側毛帯は延髄では，脊髄視床路とは離れて正中部を上行する．橋では腹側と背側を境する位置を占めている．したがって橋では深部感覚障害の有無で，背腹方向への病巣の広がりを知ることができる．内側毛帯は中脳を上行する間に背外側に位置を変える．

■ 脳幹は，そのいずれのレベルでも小脳と連絡している．すなわち上（結合腕），中（橋腕），下（索状体）の３つの小脳脚がある（図 18-6）．

　これらの小脳脚はいずれも脳幹の外側に位置しているので，小脳性運動失調があれば病巣は外側にあることを意味している．中・下小脳脚は求心性線維，上小脳脚は遠心性線維が主体である．

　中・下小脳脚の障害では病巣と同側に小脳症候が出現する．上小脳脚は交叉するため，交叉する前の障害では同側性の小脳性運動失調を，交叉した後つまり中脳レベルの障害では小脳性運動失調は病巣と反対側にみられる．これも脳幹障害のレベル診断に役立つ．

■ 中脳には赤核，黒質が，延髄にはオリーブ核がある．これは錐体外路系の重要な核で，その障害により不随意運動を示し，それにより脳幹の局在診断ができる．
■ 脳幹の中央部には網様体があり，その障害により意識障害が起こる．

　脳幹の各レベルの解剖と，それによる徴候を知っておくことは，脳幹の局在診断に有用であるのでこれを図 18-7 に示す．さらに脳神経を侵す脳幹障害は表 12-10 に一括した．また脳幹の血管疾患は 20 章に述べた．

## 6. 小　脳 （☞ p.237）

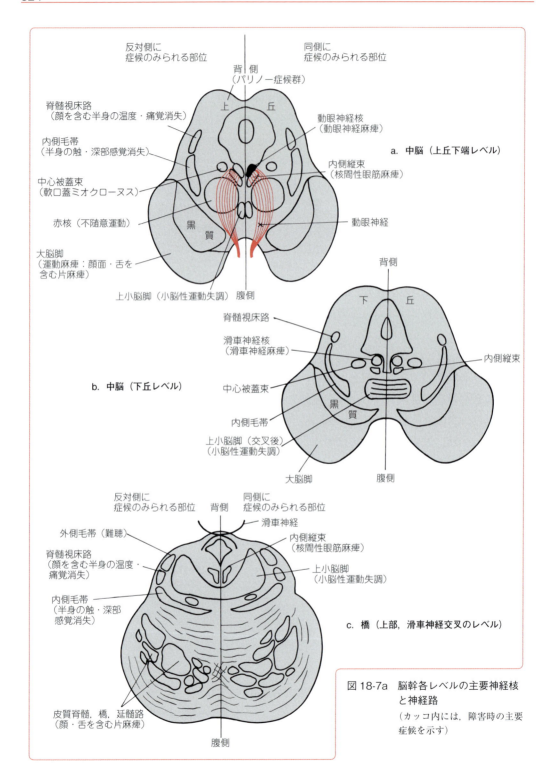

図 18-7a 脳幹各レベルの主要神経核と神経路
（カッコ内には，障害時の主要症候を示す）

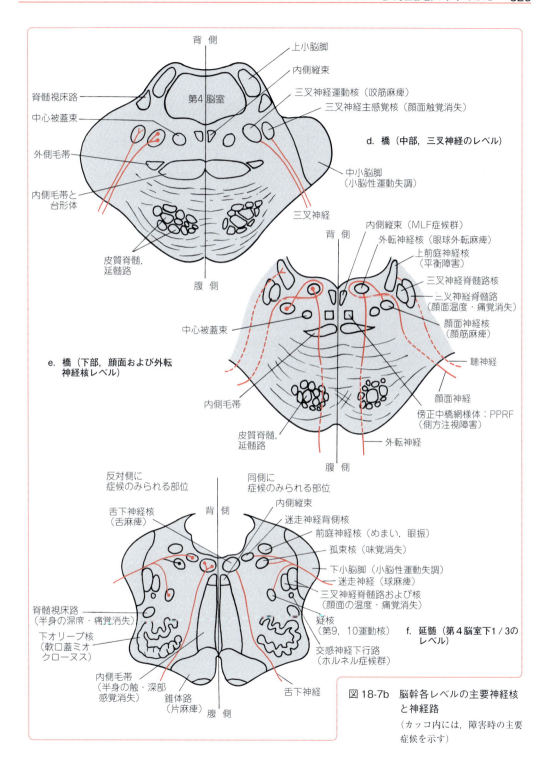

図 18-7b 脳幹各レベルの主要神経核と神経路
（カッコ内には，障害時の主要症候を示す）

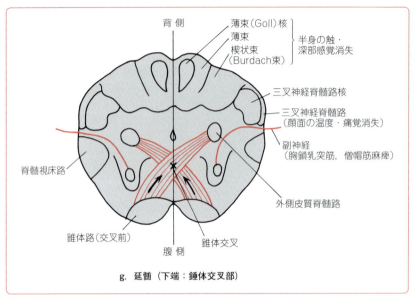

g. 延髄（下端：錐体交叉部）

図 18-7c　脳幹各レベルの主要神経核と神経路
（カッコ内には，障害時の主要症候を示す）

### 7. 頭蓋内の特定部位

#### a. 小脳橋角部　Cerebellopontine Angle（CP angle）

ほとんどは第8脳神経の腫瘍（聴神経鞘腫 acoustic neurinoma）である．障害側の脳神経Ⅷ（聴），Ⅴ（三叉），Ⅶ（顔面），ときにⅨ（舌咽），Ⅹ（迷走）の障害，眼振，障害側の小脳症候，対側の不全片麻痺を示す．

#### b. 視交叉－下垂体部　Chiasmal-pituitary Region

両側性の視神経萎縮，両耳側半盲 bitemporal hemianopsia などを示す．下垂体腺腫によることが多く，内分泌障害を示す．chromophobe adenoma が 70～80％，eosinophilic adenoma が 10～20％で，少数が mixed ないし malignant adenoma で，basophilic adenoma はまれである．この付近ではついで頭蓋咽頭管腫 craniopharyngioma，鞍結節 meningioma がある．

#### c. 松果体部　Pineal Region

脳圧亢進が急速にあらわれ，パリノー症候群（☞ p.212）を示すことがある．

## 6　脊髄障害の局在診断

両下肢の麻痺すなわち対麻痺 paraplegia または四肢麻痺，頸部以下の両側性感覚障害，膀胱・

直腸障害などは脊髄に障害があることを示すものである．

脊髄障害はいろいろな原因で起こるが，横断面でどこが障害されているか，どの高さの脊髄が侵されているかを知ることが大切である．つぎに原因が何かを検討する．

## 1．横断診断　(☞ p.189)

脊髄の横断面は**図 18-8**に示す．

完全な横断性の障害であれば，病巣部以下の運動麻痺と，感覚障害，便尿失禁が起こる．半側

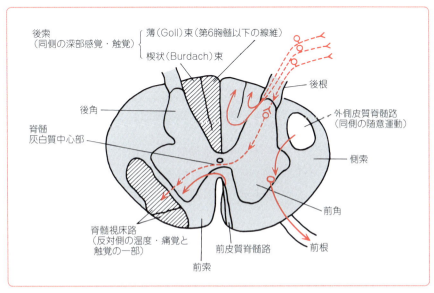

図 18-8　脊髄の下行路（右側）と上行路（左側）と，神経線維の経路

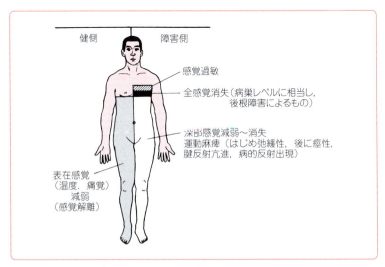

図 18-9　ブラウン－セカール症候群（第6胸髄左半切病変による）

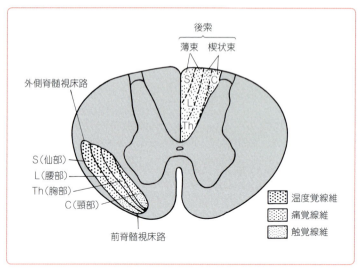

図 18-10　脊髄の上行路の局在

のみの障害であれば，有名なブラウン-セカール症候群 Brown-Séquard syndrome（図 18-9）を示す．部分的な障害では灰白質と白質の障害に分けて考える．前角障害では，弛緩性の運動麻痺と，筋萎縮，線維束攣縮を起こす．後角が侵されると感覚障害（温度・痛覚）は起こるが，触覚は保たれている（感覚解離）．

脊髄灰白質中心部の障害では，温度・痛覚線維の交叉部が侵されるので両側の温度・痛覚消失（感覚解離）が起こる．

側索の外側皮質脊髄路が侵されれば，障害側の上下肢は痙性となり運動障害を示し，腱反射は亢進し，病的反射を認める．

脊髄視床路（前側索）の障害では温度・痛覚障害を示す．

温度覚と痛覚は通常同時に侵されることが多いが，図 18-10 に示すように，痛覚線維は温度覚線維より前方に位置しているので，病巣によっては，両者の障害に多少のずれを生ずることがある．

また仙髄からの線維が最も外側にあり，頸髄からの線維が最も内側にある（図 18-10）．したがって髄外からの圧迫では温度・痛覚障害は仙髄より上行し，逆に髄内から外方に進展する病巣では，仙髄の支配域は障害されず仙部回避 sacral sparing という．しかし髄外からの圧迫でも循環障害などにより sacral sparing を呈することがある．

後索の障害では深部感覚，触覚が障害され，運動失調を呈する．

## 2. 高位診断

### a. 運動障害と筋萎縮

脊髄前角の障害ではその部に一致して弛緩性麻痺と筋萎縮を示す．障害部以下は痙性麻痺を示

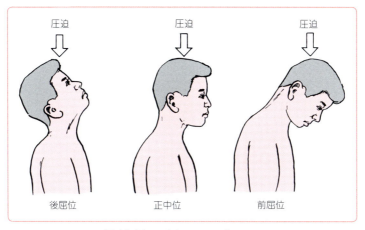

図 18-11　axial compression test

す．頸髄上部の障害では四肢は痙性麻痺になり，頸髄下部では上肢は弛緩性麻痺で筋萎縮を示し，下肢は痙性麻痺を呈する．胸髄障害では上肢は正常で，下肢は痙性麻痺となるが筋萎縮はなく，肋間筋，腹筋に筋萎縮を生ずる．腰髄障害では下肢の弛緩性麻痺と筋萎縮を示す．

### b. 感覚障害

脊髄腫瘍では，硬膜内髄外腫瘍が最も多い．その中でも髄膜腫 meningioma と神経線維腫 neurofibroma は全脊髄腫瘍のそれぞれ約30％を占めている．髄外腫瘍は，① 神経根症 radiculopathy が特有で，② 脊髄症 myelopathy をも呈する．① では疼痛，異常感覚が主体となる．疼痛の代表的なものは神経根痛 root pain で，いわゆる皮膚分節 dermatome に一致した痛みであり，放散する．神経根痛を初発症候とする腫瘍は，髄外にあり，脊髄の側方または後側方に位置する場合が多い．さらに頸部の神経根痛は，頸の前屈や後屈で，増強したり，軽減したりすることがある．axial compression test といって，頭部を正中位，後屈位，前屈位で図 18-11 のごとく圧迫すると，しびれ感や疼痛が上肢に出現する．② では痙性麻痺とともに感覚障害も認められる．感覚障害は初期には，足のほうから次第に上行してくる．感覚障害の内容は多様で，温度・痛覚，触覚，深部感覚の鈍麻，異常感覚，神経痛様疼痛などを呈する．頸部の髄外腫瘍では，一般に振動覚の低下が最も出現しやすい．感覚障害の上界は病巣部位に一致することもあるが，頸髄の髄外腫瘍などでは上界が不鮮明で，胸髄疾患と診断することもあるので，注意すべきである．頸椎の前屈，後屈で背部から腰部，下肢にかけての電撃痛〔レルミット徴候（☞ p.57）〕を呈することもある．

### c. 反射異常

反射検査も高位診断に重要である．脊髄障害では下顎反射（中枢は橋部）はすべて正常である．したがって下顎反射が正常で，四肢の腱反射が亢進していれば，病変は橋と頸髄（$C_5$）の間にある．上腕二頭筋反射が消失し（中枢 $C_{5,6}$），上腕三頭筋反射（$C_{6,7}$）が亢進していれば，病巣は $C_5$ にある．このように上・下肢の腱反射，腹壁反射を組み合わせて病巣部位を知る．

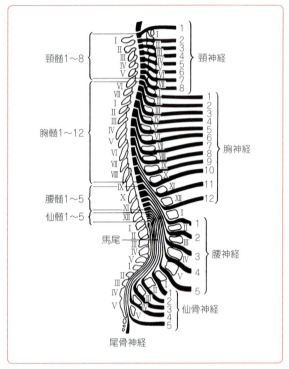

図18-12 脊髄と椎体,椎弓との関係
(Haymaker, W.による)

#### d. 膀胱・直腸障害

この症候は,脊髄障害では,いずれのレベルでも病勢が進行すれば出現する.ことにcystometryを行えば神経因性膀胱 neurogenic bladder を高率に検出しうる.馬尾・円錐部の腫瘍では,膀胱・直腸障害が初発症候となる.

#### e. 特殊な徴候

- **ホルネル症候群** (☞ p.202) 頸髄下部から胸髄上部($C_8 \sim D_1$に脊髄毛様体中枢がある)が侵されるときに出現する.
- **呼吸運動障害** 横隔膜の中枢は$C_{3\sim5}$にあるので,呼吸困難,呼吸麻痺は,この部の障害を示す.逆に刺激状態ではしゃっくりを起こす.

#### f. 脊髄と脊椎との関係

18歳以上では,脊髄髄節は,それに一致する椎体より高い位置にある.椎弓は椎体よりさらに低い.この関係を図18-12に示すが,胸髄,腰髄では椎体や棘突起とのずれはより著明で,最終的には胸椎XII～腰椎Iの棘突起のレベルで脊髄は円錐として終わっている.腰髄2以下の神経根は馬尾神経を形成している.

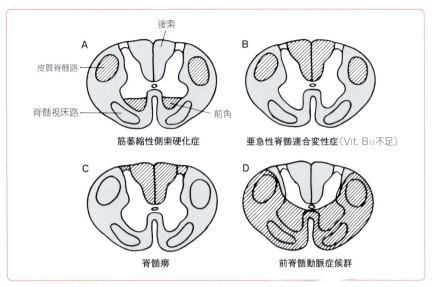

図 18-13 代表的脊髄疾患の障害部位

### 3. 脊髄障害の原因

脊髄は腫瘍，炎症，血管疾患，変性，脱髄など種々の原因で障害される．図 18-13 にはその代表的疾患として筋萎縮性側索硬化症（皮質脊髄路，前角細胞の変性）（☞ p.437），亜急性脊髄連合変性症 subacute combined degeneration of the spinal cord（悪性貧血の索性脊髄症，ビタミン $B_{12}$ 欠乏による．脊髄は後索と皮質脊髄路に変性がある．末梢神経，大脳白質にも変性が起こる），脊髄癆（梅毒により脊髄の後索，後根に変性が起こる），前脊髄動脈症候群 anterior spinal artery syndrome（前脊髄動脈の梗塞で起こる．脊髄の前 2/3 が障害され皮質脊髄路，脊髄視床路，前角が侵されるが，後索は障害されない．このため，① 対麻痺・四肢麻痺，② 病巣レベル以下の感覚解離，③ 膀胱・直腸障害が起こる）を示した．脊髄空洞症 syringomyelia は脊髄中心管に近い中心灰白質を主に空洞を生ずる疾患である．したがって特有な宙吊り型の感覚解離を両側性に起こす（☞ p.195）．

フリードライヒ運動失調症では後索，皮質脊髄路，脊髄小脳路に変性を生ずる．亜急性脊髄視神経ニューロパチー subacute myelo-optico-neuropathy（スモン SMON）では後索，側索の変性が著明である．

**文献**

1) 葛原茂樹：脳と神経，29：1138，1977．
2) 平井俊策：神経内科，2：503，1975．

# 19 脳卒中の診かた

## 1 脳卒中かどうか

　脳血管障害 cerebrovascular accident（CVA）の多くは，急激に発症する．これを一般に脳卒中とよんでいる．脳卒中 apoplexy（-xia）とは，厳密には脳の急激な循環障害によって，意識障害と運動麻痺を示すことである．脳血管障害のうち脳出血はしばしば典型的な脳卒中で始まるが，脳梗塞では意識障害を伴わないものが多い．また運動麻痺を示さずに眼症候，言語障害，感覚障害のみを呈するものもある．そこで現在では症候が軽いものから，昏睡で死に至る重いものまですべてを含めて脳血管発作 cerebrovascular stroke または単に stroke とよんでいる．脳血管障害の臨床診断の第一歩は，症候が脳血管発作によるかどうかを確認することで，その臨床的特徴は，急激に脳症候ごとに局在徴候を示すことである．一般に症候は数秒，数分，数時間でピークに達するが，その改善には数時間，数日，数ヵ月を要する．

　発作が直接の原因となって，死亡するときには，数時間から数日の経過をとることが多く，心疾患のように数秒から数分で急死するようなことはほとんどない．症候は片麻痺，意識障害，頭痛などが主となるが，そのほかにもいろいろな神経症候を示す．

　脳血管発作は 50 歳以上の年齢に多く，高血圧，糖尿病などの基礎疾患のある患者に起こりやすく，末梢動脈にもしばしば硬化が認められる．脳塞栓症では，塞栓発生の原因となるような，心疾患を認めることが多い．

## 2 診断のすすめかた

　脳血管発作はこれまで原因によって分類し，主に脳出血，脳梗塞（脳血栓症，脳塞栓症），くも膜下出血の 3 つに診断されている．現在，CT，MRI などを用いれば，これらの病型の鑑別診断は正確に，また容易に行えるようになった．しかし，障害の部位，進行程度，重症度については，ベッドサイドの所見による正確な診断が望まれるようになっている．

　脳血管発作は，その clinical stage によりつぎのごとく分類する．
　① 切迫（初期）脳卒中 Impending（Incipient）Stroke，または一過性脳虚血発作 Transient Cerebral Ischemic Attacks（TIA）

② 進行性脳卒中　Progressive Stroke or Stroke in Evolution
③ 完成脳卒中　Completed Stroke

**切迫脳卒中**は，一過性の脳局所の虚血によって起こる発作で，神経症候は短時間（24時間以内）に消失し，医師が診察するときにはすでに正常にもどっていることが多い．この発作を示すものの中には，将来脳梗塞を起こすものが多い．

**進行性脳卒中**とは，脳の局在徴候が数時間から1〜2日にわたり進行しつつある状態．**完成脳卒中**とは，脳の局在徴候がピークに達し，24時間以上持続しているものである．このうち3週間以内に完全に消失するものを**回復性虚血性神経脱落症候** RIND（reversible ischemic neurological deficit）とよぶ．したがって狭義の completed stroke は徴候が3週間以上続いているものである．

■ 脳血管発作における診断のすすめかた

要約するとつぎのようになる．

① clinical stage の診断：診察時，発作による脳の局在徴候は消失しているか，なお進行しているか，すでに完成しているかを診断する．症候が短時間に完成し，持続しているものは脳塞栓症のことが多く，進行中のものは脳血栓症，脳出血であることが多い．RIND は治りの早い脳梗塞が多い．
② 脳出血，脳梗塞（脳血栓症，脳塞栓症），くも膜下出血の病型の鑑別．
③ 頭蓋内の出血が疑われるときには，CT で血腫の有無を検討すべきである．
④ 頭蓋内出血とすれば，出血の原因，部位はどこかについて診断をすすめる．
⑤ 脳梗塞であれば，その原因（血栓・塞栓）は何か，その基礎疾患は何か，動脈の閉塞部位はどこか，障害された脳局在はどこかを診断する．MRI が強力な補助診断となる．
⑥ 脳血管発作例の多くは，突発することが多いので，患者を病院へ移送しなければならない．患者を診療に便利な病院へ送るべきか，移送による危険はないかを診断するのも重要である．
⑦ 予後はどうかを判定する．

# 3　問診でどこまでわかるか

問診では，① 脳血管発作 stroke かどうかをチェックすること，② stroke とすれば発症の日時，局在徴候の経過をみて，その temporal profile から，原因や clinical stage を推定することが重要である．

## 1. stroke かどうか

stroke は急性に発症し，脳の局在徴候や意識障害，激しい持続性の頭痛，嘔吐，めまいなど

の神経症候を呈すること，基礎疾患たとえば高血圧症，糖尿病，動脈硬化，心疾患，脂質異常症などがある場合が多いことなどが特徴である．急性発症とは何月何日に発症し，前日は普通に生活していたとか（脳血栓症が多い），何月何日の何時ごろに起こったかがわかる（脳出血，くも膜下出血，脳塞栓症など）ことをいう．もし発症の日時が明らかでなく，症候に気づいてからも1週間以上の経過で次第に進行するようであれば，脳血管障害以外のものを考えるべきである．

このような経過をとり，脳血栓症と誤診されやすい疾患は，慢性硬膜下血腫と脳腫瘍，脳膿瘍である．これらの疾患は，CT，MRI，脳血管造影などを用い，早期に診断すべきである．いずれも脳外科的に治療しうる疾患であるので，見逃すことのできないものである．慢性硬膜下血腫は一般に頭部外傷の既往があるが，高齢者では軽微な外傷でも発生するので，問診で外傷歴を明らかにしえないことも多い．ことに高齢者の大酒家では本症を起こしやすい．したがって高齢者で頭痛が前駆し，徐々に神経・精神症候が進行し，しかも日によって症候に多少の変動があるときには本症を疑う必要がある．

脳腫瘍も神経症候は緩徐に進行することが多い．頭痛，嘔吐，うっ血乳頭などの脳圧亢進症候を備えているときには，その診断は困難ではない．しかし高齢者の前頭葉腫瘍など，神経学的に比較的 silent な部位の腫瘍の場合には，頭痛などの訴えがあっても脳動脈硬化症と診断され，腫瘍による症候が急激に進行すると，脳血栓症と診断される例があるので注意を要する．転移性脳腫瘍も，高齢者に好発するため，ときに脳血管障害とまぎらわしい．ことに原発巣による臨床症候が認められず，脳転移による神経症候のみがあらわれるときには注意すべきである．したがって脳腫瘍の疑いがあるときには，脳転移の多い肺癌，乳癌などを疑い，それらによる症候，あるいはこうした疾患の既往の有無を聞いておくべきである．

stroke で意識障害に陥っているときには，家族など発作の目撃者に問診する．その主な項目は，① 発症時の状況，② 発症時に頭痛を訴えたか，③ 嘔吐したか，④ めまいを訴えていたか，⑤ 痙攣があったか，⑥ 発症後の経過などである．家族であれば，患者の既往を聞くとき，高血圧症や糖尿病に罹患しているときには，どんな治療を受けているかも調べておく．

## 2. Temporal Profile による鑑別

発作後に症候がどんな経過をとるか，つまり stroke の temporal profile に注意することは，問診で脳出血や脳梗塞を鑑別する有力な方法である．

### a. TIA のみ

■ Single TIA──ただ1回だけ TIA があり，低血圧によることが否定できたら脳血栓症の前ぶれ，すなわち切迫脳卒中 impending stroke か，心由来の小さな脳塞栓症を考える．

■ Multiple TIAs──同じ脳動脈領域の TIA が反復すれば大きな脳動脈，たとえば内頸あるいは中大脳動脈，椎骨脳底動脈にアテローム硬化による壁在血栓が存在しているか，狭窄があることを物語っており，impending stroke である．異なった脳動脈領域の症候であれば，小さな塞栓があちこちに起こった可能性が大きい．

### b. TIA を前駆症とする Stroke

　TIA があり，突然に発症し，数秒で局在徴候がピークに達し，completed stroke に陥るものは脳塞栓症の可能性がある．これは脳に達するまでの動脈にできた壁在血栓がはがれて，脳塞栓症を起こしたものである．この病型は欧米で多いとされているが，わが国でも増加している．TIA を前駆症として発症し，間欠的に階段状 stepwise に局在徴候が進行するのは脳血栓症で，最も特徴あるプロフィールである．

### c. TIA を前兆とせずに起こる Stroke

■ **突発する Completed Stroke**——突発的に発症し，局在徴候が数秒あるいは 2〜3 分でピークに達し completed stroke に陥るものは<u>脳塞栓症</u>である．このときの症候の主体は片麻痺，失語・失認などの皮質症候，半盲などである．塞栓の原因となる僧帽弁障害，心房細動，心筋梗塞，心内膜炎などの既往に注意する．

■ **急速にスムーズに増悪する Progressive Stroke**——高血圧症患者が日中活動時に発症し，数分，数時間で症候が急速にスムーズに進行するのは，脳出血の典型的なテンポである．この際進行する主症候は片麻痺，意識障害である．

■ **階段状 Stepwise に進行する Progressive Stroke**——数時間，数日で stepwise に進行するのは脳血栓症の特徴である．進行する主症候は片麻痺，言語障害などの脳局在徴候である．

### d. 発症の様相が不明な Stroke

　朝，目がさめたら片麻痺を起こしていたというようなものは，多くは脳血栓症である．独り暮しの高齢者が意識障害で発見されたというときには諸検査をもあわせて脳卒中かどうかを慎重に検討しなければならない．高齢者では心筋梗塞でいわゆる心脳卒中に陥ったり，心不全，肺炎，消化管出血や下痢，脱水などによる血圧下降で脳循環不全を呈し，脳卒中と同じような症候を示すこともある．

### e. その他

　くも膜下出血では既往に激しい頭痛や，てんかん発作，失神を認めることもある．くも膜下出血の症候として重視すべきことは，今までにも経験したこともない激しい頭痛が突発し，数日にわたって持続することである．

## 4　脳卒中の診かた

　本症診断の要点は，①いかなる病型か（脳出血かどうか），②障害の部位はどこか，③生命の予後はどうかを判定することである．脳卒中すなわち意識障害を伴うときには病巣の局在診断は困難なことが多いが，つぎの項目について検査する．

## 1. 意識障害の程度　(JCS を用いるのが便利．☞ p.280 表 16-4A)．

## 2. 一般状態の観察　(☞ p.281)．

■ 呼吸（チェーン・ストークス呼吸その他の呼吸障害）．
■ 脈拍および血圧の変化，頸動脈拍動の左右差の有無，頭・頸部での血管雑音の聴取，心臓の異常所見の有無．
■ 体温異常，発汗の有無．
■ 膀胱の充満，尿失禁の有無．

## 3. 神経学的診察

　（特に左右差 laterality の有無に注意する．laterality があるというのは，検査で左右の所見に差があることである．これにより障害側を判定できる）．
■ 項部硬直の有無．
■ 除脳硬直を示すか．
■ 脳神経（眼裂の左右差，眼球の位置異常，眼球共同偏倚，眼振，異常眼球運動，角膜反射，瞳孔異常，対光反射，毛様体脊髄反射，頭を受動的に動かしたときの眼球の動き，すなわち oculocephalic reflex, carolic または oculovestibular reflex，顔面の非対称の有無，顔をつねったり眼窩上縁内側を圧迫して疼痛への反応をみる，嚥下運動の有無など）．
■ 上肢（屈曲しているか伸展しているか，筋緊張の異常，自発運動の有無，痙攣，疼痛に対する逃避運動の有無，腱反射の異常，ことに左右差，病的反射の有無）．
■ 腹壁反射の有無．
■ 下肢（上肢と同じ．障害側は外旋位をとる．病的反射の有無は上肢より重要）．
■ 感覚（痛刺激に対する反応の有無）．

## 4. 画像検査

■ 神経学的診察をすばやく行ったあと，CT，MRI を行う．
■ CT，MRI を行うため患者の移送が必要か否かを判断するために，神経学的診察を手際よく行う．

## 5. 一般検査

■ 眼底検査（乳頭浮腫，網膜出血などに注意）．
■ 髄液（昏睡状態では脳浮腫，頭蓋内圧亢進を伴うことが多く，検査で脳ヘルニアを誘発させる危険性がある．髄液圧，血性の有無，蛋白量などを調べるのみ）．
■ 尿（蛋白，糖）．

- ■ 血液検査（白血球増多，赤血球増多に注意）．
- ■ 血液生化学的検査（糖，電解質，尿素窒素など）．
- ■ 心電図．

# 5 脳血管疾患 cerebrovascular disease（CVD）の分類と診断基準

## 1. NIH 分類（1958）

　脳血管疾患の分類は，Millikan らを中心とした NIH の諮問委員会が 1958 年に発表したもの[1]が広く用いられていた．これは，つぎのように分けられている．
　① 脳梗塞　cerebral infarction
　　a）脳血栓症　thrombosis with atherosclerosis
　　b）脳塞栓症　cerebral embolism
　② 梗塞を伴わない一過性脳虚血　transient cerebral ischemia without infarction
　③ 頭蓋内出血　intracranial hemorrhage
　④ 血管奇形および発育異常　vascular malformations and developmental abnormalities
　⑤ 動脈の炎症性疾患　inflammatory disease of arteries
　⑥ 脳実質に変化のない血管疾患　vascular diseases without changes in the brain
　⑦ 高血圧性脳症　hypertensive encephalopathy
　⑧ 硬膜静脈洞および脳静脈血栓症　dural sinus and cerebral venous thrombosis
　⑨ 原因不明の発作　strokes of undetermined origin

　この分類は病理学的立場を主にして脳血管疾患のすべてを網羅している．したがって臨床的に診断することのできない病理所見をも含んでおり，臨床家が実際に利用するのに，難点が多かった．その後，画像診断，病態の理解の進歩に伴い，新しい分類法がつくられている．

## 2.「脳卒中の診断基準に関する研究」班による診断基準

　画像診断の進歩により脳卒中の診断精度が向上するとともに，従来の診断基準が適切でないことも明らかになってきた．厚生省循環器研究委託費による「脳卒中の診断基準に関する研究」班（主任研究者：田崎義昭）では，1981 年より 3 年間にわたって種々な検討を加え，先述の文部省総合研究班の診断基準を改訂した[2]．これは CT, MRI などの検査法を用いれば病型の確定が容易になっても，診断基準は原則としてベッドサイドで使用できるものにすべきであるとの立場をとったためである．この診断基準は表 19-1 に示すが，基礎疾患の有無と，いつ発症したか，局在徴候の進展状況すなわち temporal profile, 発症時の頭痛や意識障害などの有無などに重点を置いている．しかし画像診断など診断確定のための検査は除外することができないので，注とし

表 19-1　脳卒中の診断基準

1) 脳梗塞
　A. 脳血栓症
　　1. 前駆症候として，一過性脳虚血発作を認めることがある．
　　2. 安静時の発症が多い．
　　3. 頭痛はないか，あっても軽度．
　　4. 局在神経徴候の進展は緩徐（多くは数日以内）．
　　5. 意識障害は発症時はないか，あっても軽度．
　　6. 髄液は清澄．
　　7. アテローム硬化を伴う基礎疾患（高血圧症，糖尿病，脂質代謝異常など）の存在することが多い．
　　（注）MRI で責任病巣に相当する病巣を発作数時間以内に認める．

　B. 脳塞栓症
　　1. 局在神経徴候あるいは特定動脈領域の徴候が突発し，数分以内に完成する．
　　2. 頭痛はないか，あっても軽度．
　　3. 多くは意識障害は発症時はないか，あっても軽度．
　　4. 髄液は清澄，ときに血性（出血性梗塞）．
　　5. 塞栓の原因は通常心疾患（不整脈，弁膜疾患，心筋梗塞など）に由来する．
　　6. 最近他に塞栓（脾臓，腎臓，四肢，肺，腸，脳，網膜など）を起こしたことがある．
　　（注1）MRI で閉塞動脈領域に病巣を認める．正中線の偏倚，出血性梗塞を思わせる所見などを呈することがある．
　　（注2）脳血管撮影により閉塞動脈の再開通所見，または血管内栓子を証明する所見を呈することがある．

　C. その他の脳梗塞
　　1. 脳血栓症，脳塞栓症の鑑別が困難な脳梗塞．
　　2. 原因不明な脳梗塞．
　　（注1）発作による局在神経徴候が24時間以上持続し，3週間以内に完全に消失する場合にRIND（reversible ischemic neurological deficit）とよぶことがある．

2) 頭蓋内出血
　A. 脳出血
　　1. 活動時の発症が多い．
　　2. しばしば頭痛がある．
　　3. 局在神経徴候の進展は急速（多くは数時間以内）．
　　4. しばしば意識障害をきたし，急速に昏睡に陥ることもある．
　　5. 通常高血圧症の既往あり，発症時には血圧は著しく上昇していることが多い．
　　6. 血性髄液
　　（注1）小出血では頭痛，意識障害もなく，髄液も清澄なので，その診断には注意を要する．
　　（注2）CT で脳内に血腫による高吸収域を認める．

　B. くも膜下出血
　　1. 突発する激しい頭痛(悪心，嘔吐を伴うことが多い)．
　　2. 髄膜刺激症候（項部硬直，ケルニッヒ徴候など）陽性．
　　3. 局在神経徴候をみることは少ない（ただし動眼神経麻痺を呈することがある）．
　　4. 発症時に意識障害をきたすことがあるが，しばしば一過性である．
　　5. 血性髄液．
　　6. 網膜前出血．
　　（注1）CT で髄液槽に出血による高吸収域を認める．
　　（注2）脳血管撮影で脳動脈瘤，脳動静脈奇形などを認める．

　C. その他の頭蓋内出血
　　脳出血，くも膜下出血との鑑別が困難な頭蓋内出血．

3) 一過性脳虚血（TIA）
　　1. TIA の局在神経徴候は24時間以内（多くは1時間以内）に消失する．
　　2. 発作の起こり方は急速（多くは2～3分以内）である．
　　3. TIA の症候
　　　a) 内頸動脈系の TIA
　　　　(1) 症候は身体の半側にあらわれる（運動・感覚障害，一眼視力消失，失語など）．
　　　　(2) 発作回数は少なく，発作ごとの症候は同じ．
　　　　(3) 脳梗塞を起こしやすい．
　　　b) 椎骨脳底動脈系の TIA
　　　　(1) 症候は身体の半側，両側など多彩．
　　　　(2) 脳神経症候（複視，めまい，嚥下障害，両側視力消失，半盲など）．
　　　　(3) 発作回数は多く，発作ごとに症候は変動する．
　　　　(4) 脳梗塞を起こすことは少ない．
　　（注）発作はめまいのみ，意識障害のみのこともある．

4) 高血圧性脳症
　　急激な血圧上昇，ことに拡張期血圧の上昇に際して一過性の頭痛，悪心，嘔吐，視力障害，意識障害，痙攣などの症候をきたす．眼底では乳頭浮腫がみられる．発作を起こす時期には悪性高血圧症の状態になっていることが多い．また急性糸球体腎炎のときでは，高血圧が中等度でも発作があらわれる．その他，子癇などの際にも同様の発作があらわれる．降圧療法で血圧が下降すれば，脳症候は消失する．

5) 原因不明の発作
　　臨床的に脳出血，脳梗塞などの鑑別が困難なもの．

6) その他　1) ～ 5) に該当しないもの．

　（付）脳動脈硬化症
　　　　脳動脈硬化に基づく脳循環障害によると思われる

| 自覚症状，精神症候などを有するが，脳の局在徴候なく，またCTでも局在性異常を認めないもの．(注) この基準は他の多くの疾患と紛らわしいので， | 他の疾患がすべて除外されない限り，この病名は用いないことが望ましい． |

(厚生省循環器病研究委託費による"脳卒中の診断基準に関する研究班"を一部改訂)

て加えてある．

### a. 脳梗塞　Cerebral Infarction

「A. 脳血栓症」と，「B. 脳塞栓症」，「C. その他の脳梗塞」に分ける．Cは実際には，① 脳血栓症，脳塞栓症の鑑別が困難な脳梗塞，② 原因不明な脳梗塞と診断したほうがよい．

■ 脳血栓症の前駆症候としてのTIA（一過性脳虚血）の頻度は，欧米では過半数に見られるとされているが，わが国ではそれよりも低率であるので，「前駆症候としてTIAを認めることがある」としてある．発症は，脳血栓症では睡眠時など安静時が多く，発症に気づくのは覚醒時および起床後まだ十分に日常活動を行っていない時間に多い．

■ 脳塞栓症はいつでも発症しうるが，日常生活時に突発することが多い．temporal profile は脳血栓症では進行性で，多くは穿通枝の閉塞による局在徴候が数時間から3日以内で完成するが，脳塞栓症では多くは皮質枝の閉塞による局在徴候が5分以内に完成する．脳塞栓症で発症2～3日頃から意識障害が出現したり，増悪したりするときには，出血性梗塞を疑う．

　脳塞栓症の診断は，**表 19-1** の 1)-B-5，6 などの条件があるときには容易である．しかし，片麻痺および失語，失認などの皮質症候，半盲などが日常生活時に突発完成していても，塞栓の原因となる心臓疾患が見い出されないこともある．これは脳までの動脈壁にできた壁在血栓が脳塞栓を起こした脳血栓塞栓症ではないかと思われる．こういう場合は脳血栓症，脳塞栓症の鑑別が困難な脳梗塞（**表 19-1** の 1)-C-1）と診断する．

### b. 頭蓋内出血　Intracranial Hemorrhage

「A. 脳出血」と，「B. くも膜下出血」，「C. その他の頭蓋内出血」に分ける．脳出血はほとんどは高血圧性のものであり，血腫の部位，大きさにより症候は種々様々である．発症時に頭痛があり，片麻痺などの進展とともに意識障害が増悪し，昏睡に陥るような典型的な症候は，被殻，視床などの大出血によるものである．これらの部位でも血腫が小さいときには頭痛，意識障害はない．

　したがって，高血圧症があり，活動時に片麻痺などの局在徴候を呈し，それが数分以上の経過で進行性に増悪するときには，むしろ脳出血を疑うべきである．このように脳血栓症とまぎらわしいのは，被殻や視床の小出血，皮質下出血などである．

### c. 一過性脳虚血発作　(TIA, Transient Cerebral Ischemic Attacks)

　米国脳卒中対策合同委員会の報告では，transient focal cerebral ischemia という言葉を用いている．すなわちTIAは脳虚血により一過性に脳の局在徴候を示すもので，原因の如何，発作反復の有無は問題にしていない．TIAでは局在神経徴候は24時間以内に完全に消失し，発作の起こりかたは急速で，症候は2～3分以内に完成する．

### d. その他

最も問題になるのは脳動脈硬化症の診断である．注にも述べてあるように，この診断名はみだりに使うべきものではなく，十分検討してもこれ以外に適当な診断名がうけられない場合に止むをえず使用する．

## 3. NIH Ⅲの分類

1990年にWhisnantをchairmanとしたNational Institute of Neurological Disorders and Stroke（NINDS）委員会から脳血管疾患の分類Ⅲが発表された[3]．この分類は7項目をあげて，

**表19-2　脳血管疾患の分類Ⅲ**

```
臨　床　Clinical Disorders
  A．無症候性　Asymptomatic
  B．局在的脳機能障害　Focal Brain Dysfunction
    1．一過性脳虚血発作（TIAs）
      a．内頸動脈系
      b．椎骨脳底動脈系
      c．上記両者
      d．部位不明
      e．possible TIA
    2．脳卒中　Stroke
      a．Temporal profile
        1）軽快期　Improving
        2）増悪期　Worsening
        3）安定期　Stable stroke
      b．病型　Types of stroke
        1）脳出血　Brain hemorrhage
        2）くも膜下出血　Subarachoid hemorrhage（SAH）
        3）動静脈奇形からの頭蓋内出血　Intracranial hemorrhage from arteriovenous malformation（AVM）
        4）脳梗塞　Brain infarction
          a）メカニズム　Mechanisms
            (1) 血栓性　Thrombotic
            (2) 塞栓性　Embolic
            (3) 血行力学的　Hemodynamic
          b）臨床的カテゴリー　Clinical Categories
            (1) アテローム血栓性　Atherothrombotic
            (2) 心原塞栓性　Cardioembolic
            (3) 小窩性　Lacunar
            (4) その他
          c）部位（血管支配）による症候　Symptoms and signs by site（distribution）
            (1) 内頸動脈
            (2) 中大脳動脈
            (3) 前大脳動脈
            (4) 椎骨脳底動脈系
              (a) 椎骨動脈
              (b) 脳底動脈
              (c) 後大脳動脈
  C．血管性認知症　Vascular Dementia
  D．高血圧性脳症　Hypertensive Encephalopathy
```

（National Institute of Neurological Disorders and Stroke, 1990）

それぞれを分類している．ここには clinical disorders についての分類を**表 19-2** に示す．TIA の診断には問題があるので，〔B.1.e〕に possible TIA を設けている．また従来の cerebral hemorrhage を brain hemorrhage に，cerebral infarction を brain infarction としている．〔B.2.b 病型〕に動静脈奇形からの頭蓋内出血が入り，「C. Vascular Dementia」の項が入った．

## 4. 「脳の動脈硬化性疾患の定義および診断基準に関する研究」班による診断基準

(分担研究代表者：平井俊策)

1987 年から 3 年間続いた厚生省循環器病委託研究「脳の動脈硬化性疾患に関する総合研究（代表者：山口武典）の中の分担研究課題（平井班）から提唱された分類を**表 19-3** に示した[4,5]．この分類では，① 無症候性脳梗塞の診断上の位置づけを明確にし，② 症候を呈した脳梗塞を脳梗塞症とよぶことにした．したがって，臨床的には一過性脳虚血発作でも，画像診断上，責任病巣を呈するものは脳梗塞症とした．③ 慢性脳循環不全症の診断項目を採用した．脳動脈硬化症の診断は種々検討され，なるべくこの病名は用いないことが望ましいとされていたが，脳動脈硬化に関連する病態として，この診断名が用いられている．慢性脳循環不全症の診断基準は**表 19-4** に示した．

# 6 脳梗塞 Cerebral Infarction とは

これまで脳梗塞の大部分は脳血栓症であるとされ，脳塞栓症という診断は，これを起こす明らかな原因があるときにのみ用いられていた．しかし現在では，これまで脳血栓症と診断されていたものの中にも，かなり脳塞栓症が含まれていることが指摘されている．

すなわち脳血栓症と診断したものの中には，

① 脳塞栓症と同じように症候が突発し，数分以内に症候が完成することがある．
② 剖検により血管の血栓性閉塞を認めない場合が多い．
③ 脳血管写でも動脈閉塞を認めない場合が多い．また閉塞を認めても一過性で，再開通することがある．
④ 微小塞栓 microembolus によると考えられている一過性脳虚血発作が前駆することがある．

これらはいずれも脳血栓症の中にかなり脳塞栓症が含まれていることを意味している．この際，塞栓の源としては，大動脈，頸部動脈などの近位動脈の壁在血栓があげられている．したがってこの病型は脳血栓症というよりは血栓塞栓症 thromboembolism による脳梗塞とするほうが正しい．

このような意味から脳血栓症に代って脳梗塞という診断がよく用いられるようになった．**表 19-1** の診断基準では脳梗塞を「A. 脳血栓症」，「B. 脳塞栓症」，「C. その他の脳梗塞」に分けている．血栓塞栓によると思われるものは脳血栓症と脳塞栓症の鑑別が困難な脳梗塞（C の 1）とする．

表 19-3 脳血管疾患の分類

A. 明らかな血管性の器質的脳病変を有するもの
　1. 虚血群＝脳梗塞（症）*
　　① 脳血栓症
　　② 脳塞栓症
　　③ 分類不能の脳梗塞
　2. 出血群＝頭蓋内出血
　　① 脳出血
　　② くも膜下出血
　　③ その他の頭蓋内出血
　3. その他
　　　臨床的に脳出血，脳梗塞（症）などの鑑別が困難なもの
B. その他
　① 一過性脳虚血発作
　② 慢性脳循環不全
　③ 高血圧性脳症
　④ その他

＊脳血管性発作を欠き，神経症候も認められないが，偶然 CT などで見い出された脳梗塞は，無症候性脳梗塞とよぶ．その他の症候を有する脳梗塞は脳梗塞症とよぶことが望ましい．

（厚生省循環器病委託研究班，平井班，1990）

表 19-4 慢性脳循環不全症の診断基準

脳の循環障害によると考えられる，頭重感，めまいなどの自覚症状が動揺性に出没するが，血管性の器質脳病変を示唆する所見が臨床症候上でも，画像診断上でも認められず，かつ一過性脳虚血発作の範疇に属さないもの．

1. 臨床症候
　① 脳循環障害によると考えられる種々の自覚症状（頭重感，めまいなど）が出没する．
　② 脳の局在神経症候を示さない．
　③ 高血圧を伴うことが多い．
　④ 眼底動脈に動脈硬化性変化を認める．
　⑤ 脳灌流動脈に血管雑音を聴取することができる．

2. CT 所見
　　血管性の器質的脳病変を認めない＊

3. その他
　① 脳血管造影，頸部エコー検査などで脳灌流動脈の閉塞，狭窄病変を認めることがある．
　② 脳循環検査で脳血流低下を認める．
　③ 年齢は原則として 60 歳以上．
　④ 上記の自覚症状が他の疾患によるものでないことが十分に確かめられていること．

＊ MRI により血管性の器質的脳病変がないことを確かめておくことが望ましい．

## 7 脳出血 Cerebral Hemorrhage と脳梗塞 Cerebral Infarction との鑑別

　脳出血が脳梗塞（脳血栓症）かを臨床的に鑑別することは，予後を知る上に必要なだけでなく，治療上にも大きな影響をもっている．脳出血，脳梗塞（脳血栓症）の鑑別の要点は**表 19-5** に示す．
　脳出血と脳梗塞の鑑別は容易なこともあるが，高齢で，高血圧の既往があるときには診断に迷うことも多い．脳出血は明らかな前駆症なく，突然に片麻痺や頭痛，意識障害を起こし，しかも神経症候が数分あるいは数時間で進行性に悪化する．発作は多くは昼間ことに仕事中，食事中または食事直後，入浴中または直後に起こる．脳の大出血による発作は一般に重症で，昏睡に陥るものが多く，典型的な症候を呈する．小出血では，片麻痺などの局在徴候のみを呈し，頭痛や意識障害などを伴わず，脳血栓症とまぎらわしいことがある．
　脳梗塞ことに脳血栓症は夜間就眠中に起こり，朝になって片麻痺などの局在徴候に気付かれることが多い．既往に一過性脳虚血発作があったり，それより持続時間の長い前駆発作があることもある．脳血栓症は一般に意識障害はないが，あっても軽度である．神経症候は，多くは数時間から 1〜2 日間にわたって階段状に進行する．著しい高血圧の存在は，脳出血の可能性が強い．また脳出血では発作後さらに血圧が上昇する場合が多い．
　脳出血と脳梗塞との鑑別は CT 検査をすれば確実である．脳出血では発症直後から出血部位に一致して X 線高吸収域（HDA）が認められるが，脳梗塞では HDA は認められない．

## 8 心臓所見に注意

　心臓弁膜症，心房細動を有する若年者が，脳卒中を起こせば脳塞栓症と診断してほぼ間違いないと思われる．高齢者でも心房細動を有するときは脳塞栓症のことが多い．心臓エコー，要すれば経食道心臓エコーにより心臓内血栓を確認する．
　心筋梗塞では，脳卒中症候が前面に出て，脳卒中と誤診することがある．このように臨床的に脳卒中症候が前景に出て，心血管系の症候が明らかでないものを心脳卒中とよんでいる．

表 19-5　脳出血と脳梗塞との鑑別

| 脳出血 | 脳梗塞 |
|---|---|
| ① 日中活動時に発症することが多い． | ① 安静時に発症することが多い． |
| ② 頭痛を伴うことが多い． | ② 頭痛はないことが多い． |
| ③ 局在神経症候は急速に進行する． | ③ 局在神経症候は緩徐に，階段状に進行することが多い． |
| ④ 意識障害をきたしたことが多い． | ④ 意識障害はないことが多い． |
| ⑤ 高血圧症の既往があることが多く，発作時には血圧が著しく上昇している． | ⑤ 高血圧症を伴わないこともある． |
| ■ CT で出血部位に一致する高吸収域を認める． | ■ CT で高吸収域は認められない． |

本症はほとんどが70歳以上の高齢者に起こるので60歳以下では心脳卒中を考える必要はない．血圧は発作時必ず著明な低下を示し，心電図で特有な心筋梗塞所見を認め，血沈の促進，白血球増加，血清 GOT，GPT，LDH，CK などの上昇がある．しかし逆に脳血管疾患ことにくも膜下出血で心電図に心筋梗塞様のST，T の変化を起こすこともあるので，若年者の脳血管発作では心電図に異常があっても心脳卒中と即断してはならない．

## 9 障害部位と局在徴候

脳血管障害による，特定部位の障害では，特有な徴候を示す．脳血管障害による神経徴候の主体となるものは片麻痺であるが，その他の神経徴候たとえば脳神経麻痺との組み合わせにより，脳障害の部位を推定することができる．

### 1. 内包障害

内包を含む障害は，最も多くみられるものである．特徴的な徴候は内包障害の反対側に出現する片麻痺で，一般に上肢の麻痺は下肢より高度である．上肢のうちでは遠位筋が強く障害され，手指の巧緻運動 discrete movement が最も強く侵される．古くなると，ウェルニッケ・マン肢位 Wernicke-Mann posture をとる．すなわち麻痺側の上肢は屈曲位を，下肢は伸展位および尖足をとる．内包障害では，片麻痺と同じ側に，顔面，舌下神経の中枢性麻痺が認められ，またしばしば顔面を含む半身の感覚鈍麻を伴う．

発作直後には弛緩性片麻痺を示し，後に痙性片麻痺に移行するものが多いが，終始弛緩性のこともある．片麻痺が軽度で，回復傾向に富んでいるときは，内包前脚または後脚の前2／3の障害によるものが多い．重症な片麻痺で，回復傾向に乏しく，日常の用も足せないものは，内包後脚の後1／3の障害によるものが多い．内包後脚後1／3の障害によるものでは筋緊張は痙縮 spasticity を示すものが多く（前脚障害では強剛 rigidity，後脚前2／3では強剛痙縮 rigidospasticity を示す），病的反射はバビンスキー反射を認めることが多い（前脚障害ではロッソリーモ系反射が，後脚前2／3障害ではバビンスキー，ロッソリーモ系反射のいずれも出現しやすい）[6]．

### 2. 脳幹障害

反対側の片麻痺と，同側の脳神経麻痺を起こすのは脳幹障害である．これを交叉性片麻痺 hemiplegia alternans といい，種々の症候名がつけられている．これは一括して表12-10 に示してある．

脳幹障害では，その徴候を分析することによって，病変の高さや広がりをも診断することができる．しかし，逆に交叉性片麻痺がないからといって，脳幹障害を否定することはできない．こ

とに脳幹外側の障害は，ワレンベルク症候群など，片麻痺を呈さず，特異な症候群を示す．

### 3. 視床障害

　視床障害で起こりうる症候は，局在診断の項で述べてある（☞ p.320）．また視床出血急性期の症候は次章（☞ p.354）に述べる．視床外側核ことに後外側腹側核の障害では，いわゆる視床症候群 thalamic syndrome（デジュリン・ルシー症候群 Dejerine-Roussy syndrome）が知られている．すなわち病巣の反対側につぎのような症候を認めるとされている．
■ 片側の表面感覚鈍麻，深部感覚の消失
■ 片側の軽度の運動失調，立体覚障害
■ 片側の激しい自発痛（いわゆる視床痛 thalamic pain）
■ 軽度な一過性の不全片麻痺
■ 片側の舞踏様運動またはアテトーゼ様運動

　しかし亀山は，このような古典的視床症候群を示すものは，むしろ少ないとしている．視床外側核障害の診断に重要な徴候は，脳病変の反対側に起こる高度な深部感覚障害，感覚過敏，自発的に起こる異常感覚，自発痛などで，少なくともその１つ以上を認め，不全片麻痺（むしろ痙性を示すものが多い）があることであるとしている[7]．麻痺側にはしばしば運動失調ことに上肢の企図振戦を認めることが多い．また手口感覚症候群（☞ p.195）は視床障害に特異的な徴候である．

### 4. 延髄障害

　嚥下困難，構音障害，咀嚼困難を球麻痺症候群 bulbar palsy syndrome という．脳血管障害で，延髄が直接障害されて球麻痺を呈することは少なく，多くは偽性球麻痺で，両側の脳神経Ⅸ（舌咽），Ⅹ（迷走），Ⅻ（舌下）の核上性障害によって起こる．脳幹に広範な病変を起こすときには，１回の発作でも偽性球麻痺を呈するが，内頸動脈系の障害では，あらかじめ一側に障害があり，さらに他側にも障害を生じた場合のみ偽性球麻痺を呈する．球麻痺症候を認めたら，食物摂取に注意し，嚥下性肺炎の予防に努める．

## 10　重症度の判定

　脳卒中の重症度を，生命の予後の良否で判定すると，死亡率の高い病状が重症であるといえる．脳卒中による死亡は，発作１週以内に多い脳死と，それ以後に多い肺炎や消化管出血などの合併症による死亡とがある．脳卒中発作当初にベッドサイドで診断しうる重症度は，脳死の危険性が大きいかどうかである．このような意味で重症度と密接な関係を示すものはつぎのごとき項目である．

## 1. 意識障害

　高齢者では脳出血で意識障害高度のものは3ヵ月以内に100％が，中等度のものは34％，軽度のものは7％が死亡するが，意識清明なものではこの間の死亡はない．また脳梗塞でも意識障害高度のものは3ヵ月以内に83％が，中等度のものは61％が，軽度のものは22％が死亡したとされている[8]．すなわち意識障害が強く，半昏睡以上になっているものは重症である．発作当初より高度な意識障害が持続するものはもちろん，数日の経過で昏睡に陥るものも予後は悪い．

## 2. Vital Signs の変化

　呼吸，脈拍および血圧，体温などの vital signs に異常が起こるものは重症である．呼吸異常には，① チェーン・ストークス（C-S）呼吸，② 中枢神経性過呼吸（1分間25～30以上の呼吸数となり，力強く呼吸する），③ 失調性呼吸（不規則な呼吸が連続し，その後無呼吸期になる群発呼吸，頻数で微弱不整な呼吸，リズムがまったく不規則なもの）などがある．呼吸異常のうち，C-S 呼吸のみは必ずしも重症な指標とはいえない．注意すべきは過呼吸で，気道閉塞もないのに，発作3日以内にこのような呼吸を呈し，動脈血 $CO_2$ 分圧が30 mmHg 以下になるのは予後が悪い．群発呼吸，失調性呼吸はいずれも死期が近いことを意味している．脈拍の減少は頭蓋内圧の上昇を意味している．脳圧がさらに亢進し続けると，脈拍は頻数不整となり重症になる．血圧は一般に上昇しており，必ずしも予後と関係しないが，急に血圧が下降すれば脳圧亢進による脳幹障害で重症と判定してよい．体温では中枢性高熱が問題にされているが，24時間以内に死亡する超重症例ではかえって体温上昇はみられないとされている[9]．39℃以上の中枢性高熱が問題になるのは3～14日ぐらいの生存例で，このような発熱例は3ヵ月以内に死亡し，予後不良と判定してよいとされている．

## 3. 病巣の部位と大きさ

　脳出血のうち，橋出血などは一般に当初より昏睡で，vital signs の悪化も急速に出現するので重症である．このような症例は病院への移送は慎重にする．大脳出血でも数時間の経過で昏睡に陥るものは血腫が大きく脳室に穿破していることが多く，予後が悪い．したがって発作後6時間以内に意識障害が進行して昏睡に陥るものは重症である．脳梗塞の場合は積極的に早期に入院させ，十分な検査，治療をすすめる．もっとも重症な脳底動脈血栓症でも呼吸管理を行えば，急死することは少ない．

## 4. 脳ヘルニアによる二次的脳幹障害

　大脳の出血，梗塞では，脳浮腫，脳圧亢進により，テント切痕や大後頭孔にヘルニアを生じ，脳幹を圧迫障害し，ときには二次的脳幹出血を起こして死亡する．したがってこのようなテント上病変による二次的脳幹障害を知ることが重要である（図 19-1）．これは呼吸，瞳孔，頭位変換

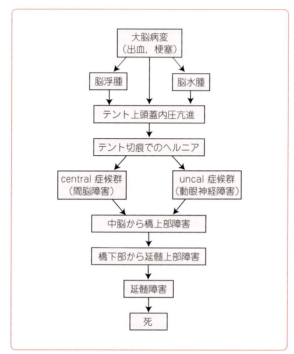

図 19-1　テント切痕ヘルニアによる二次的脳幹障害の発現機序

眼球反射（OCR）および前庭眼反射（VOR）などの眼球運動，運動機能の組み合わせで診断される（☞ p.298）．ベッドサイドでは，呼吸の数および大きさとリズム，瞳孔ではその大きさと反射（対光，毛様体脊髄），眼球運動，疼痛刺激に対する除脳硬直，除皮質硬直の出現の有無を検査すればよい．これらにまったく異常がなければ意識障害があっても脳幹障害はないので重症ではない．

　脳幹障害には2つの機序があり，間脳障害で始まる central syndrome と，動眼神経障害で始まる uncal syndrome に分けられる．間脳障害は両側の縮瞳，OCR の亢進で始まり，動眼神経障害は一側の散瞳と対光反射消失で始まる．テント切痕ヘルニアの発生機序と，それによる二次的脳幹障害の進展は図 19-1 に示した．二次的脳幹障害の各障害レベルでの徴候は図 19-2 に一括した．

## 文　献

1) Neurology, 8：395, 1958.
2) 田崎義昭：臨牀と研究, 12：3435, 1985.
3) Stroke, 21：637, 1990.
4) 平井俊策：Clinical Neuroscience 10：164, 1992.
5) 山口武典：脳卒中　13：448, 1991.
6) 亀山正邦：臨床神経, 3：421, 1963.
7) 亀山正邦：精神神経学誌, 66：400, 1964.
8) 亀山正邦：治療, 53：1711, 1971.
9) 亀山正邦, 他：内科, 32：250, 1973.

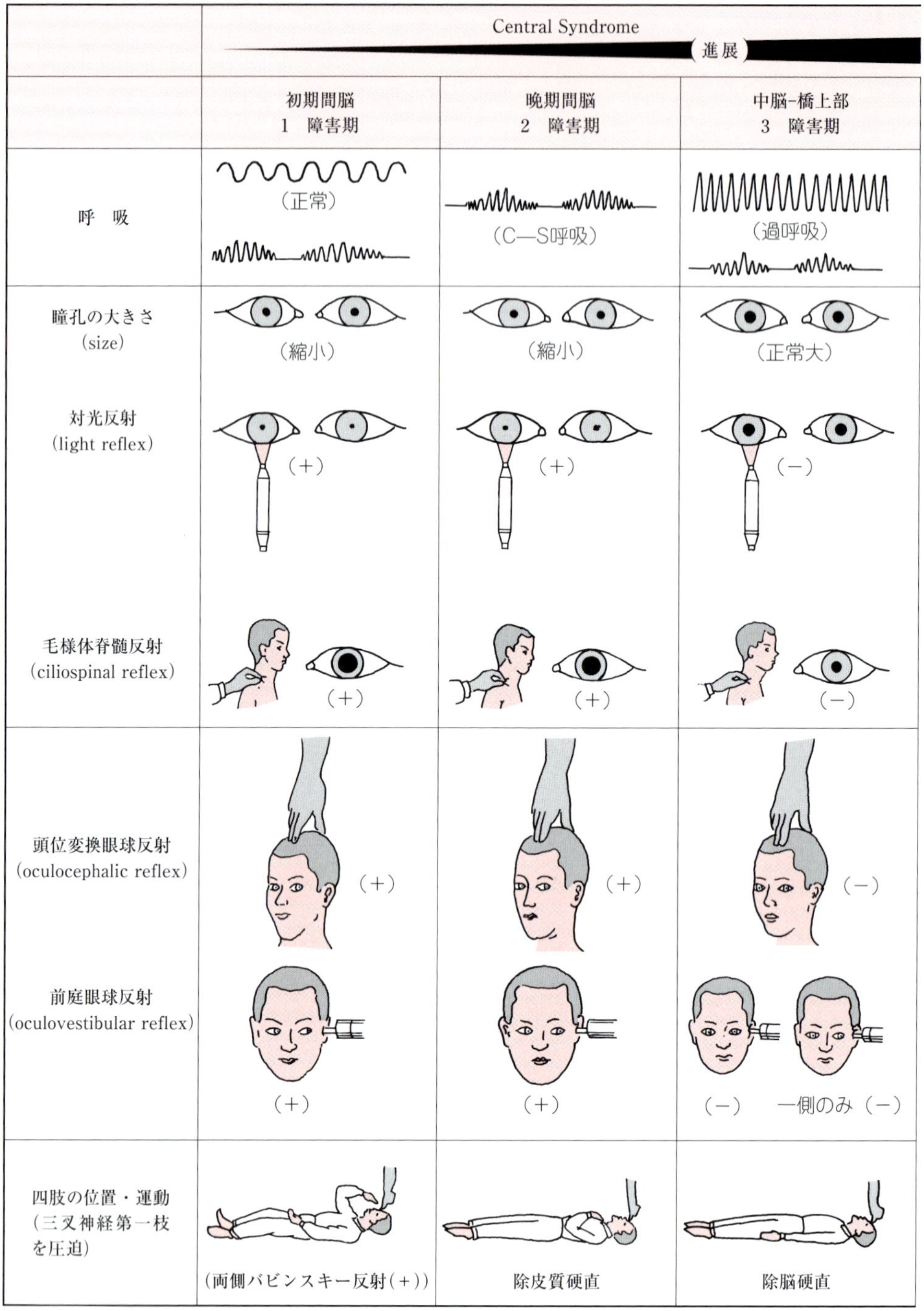

| | Central Syndrome（進展） | | |
|---|---|---|---|
| | 初期間脳<br>1 障害期 | 晩期間脳<br>2 障害期 | 中脳-橋上部<br>3 障害期 |
| 呼 吸 | （正常） | （C-S呼吸） | （過呼吸） |
| 瞳孔の大きさ<br>(size) | （縮小） | （縮小） | （正常大） |
| 対光反射<br>(light reflex) | （＋） | （＋） | （－） |
| 毛様体脊髄反射<br>(ciliospinal reflex) | （＋） | （＋） | （－） |
| 頭位変換眼球反射<br>(oculocephalic reflex) | （＋） | （＋） | （－） |
| 前庭眼球反射<br>(oculovestibular reflex) | （＋） | （＋） | （－） 一側のみ（－） |
| 四肢の位置・運動<br>（三叉神経第一枝<br>を圧迫） | （両側バビンスキー反射（＋）） | 除皮質硬直 | 除脳硬直 |

図19-2 脳ヘルニアによる脳幹障害

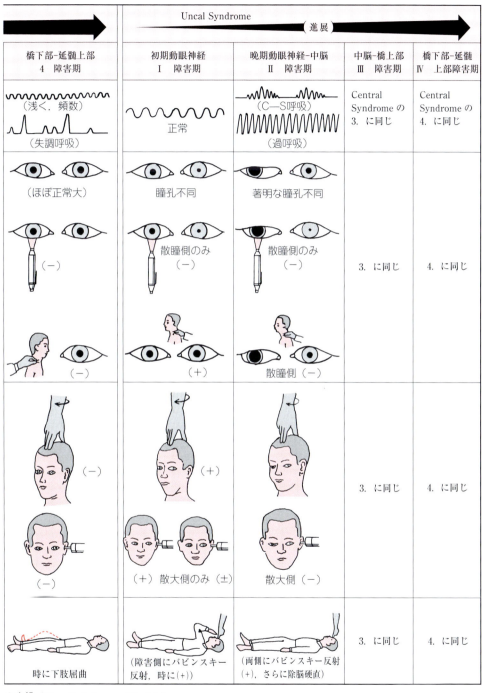

の症候（Plum, F. & Posner, J.B. より）

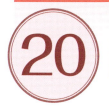
# 脳卒中における診断のすすめかた

## 1 脳出血 Cerebral Hemorrhage の部位診断

　脳出血の temporal profile の特徴は，脳卒中症候が突発的に起こり，数分から数時間の経過で，次第に進展して，その頂点に達することである．発作は日中活動時に多い．入浴中とか直後，昼食か夕食中とか直後ではやはり脳出血を考える．排便・排尿との関係もあるが，発作による中枢症候として尿意または便意を催すこともある．発症前より高血圧に罹患しており，発作時にはさらに血圧が亢進し，頭痛・嘔吐などを伴うことが多い．神経症候は出血の部位と血腫の大きさによって異なるが，典型例では急速に意識障害に陥り，片麻痺を伴う．痙攣発作を伴うこともあるが，一般に焦点性で，当初2～3日間に認められる．これはテント上出血の10％に起こるとされている．高血圧性脳出血の起こる部位は，病理的には被殻，視床，小脳，橋，その他であり，CTでも発症直後から出血部位に一致してX線高吸収域を認める．

　脳出血の約80％は大脳半球に起こり，その多くは内包基底核付近である．内包に対する血腫の位置関係から，外側型 lateral type，内側型 medial type，両者の合併した混合型 combined type に分けられている．被殻出血は外側型と混合型の多くを占め，視床出血は内側型と混合型の一部を占めている．脳出血のほぼ50～60％が外側型，20～30％が内側型である．その他，皮質下出血もCTで診断されるようになっている．脳幹では橋出血が主体であり，その他の出血好発部位は小脳である．脳出血のうち，橋出血はほぼ10％，小脳出血はほぼ10％である．以上5つの出血部位の臨床的特徴はつぎのごとくである．

### 1. 被殻（線条体動脈，外側）出血 Putaminal Hemorrhage

　脳出血のうち，最も頻度の多いもので，外科的療法の適応ともなりうる病型である．血腫は隣接する内包を障害し，片麻痺は始め痙性のこともあるが，内包後脚が破壊されると弛緩性になる．血腫が脳室に穿破すれば意識障害も次第に進行し，昏睡状態に陥ることが多い．眼球共同偏倚 conjugate deviation of eyes は，病巣に向くものが多いが，初期には病巣と反対側を向くものもある．

　そのほか感覚障害，同名性半盲，優位半球では失語，非優位半球では失行・失認を認めることがある．血腫がレンズ核部に限局するものは，意識障害はないかあっても軽度で，生命および片麻痺の予後は良好であるが，進展し内包を破壊し，脳室に穿破したものでは昏睡に陥り，二次的

な脳幹障害を伴い，片麻痺の予後は悪く，生命の危険性も大である．意識障害が中等度であれば，外科的治療の適応を検討する．

### 2. 視床（内側）出血　Thalamic Hemorrhage

　発症時には意識障害はないか軽いことが多いが，急速に昏睡に陥ることもある．内包を障害して片麻痺を呈することが多い．一般に被殻出血との鑑別は困難なことが多いが，発症当初に半身にしびれ感のみが起こり，遅れて片麻痺を呈してきたとか，病巣側に縮瞳，眼瞼下垂（ホルネル症候群）を認めるときには視床出血である．

　さらに視床出血では，上方注視麻痺，昏睡時の下方眼球共同偏倚，あるいは鼻先をみつめるような視床の眼 thalamic eye などが特異的である．また病巣への眼球共同偏倚が出現することもある．下方眼球共同偏倚，視床の眼では両側縮瞳，対光反射消失などを伴う．本症も血腫が限局性なら予後はよいが，進展して脳室に穿破したり，視床下部に波及すると予後は悪い．

　視床の小出血は脳血栓症と似ているが，高血圧症があり，活動時に発症し，当初病巣の反対側にしびれ感があり，少し遅れて片麻痺が出現し，病巣側にホルネル症候群があったら，本症と診断することができる．

　左視床障害でthalamic aphasia（☞ p.253），右視床障害でthalamic neglect（☞ p.261）を呈しうる．また視床出血で不随意運動や，運動失調など視床症候群（☞ p.346）を示すこともある．

### 3. 橋出血　Pontine Hemorrhage

　典型例では数分で深い昏睡に陥り，四肢麻痺，除脳硬直を呈する．眼球は正中位にあり，著しい縮瞳〔pinpoint pupil（針先のような瞳孔）〕を示すが，対光反射は保持されている．病巣反対側への眼球共同偏倚，斜偏倚を呈することもある．頭位変換眼球反射（OCR）は消失する．眼球浮き運動 ocular bobbing を呈することがある（☞ p.290）．生命予後は悪いとされているが，CTにより軽症例が診断されるようになっている．軽症例では眼症候（ホルネル症候群，病巣側への注視麻痺，内側縦束症候群 MLF syndrome（☞ p.212），一眼半水平性注視麻痺症候群 one-and-a-half syndrome（☞ p.213）など）が重要である．

### 4. 小脳出血　Cerebellar Hemorrhage

　激しい嘔吐・後頭部痛・めまいで発症し，くも膜下出血と似ている．しかし発症時には意識障害はなく，四肢に麻痺はないのに起立，歩行が不能なことが特徴である．病巣側の橋の二次注視中枢が圧迫されるため，病巣側への共同注視が障害され，眼球は病巣と反対側に偏倚する．瞳孔は両側縮小していることが多いが，対光反射は保たれている．頭の偏倚（頭の先が病巣側に，顎の先が病巣の反対側に傾く）も特有な徴候である[1]．

　本症は外科療法の適応となりうるので，その診断は重要である．血腫は，限局性のものは予後はよいが，進展すれば脳室に穿破し，脳幹を圧迫して重篤となり，死亡する．

表 20-1 脳出血部位の鑑別診断

|  | 被殻出血 | 視床・視床下部出血 | 小脳出血 | 橋出血 | くも膜下出血 |
|---|---|---|---|---|---|
| 片麻痺 | (+) | (+) | (−) | 四肢麻痺 | (−) |
| 瞳孔　大きさ | 正常 | 小, しばしば左右不同 | 小, しばしば左右不同 | 小 | 種々 |
| 　　　反応 | (+) | (−) | (+) | (+) または (−) | (+) |
| 顔面神経麻痺 | 反対側, 中枢性 | 反対側, 中枢性 | 同側, 末梢性, 軽度 | 同側, 末梢性 | (−) |
| 感覚障害 | (+) | (+) | (−) | (+) | (−) |
| 側方眼球共同偏倚 | しばしば (+) | ときに (+) | しばしば (+) | (−)** | (−) |
| 　　　方向 | 病巣側 | 病巣側 | 病巣反対側 |  |  |
| 下方眼球共同偏倚 | (−) | (+) | (−) | (−) | (−) |
| 眼球浮き運動 | (−) | (−) | (−) | (+) | (−) |
| 初期の歩行不能 | (−) | (−) | (+) | ときに (+) | (−) |
| 嘔吐 | ときに (+) | ときに (+) | 重篤, 反復性 (+) | しばしば (+) | しばしば (+) |
| 痙攣 | ときに (+) | (−) | (−) | (−) | ときに (+) |
| 発症時意識障害 | (−)* | (−)* | (−) | (+) | しばしば (+) |
| 網膜前出血 | ときに (+) | (−) | (−) | (−) | しばしば (+) |

*発症時には (−) のことが多いが, 次第に進行性に意識障害に陥る.　**出現するときには病巣反対側.

(Fisher, C. M. et al.: J. Nerv. Ment. Dis., 140: 38, 1965 一部変更)

| 眼症状 | 四肢麻痺 | 出血部位 |
|---|---|---|
| 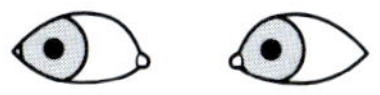 病巣側への眼球共同偏倚<br>(病巣が右側にある場合) | 片麻痺 (+) | 被殻出血 |
| 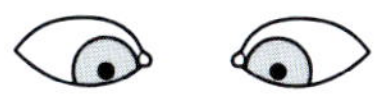 下方眼球共同偏倚 (鼻先凝視)<br>病巣側への眼球共同偏倚<br>縮瞳 (2mm), 対光反射 (−)<br>瞳孔不同 (ホルネル症候群) | 片麻痺 (+) | 視床出血 |
| 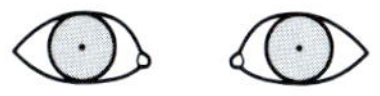 止中位, 著しい縮瞳<br>(Pinpoint pupil)<br>対光反射 (+)<br>頭位変換眼球反射消失 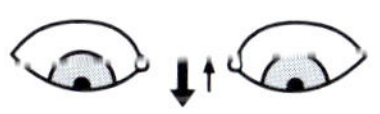<br>Ocular bobbing | 四肢麻痺 (+) | 橋出血 |
| 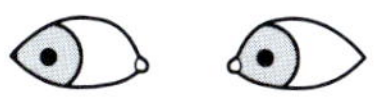 病巣と反対側への眼球共同偏倚<br>(病巣が左側にある場合)<br>外転神経麻痺<br>対光反射 (+) | 四肢麻痺 (−) | 小脳出血 |

図 20-1 脳卒中における眼徴候と出血部位

### 5. 皮質下出血 Subcortical Hemorrhage

　皮質下出血を臨床症候から診断することは困難な場合が多い．本症は高齢者に多く，アミロイド血管症 amyloid angiopathy，高血圧が原因となる．60歳以下では出血の原因は血管奇形，腫瘍，出血性素因などである．頭痛で発症し，血腫部位と大きさにより，次第に片麻痺，失語，半盲，異常言動などの精神神経症候を呈してくる．確定診断はCT による．

　脳出血の髄液はその80％が血性とされているが，これは血腫が脳室系に穿破したためである．すなわち，脳出血ではしばしば続発性脳室出血を伴う．これに対し，原発性脳室出血はきわめてまれである．脳出血の部位診断はFisher[2]により表20-1のごとくにまとめられている．昏睡患者での脳出血部位鑑別のポイントは眼徴候なので，これを図20-1に示す．CTにより脳出血の部位診断は発症当初から正確に行われる．

## 2　脳出血の原因診断

　脳出血には，高血圧性脳出血のほかにも多くの原因がある．外傷性のものを除外すると，脳動脈瘤，脳動静脈奇形の破裂，腫瘍内出血，出血性素因，アミロイド血管症などが重要である．脳腫瘍でも，出血を起こして発症するときには，脳卒中と誤診することがあるので注意を要する．転移性脳腫瘍は出血しやすいので，肺癌，悪性絨毛上皮腫，肉腫などの患者は，脳血管疾患の合併と思われるときでも脳転移を疑うべきである．出血性素因による脳出血もある．これは，白血病，肝硬変，抗凝血薬投与時などに注意すべきである．アミロイド血管症による脳出血は皮質下に起こり，高齢者でみられる．

## 3　くも膜下出血 Subarachnoid Hemorrhage（SAH）の診断

　くも膜下出血とは，広義にはくも膜下腔に出血するすべての状態をさしているが，外傷など原因が明らかなものは除外し，原発性にくも膜下腔に出血するものを狭義のくも膜下出血という．今日では，くも膜下出血という診断は狭義に用いられている．したがって脳出血で二次的な出血がくも膜下腔に及んでいる場合には，頭蓋内出血とする．

　原発性くも膜下出血の原因として重要なものは，脳動脈瘤ことに嚢状動脈瘤 saccular aneurysm の破裂と，脳動静脈奇形よりの出血である．前者はSAH の50〜80％に，後者は5〜10％に証明される．特殊な原因として〔脳血管〕もやもや病〔cerebrovascular〕moyamoya disease〔Willis動脈輪閉塞症（工藤），脳底部異常血管網症ともいう〕がある．

　SAHというのは1つの病態を示しているにすぎず，的確な診断名とはいいがたい．SAHで

あれば，脳動脈瘤破裂か，脳動静脈奇形からの出血かなど，その原因を追求してこそ初めて診断に到達しうる．脳動脈瘤破裂は40歳より60歳に多く，脳動静脈奇形よりの出血はもっと若く，20〜40歳に多い．動脈瘤の85〜90％はウィリス環の前部にあり，好発部位は，① 前交通動脈，② 内頸動脈から後交通動脈が分岐する部 internal carotid-posterior communicating aneurysm (IC-PC aneurysm)，③ 中大脳動脈の第1分岐部，④ 内頸動脈が中および前大脳動脈に分岐する部位である．

動脈瘤の発生頻度は，前交通動脈と一側の内頸動脈と一側の中大脳動脈では3：2：1である．男女差はないが，50歳以上では女性にやや多い．最も破綻しやすいのは前交通動脈の動脈瘤である．10〜20％の症例では動脈瘤は1個以上である．脳動静脈奇形の70〜75％は大脳半球に認められ，前頂葉，ついで側頭，前頭葉に多い．約2：1で男性に多い．

## 1. 発症時の症候

突発性の今までに経験したことのない激しい頭痛で始まり，悪心，嘔吐を伴う．頭痛の出現は「何時，何分」に起こったといえるほど突発し，多くは数日にわたり頑固に持続する．意識障害の合併によりつぎのような発症形式をとる．
① 激しい頭痛が起こり，即座に意識を失う．
② 激しい頭痛のみで意識は保たれる．
③ 突然意識障害に陥る．

重症なものでは5分以内に急死することもある．意識障害は一過性で数分ないし1時間以内に回復することが多い，意識不鮮明や健忘が1〜2日持続することもある．約10％は発症時に痙攣を伴う．

## 2. 臨床症候

臨床的には項部硬直，ケルニッヒ徴候を呈する．項部硬直は発症初期には認められないことがある．ときには項部硬直が明らかでなく，ケルニッヒ徴候のみを示すこともある．

意識障害例では不注意に頭部を前屈させると呼吸停止を起こすことがある．項部硬直の検査は慎重にすべきである．片麻痺や失語のような局在神経徴候はないことが多い．しかし脳実質にまで出血 (subarachnoid-cerebral hemorrhage) が波及したり，出血部の血管攣縮 vasospasm や血腫の圧迫による脳梗塞により，持続性の局在徴候を呈することもある．

原因が動脈瘤である場合，その部位によりつぎのような症候を示すことがある．
① 動眼神経麻痺（散瞳，複視，眼瞼下垂）があればIC-PC にある．
② 発症時に下肢が一側または両側で一過性に麻痺すれば前交通動脈にある．
③ 精神症候を主体としたり，無動性無言や無為 abulia を呈していれば前交通動脈が疑わしい．
④ 片麻痺や失語があれば中大脳動脈にある．
⑤ 一側の失明や視力障害は眼動脈分岐部を疑わせる．

動静脈奇形によるものは若年で発症し，てんかん発作の既往があり，片麻痺，精神障害を示すことがある．頭部ことに眼窩部聴診により，ときに血管雑音を聴取する．

眼底検査では，網膜前出血 preretinal hemorrhage が特徴的で，網膜の血管をおおうようにして，表面平滑で境界鮮明な出血がある．脳動脈瘤によるSAHでは，急性期にCTを行うと，典型例では脳底部くも膜下腔の出血が認められる．このような場合には髄液検査は禁忌である．臨床的にSAHが疑われるが，CTで所見が認められない場合には，腰椎穿刺で血性髄液の有無を確認する必要がある．

### 3. 重症度分類

脳動脈瘤によるSAHの重症度分類にはBotterellの分類（1958），Huntの分類（1968，1974），国際脳神経外科学会連合（WFNS）分類（1987）がある．**表20-2a**にはHunt分類を示す．grade Ⅰ，Ⅱは手術に対しgood riskで死亡率は低い．grade Ⅲ以上はpoor riskで死亡率が高い．WFNS分類（**表20-2b**）で術前重症度と術後6ヵ月のGlasgow Outcome Scale（GOS）との関

**表20-2a　くも膜下出血の重症度***

|  | |
|---|---|
| Grade 0 | 非破裂例 |
| Grade Ⅰ | 意識清明で神経症候のないもの，またはあってもごく軽度の頭痛・項部硬直のあるもの |
| Grade Ⅰa | 意識清明で急性期症候なく，神経徴候の固定したもの |
| Grade Ⅱ | 意識清明で中等度か強い頭痛・項部硬直はあるが，神経徴候（脳神経麻痺以外の）を欠くもの |
| Grade Ⅲ | 意識障害は傾眠，意識不鮮明である．軽度の局在神経徴候をもつこともある |
| Grade Ⅳ | 意識障害は昏迷，中等度から強度の片麻痺，ときに除脳硬直，自律神経障害の初期症候を示すもの |
| Grade Ⅴ | 昏睡，除脳硬直，瀕死の状態のもの |

（Hunt. W. & Kosnik, E.J. : Clin. Neurosurg., 1974 より）

*付）下記を認めるときはgradeを1つ下げる．
①重症の全身疾患（高血圧，糖尿病，高度の動脈硬化症，慢性肺疾患）
②脳血管撮影上高度の脳血管攣縮像

**表20-2b　国際脳神経外科学会連合（WFNS）による重症度分類（1987）**

| Grade | Glasgow coma scale（GCS）* | 神経徴候<br>（片麻痺，失語など，ただし髄膜刺激徴候，動眼神経麻痺などは含まない） |
|---|---|---|
| Ⅰ | 15 | （−） |
| Ⅱ | 14〜13 | （−） |
| Ⅲ | 14〜13 | （＋） |
| Ⅳ | 12〜7 | （＋）または（−） |
| Ⅴ | 6〜3 | （＋）または（−） |

*☞表16-4B（285頁）

係をみると，術前の Glasgow coma scale（GCS）は術後の GOS によく反映しているとしている[3]．GCS15 では約 80％が社会復帰しているのに，6 以下では予後不良である．grade Ⅱ，Ⅲは同じ GCS でも神経徴候を伴うⅢはⅡより予後が悪い．

## 4. 経過と予後

　本症の経過の特徴は，脳動脈瘤からの再出血いわゆる再発傾向が大で，再発により予後が著しく悪くなることである．脳動脈瘤破裂による死亡は手術をしないで放置した場合，再発により 70～80％に達する．再出血は 24 時間以内に最も多く，出血後 48 時間にかけて急激に減少し，その後ほぼ一定の率となる．脳血管攣縮による脳梗塞発作も 4～14 日の間に多い[4]．脳血管撮影で動脈瘤を認めないものは予後は良好である．

## 5. 重症度と手術適応

　脳動脈瘤の外科的治療は，動脈瘤に直達して，その neck にクリップをかけたり（clipping），結紮する（ligation）のを理想とする．それができなければ動脈瘤を包んだり（wrapping），接着剤を塗る（coating）．Hunt の分類の grade Ⅰ，Ⅱは手術に対し死亡率は低い（2～5％）．Ⅲ以上は死亡率は高い（20～70％）．Ⅰ，Ⅱではただちに手術すべきで，発症 24 時間以内がよいとされている．Ⅴは手術適応外である．Ⅲ，Ⅳでは早期手術を可とするものと，内科的に治療して再発を予防しつつ，血管攣縮の消失する 2～3 週以後に手術するほうがよいとするものとに意見が分かれている．

## 6. 脳動脈瘤破裂の警告徴候　Warning Signs

　脳動脈瘤破裂による典型的なくも膜下出血の発作の何日か前に，頭痛を主とした前兆を示すことがある．これが警告徴候である．その成因としては動脈瘤の小さな破裂（minor leakage）が重視されている．したがって今までに経験したことのない激しい頭痛が突発し，一晩たっても治らないときには髄膜刺激症候がなくても，絶対安静とし，救急車で脳神経外科に入院させ，精査すべきである[5]．

# 4 脳梗塞 Cerebral Infarction の診断

　脳血栓症と脳塞栓症とは古くから明確に分けられるものと考えられていたが，実際にはそのいずれとも診断しえない症例がある．心疾患がなくても大動脈や内頸動脈にアテローム硬化による壁在血栓ができ，それがはがれて中大脳動脈などに塞栓を起こすことがある．このような場合には脳血栓症とも塞栓症とも鑑別しえないので，最近は両者を含めて脳梗塞という診断が広く用いられるようになりつつある．

## 1. 成因について （図20-2）

　脳梗塞の成因で最も多いのはアテローム硬化による脳血栓症で，その成因は高血圧，糖尿病，脂質代謝異常（血中総コレステロール・中性脂肪・βリポ蛋白上昇，HDLコレステロール低下など）である．糖尿病の有無は必ず糖負荷試験などで検討せねばならない．脳塞栓症は心臓性（僧帽弁狭窄など），血管性（頸動脈の壁在血栓など）により起こるのが大部分である．臨床的に脳塞栓症と診断しうるのは心臓性のもののみである．

　血管性の脳塞栓症はアテローム硬化によるものが多く，このようなときには脳血栓症，脳塞栓症の鑑別が困難な脳梗塞と診断する．脳動脈瘤破裂でくも膜下出血を起こし，さらに片麻痺などの中枢神経障害を呈することがある．その成因には血腫による血管圧迫，血管攣縮による脳梗塞

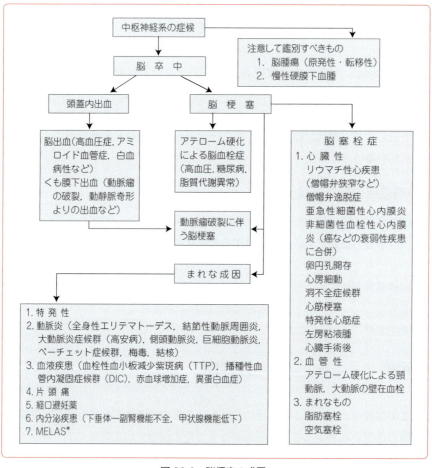

図20-2　脳梗塞の成因

＊MELAS（mitochondrial encephalomyopathy, lactic acidosis and stroke-like episodes. 脳卒中様発作，乳酸アシドーシスを伴うミトコンドリア脳筋症）

もある．脳梗塞のまれな成因には，特発性，動脈炎，血液疾患，片頭痛，および経口避妊薬，内分泌疾患など，実にさまざまなものがある．

40歳以下で動脈硬化，心疾患など，成因が明らかでないときは十分な検討が必要である．ことに左房粘液腫は心臓エコー法（UCG）で簡単に診断できるようになり，外科治療で全治可能なので注意すべきである．

## 2. 症候と経過

ベッドサイドで脳梗塞を診断するには，発作の temporal profile に注意することが大切である．脳梗塞の症候は，その経過により3つの病期に分けられる（図20-3）．すなわち初期（切迫）脳卒中としてあらわれる一過性脳虚血発作と，次第に進行していく進行性脳卒中と，症候が固定し，むしろ軽快しつつあるような完成脳卒中に分けられる．一過性脳虚血発作があり，進行期を経て症候が完成するものは脳血栓症で，内頸動脈閉塞など脳外の大きな血管の血栓に認められる．

一過性脳虚血発作が前駆し，症候が突発して進行期を経ずに完成に陥るものは，脳血栓塞栓症である．このような temporal profile は local embolism によるものが多い．local embolism とは，大動脈，頸動脈，鎖骨下動脈，椎骨脳底動脈にアテローム硬化性の血栓ができ，それが流れ出して脳に塞栓を生じたものである．したがってこのような場合には血栓症か塞栓症かの鑑別は困難で，脳梗塞と診断する．

初期発作がなく，進行期を経て完成に陥るものは脳出血と脳血栓症である．

脳出血は活動時に発症し，進行期は急速で，局在徴候はスムースに増悪する（急速進行型）．血腫が大きいときには，さらに意識障害が加わり，進行して昏睡状態に陥ることが多い．

脳血栓症は安静時に発症し，進行期には脳の局在徴候が緩徐に階段状に進行する（緩徐進行型）．意識障害を生じても当初は軽度なことが多い．しかし内頸動脈や中大脳動脈，脳底動脈などの主

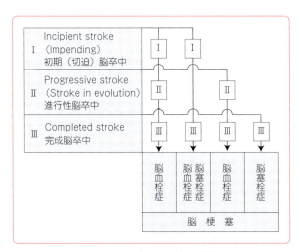

図20-3　脳梗塞の症候と経過

幹動脈の閉塞では，脳出血と同じように意識障害が強いこともあるし，脳出血でも小出血では意識障害もないことがあるので鑑別に注意を要する．

初期発作がなく，突発的に完成期に陥るもの（突発完成型）は脳塞栓症で，多くは成因としての心疾患を認める．

このように temporal profile に注意すれば，脳血栓症と脳塞栓症に区別しうるものもあるが，実際にはその鑑別は容易ではないものもあり，この場合には脳梗塞と診断する．脳梗塞による症候は閉塞動脈の部位，障害部位によりさまざまである．これを表 20-3，4，5 に一括する．

### a．内頸動脈系梗塞の症候

内頸動脈または中大脳動脈の梗塞症候は，意識障害，精神障害，反対側の運動障害（ことに片麻痺）および感覚障害，同名性半盲，構音障害，失語，失認などである．これらの症候は，すべて出揃うものでなく，いろいろ組み合わさって出現する．

内頸動脈の閉塞と，中大脳動脈の閉塞による症候は，ほぼ一致しており，両者を症候により鑑別することは困難なことが多い．両者を鑑別するには，内頸動脈の分枝である眼動脈の循環障害があるかどうかが大切で，一過性に，一側の失明，いわゆる一過性黒内障 amaurosis fugax 〈L〉があれば内頸動脈の閉塞である．

表 20-3 は内頸動脈系の前，中大脳動脈，および脳底動脈から血液を受ける後大脳動脈系の閉塞部位と主要症候を一括したものである．

### b．椎骨脳底動脈系梗塞の症候

表 20-4 は脳底動脈系の閉塞による橋の障害症候で，これを上，中，下に分け，さらにそれぞれを内側，外側に分類し一括したものである．

表 20-5 は椎骨脳底動脈系の閉塞による延髄の障害症候を内側と外側に分けるとともに，脳底動脈の主幹部の閉塞による症候を示したものである．脳幹障害として，いろいろな症候群が知られているので，その障害部位に応じて表中にも記載した．脳幹の血管閉塞による特殊症候群としてはつぎのものが多い．

■ **ワレンベルク症候群** Wallenberg Syndrome

延髄背外側部の障害による症候群で，延髄外側症候群 lateral medullary syndrome ともいう．後下小脳動脈の閉塞によるとされていたが，むしろ椎骨動脈の血栓によるものが多い．発作時には，頭痛，回転性めまい，悪心，嘔吐を訴える．症候は図 20-4 に示すごとくである．

血管障害と同じ側につぎの症候を認める．顔面の温度・痛覚消失（感覚解離），角膜反射低下，ホルネル症候群，眼振特に回旋性眼振，眼球側方突進（☞ p.216），発声困難，嚥下困難（軟口蓋，咽頭，喉頭の麻痺），小脳性運動失調，筋緊張低下，反対側には体幹および上下肢の温度・痛覚消失（感覚解離）がある．

■ **上小脳動脈閉塞症候群** Occlusion of the Superior Cerebellar Artery

臨床症候だけから診断することは困難なことが多いが，つぎのような特徴ある症候を認めたら本症を疑う．突然に嘔吐，回転性めまいで発症し，起立，歩行ができなくなる．症候は図 20-5

表 20-3 脳血管の閉塞部位と臨床症候（その 1）

| 動脈名 | 閉塞部位 | 主要症候 ||||
|---|---|---|---|---|---|
| | | 病巣側 | 反対側 | 視野 | その他 |
| 前大脳動脈 | 完全閉塞<br>（一側閉塞では必ずしも発症しない） | | 1. 顔を含む麻痺<br>　（下肢に強い）<br>2. 下肢の皮質性感覚障害 | | 1. 尿失禁<br>2. 歩行失行<br>3. 把握反射，吸引反射<br>4. 記憶喪失，精神障害 |
| | Heubner 動脈<br>（内側線条体動脈） | | 1. 下顔面，舌，上肢<br>　（ことに近位部の麻痺）<br>2. 筋硬直が著明<br>3. 不随意運動 | | |
| | Heubner 動脈より末梢部 | | 1. 下肢ことに遠位部の麻痺<br>2. 下肢の皮質性感覚障害 | | |
| 中大脳動脈（内頸動脈） | 完全閉塞（中大脳動脈と内頸動脈閉塞は，臨床症候は似ている．＊があるときは内頸動脈閉塞を疑う） | ＊一過性の視力障害が前駆する | 1. 顔面，舌を含めた片麻痺（回復期には上肢に麻痺強い）<br>2. 半身の感覚障害 | 同名性半盲<br>同名性下部4分盲 | 1. 意識障害<br>2. 優位半球障害では失語（運動性，感覚性）ゲルストマン症候群<br>3. 失行，失認<br>4. 病巣と反対側への注視麻痺，眼球共同偏倚 |
| | 外側線条体動脈<br>（レンズ核線条体動脈） | | 1. 顔，舌を含む片麻痺<br>　（上肢に強い）<br>2. 半身の感覚障害 | | |
| 前脈絡叢動脈 | | | 1. 顔を含む片麻痺<br>　（上肢に強い）<br>2. 半身の感覚障害 | 同名性半盲<br>同名性上部4分盲 | モナコフ症候群<br>Monakow syndrome<br>（1 ＋ 2 ＋半盲） |
| 後大脳動脈 | 皮質枝 | | | 同名性半盲<br>同名性上部4分盲 | 1. 優位側では純粋失読，視覚失認<br>2. 両側障害では皮質盲<br>3. 記憶力障害 |
| | 穿通枝<br>1. 視床膝状体動脈<br>　（視床症候群） | | 1. 半身の感覚鈍麻ことに深部感覚の高度な障害<br>2. 自発痛，異常感覚ヒペルパチー<br>3. 不全片麻痺<br>4. 運動失調（上肢の企図振戦）<br>5. 不随意運動（舞踏様，アテトーゼ様） | | 手口感覚症候群 |
| | 穿通枝<br>2. 視床穿通動脈および傍正中中脳枝 | 動眼神経麻痺（A）（眼瞼下垂，外斜視，散瞳） | 1. 小脳性運動失調（B）<br>2. 片麻痺（C）<br>3. 振戦（D）<br>4.（半身の深部感覚の障害） | | 1. クロード症候群　（A ＋ B）<br>2. ウェーバー症候群<br>　　　　　　　　　（A ＋ C）<br>3. ベネディクト症候群<br>　　　　　　　　　（A ＋ D）<br>4. 片側バリズム（ルイ体）<br>5. パリノー症候群<br>6. 中脳幻覚症<br>7. 中脳上部の広範梗塞では昏睡，除脳硬直 |
| | 穿通枝<br>3. 内包後脚への枝 | | 1. 顔を含む片麻痺<br>2. 半身感覚障害 | 同名性半盲 | retrolenticular capsule syndrome |

表 20-4　脳血管の閉塞部位と臨床症候（その 2）

| 動脈名 | 梗塞部位 | 閉塞部位 | 主要症候 病巣側 | 主要症候 反対側 | その他 |
|---|---|---|---|---|---|
| 脳底動脈 | 橋 | 上部内側／脳底動脈上部の傍正中枝 | 1. MLF 症候群<br>2. 軟口蓋ミオクローヌス<br>3. 小脳性運動失調 | 1. 顔を含む片麻痺<br>2. まれに触覚，深部感覚の障害 | |
| | | 上部外側／上小脳動脈 | 1. 小脳性運動失調（A）<br>2. ホルネル症候群<br>3. 病巣側への注視麻痺（B） | 1. 顔を含む半身の温度・痛覚消失（C）<br>2. 下肢の方が強い触覚，深部感覚障害（D）<br>3. 難聴 | 1. めまい，悪心，嘔吐で発症<br>2. 眼振（水平，垂直）<br>3. 斜偏倚<br>4. レーモン・セスタン症候群〔A + B + C + D +（反側不全片麻痺）〕 |
| | | 中部内側／脳底動脈中央部の傍正中枝 | 1. 小脳性運動失調<br>2. MLF 症候群 | 1. 顔を含む片麻痺<br>2. 半身の触覚，深部感覚の障害（種々でありまた一過性である） | |
| | | 中部外側／短周辺動脈 | 1. 小脳性運動失調（A）<br>2. 咬筋麻痺（B）<br>3. 顔面感覚鈍麻（C） | （半身の感覚解離）（D） | マリー・フォア症候群 Marie-Foix syndrome〔A + B + C + D +（反側片麻痺）〕 |
| | | 下部内側／傍正中枝 | 1. 病巣側への注視麻痺（輻輳反射は存在）<br>2. 外側視の際の複視<br>3. 小脳性運動失調<br>4. MLF 症候群<br>5. one-and-a-half 症候群 | 1. 顔を含む片麻痺<br>＊片麻痺と病巣側の顔面（および外転）神経麻痺（ミヤール・ギュブレール症候群）<br>＊片麻痺と病巣側への注視麻痺，病巣側顔面神経麻痺（フォヴィル症候群）<br>2. 半身の触覚，深部感覚障害 | 1. 眼振<br>2. 片麻痺と病巣側の顔面攣縮（ブリソー症候群） |
| | | 下部外側／前下小脳動脈 | 1. 末梢性顔面神経麻痺（A）<br>2. 病巣側への注視麻痺（B）<br>3. 難聴，耳鳴（C）<br>4. 小脳性運動失調<br>5. 顔の感覚鈍麻（D）（普通は起こらない） | 半身の感覚解離（病巣側 A, B, C, D を伴うもの，ガスペリニ症候群） | 1. 回転性めまい，悪心，嘔吐で発症<br>2. 眼振（水平，垂直） |
| | | 下部（内側＋外側）／前下小脳動脈 | 下部内側の症候＋下部外側の症候 | 下部内側の症候＋下部外側の症候 | |

に示すごとく，血管閉塞側に小脳性運動失調，ことに企図振戦が著明であり，またホルネル症候群もある．反対側には顔面を含むすべてに温度・痛覚消失（感覚解離）がある．ときとして反対側に難聴や眼振を認める．錐体路症候は認められない．

■ "Top of the Basilar" Syndrome[6]

　脳底動脈の最上部が閉塞し，中脳，視床，側頭葉，後頭葉などの梗塞が起こり，つぎのような多彩な症候を呈する．

　① 中脳や視床梗塞による眼球運動障害や瞳孔異常．

表 20-5　脳血管の閉塞部位と臨床症候（その 3）

| 動脈名 | 梗塞部位 | 閉塞部位 | 主要症候 病巣側 | 主要症候 反対側 | 主要症候 その他 |
|---|---|---|---|---|---|
| 椎骨脳底動脈 | 延髄 | 内側<br>閉塞動脈<br>1. 椎骨動脈またはその分枝<br>2. 前脊髄動脈分枝<br>3. 脳底動脈下部の分枝 | 舌の萎縮，麻痺（A）（ジャクソン症候群 A＋脳神経Ⅹ，Ⅺ麻痺） | 1. 片麻痺（顔は含まない，上肢に強い）（B）<br>2. 上半身の触覚，深部感覚障害（C）（デジェリン症候群 A＋B＋C） | 1. 前脊髄運動の傍正中枝閉塞では病巣側の上肢，反対側の下肢に麻痺を起こす（交叉性片麻痺）<br>2. ときに四肢麻痺 |
| | | 外側（ワレンベルグ症候群側）<br>1. 後下小脳動脈（普通は椎骨動脈より分枝）<br>2. 椎骨動脈（原因として最も多い）<br>3. 脳底動脈下部の分枝 | 1. 小脳性運動失調（病巣側へ倒れる）<br>2. 顔面のしびれ感，感覚解離<br>3. ホルネル症候群<br>4. 軟口蓋麻痺，咽頭反射消失<br>5. 味覚障害<br>6. 半身のしびれ感<br>7. しゃっくり | 半身の感覚解離（B）（ワレンベルグ症候群に片麻痺を伴うときにはバビンスキー・ナジョット症候群） | 1. 回転性めまい，頭痛，悪心，嘔吐で突発<br>2. 眼振<br>3. 嚥下困難，嗄声（C）<br>4. アヴェリス症候群（A＋B＋C）<br>5. シュミット症候群（A＋C＋病巣側副神経麻痺） |
| | | 主幹部の閉塞 | 回転性めまい，悪心，嘔吐で発症，昏睡，弛緩性四肢麻痺，球麻痺，除脳硬直（ことに疼痛刺激により），眼球共同偏倚，斜偏倚，瞳孔不同，縮瞳，発熱，血圧上昇などを示し，早期に死亡する（閉塞が完全でない場合の症候はさまざまである）． | | 脳室出血と診断されることもある |

② 傾眠，中脳幻覚症，夢幻様行動 dreamlike behavior などの行動異常（behavioral abnormalities）．

③ 後頭葉，側頭葉の一側または両側梗塞による，半盲，視覚保続，皮質盲，バーリント症候群，変形視などの種々な視覚障害．

④ 健忘症，せん妄状態，純粋失読，視覚失認など．

⑤ さらに視床・内包・大脳脚の梗塞による，感覚・運動の障害．

本症では明らかな片麻痺を呈さないことが多く，しばしば脳症，精神病などと診断される．本症候群は塞栓で発症し，突発することが多い．

## ■ 両側視床傍正中部梗塞症候群

The Syndrome of Bilateral Paramedian Thalamic Infarction[7] 両側視床傍正中部の前部に梗塞が起こり発症する．この梗塞は後大脳動脈からの穿通枝の 1 つである anterior thalamosubthalamic paramedian artery（前視床視床下部傍正中動脈）の閉塞，多くは一側の閉塞で起こる．

本症候群は，① 急激に昏睡に陥るが，数時間ないし数日で軽快する．② 嗜眠，傾眠を伴う無欲状態 apathetic state に移行する．つぎに，③ 著明な健忘を主症状とし，記憶障害，失見当，時に作話を伴うコルサコフ症候群に近い状態になる．さらに視床性痴呆 thalamic dementia に陥り，無欲状，自発性低下，思考や反応の遅鈍を呈する．④ 垂直性注視や輻輳などの眼球運動

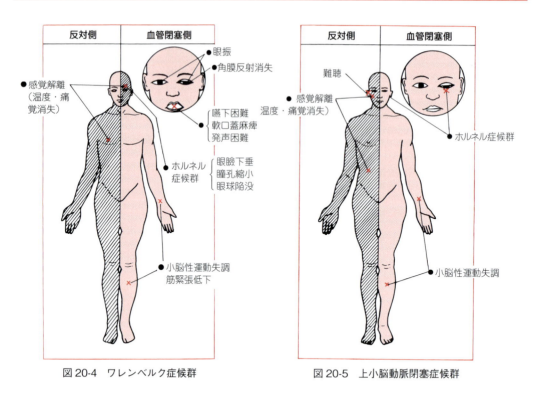

図 20-4　ワレンベルク症候群　　　　図 20-5　上小脳動脈閉塞症候群

障害を示すものが多い．一過性に固定姿勢保持困難 asterixis（☞ p.173）を呈することがあり，脳症と診断されやすい．錐体路症候として一過性片麻痺，両側性バビンスキー徴候を認めることもある．

本症候群は CT, MRI で両側視床傍正中部に小窩性梗塞を検出しうる．

一側または両側の傍正中視床および中脳の梗塞は paramedian thalamic and midbrain infarcts[8] ともよばれ，ほぼ同様な症候を呈する．

■ **急性発症認知症症候群**　Acute-onset Dementia Syndrome[9]

脳血管障害で急性発症の認知症が起こりうるが，その中で後大脳動脈領域梗塞 posterior cerebral artery territory infarction（PCAI）が重要である．ことに左 PCAI で，優位側の海馬ないし内側側頭葉病変 medial temporal lobe lesion（MTL）が起こると，記憶力障害を主徴とする急性発症の認知症症候群を呈する．

この症候群は近時記憶の障害を主とし，発症時の意識不鮮明，見当識や計算力の障害，語健忘，失読などを呈する．左 PCAI では右同名性半盲を伴うことが多いが，しばしば半盲を訴えず，そのため高齢認知症や脳血管性認知症と誤診されることがある．

### 3. 部位診断のすすめかた

部位診断のすすめかたを図 20-6, 7 に一括した．まず片麻痺を示すもの（図 20-6）と片麻痺

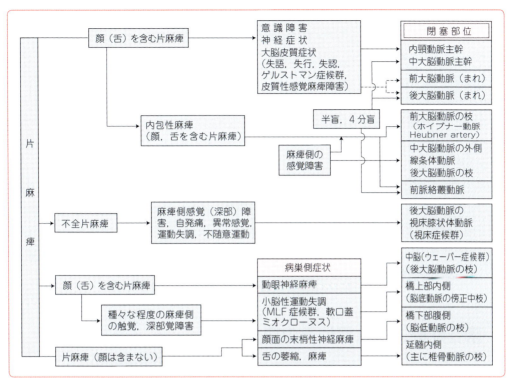

図 20-6　脳梗塞の部位と症候―片麻痺があるとき

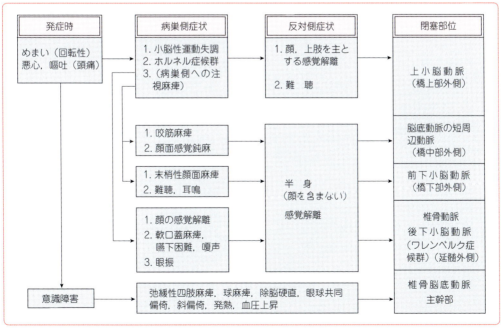

図 20-7　脳梗塞の部位と症候―片麻痺が明らかでないとき

が認められないもの（図 20-7）に分けてみるのが便利である．片麻痺を示すものは図 20-6 に示すように，大脳皮質症候を伴うもの，つまり皮質枝の閉塞による皮質・皮質下性のものか，穿通枝の閉塞による内包性のものか，視床症候群か，脳幹つまり中脳・橋・延髄の内側障害によるものかを鑑別する．

片麻痺が明らかでないものは，図 20-7 に示すように，多くは椎骨脳底動脈系の皮質枝の梗塞で，回転性めまい・悪心・嘔吐で発症し，病巣側の小脳性運動失調，ホルネル症候群などを主軸としていろいろな症候を呈し，反対側には感覚解離を呈することが多い．めまい・悪心・嘔吐が前駆し，意識障害に陥り，四肢麻痺，高血圧などを呈して死亡するものは重症な脳出血とされるが，この中には脳底動脈血栓症が含まれるので，前兆としての椎骨脳底動脈系の一過性脳虚血発作の有無に気をつけるべきである．脳底動脈の頭側で閉塞が起これば，瞳孔や眼球の異常で始まり，瞳孔不同，縮瞳，ときには散瞳，視力障害，複視，眼振，眼瞼下垂，眼球共同偏倚，斜偏倚 skew deviation（一側は内下方を，他側は外上方を向く）などを示す．脳底動脈の尾側で閉塞が起これば球麻痺症候で始まる．

## 5 脳幹症候と障害部位との関係 （図 20-8 ～ 13，表 20-6 ～ 9）[10]

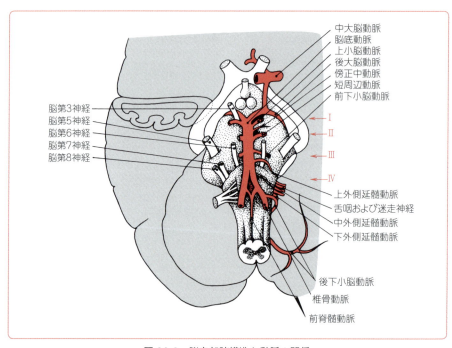

図 20-8　脳底部諸構造と動脈の関係

⑳ 脳卒中における診断のすすめかた 369

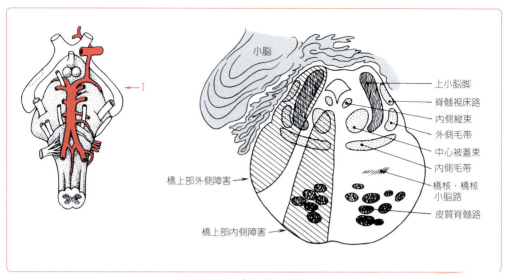

図 20-9 橋上部の横断面
図 20-8 における I の位置，橋上部内側障害および橋上部外側障害を示す．

表 20-6 橋上部内側・外側症候群の徴候と障害部位

| | 徴候および症候 | 障害部位 |
|---|---|---|
| \[橋上部内側症候群（上部脳底動脈傍正中枝の梗塞）\] | | |
| 病巣側 | 1. MLF 症候群<br>2. 軟口蓋ミオクローヌス<br>3. 小脳性運動失調 | 1. 内側縦束（MLF）<br>2. ギラン・モラレ三角<br>　（中心被蓋束が底辺になる）<br>3. 上・中小脳脚 |
| 反対側 | 1. 顔を含む片麻痺<br>2. まれに深部感覚障害 | 1. 皮質脊髄路<br>　皮質延髄路<br>2. 内側毛帯 |
| \[橋上部外側症候群（上小脳動脈領域の梗塞）\] | | |
| 病巣側 | 1. 小脳性運動失調<br>2. ホルネル症候群<br>3. 病巣側への注視麻痺<br>4. 水平性眼振<br>5. めまい，悪心，嘔吐 | 1. 上・中小脳，小脳半球上面，歯状核<br>2. 交感神経下行路<br>　（網様体）<br>3. 部位不明<br>4. ｝前庭核<br>5. |
| 反対側 | 1. 顔を含む半身の感覚解離<br>2. 上肢より下肢に強い触感，深部感覚障害<br>3. 難聴 | 1. 脊髄視床路<br>2. 内側毛帯<br>3. 外側毛帯 |

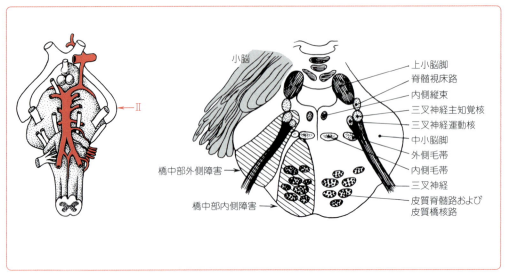

図 20-10　橋中部の横断面
図 20-8 における II の位置，橋中部内側障害および橋中部外側障害を示す．

表 20-7　橋中部内側・外側症候群の徴候と障害部位

| 橋中部内側症候群（中央部脳底動脈の傍正中枝の梗塞） ||
|---|---|
| 徴候および症候 | 障害部位 |
| 病巣側 | 小脳性運動失調（両側性障害でははっきりする） | 中小脳脚 |
| 反対側 | 1. 顔を含む片麻痺<br>2. 半身の触覚，深部感覚障害 | 1. 皮質脊髄路<br>　皮質延髄路<br>2. 内側毛帯 |
| 橋中部外側症候群（短周辺動脈の梗塞） ||
| 病巣側 | 1. 小脳性運動失調<br>2. 咬筋麻痺<br>3. 顔面感覚鈍麻 | 1. 中小脳脚<br>2. 三叉神経運動核<br>3. 三叉神経主知覚核および三叉神経 |
| 反対側 | （半身の感覚解離） | （脊髄視床路） |

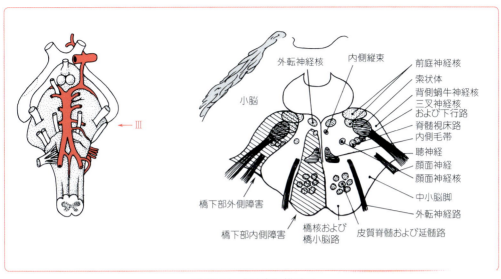

図20-11 橋下部の横断面
図20-8におけるⅢの位置,橋下部内側障害および橋下部外側障害を示す.

表20-8 橋下部内側・外側症候群の徴候と障害部位

| | 徴候および症候 | 障害部位 |
|---|---|---|
| | **橋下部内側症候群（脳底動脈の傍正中枝の梗塞）** | |
| 病巣側 | 1. 病巣側への注視麻痺<br>2. 外側視の際の複視<br>3. 小脳性運動失調<br>（核間性眼筋麻痺） | 1. 側方注視中枢<br>（傍正中橋網様体 PPRF）<br>2. 外転神経<br>3. 中小脳脚<br>（MLF） |
| 反対側 | 1. 顔を含む片麻痺<br>2. 半身の触感および深部感覚鈍麻 | 1. 皮質脊髄路<br>　皮質延髄路<br>2. 内側毛帯 |
| | **橋下部外側症候群（前下小脳動脈領域の梗塞）** | |
| 病巣側 | 1. 末梢性顔面神経麻痺<br>2. 眼振（水平性,垂直性),回転性めまい,悪心,嘔吐<br>3. 病巣側への注視麻痺<br>4. 小脳性運動失調<br>5. 難聴,耳鳴<br>6. 顔の感覚解離 | 1. 顔面神経<br>2. 前庭神経と核<br>3. PPRF ?<br>4. 中小脳脚および小脳半球<br>5. 聴神経,蝸牛核<br>6. 三叉神経下行路および核 |
| 反対側 | 半身の感覚解離 | 脊髄視床路 |

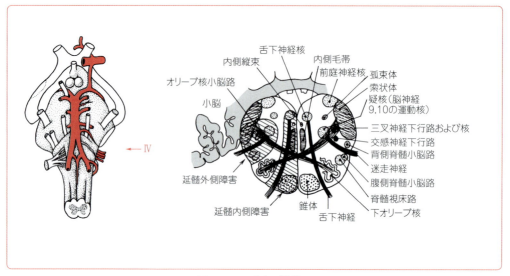

図20-12 延髄の横断面
図20-8におけるⅣの位置,延髄内側障害および延髄外側障害を示す.

表20-9 延髄内・外側症候群の徴候と障害部位

| | 徴候および症候 | 障害部位 |
|---|---|---|
| \multicolumn{3}{c}{延髄内側症候群} |
| 病巣側 | 舌半分の萎縮,麻痺 | 舌下神経 |
| 反対側 | 1. 顔面を除く片麻痺<br>2. 半身の触覚,深部感覚障害 | 1. 錐体路<br>2. 内側毛帯 |
| \multicolumn{3}{l}{延髄外側症候群,:ワレンベルク症候群(後下小脳動脈領域の梗塞,椎骨動脈の血栓によるものが多い)} |
| 病巣側 | 1. 小脳性運動失調<br>2. 顔面の感覚解離,角膜反射消失<br>3. 眼振,めまい,悪心,嘔吐<br>4. ホルネル症候群<br>5. 軟口蓋麻痺,嚥下困難,嗄声<br>6. 味覚障害<br>7. 半身のしびれ感 | 1. 小脳半球,下小脳脚,オリーブ核小脳路,脊髄小脳路<br>2. 三叉神経脊髄路および核<br>3. 前庭核<br>4. 交感神経下行路<br>5. 疑核および舌咽,迷走神経<br>6. 孤束および孤束核<br>7. 楔状核,薄束核 |
| 反対側 | 半身の感覚解離 | 脊髄視床路 |

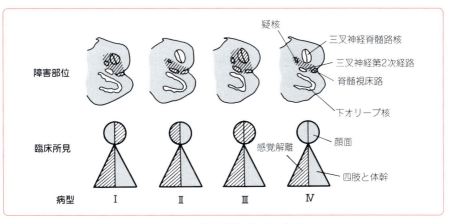

図 20-13　延髄外側症候群の病型

顔面の感覚解離と半身の感覚解離との組み合わせで，4 病型に分けている．
　Ⅰ型は典型例で最も多い．
　Ⅱ型はつぎに多い．三叉神経脊髄路核から出て反対側の視床に向かう細径性三叉神経第2 次経路が，核から出たばかりのところで侵されるが，核は残っている．
　Ⅲ型は最も少ない．核と第 2 次経路がともに侵される．
　Ⅳ型は核も第 2 次経路も侵されない．

(早川俊明：名古屋医学, 76：381, 1958 より)

## 6　小窩巣性（ラクナ）脳卒中　Lacunar Stroke　とは

　小窩 lacuna は脳の深部に生じる小さな梗塞性病巣で，小さいものは 3〜4 mm，大きいものは 1.5〜2.0 cm の大きさの不規則な空洞をなしている．この小梗塞巣は脳動脈の穿通枝の閉塞により起こり，高血圧，脳動脈硬化と密接な関係がある．小窩は多発すれば小窩状態（ラクナ状態）lacunar state, état lacunaire〈F〉，偽性球麻痺，四肢の痙縮と腱反射亢進，小刻み歩行 marche à petits pas〈F〉，知能低下，感情障害（強迫笑い，強迫泣き）などを呈することが多いとされている．

　Fisher は小窩による症候群を lacunar stroke とよび，特徴的な病型としてつぎの 4 つを挙げている[11]．

### 1. 純粋運動性片麻痺　Pure Motor Hemiplegia (hemiparesis)

　一側の顔面，上下肢の完全または不完全麻痺を呈するが，視野欠損，感覚障害，失語，失行，失認などのないものをいう．ときに前兆として不全片麻痺の一過性脳虚血発作がある．本症は段階状に悪化するのが特徴で，半日ないし 3 日ぐらいの経過で進行する．片麻痺の回復は 2 週間以内に始まり，予後は良好である．その原因となる小窩は反対側の内包・放線冠または橋底部にある．

## 2. 純粋感覚性脳卒中 Pure Sensory Stroke

一側の顔，上下肢を含む感覚障害のみを示すものである．多くは一側の手，または足の異常感覚で発症し，15分以内に半身に広がる．他覚的な感覚異常はあまり明確でなく，毛髪を用いた触覚検査でわずかな鈍麻を認める程度である．ほとんどの症例が前兆としての手の感覚異常を一過性に訴える．本症の予後も良好である．その原因となる小窩は反対側の視床にある

## 3. 運動失調不全片麻痺 Ataxic Hemiparesis[12] (Homolateral Ataxia and Crural Paresis)

一側の上下肢に脱力および錐体路徴候があり，しかも小脳性の運動失調を伴うものである．上肢より下肢に障害が強い．原因となる小窩は反対側の内包ないし放射冠または橋底部の上から1/3位の領域にあると推定されている．

## 4. 構音障害・手不器用症候群 Dysarthria-Clumsy Hand Syndrome

中等ないし重症な構音障害があり，一側の手がうまく使えないことを主症候とする．

そのほかに障害側顔面の中枢性麻痺，舌の偏倚，軽度な嚥下困難，障害側の手のわずかな脱力，書字障害，指鼻試験の拙劣，歩行障害，障害側の腱反射亢進，バビンスキー徴候などを伴うことがある．原因となる小窩は反対側の橋底部にあるとされている．

表 20-10 Lacunar Syndrome

1. pure sensory stroke
2. pure motor hemiparesis (PMH)
3. ataxic hemiparesis
4. dysarthria-clumsy hand syndrome
5. 「運動性失語」を伴う PMH
6. 顔面を除く PMH
7. 中脳視床症候群 (mesencephalothalamic syndrome)
8. 視床性認知症
9. 水平注視麻痺を伴う PMH
10. 交叉性第Ⅲ脳神経麻痺を伴う PMH (ウェーバー症候群)
11. 交叉性第Ⅵ脳神経麻痺を伴う PMH
12. 意識不鮮明 (confusion) を伴う PMH
13. 交叉性第Ⅲ脳神経麻痺を伴う小脳性運動失調症 (クロード症候群)
14. sensorimotor stroke (視床内包性)
15. 片側バリズム
16. 下部脳底動脈分枝症候群—めまい，複視，注視麻痺，構音障害，小脳性運動失調，三叉神経領域のしびれ
17. 延髄外側症候群 (ワレンベルク症候群)
18. 橋延髄外側症候群
19. 記憶喪失 (？)
20. locked-in syndrome (両側性 PMH)
21. その他：
    (a) 易転倒性一側下肢脱力
    (b) pure dysarthria
    (c) 視床性急性ジストニア

(Fisher, C.M. : Neurology, 32 : 871, 1982 より)

このような症候群を認めたら，病巣は小さいのでMRIにより確認しておく．また典型的な症候を呈するときには，それ以上進行する可能性は少なく，予後も良好である．

現在は小窩の発生部位により多くの症候を呈することが報告され，lacunar syndromeとして表20-10のごとくまとめられている．

## 7 一過性脳虚血発作 Transient〔Cerebral〕Ischemic Attack（TIA）の診断

TIAは，1958年にMillikanらのNIH脳血管疾患分類に初めてとり入れられた．

1970年のWHO分類，1975年のNIH Ⅱ分類ではclinical stageとしてTIAを分類し，切迫脳卒中 impending stroke として扱うようになっている．

米国脳卒中対策合同委員会の報告では，transient focal cerebral ischemiaという言葉を用いている[13]．すなわちTIAは脳虚血により一過性に脳の局在徴候を示すものとすべきであるとしている．1990年に発表されたNINDS委員会のNIH Ⅲの分類（表19-2 ☞ p.341）においても，TIAは局在的脳機能障害 focal brain dysfunction の項に入れられている．TIAの主なものは脳血栓の切迫脳卒中と考えられる．TIAからの脳梗塞発生率は報告によりまちまちであるが，1年間で5〜8％とされている[14]．

TIAの成因には，現在，①微小塞栓 microembolus によるとする説と，②脳血管不全 cerebral vascular insufficiency によるとする説などがある．

切迫脳卒中としてのTIAの主な成因は微小塞栓に落ち着きつつある．内頸動脈系の脳梗塞の発生には，頭蓋外動脈ことに内頸動脈分岐部近くのアテローム硬化が成因として重視され，TIAがその前兆としてきわめて重要である．しかし椎骨脳底動脈系のTIAには，血圧下降も重要であり，動脈硬化が強く，脳循環の自己調節が障害されているものでは，わずかな血圧下降でも脳血管不全「症」を起こしうる．

そのほかにTIAの成因として頭蓋外動脈の血行障害も挙げられる．その代表的なものは鎖骨下動脈盗血症候群である．

### 1. 診断基準について

米国脳卒中対策合同委員会の報告による診断基準を主として挙げておこう．

#### a. 発作時間

急速に起こり，症候が完成するまでには5分とはかからず，多くは2分以内である．発作の持続時間は種々であるが，一般に2〜15分であり，24時間を超えることはない．発作が24時間以上持続し，3週以内で完全に症候が消失するときには回復性虚血性神経脱落症候 RIND（reversible ischemic neurological deficit）とよぶ．TIAの発作回数は種々で，ただ1回しかないこともあるし，さまざまな間隔で多発することもあるし，1日に数回起こることもある．

### b. 症　候
　TIA の症候は，内頸動脈系のものと，椎骨脳底動脈系のものとに分けられる．
■ **内頸動脈系の TIA**
　① 運動障害：一肢または同側上下肢の脱力，麻痺，うまく使えないなどである．
　② 感覚障害：一肢または同側上下肢のしびれ，感覚鈍麻，異常感覚などである．
　③ 構音障害および失語：発語，書字，言語理解の困難，読字や計算の困難などである．
　④ 視力障害：一眼の失明（一過性黒内障 amaurosis fugax〈L〉）またはその一部の視力障害．
　⑤ 同名性半盲
　⑥ 上記症候の組み合わせ
　感覚または運動障害が起こる場合には，一般に一度にどっと出現するのが特徴で，次第に広がること，すなわち march effect を示すことはない．
■ **椎骨脳底動脈系の TIA**
　① 運動障害：一肢または左右上下肢がいろいろな組み合わせで，脱力，うまく使えない，麻痺などを起こす．発作によっては右，左と障害側が変わったり，軽い随意運動の障害から完全な四肢麻痺までその程度も変化する．
　② 感覚障害：一肢または左右上下肢がいろいろな組み合わせでしびれ，感覚鈍麻，異常感覚を起こす．よく一側または両側の顔面，口唇あるいは舌に感覚障害がみられる．
　③ 視力障害：両眼の視力が完全に消失することもあるが，不完全なときには部分的な視力障害が起こる．
　④ 同名性半盲
　⑤ 歩行時の平衡障害と姿勢異常：回転性めまいを伴わない運動失調，平衡障害，不安定などが起こる．
　⑥ 複視，嚥下障害，回転性めまい vertigo（悪心，嘔吐を伴うことも伴わないこともある）．⑥の症候はそれぞれ単独では TIA とみなしえないとしている．これらの症候が組み合わさって出現するか，上述の①～③までの症候のいずれかと合併して出現したときに TIA の一部とみなすべきである．
　⑦　上記症候の組み合わせ
　しかし椎骨脳底動脈系の運動障害や，感覚障害，視力障害でも，ときには一側性のみに起こることがある．こうした症例では，TIA の原因となる虚血部位が，椎骨脳底動脈系か，内頸動脈系か決定することはできない．TIA が内頸動脈系か，椎骨脳底動脈系かを鑑別する要点を**表20-11**に一括した．TIA でも，その 25％ に頭痛があり，内頸動脈系では前頭部に，椎骨脳底動脈系では後頭部から項部に痛みが多いという．一般に椎骨脳底動脈系の TIA の症候は，内頸動脈系のそれよりも複雑であり，それが鑑別のポイントになる．
　転倒発作 drop attack は，しばしば失神と混同されるので，この報告では除外されている．転倒発作は以前から椎骨脳底動脈系の TIA の重要な徴候とされ，起立・歩行時に急に下肢の筋

表 20-11　内頸動脈系 TIA か椎骨脳底動脈系 TIA かの鑑別

| 症　候 | 内頸動脈系 | 椎骨脳底動脈系 |
|---|---|---|
| 回転性めまい | − | ＋ |
| 一側失明 | ＋ | − |
| 両側視力障害 | − | ＋ |
| 片麻痺 | ＋ | − |
| 四肢麻痺 | − | ＋ |
| 失　語 | ＋ | − |
| 構音障害 | ± | ＋ |
| 一側しびれ | ＋ | ＋ |
| 両側しびれ | − | ＋ |
| 小脳症候 | − | ＋ |
| 発作ごとの症候の変動 | − | ＋ |
| 発作頻度 | 少 | 多 |
| 脳梗塞への移行 | 多 | 少 |

力が失われて倒れるが，意識障害はなく，すぐに立ちあがり，何の後遺症もなく，もとの動作を続けられるものである．上をみるとか首を左右に回転するなど，neck motions で誘発されることがある．その障害部位は，脳幹下部，おそらく錐体交叉部で，その虚血により発症するものとされている．したがって問診により本症はとらえられるが，何か原因があって転んだかも知れないし，瞬間的な失神があったかも知れないし，問題の多い症候で，頻発するもの以外は重視しないほうがよい．また転倒発作は，椎骨脳底動脈の TIA 以外に，種々な原因でもみられ，中年の女性では何の原因もなく多発し，cryptogenic drop attack とよばれるものまである．

■ TIA とみなされない症候

つぎの神経症候は一過性に出現するが，しばしば脳血管疾患以外のものでも出現するので，単独では TIA とはみなしえない．

① 意識障害または失神
② 浮動性めまい（dizziness, giddiness）
③ 意識障害を伴った視力障害（gray out）
④ 健忘症
⑤ 意識不鮮明（confusion）
⑥ 強直性または間代性痙攣
⑦ 運動または感覚障害が進展 march するとき
⑧ 回転性めまい vertigo のみで，悪心や嘔吐は伴うことも伴わないこともある．
⑨ 複　視

⑩ 片頭痛で局在徴候を伴うとき
⑪ 閃輝性暗点
⑫ 嚥下困難
⑬ 構音障害
⑭ 便尿失禁

要するに上述の項目にあてはまるときには，てんかん，アダムス・ストークス症候群，頸動脈洞過敏症，脳腫瘍，脳動静脈奇形，メニエール症候群，片頭痛，多発性硬化症，一過性全健忘 transient global amnesia などを疑い，症候が一過性であっても TIA としないほうがよい．しかし，回転性めまい，意識障害は，他の原因が除外できれば TIA として扱うことがある．

### 2. 診断のすすめかた

TIA の診断には，発作を正しく判断することが最も重要である．医師が TIA を目撃するということはほとんどないので，患者および家族からの問診がポイントになる．しびれなどの感覚障害，運動障害，視力や言語の異常，めまいなどについて一過性に症候が出現したという訴えがあったら，いつ，どこに，どのような症候があり，どのくらいの時間で消失したか，同時に起こった症候は何か，反復したかなどを詳しく聞き，既往歴にも注意する．内頸動脈系の TIA では内頸動脈の硬化度，拍動の左右差，血管雑音の有無，網膜動脈の塞栓，椎骨脳底動脈系でも血管雑音の有無などがベッドサイドでの参考所見にはなるが，診断の決め手にはならない．

最も重要な検査は脳血管撮影で，アテローム硬化性病変による閉塞性病変があるかどうかを知ることである．ことに手術可能な部位に限局した閉塞性病変があるかどうかを検討する．

## 8 一過性全健忘 Transient Global Amnesia（TGA）とは

一過性の健忘は，いろいろな原因で起こりうるが，Fisher & Adams らは中年以後に起こる一過性健忘の共通性に注目して，transient global amnesia と命名した[15]．

その特徴は，① 突然に，何らの前兆もなく起こる．② 短期記憶 short-term memory（数分から 30 分程度前までの記憶）の消失と，近時記憶 recent memory の逆行性健忘（数日から数週間に及ぶ）で発症する．③ 発作は数時間で回復し，この間に健忘も次第に短縮し消失する．④ 発作中は意識清明で，感覚も自我認識も保たれており，日常の会話や動作は変りなく行うことができる．しかし健忘があるため，周囲のことが理解できず，不安に陥りしつこく家人に問いただす．神経学的にほかに異常はない．⑤ 発作期間中の記憶は喪失し，永続する．本症の成因はいまだに決定していない．TGA は脳血管障害であるとする説もあるが，側頭葉てんかん，側頭葉脳炎，片頭痛，神経症によっても類似の症候を呈するので，鑑別を要する．発症の責任病巣は両側性の側頭葉（海馬），または視床と推定されている．たとえば一側の海馬に梗塞があり，それ

のみでは発症しないが，他側の海馬の一過性虚血が起こると TGA になる．血管系としては椎骨脳底動脈系の障害とされている．

## 9 頸部，胸郭内の血管病変にも注意

　頸動脈，椎骨動脈は頭蓋に入る前に頸部で閉塞や屈曲を起こしたり，圧迫されたりして脳卒中を起こすことがある．動脈は頸椎，頸部の筋肉，筋膜で圧迫され，それにより脳循環障害を起こす．

　鎖骨下動脈，腕頭動脈などの胸郭内動脈の閉塞が脳卒中の原因となることもある．頭蓋外の血管病変の中には，外科的に治療しうるものもあるので，診断はつぎのような順序で行い，見逃さないようにする．

① 頸動脈を触診し，左右動脈拍動に差異があるかどうか，動脈硬化が進行しているかどうかをみる．動脈壁が硬化性で，拍動が消失，微弱であれば閉塞を疑う．
② 頸動脈を聴診し，血管雑音の有無を調べる（☞ p.264）
③ 左右上腕動脈血圧に著しい差異があり，一側の橈骨動脈拍動が微弱または，触れないときには鎖骨下動脈の閉塞性病変を推定する．

　確定診断は動脈造影を行い，鎖骨下動脈，頸動脈，椎骨動脈の閉塞性所見を確認する．

　このような動脈閉塞の原因は，50歳以下では大動脈炎症候群（高安病，脈なし病），特発性内頸動脈閉塞症によることが多く，ことに若い女性には脈なし病が多い．臨床検査では，血沈の亢進，白血球増多，血清の CRP 上昇，リウマチ因子・抗核抗体反応陽性，蛋白分画で $\alpha_2$ および $\gamma$ グロブリンの増加を認める．60歳以上で，動脈硬化が著明なものは，アテローム硬化症によると考えられる．

　頸椎の変形性脊椎症で，椎骨動脈を圧迫し，脳循環障害を起こすことがある．こうした例では，首の伸展，回転で症候が誘発されることもある．疑わしいものでは頸椎の単純 X 線撮影を正面，側面，斜位で行い，必要に応じて MRA 検査を行う．

## 10 鎖骨下動脈盗血症候群 Subclavian Steal Syndrome の診断

　鎖骨下動脈に閉塞があって，脳循環不全症を示すものを，subclavian steal syndrome という．鎖骨下動脈の閉塞部より末梢に血液を送るためにはいろいろな側副循環が形成されるが，その1つとして図 20-14 のように，脳からの血液が椎骨動脈を逆流するために本症が起こる．

　本症候群は brachial basilar insufficiency syndrome ともいい，一側上肢血圧の低下，その側の鎖骨上窩での血管雑音の聴取，障害側上肢の運動により，回転性めまい，その他の脳神経症候

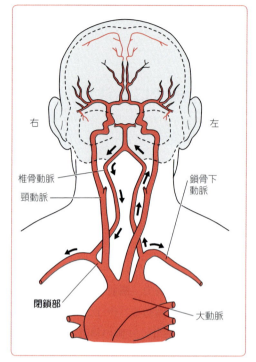

図20-14　鎖骨下動脈盗血症候群
血流方向：左椎骨動脈→脳底動脈→右椎骨動脈→右鎖骨下動脈

が誘発されるのを診断根拠にする．脈なし病，大動脈炎症候群の患者では本症に注意すべきである．

## 11　頸動脈海綿静脈洞瘻 Carotid-cavernous Fistula の診断

比較的まれな疾患ではあるが，特異な症候を呈する．

本症は突然に発症し，眼痛，頭痛を訴え，前頭部，眼瞼，眼球結膜の静脈怒張，浮腫を認める．眼球は突出し，拍動を触れ，障害側眼球上およびその周辺で血管雑音（ザーザーという収縮性雑音である）を聴取する．外眼筋麻痺を伴うのが普通であり，特に外転神経麻痺が多い．

## 12　高血圧性脳症 Hypertensive Encephalopathy の診断は慎重に

急激な血圧上昇によって一過性の頭痛，悪心，嘔吐，視力障害，痙攣，意識障害などの症候を

きたすとき，高血圧性脳症と診断する．片麻痺などの局在徴候を示すことはまれである．実際にはこの診断はもっとルーズに用いられ，高血圧患者が頭痛，めまい，悪心を訴えれば，本症と診断されているが，これは誤りである．

本症の本態はまだ不明であるが，脳浮腫が主体となっているので，うっ血乳頭，髄液圧の上昇（250 mmH$_2$O 以上）を認めることが多い．拡張期血圧は多くは 130 mmHg 以上に上昇している．本症を起こすときには，高血圧は，悪性の状態になっており，心，腎の機能不全を伴っていることが多い．

## 13 ウィリス動脈輪閉塞症（もやもや病）

わが国に多い特異な疾患で，厚生労働省から特定疾患に指定されている．

初発年齢は 5～6 歳と 40 歳代にピークがあるが，約 1/2 が 15 歳以下で発症し，女性に多い傾向がある．小児群では脳虚血症候を，成人群では頭蓋内出血症候を主体とする．

研究班による本症の診断の手引きは**表 20-12** に示した．本症は〔脳血管〕もやもや病

**表 20-12 ウィリス動脈輪閉塞症診断の手引き**

| |
|---|
| 1. 1) イ）発症年齢は各層にわたるが，若年者に多く，また女性に多い傾向がある．孤発例が多いが，ときに家族性に発生することもある．<br>ロ）症候及び経過については，無症候（偶然発見）のものから，一過性のもの，固定神経症候を呈するものなど軽重，多岐にわたる．<br>ハ）小児例では脳虚血症候を，成人例では頭蓋内出血症候を主体とするものが多い．<br>2) 小児例では，片麻痺，単麻痺，感覚異常，不随意運動，頭痛，痙攣などが反復発作的に出現し，ときに，病側が左右交代して現れることがある．更に知能低下や固定神経症候を呈すものもある．成人例のように出血発作をきたすことはまれである．<br>3) 成人例では小児例同様の症候を呈するものもあるが，多くは脳室内，くも膜下腔，あるいは脳内出血で突然発症する．これらは多くは軽快し，あるいは固定神経症候を残すが，なかには重症となり，死亡するものもある．<br>2. 診断上，脳血管撮影は必須であり，少なくともつぎの所見がある．<br>1) 頭蓋内内頸動脈終末部，前及び中大脳動脈近位部に狭窄または閉塞がみられる．<br>2) その付近に異常血管網が動脈相においてみられる．<br>3) これらの所見が両側性にある．<br>3. 原因不明で，特別の基礎疾患（動脈硬化，髄膜炎，腫瘍，ダウン症候群，レックリングハウゼン病，外傷，放射線照射など）はみられない．<br>4. 診断の参考となる病理学的所見<br>1) 内頸動脈終末部を中心とする動脈の内膜肥厚と，それによる内腔狭窄ないし閉塞が，通常両側性に認められる．ときに肥厚内膜内に脂質沈着を伴うこともある．<br>2) 前・中大脳動脈，後交通動脈などウィリス動脈輪を構成する諸動脈に，しばしば内膜の線維性肥厚，内弾性板の屈曲・中膜の菲薄化を伴う種々の程度の狭窄ないし閉塞が認められる．<br>3) ウィリス動脈輪を中心として多数の小血管（穿通枝及び吻合枝）がみられる．<br>4) しばしば軟膜内に小血管の網状集合がみられる．<br><br>**診断の基準**<br>1. に述べられている事項を参考として，下記のごとく分類する．なお脳血管撮影を行わず剖検したものについては，4. を参考として別途に検討する．<br>① 確実例<br>　2. のすべての条件及び 3. をみたすもの，ただし小児では一側に 2. の 1），2）をみたし，他側の内頸動脈終末部付近にも狭窄の所見が明らかにあるものを含む．<br>② 疑い例<br>　2. 3. のうち，2. の 3) の条件のみをみたさないもの |

(厚生省特定疾患，ウィリス動脈輪閉塞症調査研究班，班長：米川泰弘，1989)

〔cerebrovascular〕moyamoya disease ともいう.

## 14 片麻痺の予後の決めかた

　片麻痺患者で将来歩行できるかどうかを判定することは重要なことである．服部は図 20-15 のような下肢の機能テストから，歩行の予後を決めている．発作直後より，空中屈伸，伸展挙上ができれば確実に歩行できる．また当初はこれらの動作ができなくても，1～2ヵ月間は回復の見込みがあるから再三テストを試みて判定するとよい．1年たっても，立膝保持しかできなければ

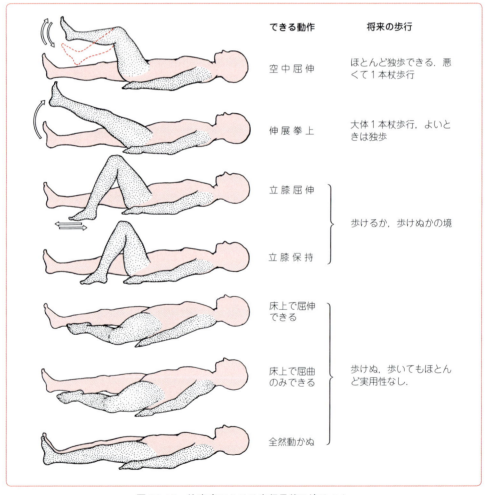

図 20-15　片麻痺における歩行予後の決めかた
（服部一郎：椿・里吉編，臨床神経病学最近の進歩，医歯薬出版，1965 より）

実用性のある歩行は無理であるとしている．上肢では，手指が発病当日から動くもの，または1ヵ月以内に手指が動くものは，手の機能は日常生活に役立つまでに回復する．しかし1ヵ月以上たって手指が動く程度のものは，日常生活に役立つまでに回復することは少なく，3〜4ヵ月過ぎて手指が動くものは，ほとんど回復しない．

## 文献

1) 亀山正邦：神経進歩，19：968，1975.
2) Fisher, C. M. et al.：J. Nerv. Ment. Dis., 140：38, 1965.
3) 佐野圭司，他：医学のあゆみ，144：763，1988.
4) 鈴木二郎，他：臨床神経，14：823，1974.
5) 伊藤善太郎：日本臨牀，34：123，1976.
6) Caplan, L. R.：Neurology, 30：72, 1980.
7) Gubermann, A. & Stuss, D.：Neurology, 33：540, 1983.
8) Castaigne, P. et al.：Neurol., 10：127, 1981.
9) 秋口一郎，他：臨床神経学，21：172，1981.
10) Adams, R. D. & Victor, M.：Principles of Neurology. 3rd ed, McGrow-Hill Book company, 1985.
11) 田崎義昭：内科，36：567，1975.
12) Fisher, C. M.：Arch. Neurol., 35：126, 1978.
13) Heyman, A. et al.：Stroke, 5：277, 1974.
14) Millikan, C. H.：Stroke, 2：201, 1971.
15) Acta Neurol., Scand. Suppl., 9, 1964.

# 21 頭痛，頸肩腕痛，腰痛を訴える患者の診かた

## 1 頭痛患者を診るときの注意

　頭痛は頭部あるいは頭蓋内病変を示す主要な症候である．頭蓋内病変による痛みは症候性頭痛と呼ばれ，その原因としては，くも膜下出血，髄膜炎など，臨床医として決して見逃してはならない疾患がある．それに対し慢性頭痛と呼ばれる一群は，MRI や CT などの画像検査では異常がみられないにもかかわらず，慢性の頭痛に悩むもので，外来診療で適切な診断と治療が必要である．

## 2 頭痛の分類　Classification of Headache

### 1. 新国際頭痛分類（2018）[1]

　国際頭痛分類第 3 版（表 21-1）が臨床分類として使われることが多い．頭痛を一次性頭痛と

表 21-1　国際頭痛分類第 3 版

| |
|---|
| 一次性頭痛 |
| 1. 片頭痛（Migraine） |
| 2. 緊張型頭痛（Tension-type headache） |
| 3. 三叉神経・自律神経性頭痛（TACs） |
| 4. その他の一次性頭痛 |
| 二次性頭痛 |
| 5. 頭部外傷・傷害による頭痛 |
| 6. 頭頸部血管障害による頭痛 |
| 7. 非血管性頭蓋内疾患による頭痛 |
| 8. 物質またはその離脱による頭痛 |
| 9. 感染による頭痛 |
| 10. ホメオスターシス障害による頭痛 |
| 11. 頭蓋骨，頸，眼，耳，鼻，副鼻腔などの障害による頭痛あるいは顔面痛 |
| 12. 精神疾患による頭痛 |
| 有痛性脳神経ニューロパチー，顔面痛，その他の頭痛 |
| 13. 有痛性脳神経ニューロパチーおよび他の顔面痛 |
| 14. その他の頭痛性疾患 |

The International Classification of Headache Disorders 3rd edition. Cephalalgia 38 (1) : 1-211, 2018

二次性頭痛とに大きく分類する．一次性頭痛は，機能性頭痛，慢性頭痛ともよばれ，いわゆる「頭痛病」の頭痛である．片頭痛，緊張型頭痛，群発頭痛などがある．

二次性頭痛（症候性頭痛）は，脳あるいは全身性疾患に伴う頭痛である．脳疾患のみでなく，全身性疾患でも頭痛が初発症状のことが少なくない．頭痛患者の診察にあたっては，頭痛を起こしうるこれらの疾患を念頭におく必要がある．

# 3 痛みの基礎知識

## 1. 成因，発生機序

頭痛は，頭蓋内外の痛み受容体の刺激により生ずる．**表 21-2** は痛みに感受性をもつ組織を列挙したものである．

頭蓋外では，神経そのもの，例えば三叉神経，大後頭神経により痛みを生ずる．その他，血管，筋膜，筋肉には痛み受容体があり痛みを生ずる．頭部周囲から後頸部にかけての筋群収縮は，かたこりとともに慢性の頭痛を生じ，筋収縮を伴う緊張型頭痛といわれている．頻度の高い頭痛である．

頭蓋内で，脳組織自体は痛み受容体がなく，刺激されても痛むことはない．脳をまもるように存在する硬膜，髄膜，くも膜などは痛み感受性が強い組織で，これらの痛みは，慢性硬膜下血腫，髄膜炎，くも膜下出血などによる頭痛の原因となる．脳を栄養する血管も痛み感受性が強く，血管が拡張あるいは破れたときに痛みが生ずる．脳血管拡張による痛みは片頭痛の原因であるが，この場合，単に脳血管が拡張するのみでなく，血管周囲に有痛性の炎症を伴っている．

## 2. 病態生理

頭頸部筋群がストレスや姿勢異常などにより持続的に収縮すると，血管が圧迫され血行が障害され，虚血となる．筋肉には乳酸などの疲労物質がたまったり，虚血によりロイコトロエンなど

**表 21-2　頭部の痛み感受性部位**

| 頭蓋内 | | 頭蓋外 | |
|---|---|---|---|
| 感受性あり | 感受性なし | 感受性あり | 感受性なし |
| 硬膜動脈（前・中硬膜動脈）<br>頭蓋底主幹動脈（Willis 輪，流入・流出動脈）<br>静脈洞および流入静脈<br>頭蓋底部の硬膜，くも膜<br>脳神経（V，IX，X）<br>上部頸髄神経（II，III） | 脳実質<br>脳室の上皮細胞<br>脈絡叢 | 頭皮<br>血管（動脈は静脈に比較し，より感受性）<br>頭・頸部の筋，筋膜群<br>脳神経<br>上部頸髄神経<br>粘膜<br>骨膜（軽度感受性） | 頭蓋骨 |

の痛み物質が生ずる．このように，筋収縮性の頭痛は，収縮による筋や筋膜の機械的な刺激のみならず，虚血の結果生じた化学物質による刺激により痛みが起こる．

　頭蓋内では血管が拡張して痛みが起こる．この点，頭蓋外の筋の循環障害による頭痛の起こり方と対照的である．心臓の痛みが，冠動脈の収縮により生ずるのとはまったく逆に，脳血管は拡張することにより片頭痛などの血管性頭痛を生ずる．狭心症の治療薬であるニトログリセリンが拍動性の頭痛を起こすことも少なくない．

## 4 頭痛の問診のすすめかた

### 1. 問　診

　頭痛が自覚症状であるため，問診による鑑別診断が重要である．患者自身は必ずしも自覚症状を正確に医師に伝えることができないため，問診を通じて患者自身が頭痛の実態を整理できるようにする必要がある．

#### a. 頭痛の起こり方と経過

　頭痛を診断する上で重要なことは，① 起こり方と経過，部位，症状，② 増悪，寛解因子，③ 随伴症状などである．

　図 21-1 に示すように，頭痛の起こり方と経過から頭痛を鑑別することができる[2]．片頭痛は頭痛発作が反復して生ずる．すなわち時々くる頭痛であり，1回の頭痛発作は半日～3日間持続

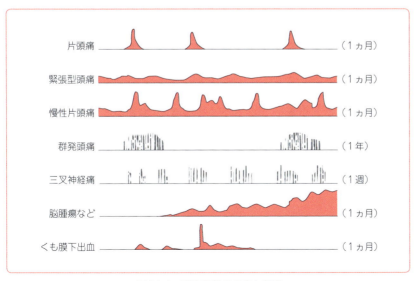

図 21-1　頭痛の起こり方と経過

表 21-3 慢性頭痛の鑑別

| | 片頭痛 | 緊張型頭痛 |
|---|---|---|
| 部　位 | 片側（両側もある） | 両側 |
| 痛みの性質 | 拍動性 | 頭重感，締め付けられる痛み 圧迫される痛み |
| 程　度 | 中等度〜重度 | 軽度〜中等度 |
| 随伴症状 | 悪心，嘔吐，光・音過敏 | 肩・首のこり，めまい |
| 頻　度 | 発作的に月に2〜3回 | 持続的にほぼ毎日 |
| 誘発因子 | ストレスからの開放，寝不足・寝すぎ，月経など | 精神的・身体的ストレス |

する．緊張型頭痛が持続性で，1日中，毎日続くのと対照的である．起こり方で特徴的なのが群発頭痛で，頭痛は一定期間（1〜2ヵ月間）に集中して起こる．この期間を群発期とよぶが，1〜2時間持続する激しい頭痛が毎回のように生ずる．群発期は1年に1〜2回起こることが多い．

　くも膜下出血の診断も発症様式がポイントである．突発する頭痛で，「突然，後頭部をバットで殴られたように頭痛が起こった」，「今までに経験したことのない強い頭痛だった」といった訴えが多い．

b. 増悪・寛解因子

　頭痛の増悪因子で重要なのは体動の影響である．脳腫瘍，髄膜炎はもちろんであるが，脳内血管の拡張が原因である片頭痛も体動により頭痛が増悪する．脳腫瘍は，朝トイレでいきんだ時に頭痛がひどくなるのが特徴的である．片頭痛も，階段の昇降などの動作により頭痛が増悪するため，患者は「暗い静かな部屋で寝ている」のが一番楽である．緊張型頭痛は逆で，動きまわっても頭痛は増悪しない．

c. 随伴症状

　随伴症状を聞き出すことも鑑別診断のポイントである．患者自身は頭痛以外の症状を忘れていることがあるので，問診を通じて聞き出す．光・音過敏，吐気，嘔吐などは片頭痛の特徴的な随伴症状であるが，これらの症状は髄膜炎やくも膜下出血でもみられる．脳疾患が原因の場合は，頭痛に神経症状の随伴することが多く，歩行障害，構語障害，麻痺などがなかったかを確認する．

## 2. 片頭痛と緊張型頭痛の鑑別

　慢性頭痛で最も多い片頭痛と緊張型頭痛の鑑別の要点を表21-3に示す．

# 5　頭痛患者の診かた

① 眼底検査：頭痛を訴えるとき，脳腫瘍，慢性硬膜下血腫など，手術の必要な疾患を見逃さな

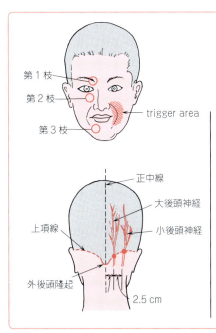

図 21-2　顔面・後頭部の誘発点

いために，うっ血乳頭の有無は必ずみておくべきである．うっ血乳頭があっても視力障害がほとんどないことが多い．頭痛を主訴としうっ血乳頭があるときは，髄膜腫，前頭葉，側頭葉，脳室系あるいはその付近など，いわゆる silent area の腫瘍，小脳腫瘍などを考える．

② 頭痛，顔面の感覚過敏の有無，ことに頭髪を撫でて痛みが起こるかどうかをみる（三叉神経痛，後頭神経痛）．
③ 三叉神経および大後頭神経などの誘発点 trigger point あるいは area の有無（図 21-2）
④ 頭部外傷の有無（毛髪部をよくみること）
⑤ 頭蓋，顔面（前頭，上顎部）の叩打痛の有無（頭蓋の骨髄炎，腫瘍，副鼻腔炎）
⑥ 55歳以上であれば側頭動脈の触診で，拍動の減弱，圧痛の有無をみる．

　側頭動脈炎 temporal arteritis では，発熱，全身倦怠，体重減少があり，およそ1/3に失明がある．片麻痺などの神経症候を呈することもある．血沈の促進，CRP 強陽性を示し，副腎皮質ホルモンが有効である．

⑦ 頭部での血管雑音の有無（脳動静脈吻合があると血管雑音が聴取されることがある）
⑧ 項部硬直の有無（くも膜下出血，髄膜炎）
⑨ 頸部運動制限の有無（頸部脊椎症）
⑩ 眼球の触診（眼瞼を閉じさせて，上眼瞼の上から眼球の硬さを両手の母指で触診する．一側のみ硬さが増していれば緑内障を疑う）
⑪ 最近起こった頭痛で次第に増悪するときは，脳腫瘍を疑い，複視の有無，腱反射に左右差が

あるかどうかをみておく．
⑫ 脳動脈硬化症（慢性脳循環不全症）では，聴診で血管雑音の有無を確かめておく．
⑬ チアノーゼの有無（肺性脳症）

## 6 頭痛をきたす主要疾患のプロフィール

日常よく遭遇する主要な頭痛の特徴を挙げる．

### 1. 慢性頭痛の頻度

慢性頭痛の頻度は日本人の疫学調査では，15歳以上の人口の約40％とされている．片頭痛が約8％，緊張型頭痛が22％である（図21-3）[3]．群発頭痛については正確な調査がないが，外来受診患者の調査では，片頭痛の約10分の1程度である．

片頭痛は女性に多く，男性の約3倍で，20〜40歳代に最も頻発する．家族歴のあることが多い．家族性片麻痺性片頭痛で遺伝子異常が同定されている．群発頭痛は圧倒的に男性に多く，女性の約10倍である．20〜50歳代に頻発する．緊張型頭痛には男女差は明らかでなく，年齢も若年者から老年者までいずれの年代にも起こる．

### 2. 片頭痛

片頭痛には，前兆を伴うものと伴わないものとがある．同一患者の片頭痛発作が，時により前兆を伴ったり伴わなかったりすることから，いずれの片頭痛も同一の機序によると考えられている．

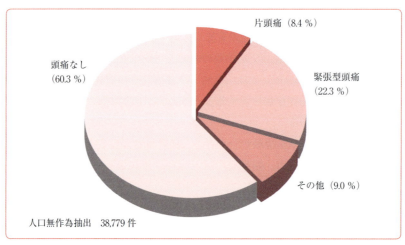

図21-3　慢性・反復性頭痛の有病率

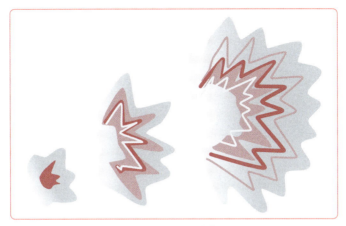

図 21-4　閃輝暗点
ジグザグ模様が視野の中心付近から始まり，拡大する．
（約 10 ～ 20 分間持続）

　前兆は大脳皮質あるいは脳幹の局所症状と考えられており，後頭葉起原の視覚症状が最も多い．代表的な前兆である閃輝暗点は，明るい光がジグザグ様に視野の中心部から拡大していくもので，約 10 ～ 20 分間持続する（**図 21-4**）．前兆として半身の感覚異常，片麻痺，失語などが一過性に生ずることもある．

　頭痛は片側性，拍動性の強い痛みが多く，数時間から 3 日続く．随伴症状として悪心，嘔吐，光・音過敏などを伴う．階段の昇降などの体動により頭痛が増悪する．

　片頭痛は脳の血管が痛む頭痛である．血管拡張とともに血管周囲に炎症が生ずるため，血管は拍動とともに拍動性の痛みを生ずる．この機序には三叉神経とセロトニンとが密接に関与する．三叉神経は脳血管に分布する感覚神経で，血管の痛みを脳に伝える．しかし，三叉神経はその終末から血管作動物質を放出し脳血管に作用することが知られている．物質としてはサブスタンス P，Calcitonin Gene-Related Peptide（CGRP）などで，三叉神経終末が興奮すると放出され，血管拡張，血管透過性亢進，血管周囲神経原性炎症などを起こし，血管性頭痛を生ずる．三叉神経の興奮を節前性に抑制しているのがセロトニン（5HT）で，三叉神経終末の $5HT_{1B/1D}$ レセプターを介して作用している（**図 21-5**）．片頭痛はセロトニンの活性低下により三叉神経終末からニューロペプチドの放出が亢進するために生ずるので，頭痛治療薬としては $5HT_{1B/1D}$ 作動薬（スマトリプタンなど）が有効である．

　急性期の治療は，脳血管の $5HT_{1B/1D}$ レセプター（セロトニンレセプターのサブタイプ）を刺激する薬剤が有効である．この薬効をもつものとして近年，トリプタン系薬剤が使用できるようになった．スマトリプタン，ゾルミトリプタン，エレトリプタン，リザトリプタン経口薬などがある．これらの薬物は発作の約 70％に有効である．スマトリプタンは皮下注射も可能で，発作が強く，吐き気を伴うときに使用できると良い．

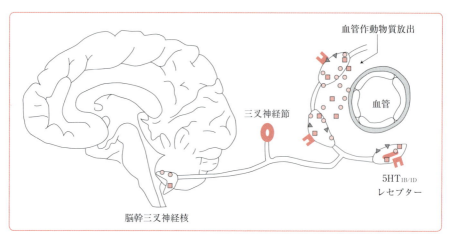

図 21-5　三叉神経から血管作動物質の放出[4]

　従来使用されていた酒石酸エルゴタミン製剤も，頭痛発作の早期に服用すると効果的である．軽い発作は，消炎・鎮痛薬が有効である．

　片頭痛予防薬としては，カルシウム拮抗薬（塩酸ロメリジンなど），抗てんかん薬（バルプロ酸ナトリウムなど），βブロッカー（塩酸プロプラノロールなど），三環抗うつ薬（アミトリプチリンなど）が使用される．

### 3. 緊張型頭痛

　後頸部から頭部全体の頭痛・頭重感である．頭部を締め付けられる，重いもので圧迫されるという訴えが多い．体動による増悪はなく，悪心を伴うことは少ない．肩こり，体のだるさ，眼の疲れなどを伴うことが多い．

　緊張型頭痛は，毎日のように一日中頭痛が持続する．当初は時々であったものが，次第に連日性となり，慢性緊張型頭痛となる．鎮痛薬を連用することにより頭痛が慢性化するので注意を要する．

　緊張型頭痛はストレスにより生ずる頭痛と考えられている．身体的ストレスと精神的ストレスのいずれもが関与する．身体的ストレスとは主として後頸部筋群を収縮させるもので，うつ向き姿勢や，長時間の OA 作業などが原因となる．筋肉の収縮に伴って筋循環が障害されると，乳酸などの疲労物質が蓄積して痛みを生ずると考えられている．

　脳内の痛み調節系の詳細は明らかではないが，脳内モルヒネ系のエンケファリンとセロトニンが重要な役割を果たしており，いずれも脊髄後角や三叉神経脊髄路尾側亜核での痛みの伝達を抑制すると考えられている．ストレスやうつ状態などの精神的要因が脳内痛み調節系の機能を障害し，頭痛を増悪する．

　筋収縮が原因なものと，うつ状態や精神的ストレスによる痛み調節系の障害されたものを分け

て考える．筋収縮には軽い筋弛緩薬（塩酸エペリゾン，塩酸チザニジン）などを使用する．精神的ストレスが関係していると考えられる場合は，マイナートランキライザーを加える．頭痛に加え，うつ状態，不眠などを訴える場合には，三環系抗うつ薬（塩酸アミトリプチリンなど）を少量使用する．

## 4. 群発頭痛

発作の持続は1〜3時間と短いが，片側の眼の奥を中心とした激しい頭痛に悩まされる．随伴症状として，頭痛側の眼瞼結膜充血，眼裂狭少，流涙，鼻閉などが起こる．群発頭痛期間は1〜2ヵ月が多く，この期間は1日1〜2回頭痛発作が起こる．発作は，明け方に多く，患者は痛みの目覚ましで起こされることが多い．

群発頭痛も血管性頭痛と考えられているが，痛む血管は，内頸動脈が頭蓋内に入る内頸動脈孔部と考えられている．眼窩の後方部になるため，頭痛は眼の奥の強い痛みとして感じられる．血管性頭痛の機序も片頭痛と同様セロトニンの関与が考えられており，5HT$_{1B/1D}$作動薬のスマトリプタンが著効を示す．群発頭痛の随伴症状として特徴的な片側性の流涙，眼球結膜充血，眼裂狭少などは，三叉神経と連結する自律神経（翼口蓋神経節を介した）の刺激症状と考えられている．

片頭痛と同様トリプタン系薬剤（スマトリプタン，リザトリプタン）が有効である．発作時間が短いためスマトリプタンの皮下注射が行えると効果的である．100％酸素吸入が有効なことが確認されている．発作時に臨床用のフェイスマスク側管により7 mL／分で10〜15分吸入させる．

## 5. 三叉神経痛  Trigeminal Neuralgia

35歳以上，特に50歳，60歳代に多い．その特徴はつぎのごとくである．

① 顔面の疼痛は発作的に起こり，数秒から数分続く．発作は反復する．
② 疼痛はほとんどが一側性で，三叉神経の支配領域に限局され，正中線を越えてほかに及ぶことはない．第2，3枝の領域に起こることが多い．
③ 痛みは激烈でつき刺すよう（stabbing）とか，えぐられるよう（boring）とか，焼かれるよう（burning）などと表現される．
④ 疼痛は，顔に何らかの刺激が加わると誘発される．たとえば顔を洗う，話す，物を嚙む，あるいは冷たい風に吹かれるなどで発作が起こる．顔にはtrigger areasまたはzoneとなる部位があり，頬，鼻唇溝，口唇などに触れると疼痛発作が起こる．
⑤ 疼痛側の顔面の発赤，流涙を認めたり，顔筋の反射的な動き（painful tic あるいは tic douloureux〈F〉）を示すこともある．
⑥ 間欠期にはまったく無症状で顔面の感覚鈍麻は認められない．
⑦ 自然寛解することがある．動脈硬化血管が三叉神経を圧迫している場合は，血管神経減圧術が有効である．

表 21-4　頭痛についての問診表

# 頭痛問診表

記入日　　　年　　　月　　　日

お名前＿＿＿＿＿＿＿＿＿＿＿＿＿＿　（□男　□女）　＿＿＿＿歳

次の質問で，あてはまる答えを選んで☑をつけてください（いくつでも）．

1：いま，つらい頭痛がある方はお申し出ください．　□ある　□ない
2：頭痛が気になり始めたのはいつ頃からですか？
　□今回が初めて　　　　□＿＿＿歳ころから　　　　□最近，頻度や痛みがひどくなった
3：頭痛の起こる頻度はどれくらいですか？
　□毎日のように起こる　　　　□時々起こる（1ヶ月に＿＿＿回くらい）
　□一定期間ほぼ毎日　　　　　□1年に＿＿＿回
4：頭痛はどのくらい続きますか？（薬を飲まないとき，あるいは飲んでも効かないとき）
　□数秒　　　□数分　　　□数時間　　　□1〜3日　　　□一週間以上
5：どのへんが痛みますか？
　□こめかみ　　□目のあたり　　□後頭部　　□頭全体　　□その他＿＿＿＿＿＿
6：どのような痛みですか？
　□突然の激痛　　　　　□ひどくなると脈打つ　　　　□締め付け
　□鈍く重い　　　　　　□眼球をえぐられるよう　　　□動くとつらい
　□2種類以上の頭痛　　□その他＿＿＿＿＿＿＿＿＿＿＿
7：痛みの強さはどの程度ですか？
　□生活に支障がない（軽度）　　　　　　□鎮痛剤を飲めばなんとかなる（中程度）
　□仕事や家事，学校を休むことがある（強度）　□痛みは強いときも軽いときもある
　□頭痛で困ったことがある（例えば？＿＿＿＿＿＿＿＿＿＿＿＿＿＿＿＿＿＿＿）
8：頭痛のときに次のような症状がありますか？
　□吐き気・吐く　□まぶしさ・音・においなどに敏感　□涙がでる・充血　□だるさ
　□鼻水，鼻づまり　□めまい　　□肩こり　　□その他＿＿＿＿＿＿＿＿＿
9：どんなときに頭痛が起こりやすいですか？
　□ストレスの最中　　　□ストレスが一段落したとき　□週末，休日
　□睡眠不足，寝すぎ　　□月経の前後　　　　　　　　□運動
　□天候が変化したとき　□光がまぶしいとき　　　　　□その他
10：頭痛の前触れとして次のような症状がありますか？
　□生あくび　　□空腹感　　□肩こり　　□だるさ
　□目の前にチカチカが見える　　□その他＿＿＿＿＿＿＿＿＿＿＿＿＿
11：ご家族で同様の症状をお持ちの方はいますか？
　□いない　□いる：ご本人との関係＿＿＿＿＿＿＿＿＿＿＿＿＿＿＿＿＿＿＿

| 身長 | 体重 | 体温 |

## 6. 脳腫瘍

初期には早朝，夜間に頭痛を訴えるのみであるが，咳をしたり，前にかがんで物をとろうとしたり，力んだりすると頭痛を感ずる．つまり頭蓋内圧が亢進すると，頭痛は悪化する．悪心，嘔吐があり，吐けば頭痛がよくなることもある．頭痛は次第に強くなり，痙攣発作や種々な脳神経症候を伴う．前頭葉の腫瘍では，頭痛のみが主訴となり，神経症候を呈さないことが多い．したがって性格の変化，精神状態の異常に気をつけるべきである．1年以上も頭痛が持続するときでも，髄膜腫は疑っておく必要がある．

慢性硬膜下血腫も当初は頭痛のみを訴え，臨床症候のみでは診断が遅れがちである．

## 7. 調査票による慢性頭痛の診断

数ヵ月以上，ことに1年以上の頭痛患者は問診でほぼ診断することができる．初診時に問診票

表21-5 慢性（機能性）頭痛の診断

| | 採点 |
|---|---|
| **緊張型頭痛** | |
| 1. 常に頭を万力やバンドでしめつけているような感がある | 40 |
| 2. 頭痛は後頭部，または項部に起こる | 40 |
| 3. 頭痛は感情的興奮，または予期せぬ興奮で起こる | 40 |
| 4. 局所を温めたり，マッサージすると痛みが軽くなる | 20 |
| 5. 頭痛は少し休養したり，眠るとよくなる | 20 |
| 6. 頭痛は1時間以内で消失する | －100 |
| 7. 前兆を伴う片頭痛にみられる眼症状がある | －100 |
| 8. 一過性に一側の上下肢に麻痺がきたり，言語障害が出現する | －100 |
| **前兆を伴わない片頭痛** | |
| 1. 頭痛は拍動性 | 40 |
| 2. 頭痛は一側から始まる | 40 |
| 3. 度々嘔吐する | 40 |
| 4. 服薬と関係なく，嘔吐を伴わぬ悪心が頻発する | 20 |
| 5. 頭痛は22歳以下で始まる | 20 |
| 6. 家族歴で同じような頭痛がある | 20 |
| 7. 発作による頭痛が2週間以上持続する | －100 |
| **前兆を伴う片頭痛** | |
| 1. 一側性頭痛 | 40 |
| 2. 閃輝暗点のような眼症状がある | 30 |
| 3. 眼症状は30分以内 | 30 |
| 4. 発作による頭痛が2週間以上持続する | －100 |
| **群発頭痛** | |
| 1. 頭痛は群発する | 40 |
| 2. 頭痛で夜間目をさます | 40 |
| 3. 頭痛は一側の眼のまわりから始まる | 20 |
| 4. 夜間の頭痛は2～3時間以内 | 20 |
| 5. 激しい頭痛 | 40 |
| 6. 一側の眼の発赤，流涙 | 40 |
| 7. 女性である | －40 |
| 8. 発作による頭痛が2週間以上持続する | －100 |

(Stead W. W. et al. : Arch. Intern. Med., 129, 950, 1972 一部変更)

を記入させると，実際の問診がすすめやすくなる．問診票はできるだけ簡潔で要点のわかりやすいものがよい．問診票の例を**表 21-4** に示す．片頭痛，緊張型頭痛などの判定は，先に述べた各疾患の特徴を知っていればほぼこれで可能である．Stead らは問診でコンピュータを用い，慢性頭痛を診断している．その得点表は**表 21-5** のごとくで 100 以上になったものが診断名である．

【付】 **トロサ・ハント症候群** Tolosa-Hunt Syndrome

本症候群は，眼痛あるいは頭痛を伴う眼球運動障害である．脳神経Ⅲ，Ⅳ，Ⅴ（第1枝），Ⅵの障害が種々の組み合せでみられる．ステロイド薬投与により疼痛および神経障害は 48 時間以内に著明に改善される．厚生省特定疾患研究班による本症候群の診断の手引きは**表 21-6** に示すごとくである．造影 MRI が確定診断に有用である．

表 21-6　トロサ・ハント症候群診断の手引き

| | |
|---|---|
| A)<br>1) 本症は眼痛あるいは頭痛を伴う眼球運動障害である<br>2) 眼筋麻痺は糖尿病，膠原病，特異性炎症などの全身性疾患と直接の因果関係を持たない<br>3) 小児より高齢者におよぶが，20～50 歳代に発症することが多い<br>4) 性差はない<br>5) 疼痛の出現は眼筋麻痺に数日先行することが多いが，同時あるいはそれ以後に出現することもある<br>6) 一側性のⅢ，Ⅳ，Ⅴ₁，Ⅵ脳神経障害が種々の組み合わせでみられる．まれに両側性障害をみとめ，また再発時に病側が交代することがある．Ⅱ，Ⅴ₂₃脳神経障害もまれにみられる<br>7) 発作は数日～数週間持続しその後寛解するが，数か月～数年後に再発することがある<br>8) 血沈の中等度亢進，微熱など軽度の非特異性炎症状を伴うことがある<br>9) 髄液には著変をみとめないことが多い<br>B) ステロイド薬投与により疼痛および神経障害は 48 時 | 間以内に著明に改善する<br>C) 診断上，眼静脈（海綿静脈洞）撮影，および頸動脈撮影が必須である<br>　1) 静脈撮影：上眼静脈の上眼窩裂部の閉塞，壁不整を認め，海綿静脈洞は造影されないか，造影不良である<br>　2) 内頸動脈撮影：内頸動脈海綿静脈洞部の内腔狭窄を認めることがある．動脈瘤，占拠性病変などを示す所見はない<br>　3) CT スキャン（頭部，眼窩）上，他疾患を除外出来る<br>D) 病理学的には海綿静脈洞およびその周辺に非特異性炎症性肉芽腫を認める<br>**診断の基準**：A を参考として下記に分類する．開頭術剖検を行ったものは D を参考にして別途に検討する．<br>**確診**：A1，A2，B，C のすべてをみたすもの<br>**疑診**：A1，A2 をみたし，かつ B または C もみたすもの． |

（厚生省特定疾患研究班，班長：後藤文男）

# 7 頸肩腕痛を訴える患者の診かた

日常外来で，頸部より肩，上腕などの疼痛や，手指のしびれ感を主訴としてくる者は多い．頸肩腕痛を起こす疾患は多種多様で，実際にはいわゆる五十肩（肩関節周囲炎）などの肩関節疾患や，筋・筋膜結合織炎によるものなども含まれる．また特殊なものとしてパンコースト症候群のように，肺尖部胸膜に広がった悪性腫瘍で，肩，上肢に激痛を起こすものもある．外傷，炎症，腫瘍などによる頸肩腕痛は，問診と，頸部，肩，上肢の触診による圧痛，腫瘤の触診などである程度判定できる．そこで問題になるのは，こうした頸，肩，腕の疼痛と感覚異常を訴え，頸椎とその付属組織系の障害が原因となっている頸肩腕症候群とよばれるものである．この名称の内容

は，まだ明確にされていないが，その主体をなす疾患は，頸〔部脊〕椎症（cervical spondylosis）と頸部椎間板ヘルニア（cervical disc herniation），椎間孔狭窄症候群，頸椎後縦靱帯骨化症や，胸郭出口症候群（thoracic outlet syndrome）としての斜角筋症候群（scalenus (anticus) syndrome），頸肋症候群（cervical rib syndrome），むち打ち損傷（頸椎捻挫），職業性頸肩腕障害などであるが，原因不明の狭義の頸肩腕症候群も少なくない．また手のしびれとしては手根管症候群が重要である．ここにはそれらの診かたのみについて述べる．

## 1. 問　診

頸椎疾患たとえば頸部椎間板ヘルニアや頸椎症，頸椎後縦靱帯骨化症の初発症状として重要なのは神経根症状としての感覚障害である．一側または両側の手，ことに手掌および手指のしびれ，上肢のしびれ，肩，頸，後頭部，前胸部の疼痛，肩こりなどに注意する．運動障害も神経根障害，脊髄障害で起こるので手指の細かい運動障害，歩行障害に注意する．スリッパが脱げやすい，物につまずく，階段の昇りより降りが困難であるなどと訴える．その他，手指あるいは上肢の脱力感，運動障害，筋萎縮を認める．進行すると下肢の振動覚低下，痙性麻痺，排尿障害を認める．外傷の既往は発症と重要な関係にあるので，念を入れて聞いておく．

一般に職業とかなり密接な関係があるので，従事している仕事内容をよく聞くことが必要である．そして，仕事が関係するようであれば，従事した年数，不自然な体位・姿勢などを1日何時間ぐらい続けるものか，あるいはそのような体位・姿勢をとらなければ症候が発現しないかどうかを，よく調べる．

## 2. 診察の要点

### a. 頸椎疾患

手指のしびれ感を主とする異常感覚と，手指の巧緻運動障害，起床時の指のこわばり，歩行障害を認めたら本症を疑う．頸の運動は制限され，強制的に行わせると疼痛を訴えることがある．神経学的には第6，7頸神経根の障害により橈骨神経と正中神経支配域に感覚鈍麻を認めることが多い．上肢では筋力低下，反射減弱と逆転（ことに三頭筋反射）を，下肢では痙縮と腱反射亢進を示すことがしばしばある．上肢，手の筋萎縮，線維束収縮の有無をも診ておく．その他，他覚的に重要なものはつぎの検査である．

■ **叩打法**
頸椎を上から下へ叩打すると，障害部で疼痛を訴える．

■ **Spurling の椎間孔圧迫試験**　Spurling Test, Compression Test
図 21-6 のごとく，患者に座位をとらせ，頭を一側に曲げさせる．検者は両手を組んで，患者の頭の上にのせ，頭を肩に向かって圧迫すると，障害側では上肢に放散する疼痛が起こる．

■ **Jackson の過伸展圧迫試験法**　Jackson Test, Positive Hyperextension Compression Test
図 21-7 のごとく，頭をできるだけ背屈させ，検者は両手で頭を下へ押さえつける．これによ

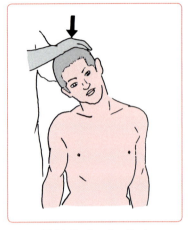
図 21-6　Spurling Test
頭を傾け，一側に押さえつける

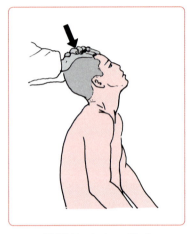
図 21-7　Jackson Test
頭をそらせ，さらに下へ押さえつける

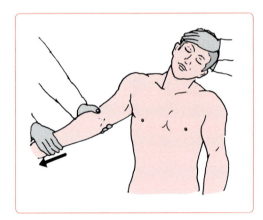
図 21-8　Eaton stretch Test
頭を一側に固定し，反対側の上肢を引っぱる

り障害側の肩，腕，指などに放散痛が起こる．これは axial compression test（☞ p.329）と同じである．

■ **Eaton の神経伸展試験法**　Eaton Stretch Test

　頭を一側に曲げさせ，図 21-8 のごとく助手が頭を固定したところで，検者が反対側の上肢を下方へ引っぱる．障害側の上肢を引っぱると上肢，手に疼痛が起こる．

■ **頭部牽引試験**　Neck Traction Test

　疼痛を訴える患者を座らせ，その頭部を両側からつかみ，上に引っぱり，疼痛が軽減ないし消失するかを検査する．疼痛時でなければ行えないし，あまり確実な方法ではない．

　これらはいずれも補助的試験法で，頸椎の X 線検査は全例で行う．確定診断，部位診断には CT，MRI，ミエログラフィー，筋電図を要する場合が多い．

## b. 胸郭出口症候群　Thoracic Outlet Syndrome

　鎖骨下あるいは腋窩動脈および腕神経叢が，何らかの原因によって圧迫を受けると，頸部，肩部，上肢などの痛み，異常感覚，脱力などの症候を起こすことがある．その圧迫の部位や原因によって，前斜角筋症候群，頸肋症候群，肋鎖症候群，過外転症候群などの名称がつけられており，これらを総称して胸郭出口症候群 thoracic outlet syndrome とよんでいる．

　前斜角筋症候群といっても，他の斜角筋も関与していることが多いので，今日では斜角筋症候群と称するほうが多い．前，中斜角筋の間隙を腕神経叢と鎖骨下動脈が通っているが，これらの筋肉の異常により神経，血管が圧迫されて，鎖骨上窩，頸，肩，腕に疼痛が起こる．30歳代の女性で上肢を使う職業に多い．頸肋によって，同様に腕神経叢，鎖骨下動脈が圧迫され，症候を示すのが，頸肋症候群である．両者ともしびれ感や疼痛は多くは持続性で，ことに重いものをもったときに増悪する．感覚障害は尺骨神経領域に多い．進行すると手の脱力，筋萎縮が起こる．肋鎖症候群 costoclavicular syndrome は頸肋または第一肋骨との間で鎖骨下動静脈が圧迫されて起こるもので，手の冷感などの循環不全症候に始まり，手のしびれ，痛み，さらには脱力にすすむ．他覚検査としてはつぎのものがある．

### ■ Morley Test

　鎖骨上窩で胸鎖乳突筋の外側のところを図21-9のごとく圧迫する．圧痛があり，同時に疼痛が手に放散するのが障害側である．斜角筋症候群などでみられる．

### ■ Adson Test

　患者に腰かけさせ，両手を自分の大腿の上にのせ楽な姿勢をとらせる．両側の橈骨動脈拍動を触知する．つぎに患者に頭をできるだけうしろにそらせ，顔を左右いずれか一側に向かせ深く息を吸い込ませる（図21-10）．この方法で一側の脈拍のみが減弱ないし消失したり，一側の手に疼痛を生ずれば検査は陽性である．拍動の減弱した側，疼痛を感じた側が斜角筋症候群の障害側である．

### ■ Allen Test

　図21-11のごとく，一側の上腕を横に水平にあげ，肘を直角に曲げ，まず脈拍をみる．つぎに頭を強く反対側に向けさせる．これによって脈拍が微弱あるいは消失すれば，その側が斜角筋症候群の障害側である．

### ■ Halsted Test

　図21-12のごとく，検者は患者の後方に立って上肢を後方に引く．患者の頭をたとえば左側に曲げさせ，つぎに頭を左肩に押しつけながら，患者の右の橈骨動脈の拍動が減弱，消失するのをみる．また右の第2〜5指を手背に屈曲させながら，上肢を下，後方へ引っ張れば疼痛が起こる．

### ■ 肩過外転試験 Shoulder Hyperabduction Test （Wright Test）

　患者を椅子に座らせ，両手をぶらんと下垂させる．検者はそのうしろに立って，患者の橈骨動脈拍動を触れ，患者の腕を外転させながら外側に持ち上げる．正常者でも過外転により脈拍は消失するが，一側のみの拍動がわずかの外転で消失するようなら陽性である．過外転症候群

hyperabduction syndrome とは，① 上肢に神経・血管の圧迫による症候，たとえば，しびれ，痛み，冷感などがある．② Wright test 陽性で，上肢の外転，挙上，過外転姿勢により症候の再現，増悪がある．③ 頸椎疾患，末梢神経疾患を除外できるものをいう．

■ Shoulder Bracing Test

これは肋鎖症候群 costoclavicular syndrome で陽性となる．兵士が敬礼した姿勢をとらせ，肩を後下方に位置するようにさせる．正常でも橈骨動脈拍動は一時的に消失するが，本症ではわずかな肩の後下方への移動で拍動が消失する．この検査は斜角筋症候群でも陽性になる．

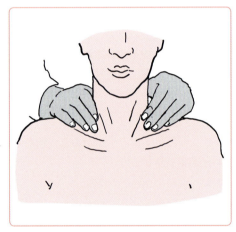

図 21-9 Morley Test
鎖骨上窩で，胸鎖乳突筋の外側を圧迫する．

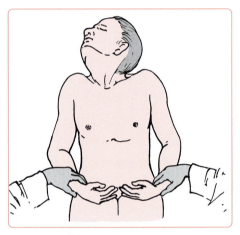

図 21-10 Adson Test

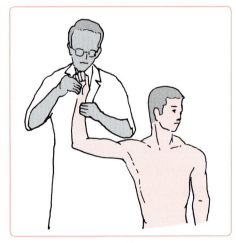

図 21-11 Allen Test
上腕を水平に上げ肘を直角に曲げる．頭を反対側に回し脈拍をみる．

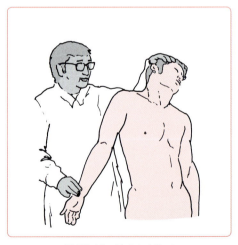

図 21-12 Halsted Test
頭を一側に押して橈骨動脈の拍動をみる．

## 8 手根管症候群 Carpal Tunnel Syndrome の診かた

　手根管は手関節の骨と横手根靱帯 transverse carpal ligament によって構成されている間隙で，この中を正中神経が走っている．この部位で正中神経が何らかの原因で障害され，手関節部より末梢部の神経障害を起こすものを手根管症候群という．本症候群は，中年の女性に多くみられ，反復的に手首を動かす職業，すなわち研磨，マッサージ，洗濯，床磨きなどに従事している人に起こりやすい．そのほか，月経前や妊娠中の浮腫，アクロメガリー，粘液水腫，リウマチなどの疾患によって起こることもある．

　神経症候としては，正中神経支配域（図 21-13）の手指に，痛み，ことに夜間痛や，異常感覚が認められる．

　本症の診断には，既往歴および職業・習慣などの聴取が重要なポイントになる．手首を反復して動かす仕事に従事しているかどうかを，確かめる必要がある．

　理学的には
■ 横手根靱帯を強く圧迫すると疼痛が起こる．
■ **ティネル徴候**　Tinel Sign
　手関節屈側で正中神経をハンマーで軽く叩くと，痛みが指先に放散する．
■ **Wrist Flexion Test**
　手関節を強く屈曲位として1〜2分間保つと，指のしびれが増加し，正常にもどすと治る．これを Phalen sign ともいう．

　頸椎そのほかの骨 X 線写真には，特に異常は認めない．最も重要なのは電気生理学的検査であり，特に末梢感覚神経伝導速度 peripheral sensory nerve conduction velocity の測定が早期診断に有用である．

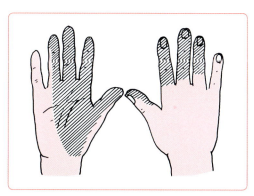

図 21-13　手根管症候群における感覚障害の認められる部位

# 9 腰痛，坐骨神経痛を訴える患者の診かた

　腰痛「症」（lumbago, low back pain）や，坐骨神経痛（sciatica, ischialgia）は1つの症候名であって，種々な原因で起こる．原因として最も多いのは脊椎疾患であり，その中でも椎間板の障害が主体となるいわゆる椎間板症（disk lesion, discopathy）である．そのほかにも脊髄腫瘍のような脊髄疾患や，神経根の障害に由来するもの，腹腔内臓器や，婦人科的，泌尿器科的疾患によるもの，大動脈や腸骨動脈などの脈管疾患に原因するもの，職業病とみなされるもの，心因性で心身症として扱われるものなど，多くの基礎疾患がある．しかし，いかに原因を精査しても確定しえずいわゆる腰痛症とせざるをえない患者も多い．内科医は，内臓疾患がないとつい腰痛症とか，坐骨神経痛という病名で片づけ，対症療法に走る傾向が強いので，注意すべきである．腰痛，坐骨神経痛の原因で最も多いのは整形外科的疾患であることはすでに述べたが，その中でも王者は椎間板ヘルニア disk herniation であり，脊椎分離「症」spondylolysis および脊椎辷り症 spondylolisthesis，変形性脊椎症 spondylosis deformans〈L〉，筋・筋膜炎などがこれにつぐ．また癌の脊椎転移も現在では増加しているし，少なくはなったが脊椎カリエスにも注意しておく．

## 1. 問　診

　痛みについては何時，何をしているときに起こったか，その部位と放散性，さらに痛みの程度，つまりどの程度日常生活に支障をきたしているか，疼痛の性質，発症後の経過，持続性か間欠性かなどを聞く．またどんなことで痛みが増悪，寛解するか．たとえば咳，くしゃみなどで痛みがひどくなるときには神経根の障害を考える．随伴症候として足のしびれ，歩行障害，膀胱・直腸障害があるかどうかも聞いておく．腰痛は突発した急性なものと，持続して長期にわたる慢性なものとに分けて考えておくのが便利である．急性腰痛で最も多いのは椎間板ヘルニアである．もちろん急性腰痛にも原因はいろいろあるが，疼痛のため十分な診察はできず，鑑別は困難なことが多い．しかし，ほとんどは安静臥床のみで痛みは寛解するから，苦痛が強い間は無理して診察する必要はない．椎間板ヘルニアは20歳，30歳代の青壮年者では相当の重量物などを持ち上げる際に発生する．40歳以上では軽い作業でも起こり，たとえば洗面で腰をかがめたとき，前かがみの仕事をしていて急に腰をそらしたときなどである．

　腰椎椎間板ヘルニア lumbar disk herniation による腰痛は Hexenschuss〈G〉すなわち魔物に叩かれたように突然に腰がキクッとし，ぎっくり腰ともよんでいる．慢性腰痛では，このようにぎっくり腰の発作があって，それから次第に慢性の腰痛に移行することがある．また最初からそれほどひどい発作はないが，前屈位で仕事をすると痛んだり，寒冷時にひどくなったりして長期に及ぶものとがある．慢性腰痛では十分に時間をかけて問診し，さらに原因診断のために精査すべきである．既往歴が重要なことはいうまでもない．ことに腰部の外傷の有無を確かめておく．年齢も関係があり，たとえば椎間板ヘルニアは青・壮年期に多い．強直性脊椎炎 ankylosing spondylitis は 10〜20 歳代の男子に多発する．変形性脊椎症，腰椎椎間関節症，脊椎骨粗鬆症 osteoporosis，癌転移によるものなどは 60 歳以上の高齢者に多い．また性別にも注意する．椎間板ヘルニア，変形性脊椎症，椎間関節症 intervertebral arthropathy などは男性に多く，脊椎骨粗鬆症は女性に多い．腰痛は職業病としても重視されつつあるので，職業を聞くことも忘れてはならない．一般に腰痛は肉体労働者，運転手，スポーツマンなどに多い．しかし事務系の職種でも，腰痛は少なくない．

## 2. 診察の要点

脊椎疾患による腰痛の鑑別は，X 線，CT，MRI 検査による所見が中心になることはいうまでもない．しかし身体的な診察もゆるがせにしてはいけない．その要点はつぎのごとくである．

### a. 立位での診察

#### ■ 姿　勢

パンツだけにして脊柱の変形，ことに側彎の有無に注意する．いわゆる坐骨神経痛性側彎「症」sciatic scoliosis は椎間板ヘルニアで起こり，一側の股関節と膝関節を軽く曲げて，その側へ上体を軽く傾けている．傾いているのと反対側に病巣があることが多い．筋の反射性緊張で脊柱の不撓性（屈曲制限）Steifigkeit〈G〉がみられることがある．

#### ■ 圧痛，叩打痛

棘突起とそのまわりを，指先やハンマーで圧したり，叩打して疼痛の有無をみる．

#### ■ 脊柱の運動

前屈，後屈，側屈をさせて，運動制限の有無や，疼痛の出現をみる．

### b. 臥位での診察

#### ■ ラゼーグ徴候　Lasègue sign

運動機能の章（☞ p.57）で述べた．これは straight-leg-raising test（SLR test）の代表的なもので，神経根の圧迫の程度に平行して本徴候も強度となる．疼痛が強いときには股関節，膝関節を屈曲し，膝を完全に伸ばすことができない．すなわちラゼーグ徴候の角度は少なくなる．ラゼーグ徴候が強いときには，そのまま上半身を受動的にも起こすことはできないはずなので，詐病の診断にも応用しうる．まれに重症例では，健側にも本徴候が出現する．これを交叉性ラゼーグ徴候という．

#### ■ ラゼーグ徴候の増強法

ラゼーグ徴候がはっきり出ないときに，増強法として図 21-14 のごとく，足を受動的に背屈させて，下肢を持ち上げる．これにより疼痛が出現するのを Bragard sign という．また疑わしいほうの下肢を伸長させ，さらに股関節では内転させる．このようにして下肢をラゼーグ試験と同じように持ち上げると，腹部から下肢への疼痛が出現する．これを Bonnet sign という．

■ 圧痛点

患者を腹臥位とし，つぎのような圧痛点の有無をみる．

① 第3腰椎横突起部：第3腰椎棘突起（左右の腸骨稜の最上端を結ぶ線 Jacoby 線は第4腰椎突起を通る）から4～5 cm の外側を圧迫する．筋・筋膜性腰痛では強い圧痛があるが，椎間板ヘルニアでは軽微か，陰性である．

② 上臀神経部：臀部を4等分し，その外上方の1/4の中央部に圧痛がある．これは椎間板ヘルニアでよく出現する．

③ 坐骨神経に沿った Valleix 圧痛点：圧痛点は図 21-15 に示した．

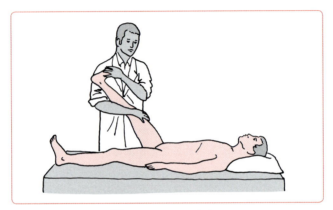

図 21-14　Bragard sign

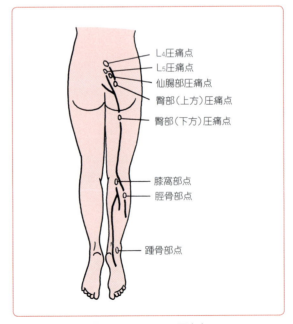

図 21-15　Valleix 圧痛点

④ 感覚障害の有無：ことに下腿外側，足外側，足趾の感覚鈍麻に注意する．
⑤ 筋力低下の有無：足や足趾の筋力を試験し，筋萎縮についても観察する．
⑥ 腱反射：亢進あるいは減弱をみる．
⑦ 足背動脈：触知するかどうかをみておく．

最後に，椎間板ヘルニア診断のポイントを挙げる（**表 21-7**）．

**表 21-7 椎間板ヘルニアの診断のポイント**

1. 脊柱の変形（側彎，不撓性）
2. 脊柱の運動制限
3. ラゼーグ徴候⊕（Bragard, Bonnet sign ⊕）
4. 感覚・運動の障害と腱反射異常

| ヘルニア高位 | 感覚鈍麻 | 筋力低下 | 腱反射異常 |
|---|---|---|---|
| $L_{3-4}$ | 大腿前下部から下腿内側，母趾の内側 |  | 膝蓋腱反射は低下または消失 |
| $L_{4-5}$ | 下腿外側から足背，母趾からⅣ趾まで | 母趾背屈力 |  |
| $L_5 \sim S_1$ | Ⅴ趾，足外側，踵部 | 母趾底屈力，腓腹筋 | アキレス腱反射低下または消失 |

## 文　献

1) The International Classification of Headache Disorders 3rd Edition. Cephalalgia 38 (1) : 1-211, 2018.
2) James W. Lance : Mechanism and Management of Headache 6th ed., Butterworth-Heinemann, Oxford, 1993.
3) Sakai F, Igarashi H . Prevalence of migraine in Japan : a nationwide survey, Cephalalgia 1997 ; 17 : 15-22.
4) Moskowits, M.A. : The neurobiology of vascular head pain. Ann. Neurol. 1984 ; 16 : 157-168

# 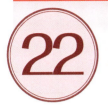 痙攣患者の診かた

## 1 問診のときの注意

　痙攣発作には慎重な問診を必要とする．しかも本人のみならず発作をみた周囲の人々からも聴取する必要がある．痙攣を起こす原因疾患は多々あるが，問診が重要なのは，てんかんで，まずその発作がどういうものかを聞かねばならない．患者は自分の発作の様子はわからないし，また症状についていろいろと聞かれるのをいやがる傾向がある．したがって同情と理解をもって根気よく問診を行わなければならない．

　てんかんには痙攣を起こすものと，短時間意識消失や異常行動などを示すものとがあり，いずれも発作性であることが特徴である．

## 2 問診の要領

### 1. 痙攣を訴えるとき

#### a. 大発作　Grand Mal〈F〉

　大発作を示すものは，問診でほぼ診断がつく．まず前兆 aura があるかどうか，発作はどこから，どのようにして始まるか，発作時の様子，持続時間，発作後の状態の誘因となるものがあるか，その他の随伴症候があるかなどを聞く．aura の症状は自律神経症状や精神症状で悪心，なんとなく胃が気持ちが悪い，胸苦しい，息がとまる，幻想，幻聴，特異な臭いなどである．発作は痙攣で始まり，異様な叫び声を発することもある．痙攣は，最初から一挙に全身に起こり，意識が消失するので，その様子は目撃者でなければわからない．一般に始めは強直性痙攣 tonic convulsion を起こし，上肢を屈曲，下肢を伸展させる．つぎには筋の収縮と弛緩とが反復し，間代性痙攣 clonic convulsion を示す．

　発作後に睡眠に陥ったか（postictal sleep），尿失禁あるいは口から泡を吹き，舌に咬傷があったか，身体の一部に外傷を受けたかを聞いておくとパニック障害との区別に役立つ．パニック障害では舌に咬傷があったり外傷を受けることはない．

　患者が発作前後のことを思い出すことができなければ，健忘があったといえる．これはてんかんに特徴的である．また発作後頭痛がひどく，四肢の運動，感覚麻痺を残すようなときは，症候

性てんかん symptomatic epilepsy であり，てんかんを起こす器質的疾患があると考えられる．

　発作は急に明るい光にさらされたとか，特殊な音を聞くことなどで起こることもあるし，疲労や精神的ストレスが誘因となることもあるので，こうした点にも注意すべきである．

### b. 焦点性発作　Focal Seizure　およびジャクソン痙攣　Jacksonian Convulsion

　焦点性発作というのは大脳皮質の一部に瘢痕，腫瘍などの器質的損傷があって，それが焦点となって発症するものである．これには焦点性運動発作 focal motor seizure と，焦点性感覚発作 focal sensory seizure があり．身体のある部分の痙攣や，異常感覚で始まるジャクソン痙攣も，本質的には焦点性運動感覚発作で，大脳皮質運動野に器質的病変があると考えられる．焦点性運動発作は，身体の一部から痙攣発作が起こり，意識は障害されないか，障害されてもごく軽度であるので，患者からその様子を聞くこともできる．しかし全身痙攣を起こすようになれば，意識も消失する．発作後，痙攣が起こったところに一過性の運動麻痺を残すことがある．

　焦点性感覚発作は身体の一部に異常感覚を訴える．この異常感覚は，次第にその部位が拡大していくことも多い．

　焦点性発作は突然起こり，速やかに回復する．

　ジャクソン痙攣はジャクソンてんかん Jacksonian epilepsy ともよび，身体の一部の間代性運動 clonic movement から始まる．運動の初発部位は手の母指，示指，口角，足の母趾などが多い．こうした部位に始まった痙攣は，特有な広がりを示し，これを行進 march するという．普通は意識消失は起こらず，起こっても march が始まった後なので，発作の様相を詳しく聞くことができる．発作後には数時間，ときには2日ぐらいの運動麻痺，多くは片麻痺などを残し，これをトッド麻痺 Todd paralysis，または postepileptic paralysis とよぶ．

## 2. 痙攣のないてんかん

### a. 小発作　Petit Mal〈F〉

　軽い痙攣と短時間の意識消失を主とするものを小発作 petit mal という．小発作にはいろいろなものがある．欠神 absence は，急激に10秒から30秒ぐらい意識消失を起こし，発作時には手にもっているものを落としたりするが，他人にはなかなか気付かれないものである．失立発作 astatic seizure とは，身体の姿勢を保つ筋肉の緊張が発作的に抜けて，くずれるように倒れるが，すぐ気がつき，もとの動作にもどれるものをいう．ミオクローヌス発作 myoclonic seizure は首や四肢の屈筋に突然，短時間の筋収縮が起こるので，周囲の人に様子がおかしいと指摘される．

　小発作の共通点としては，①成年者よりも児童や青年に多い，②発作回数が著しく多い，③前兆がない，④発作時間が短い，⑤症候は左右対称的である，⑥特有な脳波所見（3c／sec 棘徐波複合）がみられる，などである．

### b. 精神運動発作　Psychomotor Seizure

　異常行動を示すてんかんである．これは側頭葉に病巣があることが多いので側頭葉てんかん temporal lobe epilepsy ともよぶ．症候は2つあり，1つは自動症 automatism といい，意識障

害に陥り，変な行動を行い，発作後，発作があったことはわかるがこの間何をしたかは覚えていない．発作時の動作は，しきりに口唇をかんだり，舌うちしたり，物をのみ込む動作をくり返したり，部屋の中を歩きまわったりすることが多いが，まったく自動的に，それまで行っていた動作を続けていることもあり，他人に気付かれないこともある．発作は30秒から長くて4〜5分ぐらいで，周囲の人から動作がおかしいといわれることが多い．

　もう1つの型は精神発作 psychic seizure で，これは明らかな異常行動がないので外見上わかりにくいが，患者に発作の体験を聞いたり，周囲の人から，そのときの様子を聞くことにより推定される．発作の内容は，一過性の錯覚，幻覚などで，異常な体験があったことを訴え，健忘を示すことは少ない．たとえば夢幻状態 dreamy state となり，周囲が夢のように誇張され，変わったものとして感じられる．発作時にみるものすべてが，過去に一度体験したもののように感じられることがあり，これを既視感とよび，déjà vu〈F〉（デジャ・ブー）という．またみるものがすべて新しく，いまだかつて体験したことがないように感ずるのは未視感であり，jamais vu〈F〉（ジャメ・ブー）という．

### c. 自律神経発作　Autonomic Seizure

　間脳および視床下部の自律神経中枢に焦点をもつ発作で小児に多く胃部の異常感，悪心，頭痛，腹痛，全身の違和感，心悸亢進，息がつまる感じ，過呼吸などを起こす．小児で発作性に不定な消化器症状，頭痛などを訴えたら本症を疑い，脳波を検査すべきである．

### 3. 点頭てんかん　Infantile Spasm(s)（ウェスト症候群 West Syndrome）

　好発年齢は4〜8ヵ月である．身体の広範囲な筋肉に急速な攣縮が起こり，1〜3秒（ときとして数10秒）その状態を持続する．首や体幹の前屈がみられることが多いので点頭てんかんという．乳児では驚いたときのように，電撃的にビクリと動くこともある．幼児では，起立したまま上体を前傾し，上肢を広げ伸ばして挨拶するような形を1分間ぐらいとることがある．脳波ではヒプスアリスミア hypsa〔r〕rhythmia といわれる特有な所見を示す．背景に器質的病変があり，予後は悪い．

## 3　鑑別診断のすすめかた

　痙攣あるいは特異な症候により，発作の病型がわかったら，つぎには原因が何かを考える．
　てんかんを起こす原因が見い出されたら，それを症候性てんかん symptomatic epilepsy とし，種々検査しても何らの原因も認められないものを真性てんかん genuine epilepsy あるいは特発性（遺伝性）てんかん idiopathic（genetic）epilepsy とする．
　真性てんかんは，何か潜在的な因子があるかも知れないが，現在用いている検査法では，それがわからないものであると理解しておくべきである．
　てんかんの原因的診断にはつぎのことが参考になる．

## 1. 発症年齢

　発症年齢により，てんかんの原因もいろいろと異なってくる．大体何歳から発症したかがわかれば，ほぼ原因が推定できる．

### a. 乳幼児（0〜10歳）

　先天的の脳の奇形，欠損によるものが多く，身体の他の部分にも奇形があったり，知能の発育が遅れていたりする．

　出産時の障害で起こることがあるので，出産の模様についても聞いておく．

　その他脳外傷，脳腫瘍，代謝障害によることもある．テタニーなどはてんかんと誤診されやすいので，クボステック徴候，トルソー徴候をみておくべきである．前者は顔面神経の上顎分枝をハンマーで叩き口唇に痙攣が起こるのをみる（☞ p.78）．後者は上腕を緊縛すると特有な産科医の手を呈するものである（☞ p.82）．

　感冒などの発熱時に痙攣をみることがあり，大体37〜38℃くらいで，熱の上がり始めに起こり，熱性痙攣 febrile convulsion という．4歳以後に初めて起こったり，その持続が5分以上のときは，これも一応てんかんではないかと考えて，専門医に相談するとよい．単に熱性痙攣と思われていたもののうち，15％前後が明らかなてんかん症候を示してくる．

　乳幼児のてんかんで、特異的なものは点頭てんかんである．

　乳幼児のてんかんにも、真性のものと思われるものが含まれている．

### b. 青少年期（10〜20歳）

　真性あるいは特発性てんかんはこの時期に発症するものが多い．外傷，出産時異常，その他の神経学的所見のないものは，真性てんかんと考えてよい．10歳代で，ミオクローヌスで発症するものには，赤色ぼろ線維ミオクローヌスてんかん症候群 myoclonus epilepsy associated with ragged-red fibers（MERRF）がある．本症の基本症候はミオクローヌス，小脳性運動失調，ミトコンドリアミオパチーで，ミオクローヌスの種類としては，動作性，静止性およびてんかん性が単独または混在して認められる[1]．本症はミトコンドリア脳筋症 mitochondrial encephalomyopathy に含まれる．

### c. 成人期（20〜50歳）

　外傷，腫瘍，その他中毒，脳血管疾患，脳の感染症など種々の原因による症候性てんかんを考える．パニック障害と鑑別を要することもある．

　特殊なものとして更年期てんかんがある．まれなものであるが，月経閉止前後の女性に起こる．痙攣の前歴がなく，月経不順を訴える閉経期に近い女性で，月経期等痙攣を起こしたら本症を考える．一般に予後はよいので，ほかに神経学的異常がないときには，あまり積極的な原因検査をしないでよい．

#### d. 高齢期（50歳以上）

原因としては脳動脈硬化，脳腫瘍，脳梅毒，進行麻痺，アルコール中毒などを考える．60歳以後に初発するような大発作で，発作が頻発するにもかかわらず，何ら原因と思われる病変が見つからず脳波異常もないものを老年性てんかん senile epilepsy とよぶことがある．男性に多いとされているが，脳動脈硬化との関係は否定できないので注意を要する．

### 2. 家族歴

てんかんは遺伝であることもある．遺伝様式は複雑で決定されていないが35％は遺伝性のものとされている．てんかん患者の子供に11.0％，その同胞に4.1％発症している．家族歴は詳細に調査する必要がある．

### 3. 発作の起こる時期

大発作が起こる時刻によって睡眠てんかん，覚醒てんかん，さらに昼夜の別なく起こるものを不定型てんかんに分ける．

睡眠時のみに起こるものは遺伝性のものが多い．

### 4. 既往歴

脳外傷の有無は最も大切である．梅毒が重要な原因になることがあるので，血液ワッセルマン反応，流産の有無などについて聞いておく．

中毒性のものではアルコールによる alcoholic epilepsy に注意する必要があり，大酒家であったかどうか聞いておく．

大酒飲みが急に酒をやめて発作を起こすことがある．その他，鉛，水銀中毒なども忘れてはならない．常用している睡眠剤や精神安定剤があるかどうかも調べておく．こうした薬物中毒で禁断症状 abstinence symptom, withdrawal symptom として痙攣を起こすことがある．

高血圧があったものでは高血圧性脳症，脳出血を，心弁膜疾患があったものでは脳塞栓症を考える．

糖尿病，慢性腎不全（尿毒症）でも痙攣を起こすので注意すべきである．妊娠時には子癇を考えておく．

## 4 診察時の注意

症候性てんかんの原因を見出すには完全な内科的検査と，神経学的検査が必要である．

ことに30歳以後では，眼底検査，必要に応じて髄液検査，血清梅毒反応，血清電解質（Na, K, Cl, Ca, Mg），血糖，脳波，単純頭蓋X線検査などを行う．脳の器質的病変が疑われ，腫瘍と

か血腫のように，頭蓋内の空間を占拠するような病変 space-occupying lesion を検索する必要があり，脳の MRI，CT などを行う．

　何度も痙攣発作と，くも膜下出血を起こしたというような患者では，脳血管腫，ことに脳表の動静脈奇形が考えられる．このような患者では，聴診器を頭にあてて，血管雑音 bruit のシュッ，シュッという音が聴取できるかどうかを調べておく．

　顔面の三叉神経第１枝の領域にブドウ酒色のアザ（血管腫）があり，痙攣発作を示すときにはスタージ・ウェーバー病を考える．この疾患では単純頭蓋 X 線検査で後頭部に石灰化を認めることが多く，知能低下を伴う．

　全身性エリテマトーデスの早期症候として痙攣を起こすこともあるので，顔面の蝶形の紅斑 butterfly lesion にも気をつける．

　顔に皮脂腺腫 adenoma sebaceum〈L〉があり，痙攣発作，知能低下を示すものは，結節性硬化症 tuberous sclerosis（ブルヌヴィーユ・プリングル病 Bourneville-Pringle disease）である．

　また身体の一側に萎縮があり，痙攣を伴うときには頭頂葉の病変を考えておく．高齢者の脳腫瘍では転移性腫瘍を考える．肺癌が原発となることが多いので，必ず胸部 X 線を検査しておく．

## 5 頭部外傷とてんかん

　頭部外傷とてんかんとがどれだけ関係しているかを判定することは，実際になかなか困難である．

　閉鎖性脳外傷では，重症であっても，てんかん発生率は３％以下で少ないものである．硬膜損傷を起こした開放性脳外傷では 15 〜 20 ％で，さらに穿通と感染を起こしたものでは 45 ％の高率である．受傷後，発生までの期間は，６ヵ月以内にほぼ 50 ％が発生し，残りはそれ以後 18 年の間に発生する．発生の型はジャクソンてんかん，焦点性発作のものが多い．

　以上のことを考慮に入れて両者の因果関係を慎重に検討する．もし外傷性てんかんが疑われたら MRI や脳波検査を受けるようすすめるべきである．

## 6 てんかん発作型の分類

　てんかん発作型の分類には種々なものがあるが，マルセイユの Gastaut 教授が中心になった International League Against Epilepsy（ILAE）から提出された，いわゆる国際分類が広く採用されつつある．この国際分類は 1970 年に提唱されたが，1981 年に改訂案（**表 22-1**）が出されている．その後 2006 年にさらに改訂されたが，1981 年の改訂版がよりわかりやすく，現在でも多く使用されている．すなわち，てんかん発作を，① 部分発作，② 全般発作，③ 分類不能発作に大別している．

**表 22-1　てんかん発作の国際分類の改訂案**

```
I. Partial seizures 部分発作
   A. Simple partial seizures 単純部分発作
      1. With motor signs 運動発作
      2. With somatosensory or special-sensory symptoms 体感覚または特殊感覚発作
      3. With autonomic symptoms or signs 自律神経発作
      4. With psychic symptoms 精神発作
   B. Complex partial seizures 複雑部分発作
      1. Simple partial onset followed by impairment of consciousness
         単純部分発作で始まり，意識障害が続くもの
      2. With impairment of consciousness at onset 始めから意識障害があるもの
   C. Partial seizures evolving to secondarily generalized seizures
         部分発作から二次性全般発作に発展するもの
II. Generalized seizures 全般発作
   A. 1. Absences seizures 欠神発作
      2. Atypical absence 非定型欠神
   B. Myoclonic seizures ミオクローヌス発作
   C. Clonic seizures 間代発作
   D. Tonic seizures 強直発作
   E. Tonic-clonic seizures 強直・間代発作
   F. Atonic seizures 脱力発作
III. Unclassified epileptic seizures 分類不能てんかん発作
```

(ILAE, 1981 より)

### a. 部分発作 Partial Seizures，部分てんかん Partial Epilepsy

　脳の一部に限局して起こったてんかん性異常波に対応した発作である．意識障害を伴うか否かでさらに分類し，意識障害を伴わないものを A．単純部分発作，伴うものを B．複雑部分発作（側頭葉てんかんとほぼ同じである）としている．このほかに C．部分発作から始まって，二次性全般発作に発展するものを加えている．

　A，B，C はそれぞれ表のごとく分類され，さらに表には示してないが細分されている．たとえば，焦点性運動発作やジャクソンてんかんは運動発作の中に入っている．精神運動発作は複雑部分発作と，単純部分発作の精神発作に相当する．

### b. 全般発作 Generalized Seizures，全般てんかん Generalized Epilepsy

　発作のはじめから意識を失うことが多く，前兆を自覚しないのが原則である．上位の脳幹に発作放電が原発するので，中心脳性発作 centrencephalic seizure ともよばれる．

　欠神発作は脳波上 3Hz の棘徐波結合を示す（定型）欠神発作と，3Hz より遅い遅棘徐波結合を示す非定型欠神に分けられる．欠神発作は表に示していないがさらに細分されている．

　痙攣を呈する発作は強直・間代発作（大発作），間代発作，強直発作などである．ミオクローヌス発作は，意識が保たれている場合と，ごく短時間意識が喪失する場合とがある．脱力発作は失立発作と同じものである．

#### 文　献

1) 福原信義：神経進歩，31：604，1987.
2) 日本神経学会：てんかん治療ガイドライン 2010. 2010.

# 23 頭部外傷の診かた

## 1 救急診断の心掛け

　頭部外傷の救急診断は一般医としても常に心掛けておかねばならない．まず，頭部の出血に対する処置，ショック状態であれば，それに対する治療をし，気道の確保のためには，airway を用いる．応急処置をすませたら，その外傷が心配のない程度のものか，できるだけ早く脳神経外科のある病院に送り込めば救助しうるものか，すでに瀕死の様相を示しほかに移送することができないかを決定する．しかも，この診断は寸刻を争うのであって，一歩誤れば助かるべき生命をも失うことになったり，無残な後遺症を残すことになる．

　頭部外傷の救急診断で最も注意を要するのは閉鎖性頭部外傷の急性期である．頭部外傷といっても交通事故によるものばかりではないので，その受傷機転，受傷時の状況などを知ることも必要である．患者は意識障害を示し，問診できないことが多いので患者を運搬してきた人，現場に居合わせた人は引きとめておくこと．応急の処置をすませたら，受傷時の状況がどのようであったか，たとえばどのようにして事故が起き，患者はどんな状態であったか，衝撃が加わった方向が，上，横，前後のいずれからか，患者の様子が受傷後運搬されてくるまでにどのように変化したかを聞く．

## 2 意識障害の有無

　まず意識障害の有無を確認することが最も重要である．軽度な頭部外傷では意識障害はまったく認められない．受診時異常のないものでも，受傷直後にたとえ数分以内でも意識障害があったかどうか，患者または現場にいた人に問いただす．短時間失神状態となったが，すぐに回復したと思われるときにも，その後言動に異常があり，軽い意識障害が持続していることもあるが，一応応答するようになるまでを意識障害の時間とする．意識障害の程度，持続時間は脳損傷の程度をほぼ忠実に反映するものと考えてよい．痛み刺激で，十分反応があったかどうか，よびかけに応じたかなど，具体的に記録しておく．意識障害はごく軽いものでは数分であるが，それ以上持続するものは，12時間以内に覚醒したものと，12時間以上続くものとに分け，後者は重症と考える．受傷直後から昏睡あるいは半昏睡を続けているものは，脳挫傷 cerebral contusion で，

脳実質の器質的病変があり，予後は一般に不良で手術の対象とならないものが多い．

意識障害の経過も大切なので，10〜20分ごとに観察して記載しておく．最初は昏睡であったが，次第に刺激に反応し改善されてきたとか，不変または増悪を示しているなどに注意する．また意識清明期を経て悪化するということもある．これについてはつぎに項を分けて述べる．

意識障害が次第に改善されてくるとき，何時から意識が回復したといえるか，はっきりしないことがある．一応，「手をにぎれ」，「眼を開け」などの簡単な指示に辛うじて反応し，「頭が痛いか？」などの質問にうなずいたり，答えたりできるようになれば，意識が回復したものと考えてよい．

## 3 いわゆる意識清明期 Lucid Interval に注意

受傷後短時間の意識障害から醒めて，ある時間をおいて再び意識が障害される場合がある．この再び意識が戻った期間を意識清明期 lucid interval とよぶ．頭部外傷患者を取り扱う上に見逃すことのできない徴候の1つである．診察時意識清明であっても，かなり衝撃を受けたことが明らかであれば，できれば入院させて24〜48時間は観察する．一度覚醒したと思っても，安心しないで，頻回に意識状態をみておく必要がある．とくに受傷の当夜は時々起こして意識状態を調べ，外傷後3日までは用心したほうがよい．

lucid interval が明らかに存在した場合には，それが短時間であっても，また数時間から数日あるいはそれ以上に長い場合にも，その頭部外傷は手術の対象となることがきわめて多いことを物語っている．

最も典型的なものは硬膜外血腫で，1時間ないし数時間の lucid interval の後に，急速に進行する意識障害，脳圧亢進症候，および神経症候を示す．lucid interval の短いものほど一般に予後は不良で，長いほど予後は良好である．

## 4 神経学的診察を怠るな

意識障害があると，つい神経学的診断をなおざりにしがちであるが，おっくうがらずに積極的に診察をすべきであるが，頭は屈曲させないようにする．これはよく頸椎の損傷があるからで，項部硬直を確かめるために，頸を強くまげると損傷がひどくなり四肢麻痺を起こすこともある．頭部外傷で特に重要なことはつぎの点である．

### a. 瞳孔異常

瞳孔不同の有無に気をつける．数時間の lucid interval の後に，意識障害を起こし，一側の瞳孔が散大固定してくるときには，中硬膜動脈などからの出血による硬膜外血腫で，鉤ヘルニアを

起こしたと考えてよい．このような瞳孔をハッチンソン瞳孔 Hutchinson pupil といい，救急手術をしないと，救命できない．両側瞳孔の散大，対光反射減弱は重篤な脳挫傷，あるいは頭蓋内血腫の末期であって，死期に近い．両側瞳孔がきわめて小となり，いわゆる pinpoint pupil を示すときには，脳橋を主とし脳幹部に障害が起こっていることを意味し，両側瞳孔散大の前兆となる場合が多い．

### b. 眼球共同偏倚の有無
### c. 眼底所見

検査には絶対に散瞳薬を用いてはならない．瞳孔の変化がわからなくなるからである．頭蓋内血腫があるときには，うっ血乳頭が出現し，同時に網膜出血をきたすが，受傷直後にかかる変化が起こることはまれなので，6時間以内であるのに，うっ血乳頭があったら，むしろほかに疾患があると考える．ただし幼児や学童で受傷直後に眼底出血を認めたら予後は絶対に不良である．

### d. 顔面神経麻痺

顔面神経麻痺の有無について細かに観察し，まぶた持ち上げ試験 lid lifting test を行ったり，上眼窩内縁の三叉神経圧迫，睾丸圧迫などで，顔面筋の動きをみるとよい．額のしわがよるかどうかで上顔面筋の動きをみ，両側とも上顔面筋は動くが，一側の下顔面筋はあまり動かないときには中枢性の麻痺，一側のすべての顔面筋の動きがない，あるいは他側より弱いときには末梢性麻痺があると判断する．末梢性の顔面神経麻痺は，側頭部から中頭蓋窩に及ぶ骨折で神経が直接損傷されて起こった証拠であり，診断上重要である．同時に外耳道への出血，鼓膜穿孔に伴う髄液の漏出を伴うことがある．

### e. 片麻痺および除脳硬直

上下肢の麻痺をみるには，やはり三叉神経を圧迫したり，四肢に痛み刺激を加えて検査する．腱反射の亢進，バビンスキー反射の出現などの錐体路症候，足底反射の消失などにも気をつける．疼痛刺激で除脳硬直を示すものは脳幹障害があり，予後不良である．

### f. 痙攣の有無

痙攣は脳障害の有無を知る上で重要である．全身性の痙攣は予後不良であり，部分性の痙攣は脳局所の障害を示唆する．

## 5 生命徴候 Vital Sign の変化を監視せよ

体温，血圧，脈拍，呼吸など生命に直結する vital sign は常に厳重に監視する．

### a. 高　熱

外傷後早期に40℃以上の高熱をみることがあり，これは中枢性高熱とよばれている．脳幹部，あるいは視床部などの損傷，出血による刺激症候の1つとされ予後不良の徴候である．lucid interval がないか，それがきわめて短い重症例にこのような高熱をみる．

### b. 血圧下降

外傷による一次性ショックや出血による二次性ショックはよくみられるが，あまり高度のショックに陥ることはまれである．しかし一次的に脳幹が損傷されているときには，外傷直後著明な血圧下降，冷たく蒼白な皮膚，冷汗，頻脈などを示す．

### c. 脈拍，呼吸の変化

頭蓋内血腫や脳浮腫を起こすと，脳圧亢進により，脈拍の緊張はよいが，徐脈となる．これを圧脈拍 Druckpuls〈G〉という．呼吸も深く緩徐になる．しかし圧迫円錐を起こし脳幹部が障害されると，脈拍は微弱頻数となり，呼吸は不規則で促進し，血圧も下降し，高熱を伴うようになる．こうなると間もなく呼吸も停止する．

## 6 受傷局所の検査

受傷部位をよく観察し，衝撃がどの方向から加わったかをみる．頭皮の変化，局所の挫傷，腫脹，出血斑，頭蓋の変形の有無をよくみること．

一般に急性硬膜外血腫は，その多くが骨折に起因するので，頭蓋骨骨折の有無はことに大切である．一方，硬膜下血腫は受傷時の反衝作用で骨折の反対側に発生しやすいことも記憶しておくべきである．

頭蓋底部の骨折は，その部位によって特有の症候をあらわす．

### a. 前頭蓋窩

眼窩内の出血で，眼球の突出，眼瞼の浮腫および着色，眼球結膜下の出血をみる．ときに視力障害を伴う．篩骨板部の障害では鼻より血液，髄液の流出をみる．

### b. 中頭蓋窩

鼻孔，外耳孔より髄液，血液の流出をみる．耳の中をよくのぞいて出血の有無を確かめる．耳殻を中心とする皮膚の腫脹，出血斑をみることがあり，これを Battle sign という．

### c. 後頭蓋窩

咽頭後壁の粘膜下に血腫を作ったり，項部に出血斑，浮腫をみることがある．このような出血斑は一般に受傷後2～3日たたないと目立たない．

### d. 頸椎損傷

項部硬直があったら，くも膜下出血の合併よりも頸椎損傷を考える．

## 7 腰椎穿刺は禁忌

　患者が運ばれてきても，すぐ腰椎穿刺を行ってはならない．外傷が原因であることが明らかであれば，少なくとも受傷後1週間以内には行うべきではない．とくにlucid intervalと思われる時期に，頭痛を訴えると腰椎穿刺を行いがちであるが，かえって硬膜外血腫の発生を助長する．

　受傷後は，髄液圧の高いのは当然であり，ことに興奮不穏状態のものに無理に行っても，正確な髄液圧は測定できない．また採液により出血を促したり，圧迫円錐を起こして，急に容態が悪化することがある．腰椎穿刺により，くも膜下出血の有無はわかるが，治療上あまり役立つものではない．

　現在，頭部外傷ではCTあるいはMRIによる診断がきわめて有用であるが，ただ1回施行して所見がないからといって安心してはいけない．受傷後，数時間あるいは数日，時には数ヵ月たってからも脳挫傷，脳梗塞，慢性硬膜下血腫などの所見が認められることもある．

# 24 髄膜脳炎の診かた

## 1 髄膜脳炎の問診で注意すること

　発症様式，先行感染の有無，随伴症状，発症季節，海外渡航歴，薬物使用歴に注意して問診を行う．

　数日の経過で急速に悪化する急性髄膜炎は細菌性髄膜炎を考える．特に肺炎球菌性髄膜炎では，頭痛，発熱の出現後数日で意識障害が出現し，錯乱状態や昏睡状態に至る．一方，頭痛と発熱で急性発症するウイルス性髄膜炎では通常意識障害は認めない．しかし，意識障害，痙攣，失語などの局所神経障害を認めた場合は，急性散在性脳脊髄炎 Acute disseminated encephalo myelitis（ADEM）や，単純ヘルペス脳炎のほか，自己免疫性脳炎を疑う必要がある．数週から数ヵ月進行する亜急性髄膜炎では，結核性髄膜炎や真菌性髄膜炎を考える．また，癌性髄膜炎も亜急性進行性の経過をたどるが，頭痛以外に記銘力障害，痙攣，意識障害，複視などが出現し，発熱は欠いていることが多い．

　脳炎では，先行感染や前駆症状の有無，発病時期，ワクチン摂取歴，病日と諸症候の発現との関係に特に注意する．

　日本脳炎は夏期8，9月に集中して発生し，7月下旬から10月上旬までの時期以外に発生することはほとんどないので，発病時期は非常に重要である．また，こうしたウイルス感染症の場合，ワクチンを注射したことによる抗体上昇と真のウイルス感染による抗体上昇とを鑑別する上でワクチン予防接種歴をよく調べる必要がある．現病歴では，いつから発病したか，どのように発病してきたかが重要である．

## 2 症候よりみた髄膜脳炎の鑑別

　髄膜脳炎の症候は，① 発熱，② 髄膜刺激，脳圧亢進症候，③ 意識・精神障害，④ 脳局在徴候，⑤ 髄液所見の5群に分けて検討するのがよい．以下，上記5症候について鑑別診断の見地から述べてみる．

### 1. 発　熱

　髄膜脳炎は発熱で始まるのが普通で，発熱のない場合は髄膜脳炎は否定しうるといっても過言ではない．日本脳炎では，通常急に発熱し，頭痛，悪心などとともに39℃近くに達する．しかし悪寒を伴うことは少なく，戦慄はほとんどないといってよい．熱は3〜5日間稽留し以後解熱傾向に向かい単峰性の熱型をとる．また諸種抗生物質を投与しても反応しない．熱の変化の激しい場合や戦慄が著明なときは，むしろ日本脳炎は否定的と考えてよい．

　化膿性髄膜炎も急激な高熱で発病するが，抗菌薬の使用によって著明な解熱効果をみることが多く，それ以後は症候の回復も早い．ウイルス性髄膜炎では脳炎ほどの高熱をみることは少なく，また持続期間も短いのが普通である．

　一方，逆に発熱のために髄膜脳炎と誤診されることも少なくない．特に夏期における高熱患者は日本脳炎とされることが多く，腸チフス，肺炎，敗血症，腎盂炎，扁桃炎などが本症と誤診され，伝染病院に送られる．

　このような患者では意識障害があっても髄膜刺激症候を欠くことから比較的容易に鑑別される．このほか脳血管疾患，特にくも膜下出血が髄膜炎と誤診されることがあるが，多くは病初発熱を欠き，発作後12時間以降に発熱を認め，また39℃を超えることはまれであるので，注意すれば区別しうる．

### 2. 髄膜刺激症候，脳圧亢進症候

　髄膜刺激症候とは項部硬直（☞ p.37），ケルニッヒ徴候およびブルジンスキー徴候（☞ p.56, 57）などである．脳圧亢進症候は頭痛，嘔吐，うっ血乳頭などですでに述べた（☞ p.314）．

　このうち最も早期に認められるのは頭痛である．一般にその程度は化膿性髄膜炎，結核性髄膜炎などの細菌性髄膜炎で強い．日本脳炎でも頭痛は約80％に，悪心，嘔吐は30〜40％に起こる．悪心，嘔吐も頭痛とほぼ平行して認められる．

　項部硬直およびケルニッヒ徴候は髄膜脳炎の病原によってかなり差を認める．最も著明なのは細菌性髄膜炎のもので，著しい場合は弓なり反張 opisthotonus を呈し，項部は過伸展して硬く，頭部を挙上すると肩も同時に上がり，それとともに激しい疼痛を訴える．この疼痛は意識障害のある患者でも認められ，顔を苦痛でゆがめる．くも膜下出血の場合もこれに近いかなり強い項部硬直を呈することが多い．これに反し脳炎やウイルス性髄膜炎のごとき非細菌性のものでは，一般に項部硬直は軽く，仰臥位で頭部を挙上すると途中まで頸が前屈し，最後に軽く検者の手に抵抗を感ずる程度のこともあり，項部痛も比較的軽度である．

　髄膜刺激症候は髄膜脳炎の臨床診断上，重要な決め手の1つであり，そのうちでも項部硬直はケルニッヒ徴候よりやや早く第2病日で過半数に出現するか，その程度は軽いので注意を要する．疑わしい場合は必ず髄液検査を併せ行って確かめることが必要である．項部硬直の程度についても記載しておくのがよい．

このほかに項部の筋肉痛も留意すべきである．項部硬直が持続し，長期間項部筋が緊張していると，実際には項部硬直は消失しているにもかかわらず，項部痛を訴えてあたかも項部硬直が持続しているごとき感を与えることがある．このような場合には項部筋に圧痛があり，マッサージによって意外に早く消失するのが特徴的である．また日本脳炎では全身的な筋硬直をきたすことがあり，そのため項部筋も硬直を示し，項部が硬くなることもある．高齢者では頸椎病変のため項部が硬いことがあるが，この場合は疼痛が少ない．逆に乳幼児では項部硬直は出難く，また泣き叫ぶので診断に苦しむことも多い．

ケルニッヒ徴候も項部硬直と同様に細菌性のものに強く，日本脳炎など非細菌性のもので軽い．ただその発現時間が項部硬直よりやや遅れる感があり消失も遅く，項部硬直より長く残存する．

### 3. 意識，精神障害

一口に意識，精神障害といっても，その内容はきわめて多彩であり，また病原によっては必ずしも必発症状とはいえない．

髄膜脳炎のうち，最も重要な意識，精神障害をきたすものはやはり日本脳炎である．発病後一両日で発熱にやや遅れて発現し，傾眠状態から昏睡まで諸段階の意識障害を示し，幻覚，せん妄，挙動不審，性格変化などの精神障害もいろいろ組み合わさって出現する．ときに意識障害が明確でなく，患者の応答もある程度的確で一見正常のごとく思われることもあるが，その行動には何となく不審な点があるので，よく注意して観察し，家人などに日頃の言動と比較して，何か異常な点がないかよく確かめることが必要である．

化膿性髄膜炎でも意識障害をみることが多いが，昏睡になることは少なくせん妄状態が多く，激しく輾転反側する．これは高度の脳圧亢進によるものと思われ，腰椎穿刺によって髄液を排除し脳圧を低下させると，きわめて短時間のうちに狂躁不穏状態より安静状態に移行するのをよく経験する．しかし日本脳炎の場合の意識，精神障害は必ずしも脳圧とは関係しないようである．

結核性髄膜炎では，頑固な頭痛に引き続いて傾眠状態となり次第に意識障害が強くなっていくといった感じを与え，脳炎あるいは化膿性髄膜炎に比して経過が緩徐である．

ウイルス性髄膜炎では意識障害は軽く，むしろ意識清明のことが多い．

一方，意識，精神障害を示し髄膜脳炎と鑑別を要する疾患はきわめて多い．これらの疾患のうち多いものは，幼小児の疫痢様症候群である．この場合は発熱の程度が少なく，項部硬直などの髄膜刺激症候を欠き，腹壁が緊張を失って異様に軟らかく，脈拍微弱，顔面蒼白などの循環障害の像を呈する．しかも治療に当を得れば短時間のうちに意識を回復することが多いことから，臨床的に比較的容易に鑑別される（幼少児の赤痢菌感染によるが，現在ではほとんどみられない）．その他，脳血管疾患，頭部外傷，中毒なども鑑別を要するものである．

### 4. 脳の局在徴候

　脳の局在徴候とは脳実質内に炎症が波及し、それによって起こった症候である。したがって脳炎では程度の差はあっても必発の症候であるが、髄膜炎では原則として認められない。したがって意識障害の軽い脳炎と髄膜炎とを臨床的に鑑別する重要なポイントになる。

　日本脳炎では、脳の局在徴候は病初より認められることは少なく、大体第3病日以降になって明らかとなってくる。障害部位は脳全体に及ぶので、あらゆる症候が出てもよいわけであるが、最も多く認められるのは錐体外路系、特に基底核の障害で、筋硬直、振戦、アテトーゼおよび chorea 様の不随意運動などが多い。このうちでも筋硬直が圧倒的に多くほとんど全例にみられる。したがって、日本脳炎流行期に高熱、意識障害、髄膜刺激症候についで筋硬直が出現した場合は、これだけで日本脳炎と診断してほぼ間違いないくらいである。このほか脳の局在徴候としての精神障害、四肢の運動麻痺、痙攣、反射異常、複視、斜視、瞳孔不同、顔面神経麻痺などの脳神経症候も出現する。しかし明らかな小脳症候は少ない。これらの症候は出没し、きわめて多彩であり、このことがまた日本脳炎の特徴とされている。しかし軽症例では局在徴候も少なく、また程度も軽いので、ときに見逃すこともあり、注意を要する。

　髄膜炎では原則として脳実質の障害はなく、したがって脳の局在徴候も認められないが、結核性髄膜炎や脳膿瘍を形成した場合には出現する。また結核性髄膜炎は脳底部を侵すため、動眼・外転神経などの末梢性障害をきたしやすい。また結核性のものでは必ずしも末梢性とは限らず、脳実質まで浸潤が及び中枢性の障害をきたすこともあり、回復も悪い。化膿性髄膜炎でも末梢性の脳神経障害をきたすことがあるが、多くは急性期を過ぎてからであり、聴神経障害が多く、後遺症として頑固な耳鳴、難聴を残す。

　ウイルス性髄膜炎では脳の局在徴候を呈することは皆無である。

　痙攣は日本脳炎には多い症候である。このため流行期には疫痢、自家中毒などが日本脳炎と誤診される。したがって、痙攣を認めた場合は、発熱・意識障害などの起こりかたを、よく問いただす必要がある。日本脳炎は突発的な痙攣で発症することはない。

### 5. その他の症候

　一般症候としてその他によくみられるものに膀胱・直腸障害があるが、初期の診断の決め手になることは少ない。一般に日本脳炎、細菌性髄膜炎ではかなり頑固な尿閉、失禁をみるが、ウイルス性髄膜炎ではきわめて少ない。

　皮膚症候もよくみる症候である。ウォーターハウス・フリーデリクセン症候群 Waterhouse-Friderichsen syndrome は髄膜炎菌による電撃性敗血症で、髄膜の炎症は軽度であるが、副腎の広い出血を起こし、皮膚粘膜に暗紫色の紫斑、出血性多型発疹を生ずるので有名である。急激な血圧下降を起こし、ショックに陥るので、副腎皮質ステロイド、速効性ジギタリス、昇圧剤の静脈内投与が必要である。ウイルス性髄膜炎でも病初期麻疹あるいは風疹様の発疹を生ずること

がまれではないとされている．また流行性脳脊髄膜炎でヘルペスを生ずることがある．

### a. 単純ヘルペス脳炎　Herpes simplex encephalitis（HSE）

　散発性のウイルス脳炎の中で，頻度が高く，治療薬があるので注目されるようになった．単純ヘルペスウイルス（HSV）は1型（口唇ヘルペス），2型（陰部ヘルペス）に分けられるが，急性脳炎はHSV 1型によるものである．2型では良性髄膜炎，脊髄炎が一般的である．本症は小児のみでなく，成人，高齢者でも発症する．前駆症状として感冒症状が先行することがあり，ついで発熱，頭痛，嘔吐，髄膜刺激症候，せん妄を含む意識障害，痙攣，眼球共同偏倚，片麻痺，側頭葉障害を示唆する幻視，記憶障害，失語などの言語障害などが出現する．

　口唇ヘルペスなど皮膚病変は少ない[1]．髄液所見では髄液圧上昇，血性および黄色調がみられることが多い．細胞数増加，蛋白上昇，糖正常である．頭部CT，MRIで側頭葉，大脳辺縁系（海馬，帯状回など）に異常所見を認める．脳波では罹患側半球中心に周期性一側性てんかん型放電 periodic lateralized epileptiform discharges（PLEDs）をしばしば認める．髄液のHSV DNAのPCR診断およびウイルス抗体価の推移で診断する．

　死亡率は，50％前後とされ，後遺症として失外套症候群，知能障害，言語障害，重篤な記憶障害，人格変化，情動変化，片麻痺，クリューヴァー・ビューシー症候群 Klüver-Bucy syndrome（☞ p.318）などがある．自然寛解例もある．

　治療としてはアシクロビル（ゾビラックス®），ビタラビン（アラセナ-A®）などが用いられている．

### b. 抗NMDA受容体脳炎　Anti-NMDA receptor encephalitis

　抗 N-methyl-D-aspartate（NMDA）受容体脳炎は，2007年に提唱された卵巣奇形腫関連傍腫瘍性脳炎であり，グルタミン酸受容体の一つであるNMDA受容体に対する抗体を有する自己免疫性脳炎である．卵巣奇形腫内部に含まれている神経組織の細胞膜上に発現しているNMDA受容体に対して産生された抗体が，共通抗原を有する海馬や前脳の神経細胞のNMDA受容体に結合し，脳炎を発症すると推測されている．本疾患は卵巣奇形腫を有する若年女性に好発するが，小児や高齢者，男性でもまれに発症する．全体の腫瘍合併率は38％であるが，女性では46％に腫瘍を認め，13〜44歳に好発し，腫瘍の94％は卵巣奇形腫である．

　確定診断には本抗体測定が必要であるが，特徴的な臨床症状からある程度診断可能である．前駆期，精神病期，無反応期，不随意運動期および緩徐回復期に分けて臨床経過をとらえることができる．発熱，頭痛など感冒様症状に引き続き，不安，幻覚，妄想など統合失調症様症状が急速に出現する．精神症状は2週間以内に極期を迎え，痙攣発作を伴い無反応状態に移行する．無反応状態は緊張病性昏迷に類似しており，自発開眼しているが発語や自発運動はほとんどなく，外的刺激に対する反応は欠如している．無反応期に入ると自発呼吸は減弱し中枢性低換気を呈する．また，口部ジスキネシアや手指のアテトーゼ様運動が出現し始め，舌，顔面，四肢，体幹に激しい異常運動が出現する．不随意運動は数ヵ月から1年間持続することがある．高度な意識障害が遷延するにもかかわらず奇異な不随意運動が持続するのが特徴であり，発熱，頻脈，徐脈，発汗

過多，唾液分泌亢進など多彩な自律神経症状を随伴する．脳波では発作波を認めることは少なく，び慢性徐波主体である．MRIでは側頭葉内側病変を認めることもあるが，一般に画像所見に乏しい．不随意運動が落ちつき始めると意識も緩徐に回復する．早期腫瘍切除と免疫療法の併用療法が推奨されている．81%は緩徐に回復するが，死亡率は7%である．

抗NMDA受容体抗体の発見に引き続き，AMPA受容体，$GABA_A$受容体，$GABA_B$受容体，グリシン受容体，ドパミン$D_2$受容体などの神経伝達物質受容体や，シナプス蛋白に対する新規の抗体が次々に発見され，これらの抗体を介して発症する自己免疫性脳炎が知られるようになった．

### c. 日本脳炎　Japanese encephalitis

日本脳炎は夏期8～9月に集中して発生し，一般に前駆症状はなく，それまで元気だった子供が急に頭痛と発熱で発症する．発熱した日を第1病日とすると，日本脳炎では病日と諸症候の発現とは密接な関係にある．患者が受診するのは第3病日ぐらいが最も多いので，第1病日より始めて毎日の症候をよく聞くことが大切である．発熱とともに起こってくる症候を起始または起首症候という．これには頭痛，腹痛，下痢，悪心，嘔吐などの消化器症状，痙攣などがある．問診で，第1病日より診察した日までの経過を確実に把握することが診断に大切であり，目前の脳症候のみにとらわれてはいけない．標準となるような経過を挙げる．

　第1病日：突然頭痛を伴って発熱し，体温は速やかに上昇する．
　第2病日：高熱（39℃前後），頭痛あり，悪心，嘔吐を伴うこともある．この病日より第3病日にかけて意識障害や痙攣を示す例もある．このときに診察すれば，項部硬直は過半数に認められる．
　第3病日：体温は40℃近くに稽留し，意識障害，精神症候を示し，不随意運動，痙攣なども認められ項部硬直は必ずある．種々な脳症候も明らかとなる．
　第4～5病日：症候は一段と増悪し，中でも第5病日が極期で，死亡はこの日が最も多い．
　第6病日以降：軽症，中等症ではこの頃より解熱傾向を示し，それより1日ぐらい遅れて諸症候も軽快する．中等症では第10～14病日にはほぼ治癒する．

## 3　髄膜炎の髄液所見

髄膜炎の診断には，髄液所見が不可欠である．これを表24-1に一括する．

表 24-1 各種髄膜炎にみられる髄液所見

| | 外観 | 髄液圧（臥位）mmH$_2$O | 細胞数/mm$^3$ | 蛋白 mg/dL | 糖 mg/dL | その他 |
|---|---|---|---|---|---|---|
| 正常 | 水様透明 | 60〜150 | 5以下 | 15〜45 | 50〜75 | Cl 血清値よりやや高く 125 mEq/L 前後 |
| 化膿性髄膜炎 | 混濁，膿性 | 200〜1,000 以上 | 500〜10,000……ほとんど好中球 | 50〜1,000…… | 0〜20 | 化膿菌検出，ときに脊髄腔に遮断あり |
| 結核性髄膜炎 | 水様〜混濁，飛塵 | 200〜600 | 25〜1,000 リンパ球 | 50〜500 | 40以下 | Cl 低下，トリプトファン反応⊕日光微塵，線維素網 |
| 真菌性髄膜炎 | 水様〜混濁 | 同　上 | 10〜1,000 リンパ球 | 50〜500 | 40以下 | クリプトコッカスが多い，カンジダでは好中球も出現 |
| ウイルス性髄膜炎 | 水　様 | 100〜500 | 10〜1,000 リンパ球 | 50〜100 | 50〜75 | |
| レプトスピラ感染 | 水様または黄色調 | やや上昇のことあり | 10〜100 リンパ球＞好中球 | 15〜100 | 50〜75 | ワイル病では黄疸色⊕ |
| 癌性髄膜炎 | 水様〜微混濁 | 正常〜上昇 | 50〜500 リンパ球，異型細胞 | 50〜500 | 35以下のことが多い | 異型細胞出現 |
| ベーチェット症候群 | 水　様 | ときに上昇 | 100以下のことが多い，リンパ球 | 50〜100のことが多い | 50〜75 | |
| 無菌性髄膜反応 | 水　様 | 200〜600 | 10〜1,000 以上，リンパ球 | やや上昇 | 50〜75 | RISA 髄腔注入によるときは軽度の糖減少をみることがある |
| 髄膜症 meningism | 水　様 | やや上昇 | 10以下，リンパ球 | 10以下のことあり | 50〜75 | Cl 低下 |

## 文献

1) 庄司紘史：臨床神経, 13：491, 1973.
2) Dalmau J, Tüzün E, Wu HY, et al. Ann Neurol. 2007;61:25-36.
3) Kamei S, Kuzuhara S, Ishihara M, et al.Intern Med. 2009;48:673-679.

# 25 筋萎縮の診かた

## 1 診断のすすめかた

　筋萎縮 muscular atrophy とは，筋肉のやせ，すなわち筋肉自体のボリュームが減少することを意味するが，筋力低下を伴うものを筋萎縮と表現することが多い．単に羸痩（るいそう）などによる体全体のやせに伴った筋肉のやせは，通常筋力低下は伴わず，筋萎縮とは表現しない．また，片麻痺などに伴って起こる筋のやせは廃用性筋萎縮と表現されるが，これは使わないことによる二次的な萎縮であり，一般的には一次性の筋萎縮と分けて考えるべきである．

　力が入りにくい（筋力低下）という症状を診た場合，以下に示す経路のどこかに障害があると推定される．すなわち大脳皮質運動領野（一次運動ニューロン）→放線冠→内包→大脳脚→錐体→側索→前角細胞（二次運動ニューロン）→末梢神経→神経筋接合部→筋肉までのいずれかの部位である．このうち，いわゆる筋萎縮をきたす病巣としては二次運動ニューロンおよびその軸索である末梢神経の障害（神経原性筋萎縮）と筋肉の障害（筋原性筋萎縮）の2つが考えられる．一次運動ニューロンや神経筋接合部の障害では通常筋萎縮はきたさない．

　それぞれの障害部位の原因となる疾患にもさまざまなものがある．病歴や以下に述べるような臨床的特徴から障害部位をまず絞り込み，さらに，補助検査をすすめることにより原因疾患の確定診断にいたる．

　筋萎縮の限局などのパターン，分布の部位に加えて，合併する神経症状，徴候などが重要である．近年は遺伝子診断の進歩もあり，家族性の発症が聴取できるかも重要なポイントである．

## 2 障害部位による筋萎縮の神経症候

　前述のように，筋萎縮をきたす障害部位として考えられるのは，筋肉と二次運動ニューロン（末梢神経，前角細胞）である．いずれの場合も筋トーヌスは低下し，腱反射も消失ないしは低下する．

　筋原性筋萎縮の場合は筋萎縮および筋力低下は一般に近位筋に強く，感覚障害や自律神経障害は伴わない．炎症性の筋疾患では筋の把握痛を伴うことがある．血清生化学検査では血清 CK が上昇することが多いが，その程度は疾患により異なる．筋電図検査では神経伝導速度検査は正

常で，針筋電図では低電位短時間持続の筋原性変化がみられる．発症年齢，性別，遺伝歴なども重要な要素である．

神経原性筋萎縮の場合は遠位筋から障害されることが多い．前角細胞障害では線維束性収縮がみられる．線維束性収縮は，末梢神経障害においても軸索障害が強いときみられるが，程度は前角細胞障害に比して軽い．前角細胞障害の代表的疾患である運動ニューロン病では感覚障害は伴わず，運動障害のみが前景にたつ．それに対して末梢神経障害では種々の程度に感覚障害や自律神経障害を伴うことが多い．血清 CK は正常もしくは軽度上昇程度で高値を示すことはまれである．針筋電図では fibrillation, fasciculation などの急性脱神経所見や高振幅長時間持続の慢性脱神経所見がみられる．

以上は特徴の概要であるが，いずれも例外があることに注意しておく．たとえば筋原性筋萎縮であっても，近位筋でなく遠位筋優位の筋萎縮を呈する疾患がある．遠位型ミオパチーや筋強直性ジストロフィーがその代表である．また，神経原性であるのに近位筋優位の筋萎縮を呈するものに，クーゲルベルク・ウェランダー病 Kugelberg-Welander 病やヴルピアン型筋萎縮 Vulpian atrophy とよばれる運動ニューロン病の一部が挙げられる．いずれも感覚障害を伴わず，著しく筋萎縮が進行し，このときには血清 CK も軽度上昇するため，筋原性疾患と間違われることが多い．このような症例では針筋電図等の補助診断が重要となる．

## 3 障害パターンによる鑑別診断の考え方

### 1. 限局する筋萎縮を呈している場合

一般的には筋疾患の可能性は低い．萎縮のある筋肉の分布が脊髄の髄節に一致するか（脊髄あるいは根の障害），末梢神経の支配に一致するか（単神経障害）を検討するとよい．何らかの局所病変によることが多い．感染症としては小児麻痺で一側の下肢筋萎縮を呈することが知られている．

### 2. 手（または足）の萎縮から徐々に近位部に広がっていくタイプで感覚障害がない

通常は神経原性筋萎縮を考える．特に明らかな線維束性収縮を伴う場合の鑑別疾患の第一は運動ニューロン病である．筋萎縮性側索硬化症の場合は一次運動ニューロン障害もあるため腱反射亢進や痙性などの錐体路徴候が同時にみられることが多い．

前述の遠位型ミオパチーや筋強直性ジストロフィーなどでも遠位に症状を呈することはあるが，線維束性収縮を欠くことと他の臨床的特徴を観察することで鑑別診断される．

末梢神経障害は通常，感覚障害を伴うが，例外として多巣性運動性ニューロパチー（multifocal motor neuropathy : MMN）は運動優位に障害をきたし，感覚障害を伴わないニューロパチーで

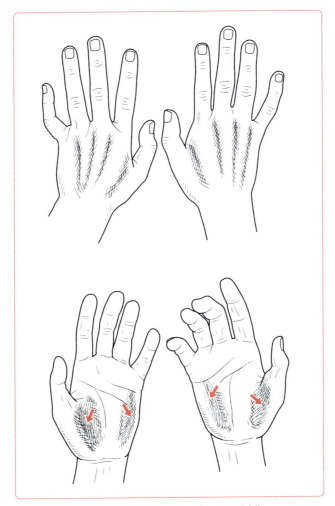

図 25-1　筋萎縮の診かた（ALS の症例）

ある．しばしば運動ニューロン病と間違われるが，典型例では筋力低下の分布が対称性ではなく，筋萎縮を伴わないこともあり，また脳神経支配筋や呼吸筋障害はきたさないことより鑑別される．ギラン・バレー症候群でも軸索型では早期に筋萎縮をきたすことがあるが，しびれ感などの感覚障害を伴うことが多く，先行感染後の急性発症という特徴的な発症様式からも鑑別される．

　手の萎縮から始まるタイプでは，特に母指球や小指球に萎縮が目立ち，アラン・デュシェンヌの手 Aran-Duchenne'hand（図 25-1）とよばれることがある．運動ニューロン病に伴う萎縮に対して用いられることが多いが，変形性頸椎症や脊髄空洞症，末梢神経障害などでも同様の萎縮を生じることがある．特に予後，治療方針は全く異なるため注意が必要である．

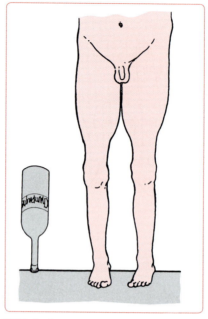

図25-2 シャルコー・マリー・トゥース病の特徴的な筋萎縮

大腿の下1/3より下腿にかけて筋萎縮は著しい．ちょうどシャンパンの瓶を逆さにしたようであるので，inverted champagne bottle thigh とよぶ．

### 3. 手（または足）の萎縮から徐々に近位部に広がっていくタイプで感覚障害を伴う

　通常は末梢神経障害（特に多発神経炎）を考える．家族歴があったり，若年発症の場合は遺伝性運動感覚性ニューロパチー（HMSN）を考える．シャルコー・マリー・トゥース病（HMSN I）では逆シャンパンボトル様という特徴的な下肢の外観を呈することが知られている（**図25-2**）．

　後天性のニューロパチーの原因は非常に多数あるので，薬物や中毒，内分泌代謝疾患などの病歴を注意深く聴く必要がある．多くの場合，手袋靴下型の感覚障害を呈する．

### 4. 体幹に近い筋萎縮から始まり感覚障害を伴わない

　通常は筋疾患を考える．疾患としては筋ジストロフィー症，筋炎や他のミオパチーが挙げられる．発症年齢，性別，遺伝歴の有無，皮疹などの随伴症状の有無などが参考になる．筋ジストロフィーでは顔面肩甲上腕型など特異な分布を呈するものがあり，診断の大きな根拠となることがある．

　頻度は少ないが，前述のごとく神経原性であるのに近位筋優位の筋萎縮を呈するものに，クーゲルベルク・ウェランダー病 Kugelberg-Welander 病（SMA Ⅲ）やヴュルピアン型筋萎縮 Vulpian atrophy とよばれる運動ニューロン病の一部が挙げられる．筋疾患と異なり線維束性収

縮を伴うことで鑑別される．

## 4 筋原性筋萎縮をきたす疾患

　近年の遺伝子解析により，多くの筋疾患の原因遺伝子が同定されており，従来の臨床症状中心の分類から，原因遺伝子による分類（すなわち大きく伴性劣性遺伝のもの，常染色体優性，常染色劣性その他の遺伝形式になるものに大別され，それぞれの原因遺伝子が明らかにされてきており，変遷の過渡期にある（表25-1）．以下，主な疾患につき概説する（詳細は他著を参照されたい）．

### 1. 筋ジストロフィー

#### a. ジストロフィノパチー

　X染色体短腕Xp21に局在するジストロフィン遺伝子の欠損が原因となる筋ジストロフィーであり，完全欠損をきたしたものがデュシェンヌDuchenne型筋ジストロフィーであり，不完全欠損をきたしたものがベッカーBecker型筋ジストロフィーである．いずれも著明な血清CKの上昇をみる．

■ デュシェンヌ Duchenne 型筋ジストロフィー（DMD）

　伴性劣性遺伝形式をとり，幼少（平均3～4歳）の男児に発症する．初発症状は処女歩行の遅延や歩行確保後の易転倒性，走るのが遅いなどで気付かれる．筋変性は，まず下肢帯，体幹に生じ，5歳頃には歩行時に腹を前に突き出し，腰を振って歩く，動揺性歩行 waddling gait や，起立時に大腿部に手をつく登攀性起立（Gowers 徴候）（図25-3）をきたす．下腿は腓腹筋などで萎縮した筋肉が脂肪組織に置換され，肥大して硬く触れる（仮性肥大 pseudohypertrophy）．徐々に筋力低下は進行し，上肢帯に及ぶと翼状肩甲を呈するようになり，9歳頃には歩行不能となる．

表25-1　筋ジストロフィーの分類

| 1 | 性染色体劣性遺伝型（仮性肥大型） |
|---|---|
| | 　重症型（Duchenne 型） |
| | 　良性型（Becker 型） |
| 2 | 常染色体劣性遺伝型 |
| | 　肢帯型（L-G） |
| | 　先天性（CMD） |
| | 　小児型 |
| | 　遠位型（三好型） |
| 3 | 常染色体優性遺伝型 |
| | 　顔面肩甲上腕型（FSH） |
| | 　眼筋咽頭型 |
| 4 | 特殊型 |
| | 　筋強直性ジストロフィー（MyD） |

（Walton ら　1981）

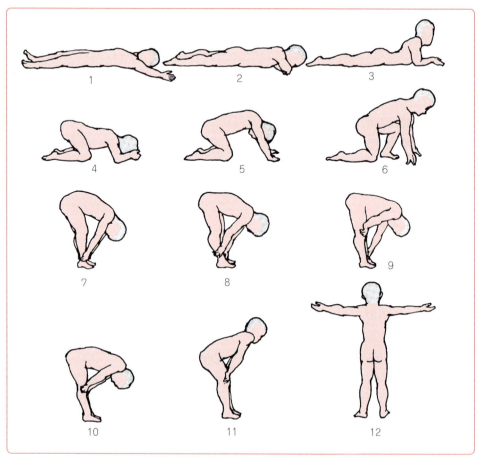

図 25-3 筋ジストロフィーにみられる登攀性起立 (Gowers sign)
(Grinker, R. R. & Sahs, A. L. : Neurology より)

アキレス腱が短縮し，内反尖足となる．このころには脊椎側弯症を生じ，徐々に呼吸筋麻痺も進行し，以前は 20 歳前後で心不全，呼吸不全，感染症などで死亡していたが，患者の希望により非侵襲的陽圧換気療法 (NPPV) や人工呼吸器装置による延命治療が行われている．約 1/3 に非進行性の精神発達遅滞がみられる．

■ ベッカー Becker 型筋ジストロフィー (BMD)

発症年齢は DMD に比して遅く，7～25 歳と幅があるが，通常 30 歳以前に発症する．進行は緩徐で 15 歳でも歩行可能であることが多いが，その後の進行の程度は症例により異なる．心筋障害の合併はまれである．

b. 肢帯型筋ジストロフィー Limb-Girdle Muscular Dystrophy (LGMD)

常染色体劣性遺伝形式をとるもの(LGMD 2：typeA から K まで原因遺伝子により分類される)が多いが，優性遺伝の家系 (LGMD 1：typeA から C に同様に分類される) もある．原因遺伝子により頻度，発症年齢，臨床症状，進行速度も異なるが，一般的には発症は 10 代から 20 代が

多く，下肢帯および上肢帯の筋力低下から始まり，徐々に四肢をも侵す．仮性肥大を認めることもあり，末期になれば関節拘縮を生ずる．経過は慢性で呼吸筋や心筋が侵される症例もあるが，心筋障害は少ない．知能障害は伴わない．血清 CK は軽度ないし中等度上昇する．

### c. 顔面肩甲上腕型筋ジストロフィー　Facioscapulohumeral Muscular Dystrophy（FSHD）

病名のごとく顔，肩甲，上腕筋が好んで侵される常染色体優性遺伝の疾患である．ただし，突然変異も多く，20～30％の症例は遺伝歴を有しない．DMD，BMD，CMD についで多く，有病率は約1/2万1,000人である．遺伝子座は第4染色体長腕テロメア側（4q35-ter）にあり，3.3 kb KpnⅠ反復配列（D4Z4）のランダムな欠失がみられるが，FSHD 遺伝子は同定されていない．発症は20歳前で，顔面筋の筋力低下から始まることが多く，表情が乏しくなり仮面様（筋病性顔貌 myopathic facies）となり，肩甲部に及ぶと翼状肩甲 scapula alata〈L〉を示し，肩甲骨が翼のように飛び出して見える．進行はきわめて緩徐で，外眼筋，咽頭筋，心筋は侵されない．血清 CK の上昇は軽度である．

### d. 先天性筋ジストロフィー　Congenital Muscular Dystrophy（CMD）

乳児期に発症し，全身の筋緊張低下と筋力低下を示す．重症度や予後は症例により異なり，重症型から軽症型まで幅広い．代表的なものは福山型先天性筋ジストロフィー（Fukuyama type congenital muscular dystrophy FCMD）であり，常染色体劣性遺伝形式をとり，筋ジストロフィーとしてはわが国では DMD についで多く，発生率は2.9/10万人であり，日本人の約90人に1人が保因者と考えられる．第9染色体長腕（9q31）に遺伝子座があり，遺伝子産物はフクチンと命名されている．新生児期より筋力低下があり，発育発達の遅れがあり，中等度から高度の知能障害を認め，約半数に痙攣を伴う．歩行可能例はまれである．10歳前後で完全臥床となり，平均寿命は17.6歳である．特徴的なのは大脳皮質構築異常のため，厚脳回，小多脳回等の脳回異常があり，白質ジストロフィー様変化を示す．

## 2. 筋強直性ジストロフィー　Myotonic Dystrophy（MD）

筋強直 myotonia，筋萎縮，筋力低下などの筋症候を主体とし，これに種々の全身性症候が合併している．常染色体優性遺伝で，男女とも罹患するが，やや男性に多い．発症年齢は20～30歳であるが，世代を経るごとに発症者の症状が重症化し，発症年齢も早まるという表現促進現象がみられる．有病率は約5/10万人と多く，遺伝子座は第19染色体長腕（19q13.3）で CTG の繰り返し配列のリピート数に増加がみられ，遺伝子がコードする蛋白質は distrophia myotonica protein kinase（DMPK）とよばれる．

筋力低下や筋萎縮は顔面および四肢遠位部より生じ，特徴的な中核症状としてミオトニアをみる．すなわち筋腹をハンマーなどで叩くと，筋に強い収縮を生じる叩打性筋強直 percussion myotonia や一度強く握った手を容易に開くことができない把握性筋強直 grip myotonia をみる．特徴的顔貌として顔面の下半分が細い斧様顔貌 hatchet face がみられ，前頭部の禿頭も高頻度にみられるため，顔貌のみから診断に至ることも少なくない．また胸鎖乳突筋の萎縮もよくみら

れる．その他，白内障，心伝導障害・不整脈，内分泌異常（精巣萎縮，耐糖能低下），血清γグロブリンの低値，精神発達遅滞・知能低下，無関心，消化管運動障害・自律神経障害など多様な全身症状がみられる．進行は緩徐であるが，呼吸障害や嚥下障害をきたし，換気不全や誤嚥による肺炎や窒息，不整脈死などで50歳〜60歳で死亡する例が多い．

## 3. 多発筋炎，皮膚筋炎 Polymyositis (PM), Dermatomyositis (DM)

　本症は膠原病に属する自己免疫疾患である．遺伝性はなく，成人女性に多いが，小児から成人までどの年代でも発症する．約20％が他の膠原病に伴って出現し，悪性腫瘍の合併が多い．したがって，慎重な臨床経過の観察を要する．急性ないし亜急性の経過をとり，しばしば筋痛があり，通常は近位筋優位の筋力低下を伴う．筋力低下は全身性のこともあれば，より局所的なこともあり，同一筋内でも筋束により侵され方が異なることが多いため，MRIにて炎症部位を確認することが助けになる（特に筋生検を行う場合）．血清CK値はしばしば高値を示し，筋電図では筋原性所見を認める．小児の場合，臨床的に筋ジストロフィーと鑑別が困難なことがある．

　その他，鑑別疾患として封入体筋炎がある．本疾患は，緩徐進行性に四肢，特に大腿部や手指・手首屈筋群が主に障害される．皮膚筋炎や多発筋炎とは異なり，副腎皮質ステロイドに対する反応は不良である．

## 4. 薬剤による筋障害

　表のような薬剤により筋萎縮あるいは筋力低下・筋痛，CPK上昇を認めることがある（表25-2）．

　横紋筋融解症，ミオパチー，筋クランプなど症状は多様であるが，これらの症状がある患者では特に服薬歴を詳細に聴取して，その可能性を念頭におかなければならない．

表 25-2　筋障害を起こす薬剤

| 横紋筋融解症 | 痛みを伴う筋障害 | 炎症性筋障害 | 痙攣（筋クランプ） |
|---|---|---|---|
| アルコール　Alcohol | アミオダロン　Amiodarone | ヒドララジン　Hydralazine | 抗コリンエステラーゼ薬　Anticholinesterases |
| アンフェタミン　Amphetamine | シメチジン　Cimetidine | L-トリプトファン　L-tryptophan | カフェイン　Caffeine |
| コカイン　Cocaine | クロフィブラート　Clofibrate | D-ペニシラミン　D-penicillamine | クロフィブラート　Clofibrate |
| サイクロスポリン　Cyclosporin | サイクロスポリン　Cyclosporin | プロカインアミド　Procainamide | サイクロスポリン　Cyclosporin |
| フィブラート　Fibrates | D-ペニシラミン　D-penicillamine | | 利尿薬　Diuretics |
| イソニアジド　Isoniazid | ゲムフィブロジル　Gemfibrozil | | ラベタロール／βブロッカー　Labetalol / beta blockers |
| リチウム　Lithium | 金　Gold | | リチウム　Lithium |
| プロポフォール　Propofol | ヘロイン　Heroin | | ニフェジピン　Nifedipine |
| クエチアピン　Quetiapine | ラベタロール　Labetalol | | テルブタリン　Terbutaline |
| スタチン　Statins | ロバスタチン　Lovastatin | | テオフィリン　Theophylline |
| ジドブジン　Zidovudine | L-トリプトファン　L-tryptophan | | スタチン類　Statins |
| | ニフェジピン　Nifedipine | | |
| | プロカインアミド　Procainamide | | |
| | サルブタモール　Salbutamol | | |
| | ビンクリスチン　Vincristine | | |
| | ジドブジン　Zidovudine | | |

## 5 神経原性筋萎縮をきたす疾患

### 1. 運動ニューロン病

　運動ニューロン病は一次（上位）と二次（下位）運動ニューロンの両者またはどちらか一方が選択的に障害される疾患の総称であり，末梢神経障害は含まれない．表 25-3 に挙げるような疾患が含まれる．

#### a. 筋萎縮性側索硬化症　Amyotrophic Lateral Sclerosis（ALS）

　上位運動ニューロンと下位運動ニューロンのいずれもが障害される．最初から下位運動ニューロン障害が前景に立ち，比較的進行の緩徐なものを従来，脊髄性進行性筋萎縮症 spinal progressive muscular atrophy（SPMA）と称していたが，病理学的には上位運動ニューロン障害を伴い，基本的には ALS として捉える．

　発症年齢は 40 歳以後が多く，50 歳代が最も多い．一側の上肢遠位の筋萎縮で始まり，他側上肢，両下肢に筋萎縮が進み，その間に球麻痺症状が出現し，進行すると呼吸筋萎縮が加わることが多い（古典型 ALS）．言語障害や嚥下障害などの球麻痺から発症する症例もあり，進行性球麻痺（progressive bulbar palsy）とよばれる．このような症例でも進行すると四肢の筋力低下を伴い，呼吸筋麻痺をきたす．その他，下肢から発症する症例，近位筋から障害される症例（ヴュルピアン型筋萎縮 Vulpian atrophy），まれながら呼吸筋麻痺から発症するものもある．筋力低下・筋萎縮は病初期には左右差を有することが多く，線維束性収縮がみられる．腱反射の亢進や病的反射の出現など一次運動ニューロン徴候を認めることが多いが，萎縮が進行するとむしろ認めにくくなる（表 25-4）．ALS の陰性徴候として他覚的感覚障害，眼球運動障害，膀胱・直腸障害，小脳徴候，錐体外路徴候，認知症，褥瘡が挙げられているが，人工呼吸器装着などにより長期生存例では眼球運動障害もきたし，total locked in のような状態になる．また，認知症を伴う ALS も知られており，湯浅・三山型とよばれる．また，多発地域として知られるグアムと紀伊半島では両者に parkinson-dementia complex（PDC）を併せもつ ALS を認める．

表 25-3　運動ニューロン病

| | |
|---|---|
| 上位運動ニューロン障害 | 原発性側索硬化症（PLS） |
| 上位＋下位運動ニューロン障害 | 筋萎縮性側索硬化症（ALS）<br>a）古典型 ALS<br>b）認知症を伴う ALS<br>c）家族性 ALS |
| 下位運動ニューロン障害 | 脊髄性筋萎縮症（SMA）<br>a）SMA type1（infantile SMA, Werdnig-Hoffmann disease）<br>b）SMA type2（intermediate SMA）<br>c）SMA type3（juvenile SMA, Kugelberg-Welander disease） |
| | 球脊髄性筋萎縮症（BSMA, Kennedy-Alter-Sung disease） |

診断は典型例では問題ないが，初期には他疾患との鑑別が困難なことも多い．特に下位運動ニューロン徴候が前景に立つときは治療可能な疾患を見逃さないよう慎重に診断する必要がある．とりわけ，多巣性運動性ニューロパチー，変形性頚椎症などはまぎらわしいことがあり，注意が必要である．変形性頚椎症では通常，感覚障害を伴うが，脊髄前根または前角部のみが選択的に障害される，いわゆる Keegan type の頚椎症の場合は感覚障害を伴わず，鑑別が困難な場合がある．しかし，このような変化は多髄節に及ぶことはまれであり，病変の広がりや画像所見などから鑑別する．また，まれではあるが，成人型 GM2-ガングリオシドーシスも知能低下を伴う ALS の像を呈する．また，若年性一側性上肢筋萎縮症（平山病）は若年男子に発症し，一側の上肢に限局した筋萎縮・筋力低下をきたすが，非進行性であり，頚椎の前屈時に脊椎管狭窄を認める．MRI が診断上，有用である．

　ALS の病因にはさまざまな説があるが，いまだ明らかではない．治療法も完治させる治療法はないが，興奮性アミノ酸抑制効果のあるリルゾールで延命効果が示され，治療薬として用いられている．対症療法として，嚥下障害には経管栄養あるいは経腸栄養，呼吸障害には人工呼吸器を用いることがあるが，その選択には十分なインフォームドコンセントが必要である．

　ALS の多くは孤発性であるが，5〜10％程度に家族性の発症をみる．常染色体優性，劣性遺伝の家系が存在し，現在までに ALS 1〜5 まで分類され，特に ALS 1，2，4，5 は遺伝子座が判明している．優性遺伝の約 20％ は ALS 1 であり SOD の遺伝子異常を伴うものであるが，その病因へのかかわりについては明らかでない．発症年齢は通常 20 歳代と若く，進行は孤発例と比較すると緩徐である．病理的には錐体路以外に後索にも変性を認める家系がある．

表 25-4　運動ニューロンの障害部位と症候

| 障害部位 | 下位ニューロン（萎縮性変化） | 上位ニューロン（痙性変化） |
|---|---|---|
| 脳幹 | 1. 舌，軟口蓋，咽頭，顔面の筋力低下，萎縮<br>2. 舌の線維束性収縮 | 1. 構音障害，嚥下障害，舌運動障害（筋萎縮はない）<br>2. 下顎反射亢進<br>　口輪筋反射亢進 |
| 脊髄 | 1. 四肢筋の脱力，萎縮，線維束性収縮<br>　（上肢＞下肢<br>　　遠位筋＞近位筋）<br>2. 腱反射消失 | 1. 四肢筋の痙縮<br>　（下肢＞上肢）<br><br>2. 腱反射亢進<br>3. 病的反射出現 * |

\* 上肢の病的反射（Wartenberg, Hoffmann, Trömner）は出現率が高く，両側陽性はほぼ 95％
　下肢の病的反射（Babinski, Rossolimo, Mendel-Bechterew）は出現率ほぼ 50％（両側性 30〜40％，一側性 10〜20％）

（平山惠造：精神神経学誌，62：2111，1960 より）

### b. 脊髄性筋萎縮症　spinal muscular atrophy（SMA）

脊髄前角細胞が変性し，二次運動ニューロン障害のみをきたす常染色体劣性遺伝形式をとる遺伝性疾患である．罹患率は3～4人／10万人である．臨床的に近位筋優位に筋力低下をきたし，筋疾患とまぎらわしい．通常，感覚，精神，知的機能は正常である．

発症年齢より3型に分かれ，重症型は乳児発症でSMA 1（重症型 Werdnig-Hoffmann 病）とよばれ，floppy infant で生まれ，呼吸障害，栄養障害，感染症などで2, 3歳までに死亡する例がほとんどである．

成人発症（多くは20歳以前の発症）のタイプでは進行は緩徐であり，予後もよくSMA 3（軽症型 Kugelberg-Welander 病）とよばれる．臨床的に発症年齢や進行速度が両者の中間にあたるものをSMA 2（中間型）とよんでいる．

かつてはWerdnig-Hoffmann 病とKugelberg-Welander 病は別な疾患と考えられていたが，両者に共通の遺伝子異常が発見され，1つの疾患単位として捉えるようになってきている．

### c. 球脊髄性筋萎縮症　Bulbospinal Muscular Atrophy（BSMA）
（ケネディ・オルター・スン症候群　Kennedy-Alter-Sung disease）

伴性劣性遺伝を示し，発症年齢は10～20歳代で球麻痺で発症し，四肢近位筋優位の筋力低下をきたす．女性化乳房，不妊などを伴い，緩徐進行性であるが，予後はよく，日常生活は自立していることが多い．原因となる遺伝子異常はX染色体にあるandrogen receptor 遺伝子のexon 1にあるCAGリピートの異常伸長である．

## 2. 遺伝性運動感覚性ニューロパチー（hereditary motor sensory neuropathy；HMSN）

遺伝性に発症し，左右対称性に四肢遠位に筋力低下，筋萎縮を呈し，感覚障害，特に振動覚低下を認めるニューロパチーである．かつては臨床症状，電気生理学的検査，神経生検所見から表25-5のように分類されていたが，近年，原因遺伝子が同定されるに従い，同じ遺伝子の異常が必ずしも同じ表現型を取らないこともあり，その分類はさらに複雑で古典的な分類では対応不十分となってきている．最近用いられている大まかな分類ではCMT 1（脱髄型），CMT 2（軸索型），CMT 3（Dejerine-Sottas 病），CMT 4, CMTX, HNPP（tomaculous neuropathy）とされている．さらに，将来変わる可能性もある．

### a. CMT 1, CMT 3

一般に10～20歳代に下肢遠位部の筋力低下により発症する．足の変形（凹足）や末梢神経伝導速度の遅延を早期から認め，たれ足になり，徒競走は苦手なことが多い．典型例では逆シャンパンボトル型の筋萎縮がみられる．進行すると上肢にも症状をきたす．感覚障害は軽いことが多く，深部感覚優位に障害され，腱反射は低下ないしは消失する．通常脳神経は保たれる．神経伝導速度検査では，障害部位によらず一様に低下していることが多い．振幅は軽度低下程度であるが，進行するに従って低下する．末梢神経は肥厚し，皮膚の上から触れる場合がある．CMT 3はCMT 1の重症型である．

表 25-5　臨床像からみた遺伝性ニューロパチーの分類

| | | |
|---|---|---|
| HMSN type I | 肥厚性ニューロパチー | 常染色体優性遺伝 |
| HMSN type II | ニューロン障害性ニューロパチー | 常染色体優性遺伝 |
| HMSN type III | 幼児期発症肥厚性ニューロパチー<br>(Dejerine-Sottas 病) | 常染色体優性遺伝 |
| HMSN type IV | Refsum 病 | 常染色体劣性遺伝 |
| HMSN type V | 痙性対麻痺を伴う HMSN | |
| HMSN type VI | 視神経萎縮を伴う HMSN | |
| HMSN type VII | 色素性網膜炎を伴う HMSN | |

(Dyck ら　1975)

### b. CMT 2

臨床症状は CMT 1 と類似するが，軸索障害主体で，神経伝導速度検査時には神経伝導速度の低下はほとんどないが，振幅の低下がみられる．難聴，視神経萎縮，知能低下などの随伴症状を伴うことがしばしばある．

### c. HNPP 遺伝性易圧迫性ニューロパチー

CMT 1A と同一部位に遺伝子欠失がある．臨床的に圧迫性の機械的刺激により反復する無痛性の単神経麻痺をきたし，電気生理学的に検査すると他の神経にも異常が認められる．末梢神経生検で髄鞘のソーセージ様肥厚（tomacula）がみられるのが特徴である．

# 付録 OSCE連動索引

　OSCE とは，Objective Structured Clinical Examination（客観的臨床能力試験）の略称である．この試験では模擬患者に対し実際の診察をすることにより，受験者が臨床能力を客観的に評価される．欧米ではすでに行われていたが，最近わが国でも導入され，知識偏重とされていたわが国の医学部学生の教育が改められつつある．特に，臨床実習に出て実際の患者の診察をする前に，OSCE に合格することが要求されている．

　神経系の診察でも，OSCE が行われており，他部位の診察と同様に，限られた時間内に要領よくもれがない診察を行う必要がある．以下に神経系の診察項目として要求されている事項を列挙し，本書内の該当ページとの対応を示す．OSCE 受験の際の参考にされたい．

## ❶ 意識障害および認知機能の診かた
- 意識レベルの判定（Japan coma scale により判定する） ……………………… 280
- 認知機能の評価（長谷川式簡易知能評価スケール―HDS R） …………………… 134
- 記憶障害の評価（生年月日，朝食の内容，天気などを尋ねる） ………………… 131
- 常識（総理大臣の名を尋ねる） …………………………………………………… 131

## ❷ 言語機能の診かた
- 失語の有無について評価する ……………………………………………………… 244
- 構音障害の評価 ……………………………………………………………………… 243

## ❸ 脳神経の診るべき点
- 視力，視野（対座試験で大まかな視力および視野を評価する） ………………… 106
- 眼底検査 ……………………………………………………………………………… 266
- 瞳孔，対光反射，眼瞼下垂の評価 ………………………………………………… 109
- 眼球運動（指標を追視させて観察，輻輳も評価する） …………………………… 111
- 顔面の感覚（顔面の痛覚と触覚を3枝および左右差に注意して観察する） …… 116
- 顔面の運動（閉眼の筋力および上方視位で額のしわ寄せを評価する） ………… 118
- 聴力（音叉で聴力を大まかに評価する） …………………………………………… 122
- 口蓋，舌（開口位で動きの評価，舌を出させて偏倚の有無を観察する．また，萎縮や線維束攣縮の有無を観察する） …………………………………………… 124
- 胸鎖乳突筋，僧帽筋（頸部を回旋させ筋力を評価する―両肩を挙上して左右差を調べる） ………………………………………………………………………… 125

## ❹ 上肢の運動系

- 上肢のバレー徴候 …………………………………… 41
- 三角筋 …………………………………………………… 47
- 上腕二頭筋 ……………………………………………… 41
- 上腕三頭筋 ……………………………………………… 41
- 手関節の屈曲，伸展 …………………………………… 42

## ❺ 下肢の運動系

- 下肢のバレー徴候 …………………………………… 50
- 腸腰筋 …………………………………………………… 50
- 大腿四頭筋 ……………………………………………… 52
- 大腿屈筋（閉鎖筋群） ………………………………… 52
- 腓腹筋 …………………………………………………… 52
- 姿勢 ……………………………………………………… 31
- 不随意運動の有無 …………………………………… 171
- 小脳性運動失調（協調運動）の評価 ……………… 143

## ❻ 感覚系

- 痛〔感〕覚 ……………………………………………… 96
- 触〔感〕覚 ……………………………………………… 95
- 振動〔感〕覚 …………………………………………… 98
- 位置〔感〕覚 …………………………………………… 97

## ❼ 反射

- 下顎反射 ………………………………………………… 67
- 上腕二頭筋反射 ………………………………………… 68
- 上腕三頭筋反射 ………………………………………… 68
- 腕橈骨筋反射 …………………………………………… 68
- 膝蓋腱反射 ……………………………………………… 68
- アキレス腱反射 ………………………………………… 68
- 腹壁反射 ………………………………………………… 68

## ❽ 病的反射
- ホフマン反射 …………………………………………………………………… 79
- トレムナー反射 ………………………………………………………………… 80
- バビンスキー反射 ……………………………………………………………… 84
- チャドック反射 ………………………………………………………………… 85

## ❾ 前頭葉徴候
- 口尖らし反射 …………………………………………………………………… 78
- 吸引反射 ………………………………………………………………………… 78
- 手掌頤反射 ……………………………………………………………………… 82

## ❿ 起立，歩行
- つぎ足歩行 ……………………………………………………………………… 59
- ロンベルク徴候 ………………………………………………………………… 62
- マン試験 ………………………………………………………………………… 62

## ⓫ 髄膜刺激徴候
- 項部硬直 ………………………………………………………………………… 38
- ケルニッヒ徴候 ………………………………………………………………… 56

# 日本語索引

## ■あ

アーガイルロバートソン瞳孔
　･････････････････････････ 154, **202**
アヴェリス症候群･･････････ 233, 365
上がり下がり現象･････････････ 187
亜急性硬化性全脳炎･･･････････ 176
亜急性小脳変性症･･･････････････ 239
亜急性脊髄視神経ニューロパチー ･331
亜急性脊髄連合性変性症･････ 154, 331
アキレス腱反射･･････････････ 68, **72**
悪臭症･･････････････････････････ 106
アシュネル眼球圧迫試験･･･････ 272
アダムス・ストークス症候群････ 283
暑がり･･････････････････････････ 184
圧迫円錐････････････ **294**, 305, 315
圧脈拍････････････････････ **283**, 418
アディー症候群････････ 74, **202**, 275
アディー瞳孔････････････････････ 202
アテトーゼ様運動･･･････････････ 175
アバディー徴候･･････････････････ 99
アヒル歩行･･････････････････････ 59
膏（あぶら）顔････････････････ 184
アミロイド血管症･･･････････････ 356
アメンチア･････････････････････ 129
アラン・デュシェンヌの手･････ 431
歩きかた･････････････････････････ 58
アルノルド・キアリ奇形･･･････ 217
アンチレクス･･････････････ **167**, 199
アントン・バビンスキー症候群････ 261
アントン症候群････････････ **261**, 318
アンモニア臭･･････････････････ 282

## ■い

イートン・ランバート症候群･･･ 168
イェンドラシック手技･･････ 66, **71**
意識混濁･･･････････････････････ 128
意識障害･････････････････ 127, 277
　──の程度･････････････････ **279**
意識清明･･･････････････････････ 127
　──期･････････････････････ 416
意識不鮮明･････････････････････ 128
意識変容･･･････････････････････ 128
異常感覚････････････････････････ 95
異常感覚性大腿神経痛････････ 191

異常歩行････････････････････････ 58
痛み受容体････････････････････ 386
位置感覚･･････････････････････････ 97
一眼半水平性注視麻痺症候群 **213**, 354
一過性黒内障･････････････ **362**, 376
一過性全健忘････････････････････ 378
一過性脳虚血････････････････････ 339
　──発作････････ 333, 340, **375**
遺伝性運動感覚性ニューロパチー
　･････････････････････････ 432, 439
遺伝性運動失調症････････････ 241
遺伝性オリーブ橋小脳萎縮症････ 242
遺伝性痙性対麻痺･････････ 159, **242**
遺伝性てんかん････････････････ 411
遺伝性反復発作性無力症････････ 170
遺伝性皮質性小脳萎縮症･･･････ 242
意図動作時運動過多「症」･････ 173
稲妻様眼球運動････････････････ 220
陰萎････････････････････････････ 195
咽頭反射････････ **76**, 124, 231, 292
陰嚢反射･････････････････････････ 77
韻律････････････････････････････ 245

## ■う

ヴァルサルヴァ試験･････････････ 274
ヴィラレ症候群････････････････ 234
ウィリス動脈輪閉塞症････････ 381
ウイルス性髄膜炎･････････････ 422
ウィルソン病･･････････ 174, **185**, 200
ウェーバー試験･････････････････ 123
ウェーバー症候群･･････････ **233**, 363
ウェスト症候群･･････････････････ 409
ウェストファル・シュトリュンペル病
　･････････････････････････････ 186
ウェストファル現象････････ **39**, 183
ウェストファル徴候･･････････････ 154
ウェルドニッヒ・ホフマン病････ 159
ウェルニッケ・マン肢位･･ **32**, 320, 345
ウェルニッケ失語「症」･････ **249**, 252
ウェルニッケ中枢･･････････････ 248
ウェルニッケ脳症･･･････････････ 312
ウェルニッケ野･････････････････ 251
ヴェルネ症候群･･･････････････ 234

ウォーターハウス・フリーデリクセン
　症候群･････････････････････ 424
迂言･･････････････････････････ 246
兎症候群･････････････････････ 178
うずく痛み･････････････････････ 6
うっ血乳頭･････････････････ 267, 389
腕木信号現象･････････････････ 183
腕落下試験･･･････････････････ 293
うなじ頭反射･････････････････ 137
ヴュルピアン型筋萎縮･･･ 430, 432, 437
運動過多「症」････････････ 171, **181**
運動緩慢････････････････ 181, **183**
運動機能･･････････････････････ 31
運動言語中枢････････････････ 248
運動減少「症」･･････････････ 181
運動時振戦･････････････････ 171, 173
運動失調「症」･････ **141**, 153, 155, 316
運動失調性発語･････････････ 143
運動失調性歩行････････････････ 60
運動失調不全片麻痺･･････････ 374
運動性失音楽「症」･･････････ 259
運動性失語「症」･････････ **249**, 317
運動ニューロン病････････ 430, **437**
運動分解･････････････････ 143, 149
運動麻痺･････････････････････ 157
運動無視･････････････････････ 161
運動領野･････････････････････ 317

## ■え

疫痢様症候群･････････････････ 423
エディンガー・ウェストファール核
　･････････････････ **201**, 203, 213
エルプ脊髄麻痺･･････････････ 159
エレトリプタン経口薬･････････ 391
遠位型ミオパチー･･･････････ 430
遠隔記憶･････････････････････ 131
遠隔機能障害････････････････ 304
遠隔作用･････････････････････ 307
鉛管様強剛･････････････････････ 36
嚥下･･･････････････････････････ 125
塩酸アミトリプチリン･･･････ 393
塩酸エドロホニウム･････････ 167
塩酸エペリゾン･･･････････････ 393
塩酸チザニジン･･･････････････ 393

| | | |
|---|---|---|
| 塩酸プロプラノロール・・・・・・・・・・・392 | 外側膝状体・・・・・・・・・・・・・・・・・・・197 | 可塑(かそ)性・・・・・・・・・・・・・・・・・・・36 |
| 塩酸ロメリジン・・・・・・・・・・・・・・・・392 | 外側大腿皮神経・・・・・・・・・・・・・・・191 | ──強剛・・・・・・・・・・・・・・・36, 183 |
| 円錐・・・・・・・・・・・・・・・・・・・・・・・・・・195 | 階段の昇降・・・・・・・・・・・・・・・・・・・・・・7 | 加速運動・・・・・・・・・・・・・・・・・・・・183 |
| 延髄外側症候群・・・・・・・・**362**, 372, 373 | 改訂長谷川式簡易知能評価スケール・・・133 | 家族性アミロイドーシス・・・・・・・・307 |
| 延髄空洞症・・・・・・・・・・・・・・195, **221** | 外転(Ⅵ)神経・・・・・・・・・・・・108, 304 | 家族性周期性四肢麻痺・・・・・・・・・・169 |
| 円錐障害・・・・・・・・・・・・・・・・・・・・・195 | ──麻痺・・・・・・・・・・・・・・206, 314 | 家族性振戦・・・・・・・・・・・・・・・・・・・172 |
| 延髄障害・・・・・・・・・・・・・・・・298, **346** | 外転(Ⅵ)神経・・・・・・・・・・・・・・・・・199 | 加速度病・・・・・・・・・・・・・・・・・・・・227 |
| 延髄内側症候群・・・・・・・・・・・・・・・372 | 回転性めまい・・・・・・5, **226**, 376, 378 | 加速歩行・・・・・・・・・・・・・・・・・・・・・60 |
| | 外套・・・・・・・・・・・・・・・・・・・・・・・・129 | 片足立ち・・・・・・・・・・・・・・・・・・・・・63 |
| ■お | 回内筋反射・・・・・・・・・・・・・・・・・・・68 | 片足跳び・・・・・・・・・・・・・・・・・・・・58 |
| 横手根靱帯・・・・・・・・・・・・・・・・・・401 | 概念中枢・・・・・・・・・・・・・・・・・・・・248 | 下腿三頭筋反射・・・・・・・・・・・・・・68 |
| 黄色調・・・・・・・・・・・・・・・・・・・・・・270 | 回復性虚血性神経脱落症候・・**334**, 375 | 下腿落下試験・・・・・・・・・・・・・・・293 |
| 横断性脊髄炎・・・・・・・・・・・・・・・・193 | 解放現象・・・・・・・・・・・・・・・・・・・・304 | 肩過外転試験・・・・・・・・・・・・・・・399 |
| 黄斑回避・・・・・・・・・・・・・・・・・・・・198 | 海綿静脈洞症候群・・・・・・・・・・・・234 | 肩関節周囲炎・・・・・・・・・・・・・・・396 |
| 黄斑分割・・・・・・・・・・・・・・・・・・・・199 | 過外転症候群・・・・・・・・・・・・・・・399 | カタレプシー・・・・・・・・・・・238, **317** |
| 汚言・・・・・・・・・・・・・・・・・・・・・・・・179 | 過回内試験・・・・・・・・・・・・・・・・・147 | 滑車(Ⅳ)神経・・・・・・・・・・**108**, 199 |
| オッペンハイム反射・・・・・・・・・・・・86 | 下顎瞬目現象・・・・・・・・・・・・・・・224 | ──麻痺・・・・・・・・・・・・・・・・・204 |
| おとがい反射・・・・・・・・・・・・・・・・・82 | 下顎反射・・・・・・・・・・・・・・・**67**, 231 | 滑動性・・・・・・・・・・・・・・・・・・・・・113 |
| 斧様顔貌・・・・・・・・・・・・・・・・・・・・435 | かかと歩き・・・・・・・・・・・・・・・・・・58 | 滑動追従〔眼球〕運動・・・・・・・・・・113 |
| オリーブ核・・・・・・・・・・・・・・・・・・323 | 過換気症候群・・・・・・・・・・・・・・・179 | 下同名性四分盲・・・・・・・・・・・・・198 |
| オリーブ橋小脳萎縮「症」・・・184, **241** | 下眼瞼向眼振・・・・・・・・・・・・・・・217 | 化膿性髄膜炎・・・・・・・・・・・422, **427** |
| オリゴクローナルバンド・・・・・・・272 | 下顔面筋・・・・・・・・・・・・・・・・・・・120 | カビ様口臭・・・・・・・・・・・・・・・・・282 |
| 折りたたみナイフ現象・・・・・・・・・36 | 蝸牛症候・・・・・・・・・・・・・・・・・・・226 | 下フォヴィル症候群・・・・・・・・・・212 |
| オンオフ現象・・・・・・・・・・・・・・・187 | 核黄疸・・・・・・・・・・・・・・・・・・・・・175 | 下方眼球共同偏倚・・・・・・・・**215**, 354 |
| 温度〔感〕覚・・・・・・・・・・・・・・・・・・96 | 角回・・・・・・・・・・・・・・・・・・・・・・・317 | 下方視・・・・・・・・・・・・・・・・・・・・・286 |
| 温度覚過敏・・・・・・・・・・・・・・・・・・96 | 核下性麻痺・・・・・・・・・・・・・・・・・157 | 下方注視麻痺・・・・・・・・・・・・・・・209 |
| 温度覚消失・・・・・・・・・・・・・・・・・・96 | 核間性眼筋麻痺・・・・・・・・・・・・・212 | 過眠・・・・・・・・・・・・・・・・・・・・・・・128 |
| 温度覚鈍麻・・・・・・・・・・・・・・・・・・96 | 顎関節症候群・・・・・・・・・・・・・・・227 | 仮面様顔貌・・・・・・・・・・・・・**183**, 211 |
| 音読・・・・・・・・・・・・・・・・・・・・・・・247 | 核上性麻痺・・・・・・・・・・・・・・・・・157 | カルシウム拮抗薬・・・・・・・・・・・・392 |
| 温度試験・・・・・・・・・・・・・・・・・・・123 | 角膜下顎反射・・・・・・・・・・・・・・・137 | 寛解・・・・・・・・・・・・・・・・・・・・・・・306 |
| | 角膜反射・・・・・・・・・・・・75, **117**, 288 | 感覚・・・・・・・・・・・・・・・・・・・・・・・・93 |
| ■か | ──消失・・・・・・・・・・・・・・・・221 | ──解離・・・・・117, 190, 221, 328, 362 |
| カーテン徴候・・・・・・・・・・・・・・・・124 | 下交代性片麻痺・・・・・・・・・・・・・233 | ──過敏・・・・・・・・・・・・・・・・・95 |
| カーンズ・セイヤー症候群・・・・・・207 | 過呼吸・・・・・・・・・・・・・・・281, 282 | ──障害・・・・・・・・・・・・・・6, **189** |
| 下位運動ニューロン障害・・・・・・・157 | 下肢屈曲反射の異常・・・・・・・・・・88 | ──消失・・・・・・・・・・・・・・・・・95 |
| 回外筋反射・・・・・・・・・・・・・・・・・・68 | 下肢血管性間欠性跛行・・・・・・・・61 | 感覚性失音楽「症」・・・・・・・・・・・259 |
| 外眼筋・・・・・・・・・・・・・・・・・・・・・111 | 下肢内転筋反射・・・・・・・・・・・・・68 | 感覚性失語・・・・・・・・・・・・・・・・・318 |
| ──麻痺・・・・・・・・・・・・・165, 206 | 下肢のバレー徴候・・・・・・・・・・・・50 | 感覚性失語「症」・・・・・・・・・・・・・249 |
| 開眼失行・・・・・・・・・・・・・・・・・・・225 | 加重・・・・・・・・・・・・・・・・・・・・・・・75 | 感覚鈍麻・・・・・・・・・・・・・・・・・・・95 |
| カイザー・フライシャー輪・・・185, **200** | 下小脳脚・・・・・・・・・・・・・・・・・・・323 | 眼窩先端症候群・・・・・・・・・・・・・234 |
| 開散麻痺・・・・・・・・・・・・・・・・・・・213 | 下垂体腺腫・・・・・・・・・・・・・・・・・326 | 眼球浮き運動・・・・・・・・・218, 290, 354 |
| 外斜視・・・・・・・・・・・・・・109, 204, 213 | ガスペリニ症候群・・・・・・225, 233, 364 | 眼球運動・・・・・・・・・・・・・・・・・・・111 |
| 回旋性眼振・・・・・・・・・・**114**, 216, 362 | 仮性肥大・・・・・・・・・・・・・・・・・・・433 | ──測定異常・・・・・・・・・・・・・220 |
| 開扇徴候・・・・・・・・・・・・・・・・・・・・85 | | 眼球回転発作・・・・・・・・・・・・・・・180 |

眼球陥没・・・・・・・・・・・・・・・・199, 202
眼球共同偏倚
・・・・・・109, 199, 214, 208, 305, 353, 354
眼球クローヌス・・・・・・・・・・・・・・・・・218
――多発ミオクローヌス症候群・・219
眼球沈み運動・・・・・・・・・・・・・・・・・・290
眼球側方突進・・・・・・・・・・・・・・216, 362
眼球突出・・・・・・・・・・・・・・・・・109, 199
眼球彷徨・・・・・・・・・・・・・・・・・・・・・290
眼球ミオクローヌス・・・・・・・・・・・・・218
眼筋麻痺・・・・・・・・・・・・・・・・・・・・・203
――プラス・・・・・・・・・・・・・・・・・207
眼筋ミオパチー・・・・・・・・・・・・・・・・207
顔筋攣縮・・・・・・・・・・・・・・・・・・・・・224
間欠性跛行・・・・・・・・・・・・・・・・・・・・61
眼瞼下垂・・・・108, 167, 199, 203, 206, 224
眼瞼裂開大・・・・・・・・・・・・・・・・・・・200
眼瞼裂狭小・・・・・・・・・・・・・・・・・・・202
眼瞼攣縮・・・・・・・・・109, 176, 180, 225
緩徐眼球運動・・・・・・・・・・・・**113**, 209
眼振・・・・・・・・・・・・・・・・・・・・114, 143
――の診断的意義・・・・・・・・・216
――様運動・・・・・・・・・・・・・・・114
肝性昏睡・・・・・・・・・・・・・・・・・・・・・282
癌性髄膜炎・・・・・・・・・・・・・・・・・・・427
癌性ニューロパチー・・・・・・・・・・・・239
完成脳卒中・・・・・・・・・・・・・・・・・・・334
関節〔感〕覚・・・・・・・・・・・・・・・・・・・97
間接瞳孔反応・・・・・・・・・・・・**110**, 287
間接反射・・・・・・・・・・・・・・・・・・・・・201
眼前手動弁・・・・・・・・・・・・・・・・・・・106
完全麻痺・・・・・・・・・・・・・・・・・・・・・157
間代〔かんたい〕・・・・・・・・・・・・・・・・74
間代〔かんたい〕性運動・・・・・・・・・408
間代〔かんたい〕性痙攣・・・・・・・・・407
間代〔かんたい〕性攣縮・・・・・・・・・179
眼底検査・・・・・・・・・・・・・・・・266, 290
観念運動性失行・・・・・・・・・・・・・・・255
顔面〔Ⅶ〕神経・・・・・・・・・・・・118, 222
――麻痺・・・・・・・・・・・222, 291, 417
顔面肩甲上腕型筋ジストロフィー・・435
顔面失行・・・・・・・・・・・・・・・・251, 255
眼輪筋反射・・・・・・・・・・・・・・・・・・・121
寒冷昇圧試験・・・・・・・・・・・・・・・・・274

肝レンズ核変性症・・・・・・・・・・・・**186**

■き
記憶・・・・・・・・・・・・・・・・・・・・・・・・131
奇怪歩行・・・・・・・・・・・・・・・・・・・・・61
既視感・・・・・・・・・・・・・・・・**132**, 409
偽性間代・・・・・・・・・・・・・・・・・・・・・75
偽性球麻痺・・・・・・・・・・・231, 244, 346
偽性局在性徴候・・・・・・・・・・・・・・・304
偽性硬化症・・・・・・・・・・・・・・・・・・・186
ぎっくり腰・・・・・・・・・・・・・・・・・・・402
基底核・・・・・・・・・・・・・・・・・313, **320**
企図振戦・・・・・・・・・・・・**144**, 171, 173
企図ミオクローヌス・・・・・・・・・・・・176
機能性頭痛・・・・・・・・・・・・・・・・・・・386
機能的診断・・・・・・・・・・・・・・・・・・・304
逆説性収縮・・・・・・・・・・・・・・・・・・・・39
逆転〔上腕〕三頭筋反射・・・・・・・・・・68
逆転〔上腕〕二頭筋反射・・・・・・・・・・68
逆転橈骨反射・・・・・・・・・・・・・・・・・・68
ギャルサン症候群・・・・・・・・・・・・・232
嗅（Ⅰ）神経・・・・・・・・・・・・**105**, 197
吸引反射・・・・・・・・・・・・・・・・**78**, 316
嗅覚過敏・・・・・・・・・・・・・・・・・・・・106
嗅覚錯誤・・・・・・・・・・・・・・・・・・・・106
嗅覚消失・・・・・・・・・・・・・・・**106**, 197
嗅覚低下・・・・・・・・・・・・・・・・・・・・106
球後視神経炎・・・・・・・・・・・・・・・・・199
弓状束・・・・・・・・・・・・・・・・・・・・・・252
旧小脳症候群・・・・・・・・・・・・・・・・・238
急性間欠性ポルフィリン症・・・・・・・307
急性錯乱状態・・・・・・・・・・・・・・・・・129
急性散在性脳脊髄炎・・・・・・・・・・・159
急性脊髄前角炎・・・・・・・・・・・・・・・159
急性発症認知症症候群・・・・・・・・・・366
急性舞踏病・・・・・・・・・・・・・・・・・・・174
球脊髄性筋萎縮症・・・・・・・・・・・・・439
球麻痺・・・・・・・・・・・・・・・・・**231**, 244
――症候群・・・・・・・・・・・・・・・・346
休薬日・・・・・・・・・・・・・・・・・・・・・・189
胸郭出口症候群・・・・・・・・・・・397, **399**
驚愕反射・・・・・・・・・・・・・・・・・・・・110
橋下部外側症候群・・・・・・・・・・・・・371
橋下部内側症候群・・・・・・・・・・・・・371

共感性対光反射・・・・・・・・・・・・・・・110
共感性瞳孔反応・・・・・・・・・・・・・・・110
胸筋反射・・・・・・・・・・・・・・・・・・・・・68
強剛・・・・・・・・・・・・・・・・・・・・・・・・・36
――痙縮・・・・・・・・・・・・・・・・・・38
胸鎖乳突筋・・・・・・・・・・・・・・・・・・・125
橋出血・・・・・・・・・・・・・・・・・・・・・・354
橋上部外側症候群・・・・・・・・・・・・・369
橋上部内側症候群・・・・・・・・・・・・・369
強制把握〔反射〕・・・・・・・・・・**81**, 316
強制模索・・・・・・・・・・・・・・・・・・・・・81
橋中部外側症候群・・・・・・・・・・・・・370
橋中部内側症候群・・・・・・・・・・・・・370
協調運動・・・・・・・・・・・・・・・・・・・・141
――障害・・・・・・・・・・・・・・・・141
強直性頸反射・・・・・・・・・・・・・・・・・285
強直性痙攣・・・・・・・・・・・・・・238, **407**
強直性脊椎炎・・・・・・・・・・・・・・・・・402
強直性瞳孔・・・・・・・・・・・・・・・・・・・202
強直性攣縮・・・・・・・・・・・・・・**179**, 224
共同・・・・・・・・・・・・・・・・・・・・・・・・113
協働収縮（運動）・・・・・・・・・・・・・・150
協働収縮異常「症」・・・・・・・・**150**, 161
協働収縮不能・・・・・・・・・・・・143, **150**
共同性眼球運動・・・・・・・・・・・・・・・207
――の経路・・・・・・・・・・・・・・207
――の麻痺・・・・・・・・・・・・・・207
強迫泣き・・・・・・・・・・・・・・・・・・・・132
強迫笑い・・・・・・・・・・・・・・・・・・・・132
協力状態・・・・・・・・・・・・・・・・・・・・127
橋腕・・・・・・・・・・・・・・・・・・・・・・・・323
極位眼振・・・・・・・・・・・・・・・・・・・・114
局在診断・・・・・・・・・・・・・・・303, **314**
局在徴候・・・・・・・・・・・・・・・284, **315**
挙睾筋反射・・・・・・・・・・・・・・・・・・・・77
虚像・・・・・・・・・・・・・・・・・・・・・・・・206
ギラン・バレー症候群
・・・・・・・・・・・・159, 164, 222, 431
ギラン・モラレ三角・・・・・・・・・・・・177
起立・・・・・・・・・・・・・・・・・・・・・・・・・62
起立試験・・・・・・・・・・・・・・・・・・・・274
起立性低血圧・・・・・・・・・・・・・・・・・226
起立不能〔症〕・・・・・・・・・・・・・・・・・61
筋萎縮・・・・・・・・・・・・・・・・・・33, **429**

筋萎縮性側索硬化症········331, **437**
筋炎·····················432
筋強剛···················36
筋強直性ジストロフィー····430, 435
筋緊張···················35
　　──亢進···············35
　　──低下「症」·······38, **150**
近見反射·················202
近時記憶··············**131**, 378
筋ジストロフィー症·········432
筋収縮を伴う緊張型頭痛·····386
筋伸張反射···············65
禁断症状·················411
緊張型頭痛············386, 392
緊張性頸反射·············230
緊張性足底反射···········**87**
筋電図···················170
筋肉の自発的収縮·········34
筋波動「症」··············34
筋病性顔貌···············435
筋膨隆現象···············35
筋無力症候群············168
筋力·····················40
　　──の記録法·········55

■く

クヴォステック徴候·······**78**, 180
クーゲルベルク・ウェランダー病
　···················430, 432
クエッケンシュテット試験···269
クエッケンシュテット徴候···269
草刈り歩行···············59
くしゃみ反射············76
クスマウル〔大〕呼吸·······281
口・顎部ジスト二ア······225
口尖らし反射·············78
口運び傾向···············318
屈曲性対麻痺············158
くも膜下出血·········334, **356**
グラデニーゴ症候群·····206, 234
クリューヴァー・ビューシー症候群
　·····················**318**, 425
グレーフェ徴候···········114
クロイツフェルト・ヤコブ病·176, **186**

クロード症候群·········**233**, 363
クロナキシー検査·········170
群発呼吸·················282
群発頭痛·············386, 393

■け

頸〔部脊〕椎症···········397
頸肩腕症候群············397
頸肩腕痛·················396
頸骨神経麻痺············160
計算·····················131
痙縮·····················35
痙笑·····················179
軽症型 Kugelberg-Welander 病····439
頸静脈グロムス腫瘍······265
頸静脈孔症候群··········234
痙性対麻痺···············159
　　──歩行···············59
痙性片麻痺歩行··········59
痙性麻痺·················163
形態失認·················260
頸椎後縦靱帯骨化症······397
経テント性ヘルニア······298
頸動脈海綿静脈洞瘻····266, **380**
頸部運動制限············389
頸部強剛············**38**, 183, 284
頸部交感神経障害········199
頸部硬直·················179
頸部椎間板ヘルニア······397
鶏歩·················**60**, 160
傾眠·················128, **280**
痙攣·················**179**, 407
　　──発作···············407
頸肋症候群···············399
結核性髄膜炎············424
血管芽〔細胞〕腫·········240
血管雑音··········199, **263**, 264, 389
血管性痴呆···············341
血管性認知症·········131, 138
血管麻痺·················297
血管攣縮·················357
結合腕·············**173**, 323
楔状束核·················323
欠神·····················408

血性髄液·················358
血清セルロプラスミン·····186
結節性硬化症············308
結節性動脈周囲炎········307
ケネディ・オルター・スン症候群
　·······················439
毛様体脊髄反射··········287
ゲルストマン症候群···260, 261, 317
ケルニッヒ徴候·······**56**, 357, 423
原因診断·················305
幻覚·····················132
検眼鏡···················266
　　──検査「法」······108, **266**
幻嗅·····················197
言語·····················143
　　──間代症···········243
　　──緩慢···············244
　　──障害···············243
　　──促迫···············245
　　──中枢···············244
　　──了解···············247
言語野···················251
　　──孤立症候群·······253
幻視·····················132
幻聴·····················132
見当識···················130
間脳障害·················298
原発性アルドステロン症····169
腱反射················66, **67**
　　──異常···············74
　　──亢進···············90
　　──消失···············89
健忘性失語············249, 253

■こ

抗 NMDA 受容体脳炎······425
構音障害·················243
　　──・手不器用症候群···374
光覚弁···················106
後下小脳動脈············365
後下小脳動脈閉塞········197
咬筋反射·················67
咬痙·····················179
広頸筋徴候···············120

| | | |
|---|---|---|
| 高 K 血性周期性四肢麻痺 ……… 170 | 古小脳症候群 ……………… 238 | **■し** |
| 高血圧性脳出血 ……………… 353 | コステン症候群 ……………… 227 | 視（Ⅱ）神経 ……………… **106**, 197 |
| 高血圧性脳症 ……………… 339, **380** | 語性錯語 ……………… 246 | ――萎縮 ……………… 108, 267 |
| 構語緩慢 ……………… 183 | 語想起 ……………… 245 | ――脊髄炎 ……………… 311 |
| 後根損傷 ……………… 189 | 骨膜反射 ……………… 65 | シーソー眼振 ……………… 220 |
| 後索障害 ……………… 194 | 固定姿勢保持困難 ……………… 173 | 視運動性眼振 ……………… 115 |
| 交叉屈曲反射 ……………… 316 | コリエー徴候 ……………… 200 | ――パターン ……………… 116 |
| 交叉性失語 ……………… 254 | コレ・シカール症候群 ……………… 234 | シェファー反射 ……………… 86 |
| 交叉性伸展反射 ……………… 85 | 語漏 ……………… 246 | 視覚消去現象 ……………… 107, **318** |
| 交叉性片麻痺 ……………… **158**, 345 | 昏睡 ……………… 128, **279** | 視覚性運動失調 ……………… 259 |
| 甲状腺異常性眼症 ……………… 207 | ゴンダ反射 ……………… 86 | 視覚性おどし反射 ……………… 107, **291** |
| 構成失行「症」 ……………… **256**, 317 | 昏眠 ……………… 128, 280 | 視覚性失認 ……………… **256**, 318 |
| 鉤足 ……………… 160 | 昏迷 ……………… 279 | 視覚性注意障害 ……………… 259 |
| 後退性眼振 ……………… 218 | 昏蒙 ……………… 128 | 視覚性定位障害 ……………… 257 |
| 交代性眼振 ……………… 217 | | 視覚性てんかん ……………… 318 |
| 後大脳動脈領域梗塞 ……………… 363 | **■さ** | 視覚性同時認知障害 ……………… 257 |
| 叩打性筋強直 ……………… **35**, 435 | 催吐反射 ……………… **76**, 124 | 自覚的感覚 ……………… 95 |
| 巧緻運動 ……………… **164**, 345 | 錯感覚 ……………… 95 | しかめつら顔貌 ……………… 225 |
| 硬直 ……………… 36 | 錯語 ……………… 245, 246 | 弛緩性対麻痺 ……………… 159 |
| 後頭神経痛 ……………… 389 | 錯書 ……………… 247, **253** | 弛緩性麻痺 ……………… 163 |
| 後頭葉 ……………… 318 | 索状体 ……………… 323 | 時間測定障害 ……………… 143, 150 |
| 後頭葉性失読 ……………… 257 | 索性脊髄症 ……………… 154 | 色彩失認 ……………… 257 |
| 更年期てんかん ……………… 410 | 錯読 ……………… 247, **253** | 色盲 ……………… 309 |
| 坑夫眼振 ……………… 216 | 錯文法 ……………… 246 | 視空間失認 ……………… 257 |
| 項部硬直 ……… **38**, 284, 357, 389, 422 | 鎖骨下動脈盗血症候群 ……………… 379 | 刺激症候 ……………… 304 |
| 口部ジスキネジー ……………… **177**, 187 | 坐骨神経痛 ……………… 402 | 視交叉 - 下垂体部 ……………… 326 |
| 鉤ヘルニア ……………… 200, **298**, 315 | 坐骨神経痛性側彎「症」 ……………… 403 | 視交叉部障害 ……………… 198 |
| 後方突進〔現象〕 ……………… **62**, 183 | 嗄声 ……………… 125 | 自咬症 ……………… 178 |
| 鉤発作 ……………… **132**, 197, 317 | 錯覚 ……………… 132 | 自己身体部位失認 ……………… 260 |
| 硬膜外膿瘍 ……………… 159 | サドル状感覚消失 ……………… 195 | 視索障害 ……………… 197 |
| 硬膜内髄外腫瘍 ……………… 329 | サブスタンス P ……………… 391 | 指示試験 ……………… 153 |
| 肛門反射 ……………… 77 | 左右差 ……………… 66 | 四肢麻痺 ……………… 159 |
| 口輪筋反射 ……………… 122 | 左右識別障害 ……………… 260 | 視床（内側）出血 ……………… 354 |
| ゴードン反射 ……………… 86 | サルコイドーシス ……………… 223, **307** | 視床下核 ……………… **175**, 320 |
| 小刻み歩行 ……………… **60**, 373 | 猿手 ……………… 160 | 歯状核赤核淡蒼球ルイ体萎縮症 … 242 |
| 国際頭痛分類 ……………… 385 | 産科医の手 ……………… **82**, 179 | 視床過剰反応 ……………… 195 |
| 黒質 ……………… 323 | 三環系抗うつ薬 ……………… 393 | 視床下部 ……………… 321 |
| 黒内障 ……………… 197 | 三叉神経 ……………… **116**, 220 | 自傷行為 ……………… 178 |
| 語健忘「症」 ……………… 246 | ――障害 ……………… 220 | 視床膝状体動脈 ……………… 363 |
| 固視 ……………… 109 | ――痛 ……………… 222, 389, **393** | 視床手 ……………… 320 |
| ――眼振 ……………… 143 | ――誘発点 ……………… 389 | 視床障害 ……………… 95, 195, **346** |
| 五十肩 ……………… 396 | 散瞳 ……………… **109**, 200 | 視床症候群 ……………… 195, **346**, 354, 363 |
| 固縮 ……………… 36 | | 視床性急性ジストニア ……………… 374 |
| 呼称 ……………… 253 | | 視床性失語 ……………… **253**, 321 |

| | | |
|---|---|---|
| 視床性失認·····················261 | 自動症·······················408 | 受動運動感覚·····················97 |
| 視床性痴呆·····················365 | 自発言語·····················245 | 受動運動持続···················316 |
| 視床性認知症···················321 | 自発性眼球運動···············290 | シュトリュンペル現象·········162 |
| 視床性無視·····················321 | 指標追跡検査·················113 | シュミット症候群·········**233**, 365 |
| 視床穿通動脈···················363 | しびれ·························6 | 受容性失語「症」···············250 |
| 視床痛············**195**, 196, 320, 346 | 視放線·······················197 | シュワルツ・ヤンペル症候群·····35 |
| 視床の眼···················216, 354 | 嗜眠·························280 | 純回旋性眼振···················216 |
| 指数弁·························106 | 耳鳴·························123 | 純粋運動性失語「症」·······249, 252 |
| ジストニー·····················176 | 視野·························106 | 純粋運動性片麻痺···············373 |
| ジストニー様運動···············176 | シャイ・ドレーガー症候群···**184**, 226 | 純粋感覚性失語「症」·······249, 252 |
| ジストロフィノパチー···········433 | 斜角筋症候群·················397 | 純粋感覚性脳卒中···············374 |
| ジストロフィン遺伝子···········433 | しゃがみこみ試験··············63 | 純粋語唖···················249, 252 |
| 姿勢···························31 | ジャクソン型感覚発作··········317 | 純粋語聾··············249, 252, 259 |
| 字性錯語·······················246 | ジャクソン痙攣···············408 | 純粋失読···················254, 257 |
| 姿勢時振戦················171, 173 | ジャクソン症候群········233, 365 | 純粋無動性·····················183 |
| 姿勢反射························84 | ジャクソンてんかん···········408 | 上位運動ニューロン障害·····157, 163 |
| 肢節運動失行···················255 | 灼熱痛··························6 | 小窩·························373 |
| 持続植物状態···················129 | 視野計·······················198 | ──状態·····················373 |
| 持続性吸息呼吸·················281 | 視野欠損·····················107 | 小窩巣性脳卒中·················373 |
| 耳側蒼白·······················267 | ジャコ症候群············203, 234 | 松果体腫瘍·················**211**, 218 |
| 肢帯型筋ジストロフィー·········434 | 斜視·············109, 199, **203** | 松果体部·····················326 |
| 失音楽「症」·····················259 | しゃっくり···················330 | 上眼窩裂症候群·················234 |
| 膝蓋間代························75 | 尺骨神経麻痺·················160 | 上眼瞼向眼振···················217 |
| 膝蓋腱反射······················68 | 尺骨反射······················68 | 上眼瞼後退「症」···············200 |
| 失外套症候群···················129 | シャピロ変法··················86 | 上眼瞼板筋·····················203 |
| 膝屈筋群·······················68 | 斜偏倚········216, **286**, 354, 368 | 消去現象·····················**100**, 317 |
| 膝屈筋反射·····················68 | シャルコー・マリー・トゥース病·432 | 症候性頭痛·····················385 |
| 失計算「症」·················**260**, 261 | シャルコー関節···············305 | 症候性てんかん···········407, **409** |
| 失語「症」··················243, 246 | シャルコー症候群··············61 | 症候性パーキンソン症候群······181 |
| ──の分類·····················249 | シャルコーの三徴·············311 | 上交代性片麻痺·················233 |
| 失行「症」··················**255**, 317 | ジャルゴン失語···············246 | 常識·························131 |
| 失行性失書·····················256 | 習慣性攣縮···················179 | 小指球·······················431 |
| 失語図式·······················248 | 周期性呼吸···················281 | ──筋群······················43 |
| 失書「症」···············247, 256, **260**, 261 | 周期性四肢麻痺···············169 | 小字症·······················153 |
| 失声···························243 | 周期性同期性発作波···········186 | 上小脳脚················173, 323 |
| 失調性呼吸·····················281 | 重症型 Werdnig-Hoffmann 病·····439 | 上小脳動脈閉塞症···············225 |
| 失読「症」·······················247 | 重症筋無力症·······167, 199, 207, 244 | 上小脳動脈閉塞症候群···········362 |
| 失読失書·······················254 | 重量知覚·····················196 | 常染色体性優性遺伝·············309 |
| 失認「症」·······················**256** | 縮瞳··············**109**, 200, 202 | 常染色体性劣性遺伝·············309 |
| 失文法·······················246 | 手根管症候群·················401 | 焦点性運動発作·················408 |
| 失歩···························61 | 手指屈筋反射··················79 | 焦点性感覚発作············317, **408** |
| 失立···························61 | 手指失行·····················255 | 焦点性発作···················408 |
| ──発作·····················408 | 手指失認·····················260 | 踵膝試験·····················146 |
| シデナム舞踏病·················174 | 酒石酸エルゴタミン製剤·······392 | 情動失禁·····················132 |

情動障害・・・・・・・・・・・・・・・・・・・・・・132
衝動性・・・・・・・・・・・・・・・・・・・・・・・・113
衝動性眼球運動・・・・・・・・・・・・・・・・113
衝動性眼振・・・・・・・・・・・・・・・**115**, 216
情動反応・・・・・・・・・・・・・・・・・・・・・・132
上同名性四分盲・・・・・・・・・・・・・・・・198
小児麻痺・・・・・・・・・・・・・・・・・・・・・・430
小脳外側症候群・・・・・・・・・・・・・・・・238
小脳脚・・・・・・・・・・・・・・・・・・・・・・・・323
小脳橋角腫瘍・・・・・・・・・・・・・・・・・・240
小脳橋角症候群・・・・・・・・・・・・・・・・234
小脳橋角部・・・・・・・・・・・・・・・・・・・・326
小脳後葉・・・・・・・・・・・・・・・・・・・・・・238
小脳出血・・・・・・・・・・・・・・・・239, **354**
小脳腫瘍・・・・・・・・・・・・・・・・・240, 389
小脳障害・・・・・・・・・・・・・・・・・・・・・・237
小脳症候・・・・・・・・・・・・・・・・・・・・・・237
小脳症候群・・・・・・・・・・・・・・・・・・・・141
小脳性運動失調「症」・・・・・・141, **143**
小脳性カタレプシー・・・・・・・・・・・・238
小脳性振戦・・・・・・・・・・・・・・・144, **173**
小脳前葉症候群・・・・・・・・・・・・・・・・238
小脳虫部症候群・・・・・・・・・・・・・・・・237
小脳底部症候群・・・・・・・・・・・・・・・・238
小脳半球症候群・・・・・・・・・・・・・・・・237
小脳変性疾患・・・・・・・・・・・・・・・・・・241
小脳扁桃ヘルニア・・・・・・・・**298**, 315
小脳発作・・・・・・・・・・・・・・・・・・・・・・238
上フォヴィル症候群・・・・・・・・・・・・212
上部言語皮質・・・・・・・・・・・・・・・・・・251
上部僧帽筋・・・・・・・・・・・・・・・・・・・・125
小舞踏病・・・・・・・・・・・・・・・・・・・・・・174
上方注視麻痺・・・・・・・・・・・・・209, 354
小発作・・・・・・・・・・・・・・・・・・・・・・・・408
静脈性雑音・・・・・・・・・・・・・・・・・・・・265
睫毛徴候・・・・・・・・・・・・・・・・・・・・・・119
〔上腕〕三頭筋反射・・・・・・・・・・・・・・68
〔上腕〕二頭筋反射・・・・・・・・・・・・・・68
初期脳卒中・・・・・・・・・・・・・・・・・・・・333
職業性痙攣・・・・・・・・・・・・・・・・・・・・180
書痙・・・・・・・・・・・・・・・・・・・・・・・・・・180
書字・・・・・・・・・・・・・・・・・・・・・・・・・・247
書字障害・・・・・・・・・・・・・・・・・・・・・・153
触〔感〕覚・・・・・・・・・・・・・・・・・・・・・・95

触覚性失認・・・・・・・・・・・・・**260**, 317
除脳・・・・・・・・・・・・・・・・・・・・・・・・・・285
——硬直・・・・・・・・・・・・・159, 285, 417
除皮質硬直・・・・・・・・・・・・・・・159, 285
自律神経機能検査・・・・・・・・・・・・・・272
自律神経発作・・・・・・・・・・・・・・・・・・409
視力・・・・・・・・・・・・・・・・・・・・・・・・・・106
——消失・・・・・・・・・・・・・・・・・・・・・・197
シルダー病・・・・・・・・・・・・・・・・・・・・159
ジルドラトゥレット症候群・・・・・・179
脂漏「症」・・・・・・・・・・・・・・・・・・・・・・184
真菌性髄膜炎・・・・・・・・・・・・・・・・・・427
神経因性膀胱・・・・・・・・・・・・・・・・・・330
神経芽細胞腫・・・・・・・・・・・・・・・・・・219
神経原性筋萎縮・・・・・・・・・・・・・・・・429
神経膠腫・・・・・・・・・・・・・・・・・・・・・・308
神経根炎・・・・・・・・・・・・・・・・・・・・・・193
神経根症・・・・・・・・・・・・・・・・・・・・・・329
神経根症候群・・・・・・・・・・・・・・・・・・193
神経根痛・・・・・・・・・・・・・・・・**6**, 193, 329
神経ショック・・・・・・・・・・・・・・・・・・304
神経性全外眼筋麻痺・・・・・・・・・・・・206
神経性難聴・・・・・・・・・・・・・・・122, **225**
神経線維腫症・・・・・・・・・・・・・・・・・・310
神経梅毒・・・・・・・・・・・・・・・・**200**, 202
進行性核上性麻痺・・・・・・・・・185, **211**
進行性眼筋麻痺・・・・・・・・・・・・・・・・207
進行性球麻痺・・・・・・・・・・・・・・・・・・437
進行性脳卒中・・・・・・・・・・・・・・・・・・334
進行性麻痺・・・・・・・・・・・・・・・・・・・・200
深昏睡・・・・・・・・・・・・・・・・・・・・・・・・279
新小脳症候群・・・・・・・・・・・・・・・・・・238
新生児脳炎・・・・・・・・・・・・・・・・・・・・175
真性てんかん・・・・・・・・・・・・・・・・・・409
振戦・・・・・・・・・・・・・・・143, 171, **173**, 182
——せん妄・・・・・・・・・・・・・・・・・・・・128
——麻痺・・・・・・・・・・・・・・・・・・・・・・181
身体失認・・・・・・・・・・・・・・・・・・・・・・260
伸展性足底反応・・・・・・・・・・・・・・・・・85
振動〔感〕覚・・・・・・・・・・・・・・・・・・・・98
——消失・・・・・・・・・・・・・・・・・・・・・・・99
——鈍麻・・・・・・・・・・・・・・・・・・・・・・・99
心脳卒中・・・・・・・・・・・・・・・・・283, **344**
深部感覚・・・・・・・・・・・・・・・・・・93, **97**

深部痛・・・・・・・・・・・・・・・・・・・・・・・・・99
深部反射・・・・・・・・・・・・・・・・・・・・・・・65
深部腹壁反射・・・・・・・・・・・・・・・・・・・68
新聞徴候・・・・・・・・・・・・・・・・・・・・・・・44

■ す

髄液検査・・・・・・・・・・・・・・・・・・・・・・268
髄芽〔細胞〕腫・・・・・・・・・・・・・239, 240
髄外腫瘍・・・・・・・・・・・・・・・・・・・・・・329
髄鞘のソーセージ様肥厚・・・・・・・・440
錐体外路系疾患・・・・・・・・・・・・・・・・181
錐体外路性障害・・・・・・・・・・・・・・・・181
錐体蝶形骨症候群・・・・・・・・・・・・・・234
錐体路障害・・・・・・・・・・・・・・・・・・・・・90
錐体路性障害・・・・・・・・・・・・・・・・・・181
錐体路徴候・・・・・・・・・・・・90, **164**, 430
垂直性眼球共同偏倚・・・・・・・・・・・・286
垂直性眼振・・・・・・・・・・・・・・・**114**, 217
垂直性共同性注視・・・・・・・・・・・・・・211
——麻痺・・・・・・・・・・・・・・・・・・・・・・209
水頭「症」・・・・・・・・・・・・・・・・・・・・・・312
膵島細胞腺腫・・・・・・・・・・・・・・・・・・307
水平性眼球共同偏倚・・・・・・・・・・・・285
髄膜刺激症候・・・・・・・・38, 284, 422, 424
髄膜腫・・・・・・・・・・・・・・・・・・・・・・・・308
髄膜症・・・・・・・・・・・・・・・・・・・・・・・・427
髄膜脳炎・・・・・・・・・・・・・・・・・・・・・・422
スーク指徴候・・・・・・・・・・・・・・・・・・162
数字の保持・・・・・・・・・・・・・・・・・・・・131
頭蓋咽頭管腫・・・・・・・・・・・・・308, 326
頭蓋底骨折・・・・・・・・・・・・・・・・・・・・283
頭蓋内出血・・・・・・・・・・・・・・・**334**, 339
すくみ足歩行・・・・・・・・・・・・・・60, **183**
すくみ現象・・・・・・・・・・・・・・・・・・・・183
図形模写・・・・・・・・・・・・・・・・・・・・・・257
スタージ・ウェーバー病
　　　　　　　　　・・・・**222**, 308, 412
スチュアート・ホームズ徴候・・・・・152
スチュアート・ホームズ反跳現象・・152
頭痛・・・・・・・・・・・・・・・・・・・・・・・5, 385
——の分類・・・・・・・・・・・・・・・・・・・・385
——の問診・・・・・・・・・・・・・・・・・・・・387
スティール・リチャードソン・オルシェ
ウスキィ症候群（病）・・・・・・・185, **211**

ストランスキー反射・・・・・・・・・・・・・86
スマトリプタン・・・・・・・・・・・・・・・391
スモン・・・・・・・・・・・・・・・・・・・・・・331
すり減り現象・・・・・・・・・・・・・・・・187

## ■せ

静座不能・・・・・・・・・・・・・・・**179**, 184
静止時振戦・・・・・・・・・・・・・・171, 172
正常圧水頭症・・・・・・・・・・・・**139**, 186
精神運動発作・・・・・・・・・・・・317, **408**
精神活動・・・・・・・・・・・・・・・・・・・127
精神緩慢・・・・・・・・・・・・・・・・・・・184
精神障害・・・・・・・・・・・・・・・・・・・127
精神状態・・・・・・・・・・・・・・・・・・・127
精神性注視麻痺・・・・・・・・・・・・・・259
精神発作・・・・・・・・・・・・・・・・・・・409
精神聾・・・・・・・・・・・・・・・・・・・・・259
正中神経麻痺・・・・・・・・・・・・・・・160
静的姿勢振戦・・・・・・・・・・・・・・・171
静的立位時運動失調・・・・・・・・62, 153
生命徴候・・・・・・・・・・・・・・・**297**, 417
生理的振戦・・・・・・・・・・・・・・・・・172
赤核・・・・・・・・・・・・・・・・・・・・・・323
　――症候群・・・・・・・・・・・・・・・173
赤色ぼろ線維・ミオクローヌスてんか
　ん症候群・・・・・・・・・・・・・**176**, 410
脊髄横断性症候群・・・・・・・・・・・・193
脊髄空洞症・・・・・・・190, **195**, 331, 431
脊髄後根・・・・・・・・・・・・・・・・・・・193
脊髄視床路(前側索)障害・・・・・・・193
脊髄症・・・・・・・・・・・・・・・・・・・・329
脊髄障害・・・・・・・・・・・・・・・・・・・193
脊髄小脳変性症・・・・・・・・・・**241**, 242
脊髄ショック・・・・・・・・・・・・・・・304
脊髄性運動失調「症」・・・・・・・・・・154
脊髄性間欠性跛行・・・・・・・・・・・・・61
脊髄性筋萎縮症・・・・・・・・・・・・・・439
脊髄性固縮・・・・・・・・・・・・・・・・・・36
脊髄性自動運動・・・・・・・・・・・・・・・88
脊髄性進行性筋萎縮症・・・・・・・・・437
脊髄分節・・・・・・・・・・・・・・・・・・・189
脊髄癆・・・・・・・・・・・59, 74, 96, 99, **154**,
　　　　　　190, 193, 194, 200, 331

脊椎骨粗鬆症・・・・・・・・・・・・・・・403
脊椎こり症・・・・・・・・・・・・・・・・・402
脊椎分離「症」・・・・・・・・・・・・・・・402
セスタン・シュネ症候群・・・・・・・・233
舌咽(Ⅸ)神経・・・・・・・・・・・・124, 231
舌咽神経痛・・・・・・・・・・・・・・・・・231
舌下(Ⅻ)神経・・・・・・・・・・・・126, 232
切迫脳卒中・・・・・・・333, 334, **335**, 375
線維性収縮・・・・・・・・・・・・・・・・・・34
線維束性収縮・・・・・・・・・・・・・34, 430
前運動領野・・・・・・・・・・・・・・・・・317
前角障害・・・・・・・・・・・・・・・・・・・328
全眼筋麻痺・・・・・・・・・・・・・・・・・206
閃輝暗点・・・・・・・・・・・・・・・・・・・391
前脛骨筋現象・・・・・・・・・・・・・・・162
穿孔痛・・・・・・・・・・・・・・・・・・・・・・6
前視床下部傍正中動脈・・・・・・・・・365
全失語・・・・・・・・・・・・・・・・249, 252
前斜角筋症候群・・・・・・・・・・・・・・399
線条体黒質変性症・・・・・・・・・・・・184
全身硬直症候群・・・・・・・・・・・・・・180
全身こむら返り病・・・・・・・・・・・・180
全身性エリテマトーデス・・・・・・・・307
前脊髄動脈症候群・・・・・・・159, 194, 331
前前頭葉領野・・・・・・・・・・・・・・・316
前兆・・・・・・・・・・・・・・・・・・390, 407
　――を伴う片頭痛・・・・・・・・・・390
　――を伴わない片頭痛・・・・・・・390
前庭眼反射・・・・・・・・・・・・・289, 348
前庭機能検査・・・・・・・・・・・・・・・123
先天性眼瞼下垂・・・・・・・・・・・・・・199
先天性眼振・・・・・・・・・・・・・115, **217**
先天性筋強直症・・・・・・・・・・・・・・・35
先天性筋ジストロフィー・・・・・・・・435
先天性パラミオトニー・・・・・・・・・170
前頭蓋底骨折・・・・・・・・・・・・・・・197
前頭葉・・・・・・・・・・・・・・・・・・・・316
　――下面・・・・・・・・・・・・・・・・317
前頭葉性運動失調「症」・・・・・・・・154
全般てんかん・・・・・・・・・・・・・・・413
全般発作・・・・・・・・・・・・・・・・・・・413
線引き試験・・・・・・・・・・・・・・・・・147
仙部回避・・・・・・・・・・・・・・**194**, 328
潜伏眼振・・・・・・・・・・・・・・・・・・・115

線分抹消テスト・・・・・・・・・・・・・257
前方突進「現象」・・・・・・・・60, 62, 183
洗面現象・・・・・・・・・・・・・・・・・・・62
せん妄・・・・・・・・・・・・・・・・・・・・128

## ■そ

増悪・・・・・・・・・・・・・・・・・・・・・306
総合診断・・・・・・・・・・・・・・・・・・・310
相貌失認・・・・・・・・・・・・・・**257**, 318
足間代・・・・・・・・・・・・・・・・・・・・・75
即時記憶・・・・・・・・・・・・・・・・・・・131
足趾手指試験・・・・・・・・・・・・・・・144
足尖歩行・・・・・・・・・・・・・・・・・・・・59
測定異常・・・・・・・・・・・113, 143, **146**
測定過小・・・・・・・・・・・・・・・・・・・146
測定過大・・・・・・・・・・・・・・・・・・・146
足底筋反射・・・・・・・・・・・・・・・・・・83
足底反射・・・・・・・・・・・・・・・・・・・・77
側頭動脈炎・・・・・・・・・・・・・・・・・389
側頭葉・・・・・・・・・・・・・・・・・・・・317
　――てんかん・・・・・・・・・・317, **408**
続発性パーキンソン症候群・・・・・・181
側方注視・・・・・・・・・・・・・・・・・・・207
　――中枢・・・・・・・・・・・・・・・・208
　――麻痺・・・・・・・・・・・・・・・・211
側方突進「現象」・・・・・・・・・・・・・183
ゾルミトリプタン・・・・・・・・・・・・391

## ■た

大〔後頭〕孔ヘルニア・・・・・・・298, 315
体幹運動失調・・・・・・・・・・60, 141, **142**
大後頭神経誘発点・・・・・・・・・・・・389
対光反射・・・・・・・・・・・**109**, 200, 287
第5手指徴候・・・・・・・・・・・・・・・161
対座試験・・・・・・・・・・・・・・・・・・・106
大字症・・・・・・・・・・・・・・・・・・・・153
帯状回ヘルニア・・・・・・・・・・・・・・297
帯状痛・・・・・・・・・・・・・・・・・・・・・・6
大腿四頭筋反射・・・・・・・・・・・・・・・68
大動脈炎症候群・・・・・・・・・・・・・・379
大脳核・・・・・・・・・・・・・・・・・・・・320
大脳鎌下ヘルニア・・・・・・・・・・・・297
大脳脚性幻覚・・・・・・・・・・・・・・・132
大脳障害・・・・・・・・・・・・・・・・・・・196

大脳性運動失調「症」・・・・・・・・・154
大脳性盲・・・・・・・・・・・・・・・・・・・・318
大脳皮質・・・・・・・・・・・・・・・・・・・・316
　　――注視中枢・・・・・・・・・・・201
大発作・・・・・・・・・・・・・・・・・・・・・・407
唾液分泌過多・・・・・・・・・・・・・・・184
他覚的感覚・・・・・・・・・・・・・・・・・・95
高安病・・・・・・・・・・・・・・・・・・・・・・379
多系統萎縮症・・・・・・・・・・・・・・・185
多巣性運動性ニューロパチー・430, 438
多発筋炎・・・・・・・・・・・・・・307, **436**
多発梗塞性認知症・・・・・・・・・・138
多発根神経炎・・・・・・・・・・・・・・164
多発神経炎・・・・・・・・・・・・191, 432
多発性痙攣性チック・・・・・・・・・179
多発性硬化症・・・・・・・・・・199, **311**
多発性神経障害・・・・・・・・・・・・191
多発動脈炎・・・・・・・・・・・・・・・・307
多発脳神経炎・・・・・・・・・・・・・・232
玉ネギ様の感覚解離・・・・・・・・221
垂れ足・・・・・・・・・・・・・・・・・60, **160**
垂れ手・・・・・・・・・・・・・・・・・・・・・160
単一末梢神経障害・・・・・・・・・・191
短期記憶・・・・・・・・・・・・・・・・・・378
単純ヘルペス脳炎・・・・・・179, **425**
単神経炎・・・・・・・・・・・・・・・・・・191
断綴〔ダンテツ〕性発語・・・・・・143, 244
蛋白細胞解離・・・・・・・・・・**164**, 206
単麻痺・・・・・・・・・・・・・・・・・・・・・158

■ち
チアノーゼ・・・・・・・・・・・・・・・・・390
チェーン・ストークス呼吸・・**281**, 347
知覚・・・・・・・・・・・・・・・・・・・・・・・・93
ちくちく感・・・・・・・・・・・・・・・・・・・6
恥骨反射・・・・・・・・・・・・・・・・・・・70
地誌見当識障害・・・・・・・・・・・259
地誌失認・・・・・・・・・・・・・・・・・・257
地誌的障害・・・・・・・・・・・・・・・・257
チック・・・・・・・・・・・・・・・・・・・・・179
知能・・・・・・・・・・・・・・・・・・・・・・130
遅発性ジスキネジー・・・・・・・・177
遅発痛・・・・・・・・・・・・・・・・・・・・・96
着衣失行・・・・・・・・・・・・・・・・・・256

チャドック反射・・・・・・・・・・・・・・85
注（凝）視ミオクローヌス・・・・・・219
中交代性片麻痺・・・・・・・・・・・233
注視眼振・・・・・・・・・・・・・・115, **216**
注視方向性眼振・・・・・・・・・・・216
注視麻痺・・・・・・・・・・・・・・207, **209**
中小脳脚・・・・・・・・・・・・・・・・・・323
中心性ヘルニア・・・・・・・・・・・・297
中心性発作・・・・・・・・・・・・・・・・413
中心灰白質部障害・・・・・・・・・195
中枢神経性過呼吸・・・・・・・・・347
中枢性高熱・・・・・・・・・・・・347, **417**
中枢性失語「症」・・・・・・・・・249, **252**
中枢性疼痛・・・・・・・・・・・・・・・・195
中枢性麻痺・・・・・・・・・・・・・・・・157
宙吊り型・・・・・・・・・・・・・・・・・・195
中毒性振戦・・・・・・・・・・・・・・・・172
中脳幻覚症・・・・・・・・・・・・・・・・363
中脳水道症候群・・・・・・・・・・・218
中脳性幻覚・・・・・・・・・・・・・・・・132
中脳性瞳孔偏倚・・・・・・・・・・・203
中フォヴィル症候群・・・・・・・・・212
聴（Ⅷ）神経・・・・・・・・・・・・**122**, 225
　　――鞘腫・・・・・・・・・・・221, **326**
聴覚過敏・・・・・・・・・・・・・・・・・・222
聴覚言語中枢・・・・・・・・・・・・・248
聴覚性失認・・・・・・・・・・・・**259**, 318
重畳・・・・・・・・・・・・・・・・・・・・・・189
調節反射・・・・・・・・・・・・・・**110**, 201
超皮質性運動性失語・・・・・・249, **253**
超皮質性失語・・・・・・・・・・249, **253**
聴力計・・・・・・・・・・・・・・・・・・・・122
聴力検査・・・・・・・・・・・・・・・・・・122
直接対光反射・・・・・・・・・・・・・109
直接瞳孔反応・・・・・・・・・・・・・109
直接反射・・・・・・・・・・・・・・・・・・201
直線歩行・・・・・・・・・・・・・・・・・・・59

■つ
椎間関節症・・・・・・・・・・・・・・・・403
椎間板症・・・・・・・・・・・・・・・・・・402
椎間板ヘルニア・・・・・・・・312, **402**
椎骨脳底動脈系梗塞・・・・・・・362
椎骨脳底動脈循環不全「症」・・・・・230

対麻痺・・・・・・・・・・・**158**, 193, 194, 326
痛〔感〕覚・・・・・・・・・・・・・・・・・・・・96
痛覚過敏・・・・・・・・・・・・・・・・・・・96
痛覚消失「症」・・・・・・・・・・・・・・・96
痛覚鈍麻・・・・・・・・・・・・・・・・・・・96
通過症候群・・・・・・・・・・・・・・・・129
つぎ足歩行・・・・・・・・・・・・・**59**, 142
角を作る手・・・・・・・・・・・・・・・・・43
つま先歩き・・・・・・・・・・・・・・・・・58
強さ期間曲線・・・・・・・・・・・・・・170

■て
手足攣縮・・・・・・・・・・・・・・・・・・179
抵抗症・・・・・・・・・・・・・**36**, 136, 299
ティネル徴候・・・・・・・・・・・・・・・401
手回内・回外検査・・・・・・・・・・148
手回内試験・・・・・・・・・・・・・・・・161
手口感覚症候群・・・・・・**195**, 346, 363
手首の固化徴候・・・・・・・・・・・183
デジュリン・ルシー症候群・・・・・・346
デジュリン症候群・・・・・・・・233, 365
テタニー・・・・・・・・・・・・**78**, 82, 179
手袋靴下型感覚消失・・・・・・・191
手袋靴下型の感覚障害・・・・・432
手振り・・・・・・・・・・・・・・・・・・・・・・59
デュシェンヌ型筋ジストロフィー・・433
デュレー病変・・・・・・・・・・・・・・・298
伝音性難聴・・・・・・・・・・・・・・・・122
てんかん・・・・・・・・・・・・・・**408**, 409
　　――発作型・・・・・・・・・・・・412
電撃痛・・・・・・・・・・・・・・・・・・6, 154
テンシロン・・・・・・・・・・・・・**167**, 199
輾転反側・・・・・・・・・・・・・・・・・・423
伝導性失語「症」・・・・・・・・・249, 250
点頭てんかん・・・・・・・・・・・・・・409
転倒発作・・・・・・・・・・・・・・・・・・376
テントヘルニア・・・・・・・・・・**297**, 315
臀部反射・・・・・・・・・・・・・・・・・・・77

■と
頭位変換眼球反射・・・**288**, 290, 347, 354
ドゥヴィック病・・・・・・159, 193, 199, 311
頭蓋咽頭管腫・・・・・・・・・・・・・198
頭蓋底陥入「症」・・・・・・・・・・・・217

| | | |
|---|---|---|
| 動眼（Ⅲ）神経············108, 199 | 時計描写·····················257 | 日本脳炎······················421 |
| 動眼（Ⅲ）神経核症候群··········206 | 閉じ込め症候群···············130 | 乳児型進行性脊髄性筋萎縮症·····159 |
| 動眼（Ⅲ）神経障害···············305 | 突進現象·····················183 | 乳頭浮腫················108, 267 |
| 動眼（Ⅲ）神経麻痺·······199, 206, 357 | トッド麻痺···················408 | 尿中銅排泄量··················186 |
| 統語·························245 | 突発性難聴···················225 | 尿毒症······················282 |
| 瞳孔異常················200, 202 | トムセン病····················35 | 尿閉························195 |
| 瞳孔緊張症···················275 | トリプタン系薬剤···············391 | 人形の頭・目現象···············288 |
| 頭後屈反射····················68 | トリプトファン反応·············271 | 人形の目試験··················211 |
| 瞳孔検査·····················275 | トリプレットリピート病··········242 | 妊娠舞踏病···················174 |
| 瞳孔動揺·····················200 | トルソー徴候·············**82**, 180 | 認知·························93 |
| 瞳孔反射の異常················200 | トレムナー反射·················80 | ──症························133 |
| 瞳孔不同················109, 200 | トロサ・ハント症候群········206, 396 | |
| 瞳孔偏倚················200, 203 | | ■ね |
| 統語性失語障害················246 | ■な | 熱痙攣······················180 |
| 橈骨回内筋反射·················68 | 内眼筋麻痺···················206 | 熱性痙攣·····················410 |
| 橈骨神経麻痺··················160 | 内頸動脈系梗塞················362 | 熱中症··············130, 283, 287 |
| 橈骨反射······················68 | 内頸動脈‐後交通動脈分岐部動脈瘤 | 捻転ジストニー·················176 |
| 同語反復·····················243 | ·······················**200**, 206 | 粘膜反射······················75 |
| 動作維持困難··················138 | 内頸動脈閉塞症················312 | |
| 動作時振戦···················171 | 内耳道症候群··················234 | ■の |
| 動作時ミオクローヌス···········176 | 内斜視·················**109**, 203 | 脳圧亢進·····················314 |
| 頭頂葉·······················317 | 内側縦束症候群···········**212**, 354 | ──症候················**314**, 422 |
| 頭頂葉性失書··················256 | 内側側頭葉病変················366 | 脳幹························322 |
| 頭頂葉性失読··················257 | 内側毛帯·····················323 | ──膠腫·····················234 |
| 疼痛···························6 | 内包··················158, **318** | ──障害·····················348 |
| 糖尿病性偽性脊髄癆·············194 | 内包後脚·····················345 | 脳幹部障害···················195 |
| 糖尿病性昏睡··················282 | 内包障害················318, 345 | 脳血管疾患···················338 |
| 糖尿病性動眼神経麻痺···········206 | 内包前脚·····················345 | 脳血管障害··············244, **333** |
| 糖尿病性ニューロパチー·········191 | なぞり読み···················254 | 脳血管不全···················375 |
| 登攀性起立···················433 | 軟口蓋·······················124 | 脳血管発作···················333 |
| 頭部外傷·····················415 | ──ニスタグムス···············177 | 〔脳血管〕もやもや病········356, **381** |
| 頭部牽引試験··················398 | ──反射················**124**, 231 | 脳血管攣縮···················359 |
| 頭部揺動················**142**, 173 | ──ミオクローヌス···**177**, 218, 364 | 脳血栓症················335, **361** |
| 動脈瘤······················199 | 軟骨形成異常性筋強直症··········35 | 脳血栓塞栓症··················361 |
| 同名性四分盲··················197 | | 脳梗塞·······334, 339, 342, 344, **359** |
| 同名性半盲··············197, 318 | ■に | ──症························342 |
| 動揺視······················286 | 二酸化炭素ナルコーシス·········282 | 脳挫傷······················415 |
| 動揺性歩行···················433 | 二次の脳幹出血················347 | 脳室出血·····················356 |
| 動揺歩行······················60 | 二次的脳幹障害················348 | 脳出血·············334, 344, **353**, 361 |
| 頭落下試験··············**38**, 183 | 二重痛覚······················96 | 脳腫瘍············278, **335**, 388, 395 |
| 兎眼·························119 | 日光微塵·····················270 | 囊状動脈瘤···················356 |
| 読字························247 | 2点識別〔感〕覚·················99 | 脳神経······················105 |
| 特発性てんかん·················409 | 2点識別閾値···················99 | 脳麻痺······················159 |
| 特発性内頸動脈閉塞症···········379 | 2点同時刺激識別〔感〕覚·········100 | 脳塞栓症···········334, 336, 339, 362 |

| | |
|---|---|
| 脳卒中 | 333 |
| 脳底動脈血栓症 | 368 |
| 脳底部異常血管網症 | 356 |
| 脳動静脈奇形 | 356 |
| 脳動脈硬化症 | 335, **342**, 390 |
| 脳動脈硬化性認知症 | 138 |
| 脳動脈瘤 | 356 |
| 脳動脈瘤破裂 | 356 |
| ──の警告徴候 | 359 |
| 濃度最低時ジスキネジー | 187 |
| 脳膿瘍 | 312 |
| 脳ヘルニア | **297**, 305, 314 |
| ──形成 | 314 |
| ──徴候 | 315 |
| 脳梁膨大 | 254 |
| ノートナーゲル症候群 | 233 |
| 乗り物酔い | 227 |
| ノンネ・アペルト反応 | 271 |

## ■は

| | |
|---|---|
| パーキンソン〔筋〕強剛 | 181 |
| パーキンソン型認知症複合 | 185 |
| パーキンソン症候群 | 181 |
| パーキンソン振戦 | 172 |
| パーキンソン病 | 181, 244 |
| ──の重症度分類 | 186 |
| パーキンソン歩行 | 60, 183 |
| 把握性筋強直 | **35**, 435 |
| 把握反射 | **81**, 316 |
| バージャー病 | 61 |
| バーリント症候群 | 259, 261, 318 |
| 肺性脳症 | **282**, 390 |
| 廃用性筋萎縮 | 429 |
| 背理性〔上腕〕三頭筋反射 | 68 |
| 白質ジストロフィー | 159 |
| 薄束核 | 323 |
| 拍動性の頭痛 | 387 |
| 爆発性発語 | 244 |
| 歯車様強剛 | 36 |
| 跛行 | 61 |
| はさみ脚歩行 | 59 |
| 播種性血管内〔血液〕凝固 | 307 |
| 破傷風 | 179 |
| はためき様眼球動揺 | 219 |

| | |
|---|---|
| 発汗過多「症」 | 184 |
| 発語失行 | 251 |
| ハッチンソン瞳孔 | 287, **417** |
| バットル徴候 | 283 |
| 波動性眼振 | 115 |
| パトリック徴候 | 57 |
| 鼻指鼻試験 | 143 |
| 羽ばたき運動 | **174**, 185 |
| 羽ばたき振戦 | 173 |
| パパニコロー染色 | 272 |
| 馬尾 | 195 |
| ──障害 | 195 |
| 馬尾性間欠性跛行 | 61 |
| バビンスキー・ナジョット症候群 | 233, 365 |
| バビンスキー屈股現象 | 162 |
| バビンスキー反射(徴候) | 84 |
| パラトニー | 36, 136, 299 |
| ──指示試験 | 153 |
| 針穴瞳孔 | 287 |
| 針先瞳孔 | 287 |
| バリズム | 175 |
| パリノー症候群 | 211, 233, 326, 363 |
| バレー〔錐体路〕徴候 | 40 |
| バレー・リエウ症候群 | 230 |
| バレー徴候 | 41 |
| 反回神経麻痺 | 231 |
| 反響言語 | 247 |
| パンコースト腫瘍 | 203 |
| パンコースト症候群 | 396 |
| 半昏睡 | 128, **279** |
| 反射 | 65 |
| ──異常 | 65 |
| ──弓 | 89 |
| ──中枢 | 90 |
| 半身喪失感 | 261 |
| 伴性劣性遺伝 | 309 |
| 半側顔面攣縮 | 180 |
| 半側空間無視 | 257 |
| 半側視空間失認 | 257 |
| 半側身体失認 | 261 |
| 半側舞踏運動 | 174 |
| ハンター・ラッセル症候群 | 239 |
| 反跳眼振 | 220 |

| | |
|---|---|
| ハンチントン舞踏病 | 174 |
| バンディ反応 | 271 |
| 反復拮抗運動不能「症」 | 143, **148** |
| 反復刺激検査 | 170 |
| ハンマーの用いかた | 67 |
| 半盲 | 197 |

## ■ひ

| | |
|---|---|
| ビーヴァー徴候 | 50 |
| ビールショウスキー徴候 | 204 |
| ビールショウスキー頭部傾斜試験 | 204 |
| 鼻咽腔腫瘍 | 232 |
| ビオー呼吸 | 281 |
| 被殻(線条体動脈,外側)出血 | 353 |
| 腓骨神経麻痺 | 160 |
| 膝打ち試験 | 144 |
| 膝屈曲試験 | 162 |
| 皮脂腺腫 | 412 |
| 皮質「性」聾 | 259 |
| 皮質〔性〕盲 | 318 |
| 皮質下出血 | 356 |
| 皮質下性運動性失語 | 249 |
| 皮質下性感覚性失語 | 249 |
| 皮質性運動性失語「症」 | 249 |
| 皮質性感覚性失語「症」 | 249 |
| 皮質性小脳萎縮症 | 241 |
| 皮質聾 | 318 |
| 微小塞栓 | 375 |
| ひだ状舌 | 224 |
| 皮膚筋炎 | 307, **436** |
| 腓腹筋麻痺 | 58 |
| 皮膚書字覚 | **100**, 196 |
| 皮膚書字試験 | 100 |
| ヒプスアリスミア | 409 |
| 皮膚反射 | 76 |
| 皮膚分節 | 6, **189** |
| 皮膚紋画 | 274 |
| ヒペルパチー | **96**, 320 |
| 非麻痺性橋性外斜視 | 213 |
| び漫性脳硬化症 | 159 |
| 100%酸素吸入 | 393 |
| 表現促進現象 | 435 |
| 表在感覚 | 93, **95** |

## 日本語索引

――障害·····189
表在反射·····65, **75**
表出―受容性失語「症」·····251
表出性失語「症」·····**250**, 317
病態失認·····261, 317
病的短縮反射·····88
病的反射·····65, 78
ぴりぴり感·····6
非流暢性失語·····245

### ■ふ

部位感覚·····96
――消失·····97
部位失認·····97
フィッシャー症候群·····165, **206**
不一致性同名性半盲·····197
部位認知·····96
フーヴァー徴候·····162
フォア症候群·····234
フォヴィル症候群·····**211**, 233, 364
フォスター・ケネディ症候群
·····**199**, 317
フォンヒッペル・リンダウ病
·····**240**, 310
副(Ⅺ)神経·····**125**, 232
複合感覚·····**99**
複視·····204
復唱·····247
輻輳眼振·····218
輻輳反射·····110
輻輳麻痺·····213
輻輳攣縮·····218
腹皮反射·····76
腹壁反射·····76
福山型先天性筋ジストロフィー·····435
ふざけ症·····316
不随意運動·····171
不全麻痺·····157
舞踏アテトーゼ〔運動〕·····175
舞踏運動·····174
ぶどう酒様血管腫·····222
浮動性めまい·····5, 226
舞踏病性把握·····174
舞踏様運動·····174

部分てんかん·····413
部分発作·····413
不眠·····128
不明瞭発語·····143
ブラウン - セカール症候群
·····158, 193, 328
フリードライヒ運動失調症·····32, 154, 331
フリードライヒ足·····32
振子様運動·····38
振子様眼振·····**115**, 216
ブリソー症候群·····233, 364
ブルジンスキー徴候·····57
ブルヌヴィーユ・プリングル病·····412
ブルヌヴィーユ病·····308
ブルンス眼振·····143, 216
ブルンス症候群·····230
フロアン症候群·····271
ブローカ失語「症」·····249, 251
ブローカ中枢·····248
ブローカ野·····251
フロマン徴候·····**44**, 160, 183
噴出性嘔吐·····**240**, 314
分節性感覚分布·····189

### ■へ

閉塞性血栓血管炎·····61
ベーチェット症候群·····307, 427
凹み手徴候·····161
ベッカー型筋ジストロフィー
·····433, 434
ベネディクト症候群·····233, 363
ベル現象·····119, 122
――の逆転·····122
ベル麻痺·····118, 222
変形性筋ジストニー·····176
変形性頚椎症·····431, 438
変形性脊椎症·····403
片頭痛·····387, **390**, 393
片側アテトーゼ·····175
片側バリズム·····175
片麻痺·····**158**, 160, 305
――の予後·····382
片葉小節葉·····238

### ■ほ

膀胱直腸障害·····194, 195, 331
傍正中髄膜腫·····159
ホームズ・アディー症候群·····202
補完現象·····253
歩行·····58
歩行障害·····7, **58**
歩行不能「症」·····61
母指球·····45, 431
母趾現象·····85
母指徴候·····44
保続·····138, **246**
補足運動野·····251
母斑症·····307
ホフマン症候群·····35
ホフマン反射·····79
ポリオ·····159
ポリグルタミン病·····242
ホルネル症候群·····199, 200, **202**, 216, 275, 321, 330, 354, 364
本態性振戦·····172

### ■ま

マーカスガン現象·····224
マイアーソン徴候·····**122**, 211
マイヤー反射·····87
マッカードル病·····180
末梢運動神経伝導速度·····170
末梢感覚神経伝導速度·····170
末梢神経障害·····91, 432
末梢神経性偽性脊髄癆·····154
末梢性顔面神経麻痺·····**118**, 222, 312
末梢性ニューロパチー·····191
麻痺症候·····304
麻痺性橘性外斜視·····213
麻痺性散瞳·····**200**, 201
麻痺性斜視·····112
まぶた持ち上げ試験·····**291**, 417
眉毛徴候·····225
マリー・フォア症候群·····364
マリー・フォア反射·····89
まわれ右·····59
マン試験·····62
慢性緊張型頭痛·····392

慢性硬膜下血腫............**335**, 388
慢性頭痛............385, 390
慢性脳循環不全症............342, 390
慢性舞踏病............174

## ■み
ミエリン塩基性蛋白............272
ミオキミー............34
ミオクローヌス............176
　──てんかん............176
　──発作............408
味覚試験............120
眉間反射............**122**, 137
未視感............**132**, 409
ミトコンドリア脳筋症......**207**, 410
水俣病............239
ミヤール・ギュブレール症候群
　............**223**, 233, 364
脈なし病............379
ミルクコーヒー斑............308

## ■む
無為............357
無汗症............202
無菌性髄膜反応............427
夢幻状態............**129**, 409
夢幻様行動............365
向こう脛叩打試験............146
無言「症」............243
無言状態............251
矛盾性運動............183
無症候性脳梗塞............342
むち打ち損傷............230
無動「症」............181, **183**
無動性無言「症」......**129**, 243, 357
夢遊状態............129
無欲状態............365

## ■め
名辞性失語............253
迷走（X）神経............**124**, 231
酩酊歩行............**60**, 142
迷路性運動失調「症」............154
メージュ症候群............176, 225

メービウス徴候............213
メニエール病............226
めまい............5, **226**
めまい〔感〕............5
メルカーソン・ローゼンタール症候群
　............224
メンデル・ベヒテレフ反射............83

## ■も
毛細血管拡張性運動失調症............308
網膜前出血............358
毛様体脊髄中枢............203
毛様体脊髄反射............110
もうろう状態............129
モナコフ症候群............363
模倣現象............147
モリア............316
モルヒネ中毒............200

## ■や
夜間せん盲............129
夜間痛............6
薬物点眼試験............275

## ■ゆ
有棘赤血球............178
　──増加「症」............178
　──舞踏病............178
有痛性強直性攣縮............180
誘発点............389
誘発点(帯)............222
指鼻試験............144
指母指反射............88
弓なり反張............**285**, 422

## ■よ
陽性支持反応亢進............238
腰椎穿刺............240, **268**, 419
腰椎椎間板ヘルニア............402
腰痛「症」............402
翼状肩甲............**49**, 435
よろめき歩行............**60**, 142

## ■ら
ライ症候群............297
ラクナ状態............373
ラクナ脳卒中............373
ラゼーグ徴候............**57**, 403
ラムゼイハント症候群............223
ランス・アダムズ症候群............177

## ■り
力動性運動失調............153
離断症候群............254
立体〔感〕覚消失......**100**, 196, 260, 317
立体認知............100
　──不能............100
律動性眼振............**115**, 216
リトル病............175
流暢性............246
　──失語............245
両耳側半盲............**198**, 326
良性線維束性収縮............34
良性発作性頭位めまい............230
両側アテトーゼ............175
両側視床傍正中部梗塞症候群......365
両側身体失認............260
両側性眼瞼攣縮............225
両側性末梢性顔面神経麻痺......222
両手利き............244
両鼻側半盲............198
緑内障............200
リンネ試験............122

## ■る
ルイ・バー症候群............308
ルイ体............175, **320**

## ■れ
レイダー傍三叉神経症候群　......203
レヴァイン・クリッチリー症候群...178
レヴィ小体............184
レーモン・セスタン症候群...**233**, 364
レックリングハウゼン病............308
レッシュ・ナイハン症候群............178
レリー徴候............88
　──陽性............88

レルミット徴候・・・・・・・・・・・・**57**, 329
レルミット電気徴候・・・・・・・・・・・・・・・57
攣縮・・・・・・・・・・・・・・・・・・・・・・・・・・・・・179
攣縮性斜頸・・・・・・・・・・・・・・・・・・・・・176

## ■ろ
老人性振戦・・・・・・・・・・・・・・・・・・・・・172
老年性てんかん・・・・・・・・・・・・・・・・・411
老年認知症・・・・・・・・・・・・・・・・・・・・・133
老年舞踏病・・・・・・・・・・・・・・・・・・・・・175
ロート・ベルンハルト症候群・・・・・・191
肋鎖症候群・・・・・・・・・・・・・・・399, **400**
肋骨骨膜反射・・・・・・・・・・・・・・・・・・・・70
ロッソリーモ反射・・・・・・・・・・・・・・・・・83
ロンベルク試験・・・・・・・・・・・・**62**, 142
ロンベルク徴候・・・・・・・・**62**, 142, 194

## ■わ
鷲手・・・・・・・・・・・・・・・・・・・・・・・・・・・・160
ワルテンベルク徴候・・・・・・・・**81**, 162
ワルテンベルク反射・・・・・・・・・・・・・・80
ワレンベルク症候群
・・・・・190, 195, 203, 216, 233, **362**, 374
腕叩打試験・・・・・・・・・・・・・・・・・・・・・152
腕橈骨筋反射・・・・・・・・・・・・・・・・・・・・68
腕偏倚試験・・・・・・・・・・・・・・・・・・・・・153

# 外国語索引

## A

Abadie sign ········· 99
abasia ········· 61
abdominal muscle reflex ········· 68
abdominal reflex ········· 76
abdominal skin reflex ········· 76
abdominal wall reflex ········· 76
abducens nerve ········· 108
abducens nerve paralysis ········· 206
absence ········· 408
abstinence symptom ········· 411
abulia ········· 357
acalculia ········· 260
acanthocyte ········· 178
acanthocytosis ········· 178
accessory nerve ········· 125
accommodation reflex ········· 110
accoucheur's hand ········· 82
Achilles tendon reflex ········· 68
aching pain ········· 6
acoustic nerve ········· 122
acoustic neurinoma ········· 240, **326**
action myoclonus ········· 176
action tremor ········· 171
acute confusional state ········· 129
acute intermittent porphyria ········· 307
adductor reflex ········· 68
ADEM ········· 159
adenoma sebaceum〈L〉········· 412
ADH 分泌異常症 ········· **307**, 321
adiadochokinesis ········· 148
Adie syndrome ········· 74, **202**
Adson test ········· 399
adynamia episodica hereditaria〈L〉········· 170
agnosia ········· 256
agrammatism ········· 246
agraphia ········· 247, 256, 260
akathisia ········· **179**, 184
akinesia(-sis) ········· 181, **183**
akinetic mutism ········· **129**, 243
alcoholic epilepsy ········· 411
alert ········· 127

alexia ········· 247
── agraphia ········· **254**, 317
── with agraphia ········· 254
── without agraphia ········· 254
Allen test ········· 399
ALS ········· 437
alteration of consciousness ········· 128
alternate (-ting) hemiplegia ········· 158
alternating contraction anisocoria ········· 201
alternating nystagmus ········· 217
amaurosis ········· 197
── fugax〈L〉········· **362**, 376
ambidextrous ········· 244
Amentia〈G〉········· 129
amnestic aphasia ········· 249, **253**
amusia ········· 259
amyloid angiopathy ········· 356
amyotrophic lateral sclerosis ········· 437
anal reflex ········· 77
analgesia ········· 96
anarthria ········· 243
anesthesia ········· 95
aneurysm ········· 199
anhidrosis ········· 202
anisocoria ········· **109**, 200
ankle jerk ········· 68
ankylosing spondylitis ········· 402
anosmia ········· 106
anosognosia ········· **261**, 317
anoxic coma ········· 290
anterior spinal artery syndrome ········· 331
anterior thalamosubthlamic paramedian artery ········· 365
Anton syndrome ········· **261**, 318
Anton-Babinski syndrome ········· 261
apallesthesia ········· 99
apallic syndrome ········· 129
Apallisches Syndrom〈G〉········· 129
apathetic state ········· 365
aphasia ········· 243
aphonia ········· 243
apneusis ········· 282
apneustic breathing ········· 281
apoplexy(-xia) ········· 333

apprehensive ········· 132
apraxia ········· 255
── of lid opening ········· 225
── of speech ········· 251
apraxic agraphia ········· 256
Aran-Duchenne' hand ········· 431
archicerebellar syndrome ········· 238
arcuate fascicle ········· 252
Area 4（運動領域）障害 ········· 163
Area 6（前運動領域）障害 ········· 163
Argyll Robertson pupil ········· 154, **202**
arm deviation test ········· 153
arm stopping test ········· 147
arm swing ········· 59
arm tapping test ········· 152
arm-dropping test ········· 293
Arnold-Chiari malformation ········· 217
Aschner eyeball pressure test ········· 272
asomatognosia ········· 260
astasia ········· 61
astatic seizure ········· 408
astereognosis ········· 100, 317
asterixis ········· **173**, 366
astrocytoma ········· 308
asynergy(-gia) ········· 143, **150**
ataxia ········· 141
ataxic gait ········· 59
ataxic hemiparesis ········· 374
ataxic respiration ········· 281
ataxic speech ········· 143
athetoid movement ········· 175
athetosis ········· 175
attraction response ········· 138
audiometer ········· 122
auditory agnosia ········· 259
auditory comprehension ········· 247
automatism ········· 408
autonomic seizure ········· 408
autosomal dominant inheritance ········· 309
autosomal recessive inheritance ········· 309
autotopagnosia ········· 260
Avellis syndrome ········· 233
axial compression test ········· 329

## B

βブロッカー·····················392
Babinski reflex(sign)············84
Babinski trunk-thigh associated
　　movement ·····················162
Babinski-Nageotte syndrome ······233
Bálint syndrome ··················259
ballism ··························175
ballismus⟨L⟩····················175
ball-valve block ··················270
Bárány pointing test ············153
Barré leg sign····················50
Barré(pyramidal)sign ········ **40**, 41
Barré-Liéou syndrome ············230
Barré 試験 ················· **41**, 50
basal ganglia ····················320
basal joint reflex ················88
basilar impression·················217
basin phenomenon ·················62
Battle sign ······················283
Becker 型筋ジストロフィー·······433
Beevor sign ·····················50
behavioral abnormalities ·········365
Bell palsy ············ 118, **222**, 312
Bell phenomenon ··········· 119, **122**
Benedikt syndrome··············233
benign fasciculation ·············34
benign paroxysmal positional
　　vertigo(BPPV)················230
benumbness························128
Bergara-Wartenberg 徴候········119
biceps reflex ····················68
Bielschowsky head-tilt test ·······204
binasal hemianop(s)ia············198
Biot respiration ··················281
biphasic dyskinesia···············187
bitemporal hemianop(s)ia··· **198**, 326
blepharospasm ····· 109, **176**, 180, 225
BMD ····························434
Bonnet sign ·····················403
borderzone aphasia···············253
Bourneville disease················308
Bourneville-Pringle disease ·······412
BPPV····························230

brachial basilar insufficiency syndrome
　　·····························379
brachioradialis reflex ············68
brachium conjunctivum⟨L⟩·······173
bradyarthria······················244
bradykinesia ············· 181, **183**
bradylalia ················ 183, **244**
bradyphrenia ·····················184
Bragard sign·····················403
brain hemorrhage ···············342
brain infarction ··················342
brainstem·························322
brainstem glioma ················234
brisk ····························110
Brissaud syndrome ···············234
Broca aphasia ············· 249, 251
Broca center ····················248
Brown-Séquard syndrome ···· 193, **328**
Brudzinski sign ··················57
bruit⟨F⟩··················199, 263
Bruns nystagmus··············· **216**
Bruns syndrome ··················230
BSMA ···························439
bucco-lingual-masticatory dyskinesia
　　·····························177
Buerger disease··················61
bulbar palsy ·····················231
bulbar palsy syndrome ···········346
bulbar paralysis ··················231
bulbospinal muscular atrophy······439
Burdach 束·······················323
burning pain·····················6

## C

cacosmia ························106
café au lait(spots)⟨F⟩·········308
CAG リピート ····················242
　　――病······················242
calculation ······················131
caloric test ······················123
carotid-cavernous fistula ·········380
carotid-cavernous sinus fistula(CCF)
　　·····························266
carpal tunnel syndrome ···········401

carpopedal spasm················179
catalepsy ························317
caudal vermis syndrome ·········238
cavernous sinus syndrome·········234
CCA·····························241
central aphasia ············ 249, **252**
central herniation ················298
central pain ·····················195
central syndrome ········· **298**, 348
centrencephalic seizure ···········413
cerebellar ataxia ·················154
cerebellar catalepsy ··············238
cerebellar hemisphere syndrome ···238
cerebellar syndrome ··············141
cerebellar tremor ················173
cerebellopontine angle tumor······240
cerebellopontine angle(CP angle)
　　···················· 221, **326**
cerebral ataxia ··················154
cerebral blindness················318
cerebral contusion ···············415
cerebral cortex ··················316
cerebral hemorrhage ········ 344, **353**
cerebral hernia ··················314
cerebral herniation ···············314
cerebral infarction ·· 338, 342, 344, **359**
cerebral nucleus ·················320
cerebral palsy(CP)···············159
cerebral vascular insufficiency ·····375
cerebrovascular accident(CVA)····333
cerebrovascular disease(CVD)·····338
(cerebrovascular)moyamoya disease
　　······················ 356, **382**
cerebrovascular stroke············333
cervical disc herniation ··········397
cervical rib syndrome·············397
cervical spondylosis ··············397
Cestan-Chenais syndrome ········233
CGRP ···························391
Chaddock reflex ··················85
Charcot eyebrow sign·············225
Charcot joint ····················305
Charcot syndrome ···············61
Charcot triad ····················311

cheiro-oral syndrome ･･････････195
cherry-red colour ･････････････284
Cheyne-Stokes(C-S)respiration ････281
chiasmal lesion ･･････････････198
chiasmal-pituitary region ･･･････326
choked disk(disc) ･･････････････267
chorea gravidarum〈L〉 ･･････････174
chorea minor〈L〉 ････････････････174
chorea-acanthocytosis ･･････････178
choreic hand grasp ･･･････････････174
choreic movement ･････････････174
choreiform movement ･･･････････174
choreoathetosis ･･････････ **175**, 187
choreoid movement ････････････174
chronaxy ････････････････････170
chronic chorea ･････････････････174
chronic vegetative state ････････129
Chvostek sign ･･････････ **78**, 180
Chvostek sign I, II ･･･････････････79
ciliary sign ･･････････････････119
ciliospinal center ････････････203
ciliospinal reflex ･･･････････････110
cingulate herniation ･･･････････297
circumduction ････････････････59
circumlocution ･･････････････246
CJD ･･････････････････････････186
clasp-knife phenomenon ･････････36
Claude syndrome ････････････233
clawfoot(claw foot) ･････････････160
clawhand(claw hand) ･･･････････160
clonic convulsion ･･････････････407
clonic movement ･････････････408
clonic spasm ････････････････179
clonus ･･････････････････････74
closing-in 現象･･････････････256
clouding of consciousness･･･････128
cluster breathing ･････････････282
CMD ･･････････････････････435
CMT1 ･･･････････････････････439
CMT2 ･･･････････････････････440
CMT3 ･･･････････････････････439
$CO_2$ narcosis ･･･････ 278, **282**, 284
cogwheel rigidity ････････ **36**, 183
cold pressor test ･･････････････274

Collet-Sicard syndrome ･･････････234
Collier sign ･････････････････200
color agnosia ･･･････････････257
coma ･･････････････････ 128, **279**
combined sensation ･･････････ 94, **99**
completed stroke ･･････････ 334, **336**
completion phenomenon ･････････253
compulsive crying ･･･････････132
compulsive laughter ･･････････132
conduction aphasia ･･････ 249, **252**
confrontation test ･･･････････106
confusion ･･･････････････････128
congenital muscular dystrophy････435
conjugate ･･･････････････････113
—— deviation ･･･････････････214
—— deviation of eyes
 ･･････････････ 199, **285**, 353
—— gaze ･･･････････････････207
consensual light reflex ････････110
consensual pupillary reaction ･････110
constructional apraxia ････････256
conus and cauda equina lesion ･････195
convergence nystagmus ････････218
convergence palsy ･･････････213
convergence reflex ･･････････110
convergence spasm･･･････････218
convergent strabismus ････････203
cooperation ････････････････127
coordination ･････････････････141
corectopia ････････････････200
corneal reflex ･･･････････ 75, **117**
corneomandibular reflex ････････137
cortical blindness ･････････････318
cortical cerebellar atrophy･･････241
cortical deafness･･･････････････259
cortical motor aphasia ････････249
cortical sensory aphasia ･･･････249
corticospinal paralysis ･･････････157
costal periosteal reflex ･･････････70
Costen syndrome ････････････227
costoclavicular syndrome ････ **400**
CP angle ･･････････････ 221, **326**
cramp ･･････････････････ 179, **180**
cranial nerves ･････････････105

cranial polyneuritis ･････････232
craniopharyngioma ････ **198**, 308, 326
cremasteric raflex ･･･････････77
Creutzfeldt-Jakob disease(CJD)
 ････････････････････ 176, **186**
crossed aphasia ･････････････254
crossed extensor reflex ･････････85
crossed hemiplegia ･･････････158
cryptogenic drop attack ･････････377
cryptogenic hemifacial spasm････224
C-S respiration･･････････････281
curtain sign ･･･････････････124
CVA ･･････････････････････333
CVD･･････････････････････338
Czermak-Hering 頸動脈洞圧迫試験
 ･･････････････････････274

■D

Dämmerzustand〈G〉 ･････････129
decebrate rigidity ･････････ 159, 285
decomposition of movement
 ･･････････････････ 143, **149**
decorticate rigidity ･･･････ 159, **285**
deefferented state ･･･････････130
deep abdominal reflex ･･････････68
deep coma ･･･････････････ 128, **279**
deep pain ･･･････････････････99
deep reflex ････････････････65
deep sensation(sense) ････ **93**, 97
deep tendon reflex ･･･････････65
déja` vu〈F〉 ･･･････････ **132**, 409
Dejerine syndrome ･･････････233
Dejerine-Roussy syndrome ･･････346
Dejerine 型間欠性跛行･･･････････61
delayed pain･････････････････96
delirium ･････････････････128
—— tremens ･････････････129
dementia ･･････････････ 130, **133**
dentato-rubro-pallido-luysian
 atrophy(DRPLA) ･･････････242
depressive ････････････････132
dermatome ･･････････････ 6, **189**
Dermatomyositis･････････････436
dermographia alba〈L〉 ･･･････274

dermographia elevata〈L〉·········274
dermographia rubra〈L〉··········274
dermography(-phia)··············274
Devic disease··········159, 193, **199**
diabetic neuropathy ·············191
diabetic pseudotabes ············194
diaschisis······················304
DIC ·····················307
diffuse cerebral sclerosis··········159
digiti quiniti sign················161
digits retention ·················131
diplopia ······················204
direct light reflex················109
direct pupillary reaction··········110
disconnection syndrome ·········254
discopathy·····················402
discrete movement ·········**164**, 345
disk herniation ·················402
disk lesion ····················402
disorders of speech··············243
disorders of visual attention ······259
displacement··················100
disseminated intravascular
　coagulation(DIC)·············307
dissociated sensory impairment ····190
disturbance of consciounness······127
divergence palsy ················213
divergent strabismus ············204
dizziness··················5, **226**
DM ························436
DMD ·······················433
doll's eye test ··················211
doll's head eye phenomenon ······288
double athetosis ················175
double pain ····················96
double simultaneous stimulation
　(DSS)·····················100
double vision ··················204
double-point threshold···········99
downbeat nystagmus ············217
downward deviation·············286
downward gaze palsy ···········209
dreamlike behavior ·············365
dreamy state ············**129**, 409

dressing apraxia ················256
drop foot ·················60, **160**
drop hand·····················160
drowsiness····················128
DRPLA ······················242
Druckpuls〈G〉··········**283**, 418
drunken gait··············60, 142
Duchenne 型筋ジストロフィー ····433
duck gait······················59
Durchgangs Syndrom〈G〉········129
Duret lesion···················298
dynamic ataxia ················153
dysarthria·····················243
dysarthria-clumsy hand syndrome
　·························374
dyschronometria··········143, **150**
dysdiadochokinesis ········143, **148**
dysesthesia····················95
dysmetria···············143, **146**
dysmetry·····················113
dysphasia·····················243
dyssynergia···················150
dysthyroid ophthalmopathy·······207
dystnia musculorm deformans〈L〉··176
dystonia······················176
dystonic movement·············176
dystonic posture ···············176
dystonic rigidity ·········**185**, 211

■E
early morning dyskinesia·········187
Eaton stretch test ···············398
Eaton-Lambert syndrome ········168
Eaton の神経伸展試験法··········398
echolalia······················247
Edinger-Westphal nucleus ········201
electromyography···············170
EMG ························170
emotional disturbance ···········132
emotional incontinence ··········132
emotional reaction ··············132
emtoional lability ···············132
encephalitis neonatorum〈L〉······175
end-of-dose dyskinesia···········187

end-position nystagmus ·········114
enophthalmos ············**199**, 202
epigastric reflex ·················76
equivocal ·····················85
Erb spinal paralysis ·············159
esotropia ···············109, 204
essential tremors················172
etat lacunaire〈F〉···············373
euphoric ·····················132
E-W 核 ······················201
exacerbation ··················306
excited ······················132
exercise-pain-rest-relief ···········61
exophthalmos(-mus)············199
exosomesthesia·················100
exotropia ··············**204**, 213
explosive ·····················143
——— speech ·················244
expressive aphasia ·············250
expressive-receptive aphasia······251
extenso-progressive ············164
extensor plantar response ········85
extensor thrust reflex············238
external ophthalmoplegia ········206
external strabismus ·············204
extinction phenomenon··········100
eyelid release test ···············291

■F
facial apraxia·············**251**, 255
facial diplegia ·················222
facial myoclonia················224
facial nerve ···················118
facial spasm···················224
facioscapulohumeral muscular
　dystrophy···················435
false localizing signs·············304
familial amyloidosis·············307
familial periodic paralysis ········169
familial tremors················172
fanning sign ···················85
fasciculation ···············34, 430
FCMD························435
febrile convulsion···············410

| | | |
|---|---|---|
| festinating gait · · · · · · · · · · · · · · · · · · · · 60 | Fukuyama type congenital muscular | Guillain-Barré syndrome · · · · · 159, **164** |
| festination · · · · · · · · · · · · · · · · · · · · · · · 183 | dystrophy · · · · · · · · · · · · · · · · · · · · · 435 | Guillain-Mollaret triangle · · · · · · · · · 177 |
| fibrillation · · · · · · · · · · · · · · · · · · · 34, 430 | funicular myelosis · · · · · · · · · · · · · · · 154 | |
| finger agnosia · · · · · · · · · · · · · · · · · · · 260 | | ■H |
| finger flexion reflex · · · · · · · · · · · · · · · 79 | ■G | habit spasm · · · · · · · · · · · · · · · · · · · · · 179 |
| finger wiggle · · · · · · · · · · · · · · · · · · · · 148 | gag reflex · · · · · · · · · · · · · · · · **76**, 124 | hallucination · · · · · · · · · · · · · · · · · · · · 132 |
| finger-nose test · · · · · · · · · · · · · · · · · · 144 | gait · · · · · · · · · · · · · · · · · · · · · · · · · · · · 58 | hallucinose pédonculaire〈F〉· · · · · · · 132 |
| finger-thumb reflex · · · · · · · · · · · · · · · 88 | ―― disturbance · · · · · · · · · · · · · · · · · 7 | Halsted test · · · · · · · · · · · · · · · · · · · · · 399 |
| Fisher syndrome · · · · · · · · · · 165, **206** | Garcin syndrom · · · · · · · · · · · · · · · · · 232 | HAM · · · · · · · · · · · · · · · · · · · · 159, **166** |
| fissured tongue · · · · · · · · · · · · · · · · · · 224 | Gasperini syndrome · · · · · · · · · · · · · 233 | hamstring · · · · · · · · · · · · · · · · · · · 52, **68** |
| fixation nystagmus · · · · · · · · · · · · · · · 143 | gaze palsy · · · · · · · · · · · · · · · · · 207,**211** | ―― reflex · · · · · · · · · · · · · · · · · · · · · 68 |
| flaccid paraplegia · · · · · · · · · · · · · · · · 159 | GCS · · · · · · · · · · · · · · · · · · · · · · · · · · · 359 | hand grasping power · · · · · · · · · · · · · 46 |
| flapping tremor · · · · · · · · · · · · · · · · · · 173 | Gegenhalten〈G〉· · · · · · **36**, 136, 299 | hand pronation supination test · · · · 148 |
| flocculonodular lobe · · · · · · · · · · · · · 238 | general information · · · · · · · · · · · · · 131 | hand pronation test · · · · · · · · · · · · · · 161 |
| fluency · · · · · · · · · · · · · · · · · · · · · · · · · 246 | generalized epilepsy · · · · · · · · · · · · · 413 | hand-finger apraxia · · · · · · · · · · · · · · 255 |
| fluent aphasia · · · · · · · · · · · · · · · · · · · 245 | generalized seizures · · · · · · · · · · · · · 413 | hatchet face · · · · · · · · · · · · · · · · · · · · · 435 |
| flutter-like oscillation · · · · · · · · · · · · 219 | genetic epilesy · · · · · · · · · · · · · · · · · · 409 | HDS-R · · · · · · · · · · · · · · · · · · · · · · · · · 133 |
| focal brain dysfunction · · · · · · · · · · · 375 | genuine epilepsy · · · · · · · · · · · · · · · · 409 | head retraction reflex · · · · · · · · · · · · · 68 |
| focal motor seizure · · · · · · · · · · · · · · 408 | Gerstmann syndrome · · · · · · · · · · · 260 | head titubation · · · · · · · · · · · · **142**, 173 |
| focal neurologic signs · · · · · · · · · · · · 294 | Gilles de la Tourette syndrome · · · · 179 | headache · · · · · · · · · · · · · · · · · · · · 5, 385 |
| focal seizure · · · · · · · · · · · · · · · · · · · · 408 | girdle pain · · · · · · · · · · · · · · · · · · · · · · · 6 | head-dropping test · · · · · · · · · · **38**, 183 |
| focal sensory seizure · · · · · · · 317, **408** | glabella tap reflex · · · · · · · · · · · · · · · 137 | heat cramp · · · · · · · · · · · · · · · · · · · · · 180 |
| focal sign · · · · · · · · · · · · · · · · · · · · · · · 284 | glabellar reflex · · · · · · · · · · · · **122**, 137 | heat intolerance · · · · · · · · · · · · · · · · · 184 |
| Foix syndrome · · · · · · · · · · · · · · · · · · 234 | Glasgow Coma Scale(GCS)· · · **284**, 359 | heel-knee test · · · · · · · · · · · · · · · · · · · 146 |
| foot clonus · · · · · · · · · · · · · · · · · · · · · · 75 | Glasgow Outcome Scale(GOS)· · · · 358 | heel-shin test · · · · · · · · · · · · · · · · · · · 146 |
| foot pat · · · · · · · · · · · · · · · · · · · · · · · · 148 | global aphasia · · · · · · · · · · · · · · · · · · 252 | hemangioblastma · · · · · · · · · · · 240, **308** |
| foot-drop · · · · · · · · · · · · · · · · · · · · · · · 160 | glomus jugular tumor · · · · · · · · · · · 265 | hemiasomatognosia · · · · · · · · · · · · · 261 |
| foraminal herniation · · · · · · · · · · · · · 315 | glossopharyngeal neuralgia · · · · · · · 231 | hemiathetosis · · · · · · · · · · · · · · · · · · · 175 |
| forced grasping(reflex) · · · · · · · · · · · · 81 | glosspharyngeal nerves · · · · · · · · · · 124 | hemiballism(us) · · · · · · · · · · · · · · · · · 175 |
| forced groping · · · · · · · · · · · · · · **81**, 316 | glove and stocking anesthesia · · · · · 191 | hemichorea · · · · · · · · · · · · · · · · · · · · · 174 |
| forme suspension〈F〉· · · · · · · · · · · · 195 | gluteal reflex · · · · · · · · · · · · · · · · · · · · 77 | hemifacial spasm · · · · · · · · · · **180**, 224 |
| Foster Kennedy syndrome · · · · · · · · 199 | Goll 束 · · · · · · · · · · · · · · · · · · · · · · · · · 323 | hemiplegia · · · · · · · · · · · · · · · · · · · · · 158 |
| Foville syndrome · · · · · · · · · · **211**, 233 | Gonda reflex · · · · · · · · · · · · · · · · · · · · 86 | ―― alternans〈L〉· · · · · · · · **158**, 345 |
| freezing of gait · · · · · · · · · · · · · · · · · · 183 | Gordon reflex · · · · · · · · · · · · · · · · · · · 86 | ―― cruciate〈L〉· · · · · · · · · · · · · · · 158 |
| freezing phenomenon · · · · · · · · · · · · 183 | GOS · · · · · · · · · · · · · · · · · · · · · · · · · · · 358 | hemispatial agnosia · · · · · · · · · · · · · 257 |
| Friedreich ataxia · · · · · · · · · · · · · 32, 153 | Gowers 徴候 · · · · · · · · · · · · · · · · · · · 433 | hemispatial neglect · · · · · · · · · · · · · · 257 |
| Friedreich foot · · · · · · · · · · · · · · · · · · · 32 | Gradenigo syndrome · · · · · · · **206**, 234 | hepatolenticular degeneration · · · · · 185 |
| Friedreich 運動失調症 · · · · · · · · · · · · 242 | grading reflex · · · · · · · · · · · · · · · · · · · 73 | hereditary ataxia · · · · · · · · · · · · · · · · 241 |
| Froin syndrome · · · · · · · · · · · · · · · · · 271 | Graefe sign · · · · · · · · · · · · · · · · · · · · · 114 | hereditary motor sensory neuropathy |
| Froment sign · · · · · · · · · · · · · · · **44**, 183 | Grand mal〈F〉· · · · · · · · · · · · · · · · · · 407 | · · · · · · · · · · · · · · · · · · · · · · · · · · · · 439 |
| frontal ataxia · · · · · · · · · · · · · · · · · · · · 316 | graphaesthesia · · · · · · · · · · · · · · · · · · 100 | hereditary spastic paraplegia · · · · · · 159 |
| frontal lobe · · · · · · · · · · · · · · · · · · · · · 316 | grasp reflex · · · · · · · · · · · · · · · · · **81**, 316 | herniated disks · · · · · · · · · · · · · · · · · · 312 |
| frozen gait · · · · · · · · · · · · · · · · · · · 60, **183** | grip myotonia · · · · · · · · · · · · · · · **35**, 435 | herpes simplex encephalitis(HSE) · · 425 |
| FSHD · · · · · · · · · · · · · · · · · · · · · · · · · · 435 | grotesque gait · · · · · · · · · · · · · · · · · · · 61 | Heubner 動脈 · · · · · · · · · · · · · · · · · · 363 |

| | | |
|---|---|---|
| Hexenschuss〈G〉 | 402 | |
| hippus | 200 | |
| HMSN | 432 | |
| HMSN Ⅰ | 432 | |
| Hoffmann reflex | 79 | |
| Hoffmann syndrome | 35 | |
| Holmes-Adie syndrome | 202 | |
| homolateral ataxia and crural paresis | 374 | |
| homonymous hemianop[s]ia | 197 | |
| homonymous quadrantanopsia | 197 | |
| Hoover sign | 162 | |
| hopping | 58 | |
| horizontal nystagmus | 114 | |
| Horner syndrome | 202 | |
| hostile | 132 | |
| HSE | 425 | |
| 5HT1B/1D レセプター | 391 | |
| 5HT1B/1D 作動薬 | 391 | |
| HTLV-1 | 166 | |
| ── associated myelopathy | 159, **166** | |
| hung-up | 174 | |
| Hunter-Russel syndrome | 239 | |
| Huntington chorea | 174 | |
| Hunt 分類 | 358 | |
| Hutchinson pupil | 417 | |
| hydrocephalus | 312 | |
| hyp[o]esthesia | 95 | |
| hypalgesia | 96 | |
| hypalgia | 96 | |
| hyper[h]idrosis | 184 | |
| hyperabduction syndrome | 400 | |
| hyperalgesia(-gia) | 96 | |
| hyperkalemic periodic paralysis | 170 | |
| hyperkinesia(-sis) | 181 | |
| hyperkinésie volitionnelle〈F〉 | **173**, 185 | |
| hypermetamorphosis | 318 | |
| hypermetria | 146 | |
| hyperosmia | 106 | |
| hyperpathia | **96**, 191, 195 | |
| hyperpronation test | 147 | |
| hypersalivation | 184 | |
| hypersomnia | 128 | |

| | | |
|---|---|---|
| hypersthesia | 95 | |
| hypertensive encephalopathy | 380 | |
| hypertonia | 35 | |
| hypertonus | 35 | |
| hypogastric reflex | 77 | |
| hypoglossal nerve | 126 | |
| hypokinesia(-sis) | 181 | |
| hypometria | 146 | |
| hyposmia | **106** | |
| hyposomnia | 128 | |
| hypothalamus | 321 | |
| hypothenar muscles | 46 | |
| hypotonia(-ny) | **38**, 150 | |
| hypotonus | 38 | |
| hypsa[r]rhythmia | 409 | |
| hysteria | 196 | |
| hysterical gait | 61 | |

### I

| | | |
|---|---|---|
| IC-PC aneurysm | **199**, 200, 206, 357 | |
| ideomotor apraxia | 255 | |
| idiopathic epilepsy | 409 | |
| idiopathic hemifacial spasm | 224 | |
| IgG index | 272 | |
| illusion | 132 | |
| imitation phenomenon | 147 | |
| immediate memory | 131 | |
| impending stroke | 333, **335**, 375 | |
| incongruous | 197 | |
| incoordination | 141 | |
| increased intracranial pressure | 314 | |
| indirect pupillary reaction | 110 | |
| infantile spasm[s] | 409 | |
| infranuclear paralysis | 157 | |
| INO | 212 | |
| insulinoma | 307 | |
| intellectual performances | 130 | |
| intention myoclonus | 176 | |
| intention tremor | 144, **171**, 173 | |
| interdose dyskinesia | 187 | |
| intermittent claudication | 61 | |
| intermittent claudication of cauda equina | 61 | |

| | | |
|---|---|---|
| intermittent claudication of peripheral artery | 61 | |
| internal capsule | 318 | |
| internal carotid-posterior communicating(IC-PC)aneurysm | 357 | |
| internal ophthalmoplegia | 206 | |
| internal strabismus | 203 | |
| internuclear ophthalmoplegia(INO) | 212 | |
| intervertebral arthopathy | 403 | |
| intracranial hemorrhage | 340 | |
| inverse Bell phenomenon | 122 | |
| inverted biceps reflex | 68 | |
| inverted champagne bottle thigh | 432 | |
| inverted radial reflex | 68 | |
| involuntary movement(IVM) | 171 | |
| irritable lesion | 304 | |
| ischemic score | 138 | |
| ischialgia | 402 | |
| isolated paralysis | 160 | |
| istope cisternography | 139 | |
| IVM | 171 | |

### J

| | | |
|---|---|---|
| Jackson syndrome | 233 | |
| Jackson test | 397 | |
| Jacksonian convulsion | 408 | |
| Jacksonian epilepsy | 408 | |
| Jacksonian sensory seizures | 317 | |
| Jackson の過伸展圧迫試験法 | 397 | |
| Jacoby 線 | 269 | |
| Jacod syndrome | 234 | |
| jactation | 426 | |
| jamais vu〈F〉 | **132**, 409 | |
| Japan Coma Scale(JCS) | 280 | |
| jargon aphasia | 240 | |
| jaw jerk | 67 | |
| jaw reflex | 67 | |
| jaw-winking phenomenon | 224 | |
| Jendrassik maneuver | 66, **71** | |
| jerky | 143 | |
| jerky(-king)nystagmus | **115**, 216 | |
| joint sensation(sense, sensibility) | 97 | |
| jugluar foramen syndrome | 234 | |

## K

Kayser-Fleischer ring ······· 185, **200**
Kearns-Sayre syndrome ········· 207
kee jerk ···························· 68
Keith-Wagener 分類 ············ 268
Kennedy-Alter-Sung disease ······ 439
kernicterus ······················ 175
Kernig sign ······················· 56
Kestenbaum 症候群 ············· 218
Kinésie paradoxale〈F〉········· 64
kinetic ataxia ··················· 141
kinetic tremor ·················· 171
Klüver-Bucy syndrome ······ **318**, 425
knee bending test ········ 147, **162**
knee pat test ···················· 144
Koerber Salus-Elsching 症候群 ···· 218
Korsakoff syndrome ············· 140
Kugelberg-Welander 病 ······ 430, 432
Kussmaul respiration ············ 281

## L

la main qui fait les cornes〈F〉······ 43
labyrinthine ataxia ··············· 154
lacuna ···························· 373
lacunar state ···················· 373
lacunar stroke ··················· 373
lagophthalmos ··················· 119
lamination ······················· 194
Lance-Adams syndrome ·········· 177
language area ··················· 251
Laségue sign ················ 57, 403
latent nystagmus ················ 115
lateral femoral cutaneous nerve ···· 191
lateral gaze palsy ··············· 211
lateral medullary syndrome ····· 362
laterality ··············· 66, 294, **337**
lateralizing neurologic signs ····· 294
lateralizing sign ················· 284
lateropulsion ·············· **62**, 183
L-Dopa ·························· 187
lead-pipe rigidity ·········· **36**, 183
leg-dropping test ················ 293
Léri sign ························· 88
Lesch-Nyhan syndrome ·········· 178

lethargy ················ 128, **280**
leukodystrophy ·················· 159
Levine-Critchley syndrome ······· 178
Lewy body ······················ 184
LGMD ·························· 434
Lhemitte sign ···················· 57
Lhermitte electric sign ············ 57
lid lifting test ··········· **291**, 417
lid-lag ························· 114
light reaction ···················· 109
light reflex ······················ 109
light touch ······················· 95
lightning eye movement ········· 220
lightning pain ················ **6**, 154
limb-girdle muscular dystrophy ···· 434
limb-kinetic apraxia ············· 255
limping ·························· 61
line drawing lest ················ 147
lingua plicata〈L〉··············· 224
literal paraphasia ················ 246
local embolism ·················· 361
locked-in syndrome ······· **130**, 291
logoclonia ······················· 243
logorrhoea ······················ 246
long-term levodopa syndrome ····· 187
low back pain ··················· 402
low pressure headache ··········· 268
lucid interval ··················· 416
lumbago ························ 402
lumbar disk herniation ··········· 402
lumbar puncture ················· 268
Luys body ·················· 175, 320

## M

m.m ··························· 106
Machado-Joseph 病 ············ 241
macrographia ··················· 153
macular sparing ················· 318
macular splitting ················ 199
main d'accoucheur〈F〉·········· 179
Mann test ······················· 62
manometric Queckenstedt test ···· 270
march ·························· 408
—— effect ····················· 376

marche à petits pas〈F〉······ **60**, 373
Marcus Gunn phenomenon ······· 224
Marcus Gunn syndrome ·········· 224
Marie-Foix reflex ················ 89
Marie-Foix syndrome ············ 364
masklike face ··················· 183
masseter reflex ·················· 67
Mayer reflex ···················· 87
MBP ··························· 272
McArdle disease ················· 180
MD ···························· 435
medial lemniscus ················ 323
medial temporal lobe lesion (MTL) ·· 366
medulloblastoma ······· 239, **240**, 308
Meige syndrome ············ 176, 224
MELAS ························ 360
Melkersson-Rosenthal syndrome ··· 224
memory ························ 131
menace reflex ··················· 291
Mendel-Bechterew reflex ········· 83
Ménière disease ················· 226
meningioma ···················· 308
meningism ····················· 427
mental activity ·················· 127
mental disorder ················· 127
meralgia par(a)esthetica〈L〉······ 191
MERRF ···················· **176**, 410
mesencephalothalamic syndrome ·· 374
metronomically regular hyperpnea · 281
Meyer's loop ···················· 197
microembolus ··················· 375
micrographia ··············· 153, 183
mid-abdominal reflex ············· 77
midbrain corectopia ············· 203
Millard-Gubler syndrome ····· **223**, 233
miner's nystagmus ··············· 216
Mingazzini 試験 ············ **50**, 161
miosis ····················· **109**, 200
mitochondrial encephalomyopathy · 410
MJD ···························· 241
MLF 症候群 ···················· 213
MMN ·························· 430
Möbius sign ···················· 213
Monakow syndrome ············· 363

| | | |
|---|---|---|
| mononeuritis | 191 | |
| monoplegia | 158 | |
| moria〈Gr〉 | 316 | |
| Morley test | 399 | |
| motor amusia | 259 | |
| motor aphasia | 249 | |
| motor impersistence | 138 | |
| motor neglect | 161 | |
| motor paralysis | 157 | |
| motus manus | 106 | |
| mounding phenomenon | 35 | |
| MS | 311 | |
| MSA | 185 | |
| mucous membrane reflex | 75 | |
| Müller 筋 | 203 | |
| multidirectional saccades | 218 | |
| multifocal motor neuropathy | 430 | |
| multi-infarct dementia | 138 | |
| multiple convulsive tic | 179 | |
| multiple system atrophy(MSA) | 185 | |
| muscle atrophy | 33 | |
| muscle strength | 40 | |
| muscle stretch reflex | 65 | |
| muscle tonus | 35 | |
| muscular atrophy | 429 | |
| musty fetor | 282 | |
| mute state | 251 | |
| mutism | 243 | |
| myasthenia gravis | 167 | |
| myasthenic syndrome | 168 | |
| mydriasis | 109, 200 | |
| myelin basic protein | 272 | |
| myelopathy | 329 | |
| Myerson sign | 122 | |
| myoclonic seizure | 408 | |
| myoclonus | 176 | |
| —— epilepsy(ME) | 176 | |
| —— epilepsy associated with ragged-red fibers(MERRF) | 176, 410 | |
| myokymia | 34 | |
| myopathic facies | 435 | |
| myotonic dystrophy | 435 | |
| myotonic lid-lag | 114, **170** | |

## ■N

| | | |
|---|---|---|
| n.d. | 106 |
| namig | 246, **253** |
| nasal reflex | 76 |
| near realex | 110 |
| neck rigidity | **38**, 183 |
| neck stiffness | 179 |
| neck traction test | 398 |
| negative lesion | 304 |
| neocerebellar syndrome | 238 |
| neural shock | 304 |
| neuroblastoma | 219 |
| neurofibromatosis | 308 |
| neurogenic bladder | 330 |
| neuromyelitis optica〈L〉 | 193, **199** |
| neuroradiculomyelits | 193 |
| no perception of light(no p.l.) | 106 |
| nocturnal delirium | 129 |
| nominal aphasia | 253 |
| nonfluent aphasia | 245 |
| non-paralytic pontine exotropia | 213 |
| normal pressure hydrocephalus(NPH) | **139**, 186 |
| nose-finger-nose test | 143 |
| Nothnagel syndrome | 233 |
| NPH | **139**, 186 |
| nuchal rigidity | 38, **284** |
| nuchal stiffness | 38 |
| nuchocephalic reflex | 137 |
| nucleus subthalamicus〈L〉 | 175 |
| numerus digitorum | 106 |
| nyctalgia | 6 |
| nystagmoid movement | 114 |
| nystagmus | **114**, 143 |

## ■O

| | | |
|---|---|---|
| obscuration | 100 |
| occipital lobe | 318 |
| occlusion of the superior cerebellar artery | 362 |
| OCR | **288**, 289, 348, 354 |
| ocular bobbing | 218, **290**, 354 |
| ocular dipping | 290 |
| ocular dysmetria | 220 |
| ocular lateropulsion | 216 |
| ocular movement | 111 |
| ocular myoclonus | 177, **218** |
| ocular myopathy | 207 |
| ocular vacillation | 138 |
| oculocephalic reflex | 288 |
| oculogyric crisis | 180 |
| oculomotor nerve | 108 |
| oculomotor nerve nuclear complex syndrome | 206 |
| oculomotor nerve paralysis | 206 |
| oculovestibular reflex(OVR) | 289 |
| oily face | 184 |
| OKN | 115 |
| OKP | 116 |
| olfactory hallucination | 197 |
| olfactory nerve | 105 |
| olivopontocerebellar atrophy(OPCA) | 184, **241** |
| on turning | 59 |
| on-and-off phenomenon | 187 |
| one foot standing | 63 |
| one-and-a half syndrome | **213**, 354 |
| oneiroid state | 129 |
| onion-skin pattern | 221 |
| on-off phenomenon | 187 |
| OPCA | 184 |
| ophthalmoplegia | 203 |
| —— plus | 207 |
| ophthalmoscope | 266 |
| ophthalmoscopy | 108, **266** |
| opisthotonus | **285**, 422 |
| Oppenheim reflex | 86 |
| opsoclonus | 218 |
| —— polymyoclonia syndrome | 210 |
| optic ataxia | 259 |
| optic atrophy | 108 |
| optic nerve | 106 |
| optic nerve atrophy | 267 |
| optokinetic nystagmus(OKN) | 115 |
| optokinetic pattern(OKP) | 116 |
| oral dyskinesia | 177 |
| oral tendency | 318 |
| orbicularis oculi reflex | 121 |

orbicularis oris reflex ············122
orbital apex syndrome ············234
orientation ······················130
oro-bucco-lingual dyskinesia ······177
oro-lingual dyskinesia ············177
oromadibular dystonia ············225
oscillatory nystagmus ·············115
oscillopsia ······················114
osteoporosis ····················403
oval pupil ······················203
overlap ························189
overshoot······················113

■ P

pain···························6
—— sensation (sense) ··········96
painful tic······················393
painful tonic spasm···············180
palatal myoclonus ··········**177**, 218
palatal nystagmus ················177
palatal (palatine) reflex············124
palato-pharyngo-laryngo-oculo-
    diaphragmatic myoclonus ······177
paleocerebellar syndrome ········238
palilalia························243
pallanesthesia ···················99
pallesthesia ····················98
pallesthetic sensibility············98
pallhypesthesia ··················99
pallium ·······················129
palm-chin reflex ················82
palmomental reflex···············82
Pancoast tumor ·················203
papilledema ·············108, **267**
paradoxial contraction·············39
paradoxical triceps reflex ·········68
paragraphia ·············**247**, 252
paralexia ················**247**, 252
paralysis ······················157
—— of conjugatd eye movement ·207
paralytic lesion ·················304
paralytic mydriasis···············200
paralytic pontine exotropia········213
paralytic squint ·················199

paralytic strabismus··············112
paramedian pontine reticular
    fomration (PPRF) ············207
paramedian thalamic and midbrain
    infarcts ····················366
paramyotonia congenita〈L〉·······170
paraphasia ····················246
paraplegia ················158, 326
—— in extension ··············158
—— in flexion ················158
parasagital meningioma··········159
paratony (-nia) ········· 36, **136**, 299
Paratrigeminal sympathetic syndrome
    ·························203
paresis ·······················157
paresthesia····················95
parietal lobe···················317
parieto-occipital junction·········317
Parinaud syndrome ·············233
Parkinson disease (PD) ··········181
parkinson-dementia complex ·····437
parkinsonian blepharospasm ·····225
parkinsonian gait ··········60, **183**
parkinsonian (muscular) rigidity
    ······················36, **182**
parkinsonian syndrome ··········181
parkinsonian tremor ········**172**, 181
parkinsonism ··················181
parkinsonism-dementia complex ···185
parosmia ·····················106
partial seizures ·················413
partical epilepsy ················413
past-pointing ··················153
patellar clonus··················75
patellar reflex ··················68
patellar tendon reflex············68
pathologic reflex ··········· 65, **78**
pathological shortening reflex······88
Patrick sign ···················57
PDC···························437
peak-dose dyskinesia ············187
pectoral reflex··················68
peduncular hallucinosis···········132
peeking·······················138

pendular nystagmus ········**115**, 216
pendulousness ·············38, **151**
perception ·····················93
percussion myotonia ········**35**, 435
perianogenital anesthesia ········195
periaqueduct syndrome ··········218
periodic breathing···············281
periodic paralysis ···············169
periodic synchronous discharge (PSD)
    ·························186
periosteal reflex ·················65
peripheral neuropathy ···········191
perseveration ············ 138, **246**
persistent vegetative state········129
Petit mal〈F〉··················408
petrosphenodial syndrome ·······234
phacomatosis··················307
Phalen sign····················401
pharyngeal reflex ··········**76**, 124
physiological tremor·············172
pill-rolling lovement ·············173
pineal region ··················326
pinhole pupil ··················287
pinpoint pupil ·······**287**, 354, 417
plantar flexion··················77
plantar muscle reflex ············83
plantar reflex···················77
plastic rigidity ············**36**, 183
plasticity······················36
platysma sign··················120
Plicated tongue ················224
PM···························436
polymyositis···················436
polyneuritis····················191
polyradiculoneuritis··············164
pontine hemorrhage ············354
port-wine mark ················222
position sense··················97
positive lesion ·················304
postepileptic paralysis············408
posterior cerebral artery territory
    infarction (PCAI)·············366
posterior lobe ·················238
postictal sleep ·················407

| | | |
|---|---|---|
| postural fixation ················151 | pure word deafness ·····249, **252**, 259 | rigidity ·······················36 |
| postural tesitng ················274 | pure word dumbness ········252, **252** | rigospasticity ···················38 |
| posture ·······················31 | putaminal hemorrhage ············353 | riMLF ·······················207 |
| PPRF························208 | pyramidal(tract)sign ············164 | RIND······················334, **375** |
| prechiasmal lesion ···············197 | | Rinne test····················122 |
| preretinal hemorrhage ············358 | ## ■Q | risus sardonicus〈L〉·············179 |
| press of speech ················245 | quadriceps jerk ··················68 | Romberg sign··················64 |
| pressure cone ············294, **315** | quadriplegia····················159 | Romberg test···················62 |
| pretectal syndrome···············218 | Queckenstedt test···············269 | root pain················**6**, 193, 329 |
| pricking(sensation)················6 | | Rossolimo reflex··················83 |
| progressive bulbar palsy ··········437 | ## ■R | rostal vermis syndrome ···········238 |
| progressive opthalmoplegia·······207 | rabbit syndrome ················178 | rostral interstitial nucleus of the |
| progressive stroke·········334, **336** | radial pronator reflex ··············68 |     medial fasciculus(riMLF) ······207 |
| progressive supranuclear palsy | radial reflex ····················68 | rotatory nystagmus ···············114 |
| ··············185, **211** | radicular pain ··················193 | Roth-Bernhardt syndrome ········191 |
| projectile vomiting ·········**240**, 314 | radiculitis ·····················193 | roving eye movement············290 |
| pronation-supination test·········144 | radiculoneuritis··················193 | |
| pronator reflex ··················68 | radiculopathy··················329 | ## ■S |
| propulsion ············60, **62**, 183 | Raeder paratrigeminal syndrome···203 | s. l.··························106 |
| prosody ······················245 | railroad nystagmus ··············115 | saccades·····················113 |
| prosopagnosia············**257**, 318 | Ramsay Hunt syndrome···········223 | saccadic ·····················113 |
| PSD··························186 | Raymond-Cestan syndrome·······233 | ── eye movement ············113 |
| pseudobulbar palsy ·········**231**, 244 | reading ······················247 | saccular aneurysm ··············356 |
| pseudoclonus···················75 | ── aloud ·················247 | sacral sparing ············**194**, 328 |
| pseudohypertrophy··············433 | rebound nystagmus·············220 | saddle anesthesia ···············195 |
| pseudosclerosis·················186 | recent memory ··········**131**, 378 | SAH·························356 |
| pseudotabes peripherica ··········154 | receptive aphasia ···············250 | SCA·························242 |
| psychic blepharospasm ···········225 | Recklinghausen disease···········308 | scalenus(anticus)syndrome ······397 |
| psychic deafness ················259 | recurrent nerve paralysis··········231 | scapula alata〈L〉·············49, 435 |
| psychic paralysis of gaze ··········259 | reinforcement of reflex ············66 | SCD·························241 |
| psychic seizure ·················409 | release phenomena··············304 | Schaefer reflex ··················86 |
| psychomotor seizure ········317, **408** | remission ····················306 | Scheie 分類 ··················268 |
| ptosis ··················108, **199** | remote effects ·················307 | Schilder disease ·················159 |
| pubic reflex ····················70 | remote momory·················131 | Schmidt syndrome ··············233 |
| pulsion ·······················183 | repetition ····················247 | schreibendes Lesen〈G〉··········254 |
| pupillary sparing ················206 | resting tremor ··················171 | Schwartz-Jampel syndrome········35 |
| pure akinesia···················183 | retraction nystagmus ············218 | sciatic scoliosis ·················403 |
| pure alexia··············**254**, 257 | retropulsion ·············**62**, 183 | sciatica·······················402 |
| pure dysarthria ·················374 | reversible ischemic neurological deficit | scissors gait ····················59 |
| pure motor aphasia········249, **252** | ·············334, **375** | scrotal reflex ····················77 |
| pure motor hemiplegia(hemiparesis) | Reye syndrome ················297 | scrotal tongue ·················224 |
| ·······················373 | rheumatic chorea ···············174 | SCV·························170 |
| pure sensory aphasia ············249 | rhythmic nystagmus ········**115**, 216 | SDAT·························138 |
| pure sensory stroke ··············374 | right-left disorientation ···········260 | SDS·························184 |

| | | |
|---|---|---|
| sebaceous adenoma ············308 | SMA ·······················439 | station······················62 |
| seborrhea ···················184 | SMA Ⅲ ····················432 | Steele-Richardson-Olszewski syndrome |
| seesaw nystagmus·············220 | SMON ·····················331 | ·····················**185**, 211 |
| self-mutilation ···············178 | smooth ····················113 | Steifigkeit〈G〉················403 |
| semicoma ···············128, **279** | ── pursuit eye movement ······113 | steppage gait ············**60**, 160 |
| senile chorea ················175 | snout reflex ··················78 | stereoagnosis·················100 |
| senile dementia ··············133 | somnolence ············128, **280** | Stewart-Holmes rebound phenomenon |
| senile dementia of Alzheimer type ··138 | Sonnen-stäubchen〈G〉··········270 | ························152 |
| senile epilepsy················411 | sopor ··················128, **280** | stiff neck ····················38 |
| senile tremor ················172 | Souque finger sign ·············162 | stiff-man syndrome ············180 |
| sensation ····················93 | space-occupying lesions·········312 | strabismus ··············**109**, 203 |
| sense························93 | space-taking lesions ···········312 | strabismus convergens〈L〉········109 |
| ── of passive movement ········97 | spasm〔us〕··················179 | straight-away·················59 |
| sensorimotor stroke ············374 | spasmodic torticollis ···········176 | straight-leg-raising test ·········403 |
| sensory amusia ···············259 | spastic hemiplegic gait···········59 | Stransky reflex ················86 |
| sensory aphasia···············249 | spastic paraplegia ·············159 | strength-duration curve ·········170 |
| sensory dissociation ············190 | spastic paraplegic gait ··········59 | striato-nigral degeneration〈SND〉··184 |
| sensory disturbance ············6 | spasticity ····················36 | stroke ······················333 |
| sensory examination·············93 | speech ·····················143 | ── in evolution ··············334 |
| sensus luminis ···············106 | spinal ataxia·················154 | Strümpell phenomenon ··········162 |
| shin-tapping test ··············146 | spinal automatism··············88 | stupor ··················128, **279** |
| short-term memory·············378 | spinal intermittent claudication ····61 | Sturge-Weber disease ········**222**, 308 |
| shoulder bracing test ···········400 | spinal muscular atrophy··········439 | subacute combined degeneration |
| shoulder hyperabduction test ·····399 | spinal progressive muscular atrophy437 | of the spinal cord ········154, **331** |
| shoulder shaking test ···········151 | spinal rigidity··················36 | subacute myelo-optico-neuropathy |
| Shy-Drager syndrome〈SDS〉··**184**, 226 | spinal shock·················304 | ·························331 |
| SIADH ··················**307**, 321 | spinocerebellar ataxia ···········242 | subacute screlosing panencephalitis |
| Sigme de la main creuse〈F〉·······161 | spinocerebellar degeneration〈SCD〉 241 | 〈SSPE〉····················176 |
| signe de journal〈F〉·············44 | spinomuscular paralysis·········157 | subarachnoid hemorrhage〈SAH〉···356 |
| signe de poignet figé〈F〉··········183 | splenium corporis callosi·········254 | subarachnoid-cerebral hemorrhage ·357 |
| signe de rideau〈F〉·············124 | SPMA ······················437 | subclavian steal syndrome········379 |
| signe des cils〈F〉···············119 | spoiled fruit odor ··············282 | subcortical hemorrhage ··········356 |
| signpost phenomenon ···········183 | spondylolisthesis···············402 | subcortical motor aphasia ········249 |
| silent area の腫瘍 ··············389 | spondylolysis ·················402 | subcortical sensory aphasia·······249 |
| simian hand··················160 | spondylosis deformans〈L〉········402 | subthalamic nucleus ············320 |
| simult〔an〕agnosia ·············257 | spontaneous speech ···········245 | sucking reflex ············**78**, 316 |
| skew deviation ········216, **286**, 368 | Spurling test··················397 | summation ···················75 |
| skin reflex ····················76 | Spurling の椎間孔圧迫試験········397 | superficial reflex ···············65 |
| skin writing test················100 | squatting····················64 | superficial sensation··········93, **95** |
| slow ·······················143 | squint ······················109 | superior orbital fissure syndrome ··234 |
| ── eye movement ·······113, 209 | SSPE ······················176 | superior speech cortex··········251 |
| SLR test ····················403 | staggering gait ············**60**, 142 | supinator jerk ·················68 |
| slurred ·····················143 | static ataxia ·········62, **141**, 153 | supple ······················38 |
| ── speech ·················143 | static tremor ·················171 | supplementary motor area········251 |

supranuclear paralysis ............157
suprathalamic pain ..............196
swallowing ......................125
Sydenham chorea ................174
sylvian aqueduct syndrome .......218
symptomatic epilepsy ......408, **409**
syndrome of bilateral paramedian
　thalamic infarction ............365
syndrome of continuous muscle
　fiber activity .................180
syndrome of inappropriate secretion
　of antidiuretic hormone（SIADH）
　.............................307
syndrome of isolation of language area
　.............................253
syndrome of meningeal irritation ...264
synergy（-gia） ..................150
syntactical aphasia ..............246
syringobulbia ............195, **221**
syringomyelia ...........**195**, 331
Szapiro 変法 ....................86

## ■T

tabes dorsalis ..................154
tabetic dissociation ..............190
tabetic gait .....................60
tactile agnosia .................260
tactile sensation（sense）..........95
tandem gait ..............**59**, 142
tapping movement ..............173
tardive dyskinesia ...............177
temperature sensation（sense）.....96
temporal arteritis ................389
temporal lobe ..................317
temporal lobe epilepsy ......317, **408**
temporal muscle reflex ............67
temporal pallor .................267
temporal profile ....334, **338**, 353, 361
tendon reflex ....................65
tentorial herniation .........**297**, 315
tetanospasm ...................179
tetanus ........................179
tetany .........................179
tetraplegia .....................159

TGA ..........................378
thalamic aphasia ..........**253**, 354
thalamic dementia .........**321**, 365
thalamic eye ...................354
thalamic hand .................320
thalamic hemorrhage ...........354
thalamic neglect .......261, 321, 354
thalamic overreaction ...........195
thalamic pain .........195, 320, 346
thalamic syndrome .........195, 346
thenar（eminence）...............45
therm（o）anesthesia ..............96
thermal sensation ...............96
thermohyperesthesia .............96
thermohypoesthesia .............96
thigh clapping test ..............144
Thomsen disease ................35
thoracic outlet syndrome .....397, **399**
thromboembolism ..............342
TIA ...............333, 335, 339, **375**
tibial phenomenon ..............162
tic ............................179
　——douloureux〈F〉......222, **393**
Tinel sign ......................401
tingling（sensation）...............6
tinnitus ........................123
titubation ......................142
Tobey-Ayer 徴候 .................270
Todd paralysis ..................408
toe-finger test ..................144
Tolosa-Hunt syndrome ......206, **396**
tomacula ......................440
tongue wiggle .................149
tonic convulsion ...........238, **407**
tonic neck reflex ..........230, **285**
tonic plantar reflex ...........87, 316
tonic spasm ...............**179**, 225
tonsillar herniation .........**298**, 315
top（o）esthesia ..................96
"top of the basilar" syndrome ....364
topagnosis ......................97
topoanesthesia ..................97
topognosia（-sis）.................96
topographical agnosia ...........257

topographical disorientation .......259
topographical disturbance ........257
torsion dystonia .................176
total aphasia ..............249, **252**
total ophthalmoplegia ............206
touch sensation .................95
transcortical aphasia .......249, **253**
transcortical motor aphasia ...249, **253**
transcortical sensory aphasia
　.........................249, **253**
transient cerebral ischemic attacks
　（TIA）................333, **335**
transient focal cerebral ischemia
　.........................340, **375**
transient global amnesia（TGA）....378
transient（cerebral）ischemic attack
　（TIA）...................375
transtentorial herniation ..........298
transverse carpal ligament ........401
traumatic tap ...................**271**
tremor ...................144, **171**
　——at rest ...................171
triceps reflex ....................68
triceps surae reflex ...............68
trigeminal nerve ................116
trigeminal neuralgia .........222, 393
trigger point ...............**222**, 389
trigger zone ...............222, 393
trismus ........................179
trochlear nerves ................108
Trömner reflex ..................80
Trousseau sign .............**82**, 180
truncal ataxia ...............60, **141**
tuberous sclerosis ..........**308**, 412
tubular vision ...................198
twilight state ...................129
two-point discrimination ..........99

## ■U

ulnar reflex .....................68
uncal herniation .......200, **298**, 315
uncal syndrome ...........**298**, 348
uncinate fit ...............**132**, 197
uncinate fit or seizures ...........317

undershoot·····113
unilateral visual spatial agnosia····257
unsustained clonus·····75
upbeat nystagmus·····217
up-down phenomenon·····187
upper lid retraction·····200
upward gaze palsy·····209
uriniferous odor·····282

## ■V

vagus nerves·····124
Valleix 圧痛点·····404
Valsalva test·····274
vascular dementia·····342
VBI·····230
venous hum·····265
ventral brain stem syndrome·····130
ventral pontine syndrome·····130
Vernet syndrome·····234
vertebrobasilar insufficiency(VBI)····230
vertical gaze palsy·····209
vertical nystagmus·····114
vertigo·····5, **226**, 376, 377
vestibular function·····123
vestibulo-ocular reflex(VOR)·····289
vibratory sense·····98
vibratory sensibility·····98
Villaret syndrome·····234
visual acuity·····106

visual agnosia·····**256**, 318
visual auras and seizures·····318
visual disorientation·····257
visual extinction·····318
visual field defect·····107
visual threat·····291
visual-spatial agnosia·····257
vital sign·····297
vivid dream·····188
von Hippel-Lindau disease·····**240**, 310
VOR·····**289**, 290, 348
Vulpian atrophy·····430, 432, 437

## ■W

waddling gait·····60, 433
Walke-on-heels·····58
Walke-on-toes·····58
Wallenberg syndrome·····233, **362**
warm-flushed skin·····284
warning signs·····359
Wartenberg reflex·····80
Wartenberg sign·····81
Waterhouse-Friderichsen syndrome·424
wearing-off phenomenon·····187
Weber syndrome·····233
Weber test·····123
weight perception·····196
Werdnig-Hoffmann disease·····159
Wernicke aphasia·····249, **252**

Wernicke center·····248
Wernicke-Mann posture·····**32**, 345
West syndrome·····409
Westphal phenomenon·····39
Westphal sign·····154
Westphal-Strümpell disease·····186
WFNS 分類·····358
whiplash injury·····230
wide based·····60
Willis 動脈輪閉塞症·····356
Wilson disease·····185
wing beating·····174
winged scapula·····49
withdrawal·····132
──symptom·····411
Witzelsucht〈G〉·····316
word amnesia·····246
word recall·····245
wormlike movement·····175
Wright test·····399
wrist flexion test·····401
wrist slapping test·····152
wrist-drop·····160
writer's cramp·····180
writing·····247

## ■X

xanthochromia·····270
X-linked recessive inheritance·····309

| 田崎義昭　Yoshiaki Tazaki | | 斎藤佳雄　Yoshio Saito | |
|---|---|---|---|
| 1951 年 | 慶應義塾大学医学部卒業 | 1952 年 | 慶應義塾大学医学部卒業 |
| 1952 年 | 同医学部内科教室助手 | 1953 年 | 同医学部内科教室助手 |
| 1959 年 | 慶應義塾大学にて医学博士の学位を受く | 1958 年 | 米国コロンビア大学，モンテフィオーレ病院神経科に留学 |
| 1960 年 | 米国デトロイト市のウェイン州立大学神経学教室に留学 | 1959 年 | 慶應義塾大学にて医学博士の学位を受く |
| 1962 年 | 慶應義塾大学医学部内科兼任講師 | 1960 年 | 米国デューク大学神経科に留学 |
| 同　年 | 東邦大学医学部第2内科講師 | 1963 年 | 慶應義塾大学医学部内科兼任講師 |
| 1971 年 | 北里大学医学部内科教授 | 同　年 | 横浜警友病院（現・けいゆう病院）内科勤務 |
| 1992 年 | 北里大学名誉教授 | 1981 年 | 同病院副院長 兼 神経内科部長 |
| 2006 年 | 逝去 | 1985 年 | 横浜そごう診療所長 |
| | | 2015 年 | 逝去 |

ベッドサイドの神経の診かた

| 1966 年 10 月 20 日 | 1 版 1 刷 | ©2016 |
| 2010 年 2 月 1 日 | 17 版 1 刷 | |
| 2015 年 1 月 30 日 | 6 刷 | |
| 2016 年 2 月 1 日 | 18 版 1 刷 | |
| 2024 年 2 月 10 日 | 9 刷 | |

著　者　　　　　　　改訂者
田崎義昭　斎藤佳雄　　坂井文彦
（たざきよしあき）（さいとうよしお）　（さかいふみひこ）

発行者
株式会社 南山堂　代表者 鈴木幹太
〒113-0034　東京都文京区湯島 4-1-11
TEL 代表 03-5689-7850　　www.nanzando.com

ISBN 978-4-525-24798-0

JCOPY ＜出版者著作権管理機構 委託出版物＞
複製を行う場合はそのつど事前に（一社）出版者著作権管理機構（電話03-5244-5088，
FAX 03-5244-5089，e-mail: info@jcopy.or.jp）の許諾を得るようお願いいたします．

本書の内容を無断で複製することは，著作権法上での例外を除き禁じられています．
また，代行業者等の第三者に依頼してスキャニング，デジタルデータ化を行うことは
認められておりません．